先輩ナースが書いた

看護の鉄則

編著　久保健太郎　濱中秀人
　　　植村　桜　　豊島美樹
医学監修
　　　西口幸雄　宇城敦司

照林社

症状、トラブル、疾患をみるうえで
必要不可欠な「看護の鉄則」を
現場の視点でまとめました

　2年前に『先輩ナースが書いた 看護のトリセツ』という本を出版しました。おかげさまで、新人看護師からベテラン看護師まで幅広いみなさんにご好評いただいています。なぜトリセツがこんなに多くのみなさんに手に取っていただけたのかを考えてみると、現場の看護師が日ごろ困っていることが網羅されているからだと思います。そして、それを経験豊富な先輩看護師が現場の視点で書いているということが強みになっていたのではないでしょうか。

　今回の『先輩ナースが書いた 看護の鉄則』は、『看護のトリセツ』の続編として作りました。コンセプトは、「病棟でイレギュラーなことやトラブルが起こったとき、看護師が根拠をもって対応できるようになる本」です。

　なぜこのような本を作ろうと思ったのか。それは私が以前から違和感を抱いていた、患者さんが転倒したときの看護師の初期対応の場面です。病棟で患者さんが転倒すると、看護師が真っ先に血圧計を取りに走るという光景を目にします。以前 Twitter でも話題になっており、全国的に共通する現象のようです。

　転倒時の初期対応としてバイタルサイン測定は必要なので、決して間違いではありませんが、ほかにも観察すべきことがたくさんあるはずです（詳しくは PART 2「転倒・転落」の項をご覧ください）。しかし私たちは看護学生時代に、このようなトラブルが発生したとき、具体的にどのように対処したらいいのかを体系的に学んでいません。これは転倒に限った話ではなく、ほかのトラブルや患者さんが何か症状を訴えたときにも同じことがいえます。

　本書では PART 1「こんな症状の患者さんに出会ったら」、PART 2「こんなトラブルに遭遇したら」として、一般病棟で必ずといっていいほど遭遇する、メジャーな症状やトラブルを集め、それらに遭遇した際に、何を観察して、どのように対処し、医師にどう報告し、その後の治療は何をするのか、ということが根拠を示しながら具体的に書いてあります。

昨今は、どの病棟でも診療科を問わずさまざまな疾患をみる時代となり、コロナ禍ではそれがますます加速し、あまりみたことのない疾患を緊急入院で受け持つ際には私も不安になることがあります。そこで PART 3 では「緊急入院でよくみる疾患」について、疾患や治療、看護を解説しました。ここでも看護師が何に注意して患者さんをみたらいいのかということを一番大切にしました。

　そして 3 つの PART すべての項目に、本書のタイトルにもなっている「看護の鉄則」を書いています。これは症状（PART 1）、トラブル（PART 2）、疾患（PART 3）をみるうえで必要不可欠な、まさに看護を行ううえでの鉄則です。各項目の鉄則を読むだけでも勉強になりますし、気になった鉄則の中身を読んでみるのもいいと思います。

　もちろん今回も当院の現役バリバリのエキスパートナースに、現場の視点で書いていただきました。各ページのサイドスペースには、「先輩ナースより」として、一歩踏み込んだ知識や先輩の経験知が書かれてあるので、読み応えがあると自負しています。

　また看護師の視点だけではなく、外科医である西口幸雄先生と集中治療医である宇城敦司先生に「ドクターより」としてコメントを書いていただきました。医師がなぜこういう指示を出すのか、どう報告してほしいのか、何を観察して何をしてほしいのかなど、じつに多彩です。私は看護師が治療や医師の考えを理解することは、患者さんをみるうえでとても大事だと思っています。治療や医師の考えを知ることで、看護師は先読みして治療につなげることができ、ひいては患者さんによりよい医療が提供できるようになるのです。

　今回書いていただいた看護師や医師にはコロナ対応をしている方が多く、そんな中で執筆や医学監修をしていただきましたこと、この場を借りて御礼申し上げます。

　本書が現場で奮闘する看護師のみなさまの不安を少しでも解消できたらうれしく思います。

2021 年 5 月

編著者を代表して
大阪市立総合医療センター看護部

久保健太郎

私たちが書きました！

●編集　大阪市立総合医療センター看護部

消化器看護、周術期看護、ストーマケア、栄養管理が好きです。

久保健太郎

2006年より大阪府済生会吹田病院、2013年より大阪市立総合医療センターの消化器外科・内科病棟で勤務し、2021年4月より医療安全管理部で医療安全を学んでいます。
主な著書に『先輩ナースが書いた消化器外科ノート』、編著として『先輩ナースが書いた看護のトリセツ』『日ごろの"？"をまとめて解決 消化器ナースのギモン』（すべて照林社）、『消化器に配属ですか?!』（メディカ出版）。

私が考える　看護の鉄則

医学的知識、科学的根拠（エビデンス）に基づいた看護を実践する

看護師は判断を一歩間違えると、患者さんの命を左右しかねない専門職です。正しい判断をするためには、医学的知識や新しいエビデンスを知っておくことが必要です。

現在は看護職員だけでなく、事務職員や初期臨床研修医などさまざまな職種の教育・研修や、看護学生・医学生の実習調整にも携わっています。

濱中秀人

ICUで13年勤務した後、教育研修センターに配属となり、主に大阪市民病院機構の看護職員教育に携わる。その後、消化器外科・内科病棟の副師長、師長を経験し、副主幹として教育研修センターに就任。

私が考える　看護の鉄則

患者・家族の思い（意思）を尊重する

看護師は患者さんや家族の意思決定の場面に立ち会う機会が多く、それを支援する立場にあります。在院日数が短縮し、忙しい中でも、病や日常生活に対する不安を抱える患者さんや家族の思いに耳を傾け、その思いを尊重することです。

"思いやりのある看護"が信条。笑うこと、チョコレートを食べることでストレスを発散します。

植村　桜

臨床経験を経て、2009年大阪府立大学大学院看護学研究科を修了、急性・重症患者看護専門看護師資格取得。クリティカルケア領域が専門で関連学会に所属し、J-PADガイドラインやCOVID-19重症患者看護実践ガイドなどを作成。倫理コンサルテーションチームなどのチーム医療、現任教育や大学院教育にも携わっている。

私が考える　看護の鉄則

思いやりの心と未来を視野に入れた支援

痛みや不安、苦しみなど、さまざまな苦痛を抱える患者さんに思いやりの心で接すること、ていねいな観察とケアで患者さんのもつ回復力を促進し、今だけでなく幸せな未来を描けるよう支援することです。

院内では、倫理コンサルテーションチームや呼吸サポートチームに所属し、横断的な活動を、院外では、看護大学や看護師を対象にクリティカルケア看護に関する講義を行っています。

豊島美樹

2016年に急性・重症患者看護専門看護師資格を取得。現在はICU・CCUに所属し、患者さんの早期回復へ向けた看護や家族看護をスタッフとともに展開し、クリティカルケア看護の質向上のための取り組みを行う。

私が考える　看護の鉄則

コミュニケーションを図り、信頼関係を構築する

看護介入を行う前提として、信頼関係の構築が大切です。当たり前のことですが、コミュニケーションを図り、患者さんとその家族のこれまでの歩みと現在抱えている思いを理解しようとするそのかかわりが信頼関係の構築につながります。私はいつも患者さんとその家族に信頼される看護師をめざしています。

●医学監修

大腸がん手術、ストーマケア、栄養管理を得意とする外科医です。現在はたまたま病院長ですが、まだまだ手術をたくさんしたいと思っています。

西口幸雄

大阪市立十三市民病院　病院長

1982年大阪市立大学医学部卒業。大阪市立総合医療センター消化器センター長などを経て、2019年より現職。
日本外科学会 外科専門医・指導医 日本消化器外科学会 消化器外科専門医・指導医

呼吸管理、急性血液浄化、栄養管理が好きです。成人での知見を小児においても実践できるよう、成人・小児それぞれの集中治療に従事しています。

宇城敦司

大阪市立総合医療センター集中治療部 担当部長

2000年愛媛大学医学部卒業。
日本集中治療学会 集中治療医、日本小児科学会 小児科専門医・指導医

●執筆

大阪市立総合医療センター看護部

（執筆順）

木村千穂	ER・外傷センター　救急看護認定看護師
山根正寛	集中治療センター　集中ケア認定看護師
丸山純治	集中治療センター　集中ケア認定看護師
西峯育枝	看護部　救急看護認定看護師
植村　桜	集中治療センター　急性・重症患者看護専門看護師
久保健太郎	医療安全管理部
倉岡賢治	外来　糖尿病看護認定看護師
松本真理子	外来　精神看護専門看護師
豊島美樹	集中治療センター　急性・重症患者看護専門看護師
池田しのぶ	外来　摂食・嚥下障害看護認定看護師
齋藤由美	医療安全管理部　医療安全管理者
上田小百合	集中治療センター
大竹由稀	消化器外科・内科・乳腺外科病棟
宮原聡子	医療安全管理部　集中ケア認定看護師　特定看護師（特定行為研修修了者）
松村重光	集中治療センター　皮膚・排泄ケア認定看護師　特定看護師（特定行為研修修了者）
坂本真紀	看護部
中嶋好枝	元 泌尿器科、腎臓・高血圧内科病棟、腎移植・透析部
福井文絵	集中治療センター
堀　治	精神神経科病棟　認知症看護認定看護師
土田紗弥香	看護部　脳卒中リハビリテーション看護認定看護師
濱中秀人	教育研修センター
奥野陽子	緩和ケアセンター　がん看護専門看護師
藤原美紀	集中治療センター　慢性呼吸器疾患看護認定看護師
榎田貴子	脳神経外科、神経内科、脳血管治療科、SCU 病棟
松田　恵	循環器内科、心臓血管外科病棟
藤原早苗	消化器外科・内科・乳腺外科病棟
堀井昭子	集中治療センター
谷口夏美	外来
小林奈央	泌尿器科、腎臓・高血圧内科病棟、腎移植・透析部
服部愛奈	看護部
原　なつ美	元 ER・外傷センター

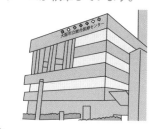

当院は 54 の診療科をもつ高度急性期病院であり、各分野で経験を積んだエキスパートナースが執筆しています。

※上記情報は 2021 年 4 月 1 日現在

CONTENTS

PART 1　こんな症状の患者さんに出会ったら　　2

装丁・本文デザイン・DTP制作：伊延あづさ（アスラン編集スタジオ）
カバー・本文イラスト：吉村堂（アスラン編集スタジオ）

本書の特徴と活用法

病棟でイレギュラーなこと（症状、トラブル、緊急入院）が
起こったとき、看護師が根拠をもって対応できるよう
PARTごとに、こんなことを書いています。

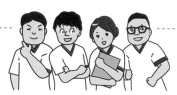

PART 1 ▶ こんな症状の患者さんに出会ったら

PART 2 ▶ こんなトラブルに遭遇したら

何を見て　どう考え　どう報告し　どう行動する？

● 基本的な考え方

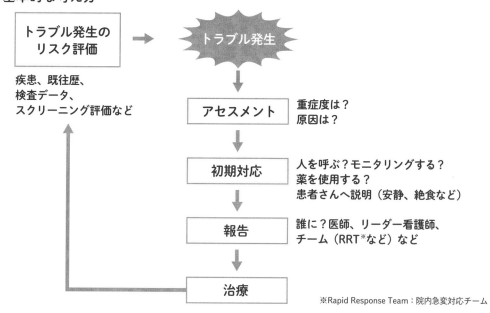

トラブル発生の
リスク評価

→ トラブル発生

疾患、既往歴、
検査データ、
スクリーニング評価など

アセスメント　重症度は？
原因は？

初期対応　人を呼ぶ？モニタリングする？
薬を使用する？
患者さんへ説明（安静、絶食など）

報告　誰に？医師、リーダー看護師、
チーム（RRT※など）など

治療

※Rapid Response Team：院内急変対応チーム

PART 3 ▶ 緊急入院でよくみる疾患

おさえておくべき　疾患の特徴　治療内容　重症化のリスク
重症化させないための　観察項目　注意点

プラスαの情報が充実！

鉄則

各項目の「鉄則」を
読むだけでも勉強
になります！

臨床経験にもとづくアドバイス
や注意点、豆知識

先輩ナース
より

外科医　集中治療医

ドクター
より

による「医師の視点」「治療の考え方」
「看護師に知っておいてほしいこと」

PART

1

どの病棟も
避けては
通れない

こんな症状の
患者さんに
出会ったら

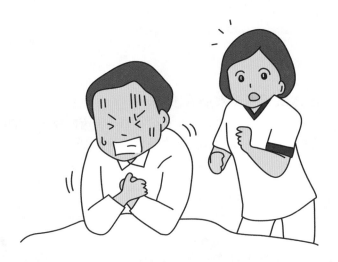

入院患者さんを看護する際、私たち看護師は
入院の原因となった疾患に関連する症状を観察し、
異常の早期発見に努めています。

しかし、入院中、新たな症状を訴える患者さんも多く、
原疾患の増悪なのか、新たな疾患の徴候なのか、
系統立てて観察し、アセスメントを行い、
医師へ報告する必要があります。

PART 1 では、一般病棟で遭遇する機会が多く、
早期介入で重症化を予防できる
16 の重要な症状について、見逃してはいけない
アセスメントの鉄則を解説します。

病棟でみる頻度 ★ ★ ★　　緊急度 ★ ★ ☆

1 発熱

病棟で最もよく遭遇する発熱から重症化を見抜くワザ

発熱 あるある

【事例紹介】

腰椎圧迫骨折で入院中の梅田かず子さん、78歳の女性。既往歴に糖尿病と胆石症（手術なし）あり。コルセットが完成するまで、床上安静で尿道留置カテーテル挿入中。バイタルサインは安定していましたが、経口摂取量は徐々に低下していました。

入院5日目の20時ごろ、受け持ち看護師が病室をラウンドした際に、布団をかぶりガタガタ震えている梅田さんに気づきました。体温を測定すると38.5℃でした。

⇨ さて、あなたなら、どのように対応しますか？

✚ はずせない "発熱" アセスメント

鉄則 高齢の患者さんでは、平熱の情報収集が不可欠

発熱の定義と基礎知識

●米国感染症学会のガイドラインでは、発熱を「口腔温で38.3℃以上」と定義しています[1]。米国集中治療医学会の発熱ガイドラインでも、口腔温38.3℃以上を発熱として特別な注意を払うべきとしています。ただし、免疫不全のある患者さんでは、より低い基準値を使用してよいとあります[2]。

●平熱には個人差や日内変動があり、測定部位によっても値が異なります。特に高齢者では、基礎体温や免疫力、体温調節機能が低下しているため、若年者に比べて平熱が低くなっています。そのため、高齢者では発熱の定義も低めに設定され、普段の体温から1.1℃の上昇があれば発熱とみなしてよいとされています[3]。

ドクターより

★朝の発熱を重視しています。怖い疾患かもしれないと考えます。夕方から夜は活動した後だったりして体温が上昇する傾向にあるからです。

※ PART 1 の事例に登場する患者さんはすべて「仮名」です。

発熱

ショック

呼吸数増加・
SpO₂低下

尿量減少

意識障害

頻脈・徐脈

胸痛

腹痛

悪心・嘔吐

低血糖・
高血糖

不眠

せん妄
（不穏）

術後の
急性疼痛

低栄養

摂食嚥下
障害

発熱の定義[1-3]

対象	定義
化学療法中に発熱性好中球減少症をきたしたがん患者	①口腔温 > 38.3℃ ②口腔温 > 38.0℃が1時間以上継続
ICU入室中の成人患者	口腔温 > 38.3℃ ※免疫不全患者ではより低い基準値を考慮
長期療養施設入居中の高齢者	①口腔温 > 37.8℃ ②口腔温 > 37.2℃または直腸温 > 37.5℃を繰り返した場合 ③普段の体温から1.1℃以上の上昇

●体温を簡単に測定できる部位として、口腔、腋窩、直腸などが知られています。このうち最も深部体温に近いのが直腸温であり、直腸温と腋窩温では約1℃、腋窩温と口腔温では約0.5℃の温度差があります。

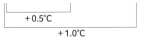

腋窩温 ＜ 口腔温 ＜ 直腸温

+0.5℃

+1.0℃

したがって、日常的な体温測定部位である腋窩温では、37.5℃以上を発熱と考えます。腋窩温は測定手技によって誤差が出やすいため、正しい方法で測定することが重要です。

●高齢者や免疫不全の患者さんなどでは、個々の患者背景も加味して評価します。

●発熱は、侵襲に対する生体防御反応の1つです。生体が異物を排除し組織を修復しようとがんばっているサインです。一方、発熱にはデメリットがあります。体温が1℃上昇すると酸素需要は9％増加し、これに伴う呼吸数や心拍数の増加によって、呼吸循環系に負荷がかかります。

★腋窩温は誤差が出やすいため、患者さんの印象や触れた感触から「おかしい」と感じたら、測り直してみることも必要です。

★解熱薬を使用して正常体温に戻るときは、病態が改善されつつあると考えます。解熱薬の効果は1℃未満です。

腋窩温の測定方法

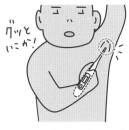

グッといくか！

外界の影響を最小限にするために、体温計先端を腋窩中心部に深く差し込み、しっかり脇を締める

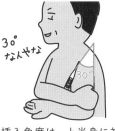

30°
なんやな

30°

挿入角度は、上半身に対し30度の角度が最適

┌─ 腋窩温に影響を与える因子 ─┐

▶発汗
▶高齢者やるい痩の著しい患者（腋窩が十分に密着できない）
▶片麻痺がある患者（麻痺側は血液循環が悪い、筋力低下により腋窩を十分に閉じることができない）
▶輸液している側の腋窩

入院中患者の発熱の原因とアセスメント

鉄則　まずは命にかかわる感染性疾患を優先。
ただし、非感染性疾患も忘れずに

●発熱の原因には、感染性と非感染性があります。

●発熱の原因をアセスメントする際には、入院のきっかけとなった原疾患や、その治療に関連した合併症を考慮する必要があります。

★アセスメントのためには、全身の細やかな観察が大切です。
★特徴的な症状や所見があるかどうかを確認しましょう。ただし、高齢患者さんでは、倦怠感や意識の変容など典型的ではない症状しか示さないことがあります。

入院中患者の発熱の主な原因疾患、症状・身体所見

薬剤熱
比較的元気、比較的徐脈、皮疹

褥瘡感染
好発部位の発赤、水疱、びらん

★腫瘍熱
数週間前からの繰り返す微熱

胆道感染症
右季肋部痛、黄疸

★偽痛風
関節部位の疼痛、熱感、腫脹、発赤

★肺炎
湿性咳嗽、膿性喀痰、呼吸困難感、胸痛、頻呼吸、SpO₂低下、coarse crackles（p.33）

副鼻腔炎
胃管やイレウス管挿入中の膿性鼻汁、顔面圧痛、鼻閉

カテーテル関連血流感染症（CRBSI）
ラインやカテーテル刺入部の発赤、腫脹、熱感、疼痛

手術部位感染（SSI）
切開部およびドレーン挿入部の発赤、熱感、疼痛　など

術後発熱
術後48時間以内の発熱

クロストリジウム・ディフィシル（CD）腸炎
入院後に新たに出現した抗菌薬投与中の下痢

★尿路感染症
尿意切迫感、頻尿、排尿時痛、CVA叩打痛、膿尿　など

★深部静脈血栓症（DVT）
片側下肢全体の腫脹、圧痕性浮腫、圧痛、熱感

蜂窩織炎
片側性の発赤、熱感、腫脹、疼痛

赤：**感染性疾患**
青：**非感染性疾患**
★は頻度が高いもの

感染性疾患による発熱

●入院中の発熱では、圧倒的に感染症が多いです[4]。特に尿路感染症や呼吸器感染症は、高齢の入院患者さんに多い合併症です。

鉄則 感染が「どのような患者」の「どの臓器」に起こっているかに着目する

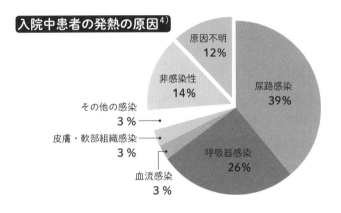

入院中患者の発熱の原因[4]

- 原因不明 12%
- 非感染性 14%
- その他の感染 3%
- 皮膚・軟部組織感染 3%
- 血流感染 3%
- 呼吸器感染 26%
- 尿路感染 39%

1 尿路感染症

●尿路感染は、尿道や膀胱に起こる下部尿路感染症（膀胱炎、尿道炎）と、尿管や腎臓に起こる上部尿路感染症（腎盂腎炎）があります。

●症状には、排尿時痛、頻尿、尿意切迫感、下腹部不快感などの膀胱炎症状に加えて悪寒、発熱、腰背部痛があります。他覚的には、CVA（肋骨脊柱角）叩打痛や、白濁した尿（膿尿）が認められます。

●尿検査において白血球と亜硝酸塩の両者が認められれば、尿路感染の可能性が高まります。

CVA 叩打痛

患者さんの肋骨脊柱角（costovertebral angle：CVA）の部分に手掌をあて、握り拳で叩く

↓

腎盂腎炎や水腎症、尿路結石があれば痛みを訴える

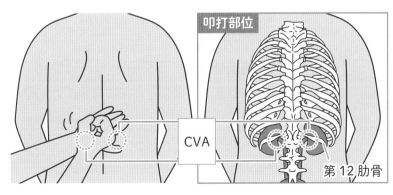

叩打部位

CVA

第12肋骨

  先輩ナースより

★入院患者の発熱の原因、ツートップは尿路感染症と肺炎です。
★尿路感染を減らすためには、バルーンカテーテルの必要性の検討が大切です。

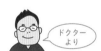 ドクターより

★尿路感染を疑い、尿検査を行った結果、
・白血球（＋）
・白血球 > 10^5 個
・亜硝酸塩（＋）
であれば積極的に尿路感染として対応します。

発熱

ショック

呼吸数増加・SpO_2低下

尿量減少

意識障害

頻脈・徐脈

胸痛

腹痛

悪心・嘔吐

低血糖・高血糖

不眠

せん妄（不穏）

術後の急性疼痛

低栄養

摂食嚥下障害

7

肺炎→ p.276

★普段からむせている人・咳をしている人、65歳以上は、常に誤嚥性肺炎を考えます。

coarse crackles
→ p.33

2 呼吸器感染症

- 呼吸器感染症には、①上気道（鼻腔から喉頭まで）に起こる上気道炎、②下気道（気管から終末細気管支まで）に起こる気管炎・気管支炎、③肺胞で起こる肺炎があります。

- 肺炎では、湿性咳嗽および膿性喀痰の増加、呼吸困難感、胸痛といった呼吸器症状に、発熱や倦怠感などの全身症状が伴います。また、頻脈、頻呼吸、経皮的動脈血酸素飽和度（SpO$_2$）の低下などバイタルサインの変化を認め、聴診では coarse crackles が聴かれます。誤嚥性肺炎は右下葉に起こりやすいので、背側の呼吸音も忘れずに聴診しましょう。

3 カテーテル関連血流感染症（CRBSI）

- CRBSI（catheter-related blood stream infection）では、ラインやカテーテル刺入部の発赤、腫脹、熱感、疼痛を認める場合があります。しかし、CRBSI は刺入部そのものの感染ではなく、そこから菌が入ったり、接続部から菌が入り血流感染をきたしているため、刺入部の所見が現れないことも多くあります。

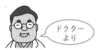

★昔は「不明熱」の原因の多くは、このCRBSI だったようです。
★いきなり意識障害、血圧低下、頻脈からはじまる SSI もあります。

4 手術部位感染（SSI）

- SSI（surgical site infection）では、切開部および、ドレーン挿入部の発赤、熱感、疼痛、膿性排液を認めます。

- 感染が深部軟部組織や臓器・体腔であれば、表層からの判断が難しいSSI もあります。

★術後の発熱は、時間経過が重要です。手術侵襲に伴う発熱は、術後 72 時間以内に解熱する傾向にあり、術後 96 時間を超えて発熱がみられたときには創部感染などの合併症を考えます。
★抗菌薬を複数使用しているときの下痢がみられれば CD を確認します。一度陰性でも下痢が持続すれば疑って何度も検査します。

胆道感染症→ p.307

5 クロストリジウム・ディフィシル（CD）腸炎（偽膜性腸炎）

- 抗菌薬によって腸内細菌叢が乱れ、菌交代現象により増殖した CD（*Clostridium difficile*）が産生したトキシン（毒素）によって下痢が起こります。

- 1 日 3 回以上の水様便、腹痛などを認めます。

6 胆道感染症

- 結石や悪性腫瘍などの閉塞機転により胆汁がうっ滞することで起こり、胆嚢炎と胆管炎があります。症状としては、右季肋部痛や黄疸を認めます。

- 胆道内圧が上昇することで、細菌が血中に移行しやすく、重症化することが知られています。

発熱

ショック

呼吸数増加・SPO₂低下

尿量減少

意識障害

頻脈・徐脈

胸痛

腹痛

悪心・嘔吐

高血糖・低血糖

不眠

せん妄（不穏）

術後の急性疼痛

低栄養

摂食嚥下障害

7 蜂窩織炎

- 真皮から皮下組織にかけての感染症であり、病変部位に一致して、発赤・熱感・腫脹・疼痛が認められます。膿汁の排出を認める場合もあります。
- 好発部位は下腿です。

8 褥瘡感染

- 仙骨部など褥瘡の好発部位に発赤・水疱・びらんを認めます。

9 副鼻腔炎

- 入院患者さんでは、胃管やイレウス管の挿入中に起こり、膿性鼻汁・顔面圧痛・鼻閉を認めます。

10 発熱性好中球減少症

- 化学療法に伴う副作用である骨髄抑制により、いずれの血球も減少しますが、抗がん剤の影響を最も強く受けるのは白血球です。一般的に、抗がん剤投与後7〜14日ごろが最低値になります。
- 特に、白血球の40〜60％を占める好中球が著しく減少します。好中球には、細菌などの異物を取り込んで殺菌するという重要なはたらきがあります。好中球が1000/μLを切ると、常在菌（緑膿菌など）に対する免疫能も低下し、感染の危険性が高くなります。
- 好中球が最も減少する時期に患者さんが発熱した場合は、感染が重症化する危険性があり、感染徴候を念頭においたていねいな観察が求められます。
- 一般的に、頻度が高いとされる院内感染症（肺炎、尿路感染症、腸炎、CRBSI）の症状に加えて、抗がん剤の粘膜障害に伴う口腔内や肛門周囲などの粘膜病変にも注意を払います。潰瘍やびらんがあると、そこから細菌が容易に侵入します。

ドクターより

★蜂窩織炎、褥瘡は、糖尿病、ステロイド使用では重症化しやすいので早期からケアを行います。

先輩ナースより

★自力で体位変換できない患者さんの発熱では、褥瘡を疑って背面など好発部位を観察してみることも大切です。

先輩ナースより

★化学療法を受けている患者さんの発熱は、ほかの発熱患者さんとは一線を画して、より注意深くアセスメントを行います。
★好中球が減少している患者さんの発熱には、緊急度を上げて対応します。

ドクターより

★白血球の回復も、低下していく期間と同じぐらいかかります。全血算（CBC）の単球の割合が10％を超えてきたら白血球の立ち上がりのサインです。

鉄則 感染症が疑われたら、qSOFAで敗血症のリスクアセスメントを

ショック → p.18

● 尿路感染症や胆道感染症は、血流感染を合併しやすいことで知られています。発熱性好中球減少症も血流感染をきたしやすいです。

● 血流感染すると短時間で敗血症へと移行し、重篤な臓器障害やショックをきたし致死的になることがあります。そのため、敗血症診療ガイドラインでは、感染による臓器障害の徴候をいち早く見つけるために、quick SOFA（qSOFA）というスクリーニングツールの使用を推奨しています[5]。

GCS → p.48

敗血症を疑うためのスコア（qSOFA）[5]

▶意識状態の変化	GCS 15 未満
▶収縮期血圧	100mmHg 以下
▶呼吸数	22 回 / 分以上

上記のうち、**2つ以上**あてはまれば、敗血症が疑われる

非感染性疾患による発熱

● すべての発熱＝感染症と決めつけるのは危険です。非感染性疾患が原因の発熱も意外とあります。しかし、これらの疾患では、発熱がきっかけで急激に死に至る経過はたどらないので、基本的には感染症を除外してから疑うことになります。

1 広範囲梗塞（心筋・脳）、血腫、血栓症（深部静脈・肺塞栓）

● 広範囲に生じた梗塞や出血、血腫は、組織や細胞の破壊に伴い炎症反応が上昇するため、発熱の原因となることがあります。

● 血栓形成でも発熱が生じます。深部静脈血栓症（DVT）では、片側下肢全体の腫脹、圧痕性浮腫、圧痛、熱感がないか確認します。血栓形成のリスクが高い悪性腫瘍、麻痺、長期安静臥床の患者さんの発熱時には、常に疑うようにします。

2 悪性腫瘍（腫瘍熱）

● 腫瘍により引き起こされる発熱です。一般的にどの腫瘍でも発熱を伴いますが、悪性リンパ腫や白血病、腎細胞がんや肝細胞がんで発熱を生じる頻度が高いとされています。

● 感染による発熱は、悪寒戦慄や頻脈を伴って急性に発症しますが、腫瘍熱では、数週間前から繰り返す微熱であり、悪寒戦慄や頻脈を伴わ

先輩ナースより

★ 発熱は感染症に気づくための有用な指標ですが、感染症が重症化すると、平熱あるいは低体温のことがあります。熱が出ない（36℃未満の）ほうが予後不良という報告もあります[5]。「発熱なし」だけでは、安心材料にはならないことを知っておきましょう。

先輩ナースより

★ 転倒を繰り返す病歴のある高齢者や、ワーファリンなどの抗血栓薬を内服中の患者さんでは血腫の可能性を考慮します。

ドクターより

★ 肺塞栓も小さいものはわからないですが、大きな肺塞栓は軽度の発熱と SpO_2 の著明な低下を認めます。感染時のような高熱にはなりません。

ないことが特徴です[6]。

③ 薬剤熱

● 薬剤が原因となって引き起こされる発熱です。特に、抗菌薬、抗けいれん薬、抗不整脈薬や非ステロイド性抗炎症薬（NSAIDs）などは薬剤熱を起こしやすいことで知られています[7]。

● 症状の特徴として、発熱のわりに患者さんが何事もないようにしている（比較的元気）、脈もあまり速くならない（比較的徐脈）ことが知られています。基本的に体温が 1℃上昇すると脈拍も 20 回 / 分上昇しますが、比較的徐脈では、そこまで脈拍数が伴わない状態です[8]。

● 皮疹があると薬剤熱の疑いは高まります。

④ 侵襲的手技に伴う発熱

● 術後発熱は、外科系の病棟ではよく遭遇する非感染性発熱の 1 つです。術後 48 時間以内に発熱することが多く、通常 2 ～ 3 日で解熱します。

● 手術の侵襲度と発熱は関連し、侵襲が大きい手術では高率に発熱します。

⑤ 偽痛風

● 偽痛風は、ピロリン酸カルシウムが関節内に沈着して起こる急性の単関節炎です。

● 高齢者に多く、基礎疾患に変形性関節症をもち、手術や感染など身体的ストレスをきっかけに発症します。

● 膝や肘、手首など大きな関節の片側、特に膝関節に好発し、関節部位の疼痛、熱感、腫脹、発赤を認めます。

➕ めざせ！　ベストプラクティス

発熱の初期対応

① バイタルサイン測定

体温

● 発熱があれば、体温以外のバイタルサインも必ずチェックします。感染症が疑われた場合、qSOFA を用いて敗血症に移行するリスクを評価します。

● 特に、悪寒戦慄に関する情報は菌血症を示唆する重要なサインのため、

★比較的徐脈はβ遮断薬や特殊な感染症（レジオネラなど）でも起こるため、決め手にはなりません。

★術後 3 日目以降の発熱では、縫合不全などの合併症や感染症も視野に入れたアセスメントが必要です。

★偽痛風は意思疎通がとりにくい高齢患者さんでは、体位変換時に痛がることで発見され、診断につながることもあります。

★バイタルサインを測定しても、判断に迷う場合は、普段のバイタルサインと比較し、時系列でその変化をみてみましょう。
熱型を見返すことで、ハッと気づけることがあります。

★状態が悪くなりそうな患者さんは、呼吸数は省略せず、きちんと1分間かけて（無理ならせめて30秒でも！）測定します。

★チェーン・ストークス呼吸（→ p.32）など呼吸リズムに異常があるときには1分測定が必須です。

★呼吸数≧24回/分は危険なサインなのですぐに原因を考え、発熱があれば誤嚥性肺炎を疑います。

SpO₂低下→ p.30

網状皮斑→ p.21
CRT → p.21

★意識が普段より低下しているのか判断に迷った場合は、家族やその患者さんを担当した看護師など、できる限り多くの関係者から普段の状態について情報収集しましょう。いつもの状態がわからなければ、「意識レベルが低下している」ととらえたほうが無難です。

GCS、JCS → p.48

★意識レベル低下はとらえやすいですが、多弁、興奮、怒りっぽいときも注意が必要です。

必ず確認します。布団をかぶってもまだ寒くて、全身がブルブル震えるほどの悪寒戦慄を訴える患者さんは緊急度が高いです[9]。

呼吸

● 患者さんが悪くなるときもよくなるときも、一番早く現れるのは呼吸数の変化です。悪くなるときには頻呼吸となります。呼吸数の正常範囲は 12 ～ 24 回 / 分なので、25 回 / 分以上は頻呼吸としてとらえます。頻呼吸は、呼吸状態の悪化を示すだけでなく、代謝・循環・感染の状態をも反映する有用な情報になります。

● SpO₂ は簡便に測定でき、患者さんの酸素化の状態がすぐにわかります。ただし、あくまで酸素化の指標であって、呼吸数の代わりにはならないことに留意します。一般的に SpO₂ が 94％を下回ると、酸素療法の適応です。

循環

● 体温と脈拍は連動し発熱に伴って頻脈になります。

● 低血圧とは、一般的に収縮期血圧 90mmHg 未満、または普段より 30mmHg 以上の低下を指します。しかし、患者さんの状態が悪くなっても代償機構がはたらくことで、すぐには血圧が下がらないことが知られています。そのため、血圧に加えて、網状皮斑や CRT（capillary refilling time：毛細血管再充満時間）の延長など循環不全のサインにも注目します。網状皮斑は、膝を中心に始まり下肢に広がり、敗血症や重症患者さんに認められる危険なサインです。

意識

● GCS（Glasgow Coma Scale：グラスゴー・コーマ・スケール）や JCS（Japan Coma Scale：ジャパン・コーマ・スケール）など客観的指標を用いて把握します。そうすることで、意識レベルがどのように変化しているのか、推移をとらえることができます。

● 明らかな意識の低下だけでなく、活気がない、今までできていたことができない、食事摂取量が低下している…など、ちょっとした変化が重症化の唯一のサインのこともあります。些細な意識レベルの変化も見逃さないようにしましょう。

② バイタルサインの安定化

- 見た目の重症感やバイタルサイン、症状から緊急性が高ければ、ただちに行動が必要です。ベッドサイドモニターを装着し、継続的なモニタリングを開始します。
- 低酸素血症の症状や身体所見があれば、酸素投与を行います。発熱患者さんは、倦怠感による食事摂取量低下や不感蒸泄増加から脱水傾向にあるため、輸液を行うことが多いです。輸液によりバイタルサインが安定しなければ、ショックの可能性があります。

③ 全身の観察

- 入院患者さんに発熱がみられたら、頭の先からつま先まで、全身を観察するよう心がけます。

感染症を見抜く注目ポイント[11]

❶異物のあるところ	❷傷のついた組織	❸穴のあるところ
＝カテーテル、チューブ、ドレーン類	＝手術部位、褥瘡	＝気道、尿路、消化管

④ fever work-up

- 入院患者さんに感染症が疑われた場合、最低限実施すべきこととして、「fever work-up」があります。これらの検査によって、入院患者さんの発熱で頻度の高い、肺炎、尿路感染、血流感染の有無の評価と、起因菌を同定することができます。
- 血液培養は、2セット採取が基本です。好気ボトルと嫌気ボトル2本で1セットとし、合計4本のボトルを準備します。1セットだと菌血症の検出感度は70％くらいで、30％ほどが見逃されてしまいます。また、皮膚常在菌の混入（コンタミネーション）かどうかの判断も難しくなります。2セット採取することで、検出感度は90％まで上がります。

発熱患者への基本対応　fever work-up

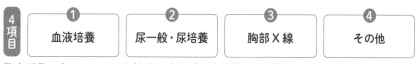

| 4項目 | ❶血液培養 | ❷尿一般・尿培養 | ❸胸部X線 | ❹その他 |

臨床所見に応じて、必要な検査を追加（喀痰培養、便培養、髄液検査、CD抗原など）

★私たち看護師が日常的に観察している食事摂取量も重要な情報です。経口摂取が良好なら、菌血症の可能性は数パーセントと、著しく低くなるという報告があり、食欲低下が菌血症と関連することが示唆されています[10]。

★38℃以上の発熱のとき、最初の6時間が大切。発熱から0～6時間は観察の頻度を増やしてください。

★観察の際は、布団をめくって全身をしっかりみることが重要です。

★医師は「sepsis work up」と言うことが多いです。
★カテーテルが留置されていたら、もう1セットカテーテルから逆血採血して、カテーテル感染を除外しておきます。抜去時などに参考となります。

発熱

ショック

呼吸数増加・SPO2低下

尿量減少

意識障害

頻脈・徐脈

胸痛

腹痛

悪心・嘔吐

高血糖

低血糖・不眠

（不穏）せん妄

急性疼痛

術後の

低栄養

摂食嚥下障害

★培養検査は、結果次第で治療方針が大きく変わる可能性があるので、正しい手技で行うことが重要です。
★順番は、培養検査→次に抗菌薬投与です。順番を間違えると、存在していたはずの菌が消えてしまい、効果のある抗菌薬の判断が難しくなるので注意しましょう。

●培養検査とあわせて抗菌薬投与の指示が出されることが多いです。これらは優先度を上げて、ただちに実施します。抗菌薬の早期投与は患者さんの予後にかかわるからです。

検体採取時のポイント

血液培養	▶皮膚表面をしっかり消毒し、針先の清潔を保ち採血すること ▶動脈、静脈どちらでもよいが、別の部位から1セットずつ採取 ▶各ボトルに10mLの血液が必要。嫌気ボトルに空気が入らないように注意する ▶採血量がどうしても足りなければ、好気ボトルを優先する
尿一般・尿培養	▶尿道留置カテーテルを留置している患者では、カテーテル交換後に尿を採取 ▶尿検体採取口（サンプルポート）から無菌的に採取する

5 解熱処置

★熱が出た患者さんに対して、発熱時指示で乗り切ろうとする前に、少し立ち止まってアセスメントしましょう。
★特に、「発熱以外のバイタルサインに異常がある」「発熱＋悪寒戦慄を認める」ときは、ドクターコールすべき状態です。

●ほとんどの入院患者さんには、事前に医師より「発熱時指示」が出されています。解熱処置を行うべきか、メリット・デメリットを常に考えて判断する必要があります。

●解熱処置には、物理的処置（クーリング）と薬物的処置があります。解熱処置のメリットとして、発熱による倦怠感軽減や、呼吸・循環系への負担軽減が期待できます。一方、デメリットは、クーリングによって寒気が増強すると、かえって酸素消費量を増大させてしまうことです。寒気や悪寒戦慄があればクーリングは有害であり、むしろ保温に努めます。熱が上がりきり、寒気や悪寒戦慄が消失した段階でのクーリングは、患者さんの安楽につながります。

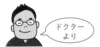

★解熱薬ではそれほど下がらず、1℃未満の効果しか期待していません。ただ38.5℃以上は不快感が強く、0.7℃でも下がれば患者さんの満足度が変わるので使用しています。

●解熱薬投与による血圧低下はよく経験するところです。解熱薬には、血管を拡張させて体外へ熱を逃がすことで、熱を下げようとするはたらきがあるからです。発熱患者さんは脱水傾向にあるため、時としてショックに陥ることがあり注意が必要です。

●解熱薬には、血圧低下以外にも副作用があります。特に、NSAIDsによる潰瘍形成などの消化管障害は重大な副作用となります。また、腎機能低下がある患者さんでは、さらに腎機能が悪化するリスクがあるためNSAIDsは控え、アセトアミノフェンを選択します。

ショック

呼吸数増加・SPO₂低下

尿量減少

意識障害

頻脈・徐脈

胸痛

腹痛

悪心・嘔吐

高血糖

低血糖・

不眠

（不穏）せん妄

急性の術後疼痛

低栄養

摂食嚥下障害

\ あるある事例で / **先輩はこうする！** ──────

●梅田さんは、布団をかぶりガタガタ震えていることから、悪寒戦慄をきたしていると判断します。発熱＋悪寒戦慄であり、この時点で緊急度が高いと判断します。梅田さんの優先度を上げて、体温以外のバイタルサイン測定を行います。

体温：38.5℃、脈拍：120 回 / 分（不整なし）、呼吸：24 回 / 分、SpO₂：92％（室内気）、血圧 138/68mmHg。意識レベルは、GCS：E3V5M6（14 点）で、ぐったりしており、刺激がないとすぐに閉眼してしまう状態。腹痛は訴えない。

【普段のバイタルサイン】
体温：36.0℃台、脈拍：70 ～ 80 回 / 分（不整なし）、呼吸：測定なし、SpO₂：98％（室内気）、収縮期血圧 120 ～ 130mmHg、意識レベルは清明で経過していた。腰椎圧迫骨折による疼痛が強いため、自発的な体動が少なく、食事の際も寝たままの状態で摂取していた。

➡体温上昇に伴い、脈拍が増加しています。体温が 1℃上昇すると脈拍も 20 回 / 分上昇するという法則からの乖離もなさそうです。このほか、呼吸数の増加と SpO₂ の低下、意識レベルの低下も認めます。

●患者さんの頭の先からつま先まで、しっかり「見て」「触って」「聴いて」全身を観察します。その際、腰椎圧迫骨折のために自力で体位変換できない患者さんなので、背面観察を忘れずに行います。既往に糖尿病がある患者さんは、訴えや症状が乏しいことにも留意します。

➡末梢冷感はそれほど強くないが、膝周辺に網状皮斑が出現。両下肢に左右差や腫脹、熱感なし。背面の皮膚異常もない。尿量は少なく混濁あり。右下肺背側に coarse crackles を聴取。

●悪寒戦慄を伴う発熱であり、呼吸器系や尿路系に何らかの感染が疑われるので、qSOFA で敗血症に移行するリスクを評価します。

➡ qSOFA の呼吸、意識の 2 項目が該当し、敗血症の可能性があります。血圧の低下はないものの、循環不全のサインである網状皮斑が出現しており、早く処置を行わないと敗血症性ショックへと移行し、生命に危険が及ぶ可能性があります。

●応援を要請し、梅田さんの状態を共有し、複数の看護師で対応にあたります。fever work-up を念頭において準備を進めます。

①ベッドサイドモニタリングの開始（重症個室への移動も考慮）

②酸素投与

③末梢静脈路確保や採血、血液培養検査の準備

④保温　＊悪寒戦慄時のクーリング禁！

⑤ドクターコール

ここで差がつく！ 医師への報告

S 状況	内科病棟の看護師○○です。至急で診ていただきたい患者さんがいます。605号室の梅田さん、78歳女性です。<u>悪寒戦慄を伴う38.5℃の発熱</u>を認めます。

B 背景	梅田さんは腰椎圧迫骨折のため入院中で、既往に糖尿病と胆石症があります。<u>バイタルサインは、呼吸数24回/分、SpO_2 92％（室内気）、脈拍120回/分、血圧138/68mmHg</u> です。末梢冷感はそれほど強くありませんが、下肢に網状皮斑を認めます。ぐったりして、声をかけても<u>すぐに閉眼してしまう</u>状態です。

A 評価	呼吸、循環、意識、体温に異常を認め、危険な状態と考えます。

R 提案	至急、診察をお願いします。ベッドサイドでモニタリングを開始しました。ルート確保や採血、血液培養検査も準備し始めています。ほかに準備しておくことはありますか？

「A気道→B呼吸→C循環→D意識→E体温」の順に報告してもらえるとわかりやすいです。この事例の場合、よりわかりやすくするなら、「呼吸・循環は大丈夫ですが、意識が悪くなっています。体温が38.5℃あります」という感じです。

呼吸パターンも知りたいです。

脈拍と血圧はセットで伝えてください。呼吸の情報、循環の情報、中枢神経の情報をまとめると電話で聞いても把握しやすいです。

"発熱"患者をみる 鉄則

1　高齢の患者さんでは、平熱の情報収集が不可欠

2　まずは命にかかわる感染性疾患を優先。ただし、非感染性疾患も忘れずに

3　感染が「どのような患者」の「どの臓器」に起こっているかに着目する

4　感染症が疑われたら、qSOFAで敗血症のリスクアセスメントを

（木村千穂）

引用文献

1）Freifeld AG, Bow EJ, Sepkowitz KA, et al. Clinical practice guideline for the use of antimicrobial agents in neutropenic patients with cancer: 2010 update by the Infectious Diseases Society of America. *Clin Infect Dis* 2011; 52: e61.

2）O'Grady NP, Barie PS, Bartlett JG, et al. Guidelines for evaluation of new fever in critically ill adult patients: 2008 update from the American College of Critical Care Medicine and the Infectious Diseases Society of America. *Crit Care Med* 2008; 36: 1331.

3）High KP, Bradley SF, Gravenstein S, et al. Clinical practice guideline for the evaluation of fever and infection in older adult residents of long-term care facilities: 2008 update by the Infectious Diseases Society of America. *Clin Infect Dis* 2009; 48: 150.

4）Trivalle C, Chassagne P, Bauaniche M, et al. Nosocomial febrile illness in the elderly: frequency, causes, and risk factors. *Arch Intern Med* 1998; 158: 1563.

5）日本集中治療医学会・日本救急医学会合同 日本版敗血症診療ガイドライン2020特別委員会：日本版敗血症診療ガイドライン2020．日本集中治療医学会雑誌 2021；28（Suppl）：S23-S25，S284-285．

6）横山雄章，勝俣範之：腫瘍熱 種類，鑑別診断，診療のポイント. Medicina 2019；56（11）：1780.

7）丹羽隆：薬剤熱とその対応. 月間薬事 2019；61（16）：70.

8）入江聰五郎：総論バイタルサインの生理学的解釈法 ヤバイタルの考え方，特集 バイタルサインを読み解く 臨床で役立つ解釈と診断法. レジデント 2014；7（4）：11.

9）Tokuda Y, Miyasato H, Stein GH, et al. The degree of chills for risk of bacteremia in acute febrile illness. *Am J Med* 2005; 118: 1417.

10）Komatsu T, Takahashi E, Mishima K, et al. A simple algorithm for predicting bacteremia using food consumption and shaking chills: a prospective observational study. *J Hosp Med* 2017; 12: 514.

11）山本舜悟：入院患者の不明熱「不明」から答えを導く思考プロセス，特集：感染症. Hospitalist 2013；1（2）：172.

参考文献

1）テルモ株式会社：テルモ電子体温計 C206 取扱説明書.

2）平島修編：身体診察ってこういうことだったのか！ 教科書だけではわからない「手あて」の医療がみえてくる！ レジデントノート 2016；18（3）：458-528.

3）上田剛士：Dr. 上田のもうダマされない身体診察 バイタルサインのみかたとフィジカルアセスメント. メディカ出版，大阪，2019.

 医師が「こうしてほしい」報告のポイント

大切なこと（問題点）は先に言う

プレゼンでは大切なことを最初に話すのが鉄則です。電話では後になればなるほど、忘れてしまいます。ベッドサイドにすぐ来てほしいのか、ゆっくりでもいいのか、報告の内容で医師は判断します。最初が大事！

報告は A 気道→ B 呼吸→ C 循環…の順に

「A 気道→ B 呼吸→ C 循環→ D 意識→ E 体温」の順に観察すると、緊急性の高い病態を見落とさず把握できます。そのため、報告も ABC…の順だとわかりやすいです。直接会って話をするなら多少前後しても大丈夫ですが、電話での報告は順番が大事です。

情報は呼吸、循環、中枢神経でまとめる

「脈拍→呼吸数・SpO_2 →血圧」ではなく、「呼吸数・SpO_2 →脈拍・血圧」と情報をまとめると理解しやすいです。そして、循環の中でも問題があるほうを先に伝えます。不整脈があるなら、血圧より脈拍が先です。

医師は呼吸数が知りたい

医師は治療効果を呼吸数で判断します。できれば呼吸パターンも報告してください。

意識がないときは「呼吸をしているか？」が大事

「意識がありません」だけでは状態の程度が伝わりません。少なくとも呼吸の報告は必要です。

超緊急時の報告は短く簡潔に！

ショックのときに細かい数字を言われてもピンときません。ベッドサイドに着くまでに病態を考えるきっかけとなるキーワードがほしいです。
例）はじめての歩行、赤い色の出血、6 時間で 100mL しか尿が出ていない など

発熱

ショック

SpO_2低下 呼吸数増加：

尿量減少

意識障害

頻脈・徐脈

胸痛

腹痛

悪心・嘔吐

高血糖 低血糖

不眠

せん妄（不穏）

術後の急性疼痛

低栄養

摂食嚥下障害

2 ショック

病棟でみる頻度 ★ ☆ ☆　　緊急度 ★ ★ ★

ショックの早期認知は患者を救う

ショック あるある

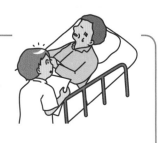

【事例紹介】

脳梗塞で入院中の吉本喜次さん、78 歳男性。既往に発作性心房細動（抗凝固薬内服中）と糖尿病、胆石症（手術なし）あり。受持ち看護師が 10 時に検温に行くと、吉本さんは活気なく、ぐったりしていました。

⇨ さて、あなたなら、どのように対応しますか？

➕ はずせない "ショック" アセスメント

★初期のショックでは内因性カテコラミンの作用で、ショックでも血圧が下がらないことがあります。

★心不全の患者さんはもともと低血圧の人もいますが、普段の血圧の 20％以上の低下は要注意です。

★あくまで、血圧低下はショックの一症状、しかも後から現れる症状であることをおさえましょう。

ショックの定義

鉄則 ショックでも、早期には血圧は下がらない。頻脈や末梢冷感など代償機構がはたらいている時点に現れる症状を見逃さないこと

- ショックとは、「何らかの原因により急激に組織の血液灌流が低下し、酸素やエネルギー基質の需要と供給のバランスが崩れ、細胞傷害・臓器障害をきたす症候群」と定義されます[1]。

- この定義では「血圧低下」「低血圧」など血圧に関する言葉は入っていません。ショックのような生命の危機的状況に対し、初期には生体反応として交感神経系や内分泌系といった代償機構をはたらかせて、一時的に血圧を維持しようとするからです。

- 一般的に、ショックは収縮期血圧 90mmHg 以下を指標とすることが多いです。しかし、血圧だけに頼るとショックの認知が遅れ、代償機構の破綻から全身の不可逆な臓器障害へと進展し、多臓器不全から死に至るリスクが出てきます。代償機構がはたらいている時点に現れる身体所見を知ることが、ショックをいち早く見抜く近道になります。

ショックに対する代償機構と生体反応

- 交感神経系と内分泌系の作用によりカテコラミンが放出されると、心拍出量が増加し血圧が上昇します。しかし、全身へ均等に血流が維持されるのではなく、心臓や脳など重要臓器への血流が優先されます。一方、皮膚や筋肉、腎臓などの血流は犠牲（＝酸素不足の状態）になります。

- 代償性変化の中でも、最も代表的なのが**頻脈**です。血圧は維持できていても脈圧は小さくなるので、脈に触れても拍動がわかりにくくなります。脈圧とは、収縮期圧と拡張期圧の差のことです。収縮期血圧の25%を下回っていれば脈圧狭小と考えます（**脈圧＜収縮期血圧÷4**）[2]。末梢血管の収縮により皮膚は白く冷たく、冷汗でじっとり湿った状態になります。

頻脈→ p.56

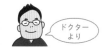
ドクターより

★ 60歳以上では心拍数110回以上は注意します。高齢になるにつれて許容できる心拍数の上限は低下してきます。

ショックに対して早期に現れる生体反応

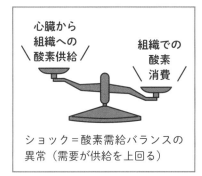

心臓から組織への酸素供給

組織での酸素消費

ショック＝酸素需給バランスの異常（需要が供給を上回る）

▶ **交感神経系**
　α1作用：末梢血管収縮
　β1作用：心収縮力増大
　　　　　心拍数増加

▶ **内分泌系**
　副腎髄質：カテコラミン
　レニン・アンギオテンシン・アルドステロン系
　抗利尿ホルモン

興奮系意識障害[*1]（不穏、攻撃的、非協力的）

皮膚蒼白

冷汗

心収縮力増加
心拍数増加＝頻脈

脈拍微弱

末梢冷感

尿量低下[*2]

皮膚のまだら模様

*1 ショックが遷延すると、次第に脳血流量が減少し、無欲・無関心からやがて意識消失へと至る

*2 細動脈と毛細血管の集まりである腎臓もカテコラミンの影響を受け、腎動脈が収縮することで乏尿となる。また、レニン・アンギオテンシン・アルドステロン系が賦活化されることでNaの再吸収が促進され、循環血液量を増加させるはたらきが起こる

ショックを早期に認知するためには
患者さんをしっかり見て（→皮膚の蒼白や網状皮斑、意識の変化、尿量減少）、
実際に触れてみる（→頻脈、脈拍微弱、冷感、湿潤）
ことが大切！

発熱
ショック
呼吸数増加・SpO₂低下
尿量減少
意識障害
頻脈・徐脈
胸痛
腹痛
悪心・嘔吐
低血糖・高血糖
不眠
せん妄（不穏）
術後の急性疼痛
低栄養
摂食嚥下障害

19

この患者はショックなのか？
バイタルサインの変化と身体所見

鉄則 ショックにいち早く気づくために、「ショックの5P」や「3つの窓」を意識して、患者さんを「見て」「触れて」みる

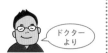
ドクターより

★5PでもわかりやすいPとわかりにくいPがあります。虚脱と呼吸不全は誰でもわかりやすく、脈拍触知は動脈硬化などがあるとわかりにくいです。

★私の経験上、怒る／興奮／多弁＋RR≧25bpmでショックになりつつある人が多いです。

1 ショックの5P

- ●ショックの5Pは、患者さんの第一印象として、ショックがあるかどうかを見抜くために有用です。これらの症状から、まずショックを疑うことが重要であり、1つでも認めればショックとして対応します。
- ●多くのショックでは、代償性に頻脈を伴います。しかし、高齢者や脈拍を遅くする作用のあるβ遮断薬内服中の患者さん、特殊な病態によっては、代償機構がはたらかず脈が速くならないことがあるので注意が必要です。

ショックの5P

	症状	機序
蒼白 (**P**allor)	皮膚が冷たく蒼白となる	▶皮膚・粘膜の血管収縮 ▶心臓、脳など重要臓器への血液再配分 ▶赤血球喪失
冷汗 (**P**erspiration)	全身が冷たく湿潤する	▶汗腺へのカテコラミン作用 ▶重要臓器への血液再配分
虚脱 (**P**rostration)	落ち着きがなく、多弁になったり、不穏やせん妄、うつろな表情、意識消失などの意識障害をきたす	▶脳へのカテコラミン作用 ▶心拍出量のさらなる低下による脳血流の減少
脈拍触知不能 (**P**ulselessness)	末梢の動脈触知ができなくなる	▶心拍出量そのものの低下、および重要臓器への血液再配分による末梢への血流量低下
呼吸不全 (**P**ulmonary deficiency)	浅表性で促迫した呼吸	▶組織の低酸素 ▶代謝性アシドーシスの代償

2 身体の3つの「窓」：the three "windows" of the body [3]

意識障害→ p.46

- ●尿量減少（腎臓）、意識障害（脳）、皮膚所見（皮膚）という3つの「窓」を通して、臓器へ血流がうまく届いているかどうか、身体の外から覗き込むことができます。
- ●皮膚所見としては末梢冷感や湿潤に加えて、**網状皮斑**★と**CRT**★に注目します。

網状皮斑 (mottling)

皮膚に赤紫色の網目状の模様ができ、皮膚色がまだらになっている状態を指します。主に膝を中心に下肢でみられます。これは皮膚に血流が足りなくなっているサインで、敗血症や重症患者さんに認められます。

敗血症性ショックの患者さんでは、網状皮斑の広がりをスコア化した mottling score[4] というものがあります。このスコアが高いほど、早期死亡のリスクが高くなる一方、治療中にこのスコアが減少した患者さんの予後は良好であったと報告されています。ここで注目すべきは「膝」です。網状皮斑は膝から始まり、広がっていくのです。この変化を観察することで、ショックが重症化しているのか、それとも離脱方向にあるのかの予測に役立ちます。

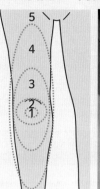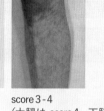

score 3-4
（大腿は score 4、下腿はまだ進展していないので score 3）

Mottiling score[4]
1 膝の中心にコインサイズで限局
2 膝蓋骨上縁を超えない
3 大腿中央を超えない
4 鼠径靱帯を超えない
5 鼠径靱帯を超える

CRT (capillary refilling time：毛細血管再充満時間)

患者さんの爪の部分を5秒間圧迫し、解除後に爪の赤みが回復するまでの時間のことです。CRT が延長している（2秒以上かかった）場合は、末梢循環不全が示唆されます。

★患者さんの膝と爪は、重症化を予測する鍵となります！

★モトルド／モトリングスキンと呼ばれます。手は布団から出ていて冷たいことがありますが、足は院内なら布団の中にあることが多く、普通は温かいはず。膝が紫色に冷たくなっていたらかなり危険なサインです。

★ショックからの離脱（治療効果）の判断も、血圧ではなく、脈拍数、尿量増加、意識レベルの上昇、皮膚所見（網状皮斑の減少）に注目し評価しましょう。

低灌流を見抜く3つの「窓」[3]

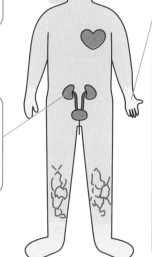

脳
▶意識レベル低下
▶見当識障害
▶混乱・興奮・イライラ・多弁
▶無反応

腎臓
▶尿量減少
　0.5mL/kg/時未満
　※ただし、腎機能低下
　　患者には使えない

皮膚
▶末梢冷感
　冷たく湿った皮膚

▶CRT 延長

▶網状皮斑
　膝中心に広がる

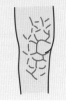
★股と足首まで広がっていれば重症！

発熱
ショック
SpO₂低下・呼吸数増加
尿量減少
意識障害
頻脈・徐脈
胸痛
腹痛
悪心・嘔吐
低血糖・高血糖
不眠
せん妄（不穏）
術後の急性疼痛
低栄養
摂食嚥下障害

ショックの病態別分類

鉄則 予測性をもったスピーディな対応のためには、ショックの病態ごとの特徴の理解が不可欠

★分類によって治療方針も大きく異なるので、整理して暗記しておきましょう。

- ●ショックは病態別に、循環血液量減少性、血液分布異常性、心原性、心外閉塞・拘束性の4つに分類されます。
- ●ショックの5Pなどの代表的な症状に加え、病態によって、それぞれ特徴的な症状が出現します。

各ショックの病態、特徴的な症状と初期対応

分類	病態	代表する疾患	特徴的な症状		初期対応
循環血液量減少性	出血あるいは血漿成分の喪失によって、循環血液量の絶対量が減少し、前負荷が低下する	出血性：消化管出血、動脈瘤破裂、外傷	出血（体表上から確認できる場合）、眼瞼結膜蒼白		輸液、輸血、低体温予防、止血処置
		非出血性：下痢、嘔吐、腸閉塞、熱傷、膵炎	皮膚・粘膜や腋窩の乾燥、ツルゴール低下		輸液
血液分布異常性	毒素やサイトカイン、自律神経異常などによって末梢血管抵抗が低下し相対的に循環血液量が減少する	敗血症性：感染	悪寒戦慄、発熱、末梢冷感		輸液、抗菌薬、感染源除去（ドレナージ、手術など）
		神経原性：脊髄損傷	徐脈、対麻痺、膀胱直腸障害		輸液、血管作動薬
		アナフィラキシー	呼吸困難、皮膚紅潮、喘鳴		アドレナリン筋注、輸液、ステロイド
心原性	心臓のポンプ機能の低下によって心拍出量が低下する	心筋性：心筋梗塞、心筋炎	胸痛、呼吸困難	心不全症状 喘鳴、血痰、coarse crackles、起座呼吸、頸静脈怒張、浮腫	再灌流療法、強心薬
		不整脈性：心室細動、完全房室ブロック	動悸、失神		抗不整脈薬、経皮ペーシング、一時ペーシング留置、除細動
		機械性：弁膜症	呼吸困難、失神		弁置換など心臓血管外科手術
心外閉塞・拘束性	心臓外で発生した物理的閉塞機転により、心臓への還流が妨げられた結果、心臓から駆出する血液量が減少する	肺血栓塞栓症	突然の呼吸困難、片側下肢腫脹、胸痛		血栓溶解薬
		心タンポナーデ	奇脈、頸静脈怒張、心音減弱		心嚢穿刺、心嚢ドレナージ
		緊張性気胸	気管偏位、呼吸音減弱、胸郭膨隆、頸静脈怒張、皮下気腫		胸腔穿刺、胸腔ドレナージ

発熱

ショック

呼吸数増加・SpO₂低下

尿量減少

意識障害

頻脈・徐脈

胸痛

腹痛

悪心・嘔吐

高血糖 低血糖

不眠

せん妄（不穏）

急性疼痛 術後の

低栄養

摂食嚥下障害

1 循環血液量減少性ショック

- 出血あるいは血漿成分の喪失により、循環血液量の絶対量が減少して起こります。

- 出血によるものは、酸素を運ぶヘモグロビンそのものが失われることで、各組織で酸素不足の状態に陥ります。

- 出血性では、循環血液の喪失に対して、最初に変化があるのは脈拍数です。血圧は一見、維持できているようですが、体位変換をきっかけに血圧低下と脈拍増加を認めることがあります。

- 循環血液量の約30%が喪失して、はじめて血圧が低下します。血圧が下がり始めた時点では、すでに相当な循環血液量の喪失があり、代償機構の破綻を意味する重篤なショックの状態です。

> ★ **ショック指数（shock index：SI）**
> 脈拍数を収縮期血圧で割った指数のことで、出血量の予測に役立ちます。0.5 ～ 0.7が正常、1.0以上でショックと判断します。1.0であれば1L程度、2.0なら2L程度の出血があると考えます。
> より簡便な方法としては、脈拍数と収縮期血圧の関係に注目するとよいでしょう。通常は、収縮期血圧のほうが脈拍より高くなっているはずです。しかし、ショックになると脈拍数は増加、血圧は低下するので、この関係が逆転します。
> 例）脈拍数120、収縮期血圧80のとき、120 ÷ 80 ＝ 1.5　1.0以上でショック、1.5L程度の出血　など

ドクターより

★ HR 110回以上→評価・介入開始　HR 140回以上→とても危険。脱水があれば、輸液投与によって心数が低下するかどうか確認します。痛みでもHRが上昇するので、痛みの有無を評価します。

先輩ナースより

★循環血液量減少性ショックが疑われる患者さんに対して、安易に立位や座位をとらせると、めまいや失神をきたすことがあり危険です。

ドクターより

★急激に出血したら10％でも血圧は低下します。

出血性ショックの重症度[5]

分類	Class Ⅰ	Class Ⅱ	Class Ⅲ	Class Ⅳ
出血量（mL）	＜ 750	750 ～ 1500	1500 ～ 2000	＞ 2000
％循環血液量	15％まで	15 ～ 30％	30 ～ 40％	40％以上
脈拍数（回／分）	＜ 100（軽度頻脈）	＞ 100（頻脈）	＞ 120	＞ 140（著明な頻脈）または徐脈（心停止寸前）
血圧	不変	収縮期血圧不変 拡張期血圧上昇	低下	著明に低下
脈圧	不変または上昇	小さくなる	低下	低下
呼吸数（回／分）	14 ～ 20（正常）	20 ～ 30（頻呼吸）	30 ～ 40（著明な頻呼吸）	＞ 40（著明な頻呼吸）または無呼吸
意識	軽度の不安	不安・恐怖・敵意	著明な意識状態の変化	不穏、無気力

＊体重70kgを想定

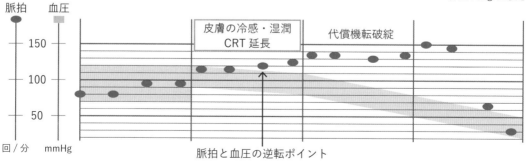

脈拍と血圧の逆転ポイント

23

★「敗血症では血管が拡張する」。これがとても重要です。

★状態やデバイスにより血圧の評価は変わります。warm のときはマンシェットの血圧は比較的高く、動脈ラインでは低く測定されます。cold のときはマンシェットの血圧は低く、動脈ラインでは高く測定されます。

発熱 → p.4

qSOFA → p.10

★アナフィラキシーではすみやかにアドレナリン（ボスミン®）を成人では 0.5mg 筋注することが重要です。心停止時とは投与量・投与経路が異なるので覚えておきましょう。

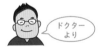

★アナフィラキシーショックでは、喉が腫れると危険です。顔面の浮腫があれば気道狭窄音の有無を確認し、すぐにベッドアップと気道確保を同時に行います。血圧が低下していると動かすのがためらわれますが、窒息よりはましと考えましょう。
★上眼瞼は 72 時間後に再度腫れてくることがあります。二相性変化に注意が必要です。

2 血液分布異常性ショック

- 血管拡張や血管透過性亢進により、相対的に循環血液量が減少して起こります。出血などで体外に血液が失われたのではなく、血管が拡張することで血管の容積に対する血液量が不足するのです。

- 血管透過性が亢進し、血管外へ血漿成分が漏れ出てしまうことでも、循環血液量が減少します。そのため、このショックでは四肢は温かく、蒼白・冷汗を伴わないことがあり、ほかのショックと鑑別する有用な情報になります。

- ここでは、遭遇する頻度が比較的高いとされる敗血症性とアナフィラキシーを取り上げます。

敗血症性ショック

- 感染をきっかけとして、細菌毒素やサイトカインにより引き起こされるショックです。血管拡張により、代償性に心拍出量が増加し頻脈になります。

- 初期には血圧が維持されますが、拡張期血圧が低下した脈圧の大きな血圧となります。

- 四肢に触れると温かく、この時期は高心拍出量性ショック、warm shock とも呼ばれます。

- 敗血症では、一般的に発熱を伴うことが多いです。「発熱＋ショック」を認めた場合は、感染症を念頭において全身を観察します。

- 何らかの感染が疑われたら、quick SOFA（qSOFA）を用いて評価します。qSOFA では、意識障害、低血圧、頻呼吸のうち、いずれか 2 つを満たせば、敗血症による臓器障害の可能性があると考えて行動することが推奨されています[6]。

- ショックが進行すると、ほかのショックと同様に cold shock となり、血圧低下、末梢冷感などが認められるようになります。

アナフィラキシーショック

- アレルゲンへの曝露後、短時間で過剰な免疫反応が起こり、重大なアレルギー反応が全身性に出現します。原因となるアレルゲンはさまざまですが、病院内で遭遇するのは、医薬品によるもの（造影剤や輸血を含む）が断トツで多いです。

- 重篤な気道閉塞とショックをきたし、進行すると死に至る可能性があります。

- 症状は、皮膚症状（全身の発疹、搔痒または紅潮）、粘膜症状（口唇・舌・口蓋垂の腫脹）に加えて、呼吸器症状（呼吸困難、気道狭窄、喘鳴、低酸素血症）、循環器症状（頻脈、血圧低下）、消化器症状（腹痛、嘔吐・下痢）などが生じます[7]。

③ 心原性ショック

● 心臓のポンプ機能の低下によって、心拍出量が低下して起こります。心臓が収縮できない（血液を送り出せない）とともに、拡張できない（戻ってきた血液を受け止められない）状態になります。

● 心拍出量低下に対し、代償性に末梢血管抵抗を増加させるため、早期から頻脈や皮膚の蒼白・冷汗を認めます。ただし、右冠動脈領域の心筋梗塞や完全房室ブロックでは、例外的に徐脈となります。

● 心原性ショックに特徴的なこととして、機能が低下したポンプ手前では血液がうっ血します。肺循環がうっ血すると急性左心不全（肺水腫）となり、酸素化が悪化します。呼吸音では副雑音（coarse crackles）を聴取し、呼吸困難や起座呼吸、泡沫状血痰を認めます。静脈系のうっ血では、頸静脈怒張や下肢の浮腫として現れます。

④ 心外閉塞・拘束性ショック

● 心臓の外側で発生した物理的な閉塞機転により、心臓への還流が妨げられた結果、心臓から駆出する血液量が減少します。

● ここでは、病棟急変として比較的遭遇する可能性が高い**肺血栓塞栓症**（pulmonary thromboembolism：**PTE**）を取り上げます。

● PTE は、肺動脈が血栓によって狭窄・閉塞します。塞栓源の多くは**深部静脈血栓症**（deep venous thrombosis：**DVT**）です。

● 巨大な新鮮血栓では、急速に肺高血圧を生じるとともに、右心負荷によって拡大した右心室が左心室を圧排して拡張障害をきたすことで心拍出量が低下します。同時に、著しい低酸素血症に陥ります[8]。

● 特徴的なのが、起立時や歩行時、排尿・排便時、体位変換時をきっかけに、突然発症するということです。特に長期臥床、全身麻酔下手術、下肢麻痺やギプス固定、悪性腫瘍などの患者さんは、血栓ができやすいので注意を要します。

● 症状には、頻脈、頻呼吸、呼吸困難感、胸痛、DVT の所見として、片側性の下腿腫脹、圧痛などがあります。

ドクターより

★心原性ショックでは、減った心拍出量を補うために頻脈になりますが、βブロッカー内服中では、しんどくなっても頻脈が目立たないこともあり注意が必要です。また、高齢者には AF が多く、AF のときに不整なので、頻脈なのか、そうでないのかわかりづらいです。普段から心拍数のトレンドをみておきましょう。

ドクターより

★肺血栓塞栓症のリスクは
① BMI > 30
②子宮筋腫など腹部疾患のある人
はハイリスクと認識して対応します。

発熱

ショック

呼吸数増加・SPO₂低下

尿量減少

意識障害

頻脈・徐脈

胸痛

腹痛

悪心・嘔吐

高血糖

低血糖・

不眠

せん妄（不穏）

術後の急性疼痛

低栄養

摂食嚥下障害

➕ めざせ！　ベストプラクティス

先輩ナース
より

★各ショックの病態や特徴的な症状・所見をおさえることで、ドクターコールにそれらの情報を付加でき、医師の鑑別の手がかりになります。処置や治療の際の予測性をもった行動にもつながります。

- ●ショックの治療目標は、循環不全および組織への酸素供給不足を是正することです。
- ●ショックを認識したら臓器障害が不可逆性となり死に至る前に、すみやかに対応することが重要です。
- ●ショックの病態ごとに治療方針が大きく異なります（p.22）。

ショックの初期対応

1 ショックの早期認知

- ●バイタルサイン測定に加えて、患者さんをしっかり「見て」「触って」評価することが大切です。
- ●観察・評価と初期対応は同時進行で進めます。

具体的には…

患者さんの
橈骨動脈に触れながら、
顔色や表情、冷や汗を
かいていないか見る

手足に触れて
冷感や湿潤がないか、
下肢に網状皮斑が
出ていないか見る

など

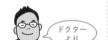
自動血圧計でうまく測れないとき

ドクター
より

★大腿動脈で触れて測ると評価しやすいです。頸動脈は、意識があれば最低限の血圧はあると判断して、会話ができたら血圧はOK。大腿に触れつつ話しかけてみてください。

　何度も測定し直すのではなく「それだけ循環動態が悪いのではないか？」と頭を切り替えることが重要です。

　まずは脈に触れてみて、大まかな血圧のめやすをとらえるようにしましょう。橈骨動脈がしっかり触知できれば血圧は80mmHg以上あり、触れなければ80mmHg以下の可能性があります。前述の「ショックの5P」や「3つの窓」などの所見も加味して総合的に判断します。大腿動脈や頸動脈で触知できなければ、心停止寸前の危険な状態です。

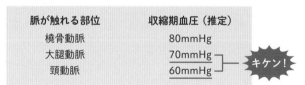

脈が触れる部位	収縮期血圧（推定）
橈骨動脈	80mmHg
大腿動脈	70mmHg
頸動脈	60mmHg

キケン！

発熱

ショック

SpO₂低下

呼吸数増加・

尿量減少

意識障害

頻脈・徐脈

胸痛

腹痛

悪心・嘔吐

高血糖

低血糖

不眠

せん妄（不穏）

急性疼痛

術後の

低栄養

摂食嚥下障害

② ショック認知後の対応

●重症であれば、多くの処置が必要となるため、まずは応援要請しマンパワーを確保します。

●ベッドサイドモニターを装着し、連続モニタリングを開始します。

●酸素運搬量を増やすための酸素投与および、絶対的・相対的に失われた循環血液量を増やすための輸液を開始します。

●ショックの病態はさまざまですが、輸液は生理食塩水やリンゲル液など血管内に留まりやすい細胞外液を用いて、急速投与することが多いです。そのため、末梢静脈路は 20G など可能な限り太い留置針で確保します。血圧が低く重症であれば、末梢静脈路を 2 本確保することもあります。しかし、末梢血管の収縮により末梢静脈路確保が難しいことが多く、その場合は、ひとまず正中皮静脈への留置を試みます。

●血圧低下に対する応急処置として、下肢挙上がよく行われます。下肢挙上によって、下肢にプールされている静脈血を重力によって心臓へ戻し、生理的に 300mL 程度の輸液負荷をしたときと同じような状態がつくれます。しかし、効果はあくまで一時的です。また、心原性ショックが疑われる場合、下肢挙上はさらに心負荷を増大させるため禁忌です。

ドクターより

★まず、細い留置針で確認し、輸液を行ってから太い留置針を追加で留置します。一時的に大腿静脈に長い留置針をおく方法もよくみられます。

先輩ナースより

★すでに末梢静脈路が確保されていれば、どんな輸液を投与中なのか、大量輸液に耐えうるかを確認します。

★下肢挙上で血圧が改善したということは、循環血液量の減少が示唆され、原因検索と根本的な治療が必要です。

\ あるある事例で / **先輩はこうする！**

●吉本さんは活気がなく、ぐったりしているという第一印象から、何らかの異変が起こっていると考えます。優先度を上げて、バイタルサイン測定を行います。

●呼吸数も省略せず、1 分間かけて（無理ならせめて 30 秒でも！）測定します。

体温：36.0℃、脈拍：120 回 / 分（不整あり）、呼吸：24 回 / 分、SpO₂：95%（室内気）、血圧 100/82mmHg。意識レベルは、GCS：E3V5M6（14 点）。腹部は痛がっている様子はない。

【普段のバイタルサイン】

体温：36.0℃台、脈拍：60 〜 70 回 / 分（不整あり）、呼吸：測定なし、SpO₂：98%（室内気）、収縮期血圧 130 〜 140mmHg、意識レベルは清明で経過していた。

●脈は触れますが頻脈であり、脈拍と血圧が逆転しています。脈圧が収縮期血圧の 25% 以下になっています（脈圧狭小あり）。

- 普段のバイタルサインからの逸脱の程度に注目します。普段と比較すると、血圧 130 〜 140mmHg 程度が 100mmHg まで低下し、脈拍も 60 〜 70 回 / 分から 120 回 / 分の頻脈に変化しています。意識レベルの低下も認めます。

  ➡何らかのショックが疑われます。

- バイタルサイン測定に引き続き、患者さんをしっかり「見て」「触って」観察し、評価します。

  ➡顔色は蒼白で、生あくびをしています。末梢の皮膚は冷たく、眼瞼結膜は軽度蒼白しています。おむつ内にタール便あり。

- ショックの 5P のうち、蒼白、虚脱、呼吸不全が該当し、この患者さんはショック状態にあると考えます。生あくびも、脳の酸素不足を解消しようとする危険なサインです。

- タール便と眼瞼結膜の所見から、循環血液量減少性ショックが最も疑われます。ショック指数（SI）では 1.2 となり、約 1.2L の出血があると考えます。

※消化管出血が疑われても、吐下血がない場合は、胃管留置（排液の性状確認）や直腸診（血便の有無の確認）が行われるので、その準備を行います。

- 出血性ショックの重症度では Class II に相当し、頻脈や末梢血管収縮などの代償により、血圧は今のところ維持できています。しかし、かなりの循環血液量喪失が予測でき、早く処置を行わないと、Class III の代償機構が破綻したショックへ移行し、生命に危険が及ぶ可能性があります。

- 応援を要請し、患者さんの状態を共有し、複数の看護師で対応にあたります。
  - ①体位を仰臥位にする（下肢挙上も考慮）
  - ②ベッドサイドモニタリングの開始（重症個室への移動も考慮）
  - ③末梢静脈路確保や採血（今後輸血が行われることを想定し、クロスマッチ用もとっておく）
  - ④保温
  - ⑤ドクターコール

ここで差がつく！ 医師への報告

S 状況 内科病棟の看護師〇〇です。至急で診ていただきたい患者さんがいます。311 号室の吉本さん、78 歳男性です。下血しておりショックバイタルです。

B 背景 吉本さんは脳梗塞のため入院中で、既往に発作性心房細動と糖尿病、胆石症があります。バイタルサインは、呼吸数 24 回 / 分、SpO2 95 ％（室内気）、脈拍 120 回 / 分、血圧 100/82mmHg です。末梢冷感が強く、顔色蒼白でぐったりしており、生あくびもみられます。腹痛は訴えません。

A 評価 ショックを呈しており、危険な状態と考えます。

R 提案 至急、診察をお願いします。ベッドサイドでモニタリングを開始しました。ルート確保や採血の準備もしています。ほかに準備しておくことはありますか？

ショック時はさらに短くてもいいと思います。バイタルはおそらく待ったなしでしょう。
単に「下血」と伝えられていますが、鮮血？ タール？ 下痢に血が混ざっている？ まだドクドクと出ている？ おむつに出ていた？ 電話を受けてベッドサイドに到着するまでに病態を考えられるキーワードがほしいです。

発熱

ショック

呼吸数増加・
SPO₂低下

尿量減少

意識障害

頻脈・徐脈

胸痛

腹痛

悪心・嘔吐

高血糖

低血糖・

不眠

せん妄
（不穏）

術後の
急性疼痛

低栄養

摂食嚥下
障害

"ショック"患者をみる 鉄則

1. ショックでも、早期には血圧が下がらない。頻脈や末梢冷感など代償機構がはたらいている時点に現れる症状を見逃さないこと

2. ショックにいち早く気づくために、「ショックの5P」や「3つの窓」を意識して、患者さんを「見て」「触れて」みる

3. 予測性をもったスピーディな対応のためには、ショックの病態ごとの特徴の理解が不可欠

（木村千穂）

引用文献

1）松尾耕一，讃井將満：ショック総論. 日本集中治療医学会看護テキスト作成ワーキンググループ編，集中治療看護師のための臨床実践テキスト「疾患・病態編」，真興交易医書，東京，2018：67.
2）入江聰五郎：総論バイタルサインの生理学的解釈法〜ヤバイタルの考え方〜，特集 バイタルサインを読み解く〜臨床で役立つ解釈と診断法〜. レジデント 2014；7（4）：9.
3）Vincent JL, De Backer D. Circulatory shock. *N Engl J Med* 2013; 369: 1726.
4）Ait-Oufella H, Lemoinne S, Boelle PY, et al. Mottling score predicts survival in septic shock. *Intensive Care Med* 2011; 37: 803.
5）日本外傷学会，日本救急医学会監修：第3章 外傷と循環. 外傷初期診療ガイドライン 改訂第5版，へるす出版，東京，2016：47.
6）日本集中治療医学会・日本救急医学会合同 日本版敗血症診療ガイドライン 2020 特別委員会：日本版敗血症診療ガイドライン 2020，日本集中治療医学会雑誌 2021；28（Suppl）：S23-25.
7）日本アレルギー学会監修：総論 アナフィラキシーの定義と診断基準. アナフィラキシーガイドライン，2014：1.
8）日本循環器学会，日本医学放射線学会，日本胸部外科学会，他：Ⅱ. 急性肺血栓塞栓症. 肺血栓塞栓症および深部静脈血栓症の診断，治療，予防に関するガイドライン（2017年改訂版），2018：6.

参考文献

1）北野夕佳：血圧低下「先生，血圧が70/40です」. 特集 入院患者が急変したら，レジデント 2015；8（5）：13-15.
2）松尾耕一，讃井將満：ショック各論. 日本集中治療医学会看護テキスト作成ワーキンググループ編，集中治療看護師のための臨床実践テキスト「疾患・病態編」，真興交易医書，東京，2018：70-86.
3）上田剛士：Dr. 上田のもうダマされない身体診察 バイタルサインのみかたとフィジカルアセスメント. メディカ出版，大阪，2019.

 異常の報告を受けたときの 医師の思考過程

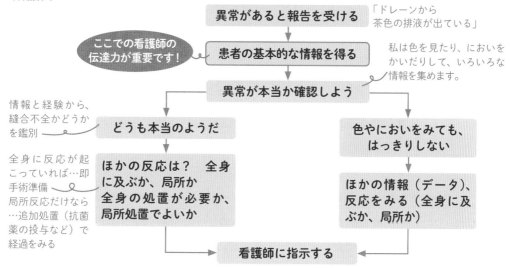

病棟でみる頻度 ★ ★ ☆　　緊急度 ★ ★ ★

3 呼吸数増加・SpO₂ 低下

呼吸数の増加は急変の予兆。SpO₂ 値を過信しないで

呼吸数増加・SpO₂ 低下　あるある

【事例紹介】

宝塚幹夫さん、62歳男性。2日前から発熱と腹痛あり、軽減しないため受診し、急性胆管炎の診断で入院となりました。緊急で経皮経肝的胆道ドレナージ（PTBD）を施行後、抗菌薬による点滴治療が開始となっています。

検温に行くとトイレから戻ってきた直後で、頻呼吸を認めていました。

バイタルサインを測定すると、呼吸数32回/分、血圧108/68mmHg、SpO₂ 95％（室内気）、脈拍101回/分（整）、体温38.5℃

「歩いた後は少し息苦しいですが、すぐに治るので大丈夫です」と話しています。

⇨ さて、あなたなら、どのように対応しますか？

➕ はずせない "呼吸数増加・SpO₂ 低下" アセスメント

  先輩ナースより

★酸素投与や安静など症状を緩和するケアと同時に、口唇や爪の色、冷感の有無など、ほかに客観的な症状が出現していないか、しっかり観察しましょう。

鉄則 呼吸数の上昇は早期異常のサイン、SpO₂ を過信しない

● SpO₂ が保たれ、患者さんが「大丈夫」と話していても、息苦しさがあれば、何らかの原因で酸素需要は増加しています。

鉄則 SpO₂ 低下時にはすでに代償機転は破綻状態

● 心停止前の70％の患者さんは8時間以内に呼吸、精神状態の悪化を認めたという報告があります[1]。

● 何らかの原因で体内での酸素消費量が増加しても、恒常性を維持するために酸素供給を増量しようと呼吸による代償機能がはたらきます。代償機能がはたらき、組織への酸素供給が保たれている間は、SpO₂ や血圧はほとんど変化しません。そのため、組織での消費の増加や供給不足時には代償機能として、早期の段階で呼吸数が増加します。

呼吸数と呼吸パターン

鉄則 呼吸数、呼吸パターン、SpO_2 はセットで観察する

●呼吸数は、24 回 / 分以上で頻呼吸の状態です。

●呼吸数増加の原因は、疾患によるものや精神的な興奮によるものなど
さまざまですが、組織の酸素需要の増加や組織への酸素供給が不足し、
その代償として出現する症状です。この酸素需給バランスの破綻の原
因として、ガス交換障害、循環動態の異常など、酸素の取り込みや、
酸素運搬のどこに異常があるのか原因を検索し、症状改善のための早
期治療介入につなげることが重要です。

●「何か苦しそうだな。いつもと違って何か変」など表情や顔色の変化
に気づいたら、呼吸状態に異常がないか呼吸数、呼吸パターン、SpO_2
をセットで観察します。

●宝塚さんの場合、SpO_2 は保たれていますが、トイレ歩行後に呼吸数
が上昇しています。歩行や排泄などの日常生活の行動でも酸素需要が
増加し、組織への酸素供給が不足していることが考えられます。

呼吸数と深さの正常と異常

種類		呼吸数（回 / 分）	1 回換気量（mL）	主な疾患、特徴など
正常呼吸		12 〜 20	400 〜 500	
数の異常	頻呼吸	24 以上	400 〜 500	心不全、肺炎、発熱、興奮など。疾患に伴わない場合もある
	徐呼吸	12 以下	400 〜 500	頭蓋内圧亢進、麻酔、モルヒネ投与、睡眠薬投与など
深さの異常	過呼吸	変化なし	増加	過換気症候群、神経症、運動後など
	減呼吸	変化なし	減少	呼吸筋麻痺、睡眠時など
数・深さの異常	多呼吸	20 以上	500 以上	呼吸促迫症候群、二酸化炭素の蓄積、肺血栓塞栓症など
	少呼吸	12 以下	400 以下	死戦期など呼吸中枢の障害や活動が低下している場合など
	無呼吸	10 秒以上の呼吸停止		睡眠時無呼吸症候群 呼吸中枢の異常

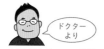

ドクターより

★医師としては呼吸数を知りたいです。例えば
・呼吸数上昇→酸素投与→呼吸数低下→ OK
・呼吸数上昇→NPPVを 1 〜 2 時間施行→呼吸数低下→ OK
治療効果を呼吸数の低下でも判断できます。

先輩ナースより

★呼吸数の増加に伴う身体症状の変化はさまざまですが、表情や顔色などは私たち看護師が最初に気づく身体所見です。

発熱

ショック

呼吸数増加・SpO_2 低下

尿量減少

意識障害

頻脈・徐脈

胸痛

腹痛

悪心・嘔吐

低血糖・高血糖

不眠

せん妄（不穏）

術後の急性疼痛

低栄養

摂食嚥下障害

呼吸パターンの異常

種類	パターン	呼吸数 （回／分）	特徴、疾患など
クスマウル呼吸	ゆっくりとした大きな呼吸が規則的に持続	20以上	糖尿病ケトアシドーシス、尿毒症など
チェーン・ストークス呼吸	無呼吸から深い呼吸となり浅い呼吸へ移行し再び無呼吸を繰り返す	休止期（無呼吸）あり	心不全、尿毒症、脳出血、脳腫瘍、死戦期など
ビオー呼吸	突然の頻呼吸と無呼吸を繰り返す	不規則	髄膜炎、脳炎、脳腫瘍など

★呼吸音の変化をとらえるには、普段から意識して聴診することが大切です。

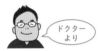

★呼吸音の聴診は、吸気と呼気を常に意識して聞くことが大事です。吸気の異常呼吸音は上気道の狭窄を考えます。聞こえる時点ですでにこわい！

正常呼吸音と異常呼吸音（副雑音）

鉄則 呼吸音の聴取は、効果的なケア介入の第一歩

- まずは、吸気と呼気から、正常と異常呼吸音（副雑音）を聞き分けることが必要です。

- 異常呼吸音は連続性ラ音か断続性ラ音に分類されており、呼気相で聴取できるもの、吸気相で聴取できるもの、聴取される部位などそれぞれ特徴があります。

- 呼吸音は呼吸数の増加やSpO_2の低下とともに変化していくことがあります。平常時の呼吸音と異常呼吸音出現時を比較しながら、どう変化しているのかを経時的にみていくことも重要です。

- どの部位でどう聴取されるのかも重要です。主に気管（支）呼吸音、気管支肺胞音、肺胞呼吸音に分けられており、聴取部位によってそれぞれ特徴があります。

- 特に背面下葉は心臓の後ろに位置しており、臥床時には重力などの影響から無気肺が生じやすい部位でもあります。臥床時においても背部の呼吸音を聴取することは重要です。

★聴取部位をアセスメントすることで、異常の早期発見だけでなく、体位調整やリハビリテーションなど、効果的なケア介入につながります。

聴診の部位

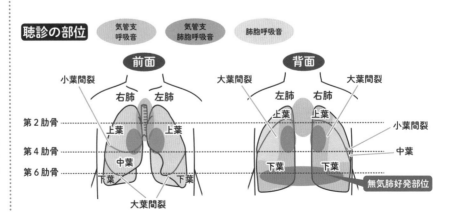

発熱

ショック

呼吸数増加・SpO₂低下

尿量減少

意識障害

頻脈・徐脈

胸痛

腹痛

悪心・嘔吐

高血糖

低血糖・

不眠

せん妄（不穏）

術後の急性疼痛

低栄養

摂食嚥下障害

正常、異常呼吸音（副雑音）の特徴

部位	正常呼吸音		
	気管（支）呼吸音	気管支肺胞音	肺胞呼吸音
特徴	呼気が吸気よりも長い 高音 ポーズあり 吸気　呼気 1：2	吸気と呼気の長さは同じ やや高音 吸気　呼気 1：1	吸気が呼気より長く弱い 低音 吸気　呼気 2：1
	異常呼吸音（副雑音）		
連続性ラ音	Rhonchi（いびき音） 「グーグー、ボーボー」 ▶分泌物、炎症、腫瘍など ▶主気管支などの分泌物貯留や腫瘍などによる狭窄音 ▶呼気相で聴取	Wheezes（笛声音） 「ヒューヒュー」 ▶気管支喘息、肺気腫など ▶より細い気管支の分泌物貯留や狭窄によって生じる音 ▶呼気終末に聴取	
断続性ラ音		coarse crackles（水泡音） 「ブツブツ、ブクブク」 ▶肺炎、肺水腫など ▶気道内の増加した分泌物の中で気泡が破裂する音 ▶吸気相、呼気相ともに聴取	fine crackles（捻髪音） 「パリパリ、パチパチ」 ▶間質性肺炎など ▶吸気時に虚脱した肺胞が開くときの音 ▶吸気終末に聴取
その他	Stridor（吸気性喘鳴） 「ヒューヒュー、ゼーゼー」 ▶上気道狭窄、舌根沈下など ▶舌根沈下、浮腫（抜管直後など）異物などによる狭窄音 ▶吸気相で聴取		

SpO₂が示す値の意味

●呼吸数増加による代償機構がはたらいている状態では、SpO₂ は維持できていますが、代償機転が破綻してはじめて SpO₂ が低下します。

●酸素解離曲線*からもわかるように、SpO₂ の値が90％より低下すると、**動脈血酸素分圧（PaO₂）** の値は急激に低下します。また、体温の上昇や**動脈血二酸化炭素分圧（PaCO₂）** の上昇により、解離曲線は右方へ偏位し、組織での代謝亢進により酸素需要が増加していることが考えられます。そのため、通常よりヘモグロビン（Hb）が酸素を手放しやすくすることで、組織への酸素供給を円滑にしているのです。

★
酸素解離曲線
　酸素解離曲線は縦軸に血中のヘモグロビン（Hb）と結合している動脈血酸素飽和度（SaO₂ ≒ SpO₂）を、横軸に動脈血酸素分圧（PaO₂）を示しています。

ドクターより

★［よくない呼吸の指標］
血液ガス上、$PaO_2 < 60mmHg$、$PaCO_2 > 60mmHg$ でアウトとなります。Ⅱ型呼吸不全の定義は、$PaCO_2 > 60mmHg$ です。どちらも 60 なので覚えやすいです。$O_2 < 60mmHg$ となったら酸素投与、$CO_2 > 60mmHg$ となったら NPPV・人工呼吸管理などの圧サポートを考慮します。

酸素解離曲線と値のポイント[3]

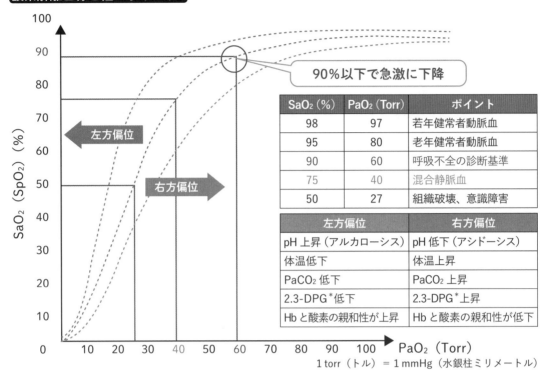

SaO₂ (%)	PaO₂ (Torr)	ポイント
98	97	若年健常者動脈血
95	80	老年健常者動脈血
90	60	呼吸不全の診断基準
75	40	混合静脈血
50	27	組織破壊、意識障害

左方偏位	右方偏位
pH 上昇（アルカローシス）	pH 低下（アシドーシス）
体温低下	体温上昇
PaCO₂ 低下	PaCO₂ 上昇
2.3-DPG*低下	2.3-DPG*上昇
Hb と酸素の親和性が上昇	Hb と酸素の親和性が低下

90％以下で急激に下降

1 torr（トル）＝ 1 mmHg（水銀柱ミリメートル）

* 2.3-DPG（2.3-diphosphoglycerate、2.3- ジホスホグリセリン酸）：低酸素で生じる嫌気性解糖の中間代謝産物で、赤血球から産生され Hb と酸素の親和性に関与している。アシドーシスの進行や体温が上昇すると Hb と酸素の親和性が低下し、ヘモグロビンから酸素を離しやすくなり、組織への酸素供給を円滑にする。

ドクターより

★［酸素投与の目安］
・基本：SpO₂ ≧ 93%
・体動時・移動時（トイレなど）：SpO₂ ＞ 88%
★患者さん自身が呼吸困難と感じない SpO₂ を目標に設定するとよいでしょう。短時間の低下は許容して使用するときもあります。

●低酸素の代償機転である呼吸数の増加は、呼吸筋疲労から呼吸仕事量を増加させ、酸素消費量のさらなる増加につながり、悪循環をまねきます。

●健常者の SpO₂ の正常値は、96 〜 99％ですが、疾患や患者さんの状態により SpO₂ 値の目標値は異なります。患者背景、既往歴、慢性疾患などの情報収集を行い、目標値を設定します。

●普段の SpO₂ よりも 3 〜 4 ％低下している場合は、呼吸循環動態が増悪している可能性を疑います。室内気で 94％未満（Ⅱ型呼吸不全で慢性呼吸不全の急性増悪の場合は 80％未満）、または低酸素血症の症状や身体所見（判断力の低下、混迷、意識消失、**中心性チアノーゼ***など）がある場合は、酸素療法を開始します。

★

中心性チアノーゼ
　チアノーゼは、還元ヘモグロビン（酸素と結合していないヘモグロビン）が 5 g/dL 以上になると出現しますが、主に中心性と末梢性があります。
　中心性チアノーゼは、呼吸機能障害による酸素化不良や、先天性心疾患による静脈血から動脈血への混入などにより、動脈血酸素飽和度が低下して全身に出現します。一方、末梢性チアノーゼは低拍出症候群や動脈性血栓症などの末梢循環不全によるもので、動脈血酸素飽和度の低下はなく、指尖や鼻尖などに出現します。

- パルスオキシメーターは簡便で非侵襲的に SpO_2 の持続モニタリングが可能ですが、末梢循環状態や体動などの影響を受けやすく、値は変動します。
- SpO_2 だけでなく、上記のような低酸素血症の症状や身体所見がある場合は、血液ガス（動脈血、SaO_2）による評価も必要です。どちらも、動脈血酸素飽和度の値はほぼ同じですが、測定方法が異なります。
- 呼吸数や、SpO_2 などの数値だけにとらわれず、胸郭の動きや呼吸音、呼吸パターンの変化などフィジカルイグザミネーションを活用し、呼吸状態を総合的にアセスメントすることが重要です。

✚ めざせ！　ベストプラクティス

フィジカルアセスメントから
呼吸の異常を見きわめる

1 呼吸数の増加のみで、SpO_2 が保たれている場合

- SpO_2 値が保たれていても、呼吸数増加や努力呼吸の症状があれば、すでに代償機転がはたらいている状態です。代償機転は生体の恒常性を維持するための一時的な応答であり、呼吸数増加の原因が解決されなければ SpO_2 は維持できなくなります。
- 問診で気道に異常がないか観察します。会話が成立していれば気道は確保できていますが、会話中に Stridor（ストライダー）や Rhonchi（ロンカイ）など異常呼吸音が聴取できる場合は、気管狭窄、分泌物の貯留、異物による窒息の可能性もあり注意が必要です（p.33）。
- 呼吸数を目視で1分間測定しながら、胸郭の動き、呼吸パターン、呼吸補助筋の使用や陥没呼吸などの努力呼吸の徴候がないか観察します。
- 努力呼吸が持続すると呼吸筋の酸素消費量を増大させ、さらに呼吸状態は悪化します。
- 宝塚さんの場合は、トイレ歩行後など体動時に一時的に呼吸数が上昇していたのか、安静時の呼吸数も頻呼吸なのか、経時的な変化を観察していく必要があります。頻呼吸以外の症状で発熱や頻脈など、感染による組織での酸素需要が亢進していることも考えられます。
- 酸素投与などの酸素供給量の増加への介入と同時に、解熱鎮痛薬の考慮といった酸素消費量の減少につながるケアを検討します。

★呼吸数の測定は1分間必ず測定しましょう。測定時間を乗じる方法は誤差が大きくなり、呼吸パターンも不明瞭になります。モニターや呼吸器の表示だけでなく、目視で実測することが重要です。

発熱
ショック
呼吸数増加・SpO_2低下
尿量減少
意識障害
頻脈・徐脈
胸痛
腹痛
悪心・嘔吐
低血糖・高血糖
不眠
せん妄（不穏）
術後の急性疼痛
低栄養
摂食嚥下障害

主な呼吸筋群と陥没呼吸

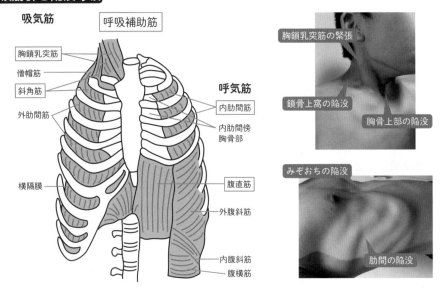

2 頻呼吸でSpO₂が低下、もしくは不安定な値の場合

- 呼吸数での代償機転が破綻し、緊急度の高い状態です。すぐに応援を呼び、急変に備えて救急カート、バッグバルブマスク（bag valve mask：BVM）などの補助換気の準備や急変コールを考慮しましょう。
- 酸素投与を行い、ナースステーションから近い病室への移動や、持続的にモニタリングを開始します。また、酸素消費量を最小限にするために、安静を促し必要性を説明します。
- 呼吸の代償機転が破綻すると、循環動態へも影響し、生体は重要臓器への酸素供給を優先させ、末梢循環が犠牲となり、末梢循環不全となります。

SpO₂ の値が表示されない、不安定な場合

SpO₂ が表示されない、または不安定なのは末梢循環不全の徴候です。SpO₂ センサーの測定部位を変更し経時的なモニタリングを継続します。

SpO₂ に表示される値は、前額部→耳朶→手指→足趾の順にタイムラグが生じ、測定部位によって異なります。皮膚障害に注意しながら、状態に応じて測定部位を調整します。

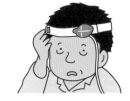

前額部の眼窩上動脈は末梢収縮作用を受けにくく、低還流でのモニタリングに適しています。

> **ドクターより**
> ★前額部の眼動脈は、頸動脈から直接分枝している動脈で、最期まで SpO₂ の測定ができます。ここで測定できなければとても危険な状態となっているはずです。

- 呼吸状態の悪化時には酸塩基平衡、換気、酸素化の評価のために血液ガス分析が必須です。

発熱

ショック

呼吸数増加・SpO₂低下

尿量減少

意識障害

頻脈・徐脈

胸痛

腹痛

悪心・嘔吐

低血糖 高血糖

不眠

せん妄（不穏）

術後の急性疼痛

低栄養

摂食嚥下障害

●救急外来、一般病棟では、感染症あるいは感染症が疑われる患者さんに対しては、qSOFA を用いて評価します。

qSOFA → p.10

●低酸素により脳へ十分な酸素が供給されず、不穏や意識混濁の症状が出現する場合があります。ベッドからの転倒・転落、デバイスの事故（自己）抜去など安全の確保も必要です。

転倒・転落→ p.142
事故（自己）抜去
→ p.150 〜 172

●症状の急激な悪化や侵襲的な治療の開始に伴い、患者さんやその家族は不安や恐怖に陥ります。医師と連携をとりながら、治療やケアの介入時には必要性を説明し、不安や恐怖の軽減を図ることが重要です。

あるある事例で **先輩はこうする！**

 宝塚さん、少し息苦しそうに見えますが、トイレに行く前からですか？

 歩く前は大丈夫だったんですけど、歩くと管が入ってるところも痛くなって、余計に苦しくなります。しばらく休めば大丈夫だと思います。

 一番痛いのを 10 点、痛みがまったくないのを 0 点とすると何点ぐらいですか？

 今は 8 点ぐらい。寝ていたら 3 点ぐらいなんですけどね。

●安静時のバイタルサインを再度測定し、痛みの評価（numerical rating scale：NRS → p.110）も行います。
●呼吸数の測定、呼吸パターン、努力呼吸の有無を確認し、呼吸音を聴取します。
　呼吸数 33 回 / 分、血圧 98/60mmHg、脈拍 110 回 / 分、体温 38.5℃
　呼吸パターン：正
　呼吸音：気管呼吸音は Stridor、両肺野で Rhonchi を聴取（p.33）
　胸郭の動き：鎖骨上窩に陥没を認め努力呼吸
　末梢循環不全：末梢冷感あり SpO₂ 90 〜 94％と不安定で表示されないときあり。
　➡ qSOFA で呼吸、血圧と 2 項目該当しており、敗血症の疑いがあります。
　　また、トイレ歩行後から、呼吸状態が悪化しており、肺血栓塞栓症の疑いもあります。
●ベッドサイドを離れずナースコールでリーダー看護師に報告

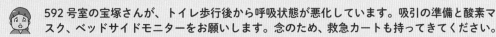 592 号室の宝塚さんが、トイレ歩行後から呼吸状態が悪化しています。吸引の準備と酸素マスク、ベッドサイドモニターをお願いします。念のため、救急カートも持ってきてください。

●酸素 5L マスクで投与開始し、分泌物の自己喀出が不可能であれば、患者さんへ説明し吸引を施行します。
　➡ 分泌物の喀出困難あり吸引施行し、咳嗽とともに粘稠分泌物多量に回収。
　　酸素 5L/ 分マスクで開始し、SpO₂ 96％まで上昇。呼吸数 25 回 / 分、陥没呼吸も軽減したが、両肺野で Rhonchi を聴取持続。

ここで差がつく！ 医師への報告

S
状況

○○病棟の看護師の○○です。592号室の宝塚さんが、歩行後から、呼吸数の増加と陥没呼吸が出現し、呼吸状態が悪化しています。

B
背景

胆管炎で経皮経肝的胆道ドレナージ（PTBD）中の患者さんです。トイレ歩行後、Stridor 聴取し、呼吸数 33 回 / 分と頻呼吸で、SpO_2 90 〜 94％と変動あり、呼吸困難感と陥没呼吸も認めました。酸素投与と吸引で SpO_2 96％と上昇しましたが、頻呼吸、発熱、ドレーン挿入部痛が持続しており、血圧も 90mmHg 台と低下しています。

A
評価

肺血栓塞栓症か、敗血症性ショックの可能性があります。

R
提案

酸素投与とモニタリングを継続していますので、至急、診察をお願いします。ルート確保、血液培養、血液ガス採血の準備をしておきます。

この報告を聞くと、医師は PTBD の「ドレナージ不良」を一番に考えます。「ドレナージ量は減っていない」ことも報告してください。

呼吸でまとまった報告でわかりやすいです。ただ、呼吸が苦しいと血圧が上がり頻脈になるので、HR は教えてください。HR > 110bpm かどうかがポイントです。

疾患をイメージしたら、ベッドサイドに着くまでに何を考えたらいいかのパスをください。今回の肺血栓塞栓症を疑うきっかけは、「トイレ歩行後」ではなく「術後はじめての歩行後」でしょう。

"呼吸数増加、SpO_2 低下" 患者をみる　鉄則

1 呼吸数の上昇は早期異常のサイン、SpO_2 を過信しない

2 SpO_2 低下時にはすでに代償機転は破綻状態

3 呼吸数、呼吸パターン、SpO_2 はセットで観察する

4 呼吸音の聴取は、効果的なケア介入の第一歩

（山根正寛）

参考文献

1）Schein RM, Hazday N, Pena M, et al. Clinical antecedents to in-hospital cardiopulmonary arrest. *Chest* 1990; 98: 1388-1392.
2）江木盛時，大下慎一郎，安田英人，他編：特集 酸素療法．INTESIVIST 2018；10（2）：255-350.
3）日本呼吸ケア・リハビリテーション学会 酸素療法マニュアル作成委員会，日本呼吸器学会 肺生理専門委員会編：酸素療法マニュアル．酸素療法ガイドライン改訂版，日本呼吸ケア・リハビリテーション学会，日本呼吸器学会，東京，2017：2-5.
4）長坂行雄，土谷美知子，坂口才，他：臨床で役立つ肺音の聴診．洛和会病院医学雑誌 2018；29：1-7.
5）日本集中治療医学会・日本救急医学会合同 日本版敗血症診療ガイドライン 2020 特別委員会：日本版敗血症診療ガイドライン 2020，日本集中治療医学会雑誌 2021；28（Suppl）：S23-26.

発熱

ショック

呼吸数増加・SpO₂低下

尿量減少

意識障害

頻脈・徐脈

胸痛

腹痛

悪心・嘔吐

低血糖・高血糖

不眠

せん妄（不穏）

術後の急性疼痛

低栄養

摂食嚥下障害

病棟でみる頻度 ★ ★ ★　　緊急度 ★ ★ ☆

4 尿量減少

水分バランス管理、血行動態を考えるうえで重要な指標

尿量減少 あるある

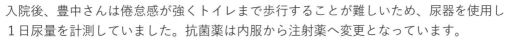

【事例紹介】

豊中房江さん、78 歳女性。体重 40kg。既往歴なし。

2 日前から 37℃台の発熱と残尿感、頻尿があり泌尿器科を受診しました。抗菌薬の内服が処方され服用していましたが、症状が改善しないため入院し治療を行うことになりました。

入院後、豊中さんは倦怠感が強くトイレまで歩行することが難しいため、尿器を使用し 1 日尿量を計測していました。抗菌薬は内服から注射薬へ変更となっています。

14 時の検温時、豊中さんより、「さっきよりしんどい。頭がぼーっとする」と訴えがあり、バイタルサインを測定しました。

血圧：78/45mmHg、脈拍：110 回 / 分、体温 37.8℃、9 時から 14 時までの蓄尿 50mL、排尿回数は 2 回

⇨ さて、あなたなら、どのように対応しますか？

✚ はずせない "尿量減少" アセスメント

●尿量減少は経過観察ができる病態もあれば、早急に適切な対応を行わなければ救命できないこともあります。尿量が減少するメカニズムを知り臨床症状を的確にとらえ、治療につなげることが大切です。

鉄則 **尿量減少の原因が、腎前性か、腎性か、腎後性かを考える**

●腎臓は、体液量を一定に保つために尿量を調節しています。

●腎臓は老廃物や過剰となった電解質を尿中に排泄することにより内部環境の恒常性を維持しています。

●尿量の正常範囲、異常値を知ることが重要です。健常成人では、1 分間に 1 mL の尿が生成されます。60 分 × 24 時間 ＝ 1440mL ≒ 1500mL/ 日となり（尿回数 6 ～ 7 回 / 日）、1 日尿量が 1500mL といわれる理由です。

ドクターより

★尿量減少は、非常に多い当直医への報告事項です。その背景を正しく理解して伝えなければ、処置を誤ります。

先輩ナースより

★尿量の正常範囲に加え、体格に見合った尿量が得られているかも考えましょう。

尿量の異常

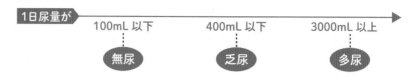

1日尿量が →

| 100mL 以下 | 400mL 以下 | 3000mL 以上 |
| 無尿 | 乏尿 | 多尿 |

●尿量が減少した場合、「腎前性」「腎性」「腎後性」から原因を検索し、できるだけ早期に病態を把握し、治療の必要性を医師と検討します。

急性腎障害の部位別原因

急性腎障害→ p.356

★急性腎障害を発症する患者さんの約70%が70歳以上と、高齢者に著しく多いです。理由としては、高齢者は加齢とともに腎機能が障害され、水・ナトリウム保持能が低下していること、口喝中枢の機能が低下し、飲水行動が惹起されず水分摂取量が減少すること、夏場の脱水や風邪などで食欲が容易に減退することが挙げられます。

★尿量が減少した場合、医師へ報告した際、量だけでなく性状を確認されることがあります。濃縮された性状か、感染も示唆する混濁かにも注目しましょう。

部位	病態
腎前性急性腎障害	体液量減少：脱水、出血、熱傷、利尿薬 心拍出量減少：心不全 末梢血管拡張：敗血症、アナフィラキシー
腎性急性腎障害	急性尿細管壊死 輸入細動脈、糸球体疾患 急性間質性腎炎
腎後性急性腎障害	両側尿管の閉塞 膀胱・尿道の閉塞

●健常人の尿は、淡黄色から黄褐色です。それはウロクロムと呼ばれる黄色調の色素成分が尿に含まれているためです。ウロクロムの1日の産生・排泄量はほぼ一定です。尿の色調は排尿量が多い場合には薄くなり、少ない場合には濃くなります。

尿の外観

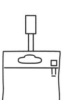 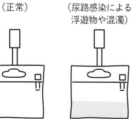 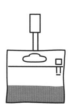 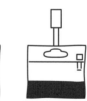 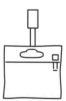

| 淡黄色
（正常） | 乳白色～白濁
（尿路感染による浮遊物や混濁） | 赤色
（非糸球体性血尿） | 赤褐色、コーラ色
（糸球体性血尿） | 多量の白色粘液
（回腸導管尿） |
| ヘモグロビンの代謝産物であるウロクロムによる | 尿に含まれる白血球の増加、膀胱や尿管などの粘膜の脱落 | 尿中赤血球の形態異常がないため（高Ca尿症、結石、水腎症など） | 尿中赤血球の形態異常を伴うため（IgA腎症、糸球体腎炎など） | 導管となった回腸からは、粘液が分泌されるため、尿に粘液が混入する |

鉄則 **尿量だけが体液量の評価指標ではない。全身の変化から総合的に評価する**

●尿量は水分出納をみるうえでとても大切な指標ですが、尿量だけで体

液量の評価指標とはなり得ません。患者さんの身体所見（体重、浮腫、粘膜・皮膚の乾燥、口渇の有無、**皮膚ツルゴール**☆の低下、**下肢挙上テスト**☆など）、胸部 X 線、採血データ、バイタルサインの変化から総合的に評価する必要があります。

☆
皮膚ツルゴール
　手の甲をつまんで皮膚の引き締まった状態を確認します。弾力性を触診し、元に戻る時間を確認します。弾力性の低下がみられる場合や、元に戻るまでに 2 秒以上かかる場合を「ツルゴールの低下」と表現します。高齢者は手の甲の皮膚が薄く、評価が困難なことがあり注意が必要です。

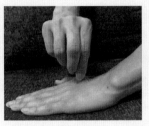
ツルゴール判定方法

☆
下肢挙上テスト
　輸液反応性の評価方法の 1 つです。両下肢を他動的に挙上させることで、下肢から胸腔内コンパートメントへの血液の移動（約 300mL）を利用し、静脈還流量を一過性に増やす診断技法です。心拍出量の増加が認められれば、輸液反応性ありと判定します。

✚ めざせ！　ベストプラクティス

尿量減少時の初期対応

鉄則 尿量の減少は全身状態悪化を示唆する所見の 1 つ。必要な情報を収集し、タイムリーに医師へ報告する

① まずは脱水の評価！

●尿量が減少する要因は腎機能の増悪だけではありません。食事量、飲水量、輸液量と尿量、排便量、不感蒸泄量を鑑み、体液量の評価を行います。

IN バランス	＝飲水量＋代謝水（成人では 1 日に 5 mL ×体重 kg の水分が産生）
OUT バランス	＝尿量＋排便量（100mL）＋不感蒸泄量（成人では 1 日に 15mL ×体重 kg の水分が排泄）

●豊中さんへ問診したところ、入院後は倦怠感が強く食事を食べることができていませんでした。口渇はなく飲水はほとんどしていませんでした。皮膚は全体的に乾燥しており、輸液量は抗菌薬使用時の生理食塩液 100mL × 2 回 / 日でした。

豊中さんの場合（体重 40kg）
IN バランス：代謝水 200mL、輸液量が 200mL、OUT バランス：不感蒸泄 600mL × 115%（体温が 1 ℃上昇すると不感蒸泄は 15%増加する）＝ 690mL
IN バランス－ OUT バランス＝－ 290mL 程度となります。
成人で必要とされる水分量は 30 〜 40mL/kg（豊中さんでは 1200mL 必要）であるため、前負荷が不足していることによる脱水が疑われます。

ドクターより
★脱水のサインの 1 つが排尿回数の減少です。結果、尿量減少となります。

先輩ナースより
★水分出納を評価するときに、目に見える数字に注目しがちです。正確に評価するために、IN-OUT バランスを確認しましょう。
不感蒸泄量、代謝水は忘れがちな情報です。

発熱
ショック
呼吸数増加・SpO₂低下
尿量減少
意識障害
頻脈・徐脈
胸痛
腹痛
悪心・嘔吐
低血糖・高血糖
不眠
せん妄（不穏）
術後の急性疼痛
低栄養
摂食嚥下障害

2 バイタルサインの測定

- 尿量の減少とバイタルサインの変化は密接に関係します。腎前性の尿量減少は腎血流量の低下が原因となる病態です。体液量の減少、心拍出量の減少、末梢血管の拡張があれば、血圧の低下、頻脈が起こり得ます。

ショックの分類
→ p.22

- 尿量が減少する病態の1つにショックが考えられます。ショックは、「循環血液量減少性」「血液分布異常性」「心原性」「心外閉塞・拘束性」の4つに分類されます。ショック＝低血圧ではなく、循環の異常による組織の低酸素状態であり、「酸素需給バランスの異常」が主な病態です。

尿路感染症→ p.7

- 豊中さんには残尿感、頻尿があります。いわゆる膀胱刺激症状があり発熱を伴い抗菌薬の点滴を行っています。尿路感染症を疑い排尿時痛、下腹部痛の有無、尿の性状を確認しましょう。尿路感染症では尿の混濁（黄色調を背景とした、乳白色調の混濁）を認めます。

3 使用薬剤の確認

- 腎臓は血流量が豊富な臓器です。尿の濃縮機能により尿細管での薬剤濃度が高くなることで、腎障害を起こすことがあります。
- 腎臓を構成する細胞や組織に直接障害が起こる腎性障害は、基本的に用量依存型です。脱水状態では特に中毒性腎障害のリスクが高まるため、腎性急性腎障害による尿量減少を懸念し、使用薬剤の確認が重要です。

腎障害を起こす代表的な薬剤

> ▶抗菌薬
> ▶抗がん剤
> ▶ヨード造影剤　など

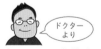

★ CT、MRI 検査にヨード造影剤がしばしば使用されます。検査終了後の尿量の推移に注意して観察しましょう。

- 薬剤性腎障害の中で最もよく遭遇するのは、ヨード造影剤による急性腎障害です。ヨード造影剤投与後に尿量減少がみられれば**造影剤腎症**★を疑います。

★ CIN は、高齢者と eGFR60 未満の CKD があると起こりやすいです。

> ★
> **造影剤腎症（contrast induced nephropathy：CIN）**
> 「腎障害患者におけるヨード造影剤使用に関するガイドライン」[7] では、ヨード造影剤投与後 72 時間以内に血清クレアチニン値が前値より 0.5mg/dL 以上または 25％以上増加した場合を CIN と定義しています。

4 浮腫の確認

- 腎機能が障害されたときに現れる身体所見の1つに浮腫があります。

- 浮腫の原因別頻度は 80 ～ 90％が全身性浮腫、10 ～ 20％が局所性浮腫であり、全身性浮腫では心性浮腫と腎性浮腫が 50％以上を占めるとされています。

- 全身性浮腫では、下腿・足背・背部など身体の下側になる部分に目立ちます。

- 圧迫による圧痕形成の有無を確認します。この方法により **圧痕性浮腫**（pitting edema）と **非圧痕性浮腫**（non-pitting edema）に区別することができます。

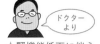

ドクター
より

★腎機能低下に伴う浮腫は、顔・上眼瞼の浮腫が目立つようになります。

浮腫判定方法

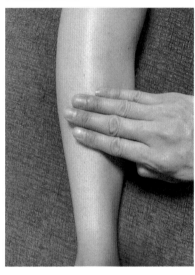

圧迫部位

脛骨前面の末梢 3 分の 1 付近、足背など

第 1 指または第 2 ～ 4 指の指腹で圧迫して確認する
これらの部位は皮下に軟部組織が少なく、かつ骨が近いので圧迫が容易なため軽度の浮腫を見つけることができる

圧迫時間　5 秒以上～ 10 秒

指を離した後

- ▶圧痕が残る場合 ➡ 圧痕性浮腫（pitting edema）
- ▶圧痕が残らないがむくみがある場合 ➡ 非圧痕性浮腫（non pitting edema）
  間質内に貯留する成分がタンパクと結合して間質内ゲルが増加して腫れた場合、甲状腺機能低下症や長期化したリンパ浮腫などにみられる

⑤「排尿がない≠尿が生成されていない」尿閉による排尿障害を除外する

- 尿閉により尿が排泄できない腎後性尿量減少の可能性があります。尿意を確認し、可能であれば医師へ腹部超音波検査の実施を依頼します。

- 尿道留置カテーテルを使用している場合は、機械的なカテーテルの屈曲やカテーテル内部に閉塞が生じていないか確認しましょう。

- 腎後性急性腎障害の発生割合は少ないです。男性では前立腺肥大症、女性では子宮筋腫、子宮膀胱脱といった疾患により尿閉をきたすことがあります。

- 尿量は血行動態が正常に機能しているかを知り得る重要な指標です。全身状態が悪化傾向である場合や、厳重な水分出納管理が必要な病態では、尿道留置カテーテルの挿入を考慮します。

先輩ナース
より

★ゆりりん、リリアムなどの残尿測定器があれば、看護師でも超音波による残尿測定が可能です。
★尿の混濁により、尿道留置カテーテルが閉塞する症例を経験することがあります。物理的な閉塞が起こりえることを想定しましょう。

発熱

ショック

呼吸数増加・SPO₂低下

尿量減少

意識障害

頻脈・徐脈

胸痛

腹痛

悪心・嘔吐

高血糖 低血糖

不眠

せん妄（不穏）

術後の急性疼痛

低栄養

摂食嚥下障害

先輩ナースより

★呼吸数は、ベッドサイドモニターに表示される数値が必ずしも正確ではありません。可能であれば1分間胸郭の動きを視診・実測するとともに、呼吸パターン（p.32）も観察しましょう。

6 ベッドサイドモニターによる持続モニタリング

●尿量の減少に加え、全身状態が悪化傾向にある場合、ベッドサイドモニターを使用し持続モニタリングを開始します。血圧、心拍数、呼吸数、SpO₂ を継時的モニタリングすることで、異常の早期発見に努めます。

7 末梢静脈路の確保、輸液準備

●腎前性に尿量が減少した場合、輸液を行う必要があります。末梢静脈路を確保し、輸液がすみやかに行える準備を行います。

●血圧の低下を伴う場合では、輸液負荷だけでなく、昇圧剤を使用することがあります。状態に応じて必要となる末梢静脈路を確保します。

8 採血、検体の準備

●尿量が減少した原因を検索するため採血を行います。クレアチニン、尿素窒素、eGFR（血清クレアチニンから算出される推算糸球体濾過量：eGFR は 60mL/ 分 /1.73m² 以上が正常）など腎機能を検査します。

●尿量減少に加え血圧の低下、末梢循環不全の徴候（CRT：毛細血管再充満時間の延長、末梢冷感）がある場合は、酸・塩基平衡、電解質を確認するために血液ガスの採取を考慮し、必要な検体を準備します。

GFR → p.350

CRT → p.21

あるある事例で **先輩はこうする！**

 豊中さん、最後に排尿したときから時間が経ちますが、尿意はありませんか？

 尿意はありますが、出る感じはないです。

 食事はどれくらい食べられましたか？　お水やお茶はどのくらい飲んでいますか？

 しんどくて、お昼ご飯は食べませんでした。水分もあまりとっていないかもしれません。さっきから頭がぼーっとします。

●食事、飲水量、尿意を確認した後、腎前性、腎性、腎後性急性腎障害による尿量の減少をあらゆる視点からアセスメントしましょう。また、尿路感染症の急性増悪を考慮し、バイタルサインの測定を継続します。

●患者さんの状態に応じ、必要となる機材や物品の準備を行います。担当看護師が患者さんのそばから離れることが危険と判断した場合は、ほかの看護師へ応援を要請します。

 511 号室の豊中さんが血圧低下、頻脈を認めます。会話は問題なく行えますが、頭がぼーっとすると言っています。ベッドサイドモニターと酸素マスク、末梢静脈路穿刺物品を持ってきてください。

発熱

ショック

呼吸数増加・SpO₂低下

尿量減少

意識障害

頻脈・徐脈

胸痛

腹痛

悪心・嘔吐

高血糖 低血糖・

不眠

(不穏) せん妄

術後の急性疼痛

低栄養

障害 摂食嚥下

ここで差がつく！医師への報告

S 状況　〇〇病棟看護師の□□です。511号室の豊中さんの<u>尿量が50mL/5h</u>と減少しています。食事、飲水ができておらず、<u>血圧の低下</u>、<u>頻脈</u>を認めます。皮膚は乾燥しており、ツルゴールの低下を認めます。尿の性状ですが乳白色基調の混濁を認めており、体温は37.8℃です。

B 背景　発熱と膀胱刺激症状を主訴に入院した患者さんで、抗菌薬を内服していましたが、現在は注射薬で投与を行っています。食べられるとおっしゃっていたので、点滴はしていません。

A 評価　必要な水分量が摂取されておらず、ツルゴールの低下もあり脱水が考えられます。また、尿の混濁や発熱があるので、尿路感染の増悪も考えられます。

R 提案　診察をお願いします。ベッドサイドモニターで持続モニタリングを開始しています。静脈ラインの確保、採血の準備を行っています。必要な輸液を準備しますので指示をお願いします。

 尿量が少ないのは伝わりますが、1日は24時間なので5hは暗算がしづらいです。できれば、6時間、12時間尿量など24の約数での報告が欲しいです。

 「頻脈」や「血圧低下」と報告があるので測定しているはずで、値があれば教えてください。この事例では輸液製剤の選択だけでなく、血圧＜90なら短時間（30分）で500mL投与するなど、投与速度も考えたいからです。

"尿量減少"患者きみる 鉄則

1 尿量減少の原因が、腎前性か、腎性か、腎後性かを考える

2 尿量だけが体液量の評価指標ではない。全身の変化から総合的に評価する

3 尿量の減少は全身状態悪化を示唆する所見の1つ。必要な情報を収集し、タイムリーに医師へ報告する

（丸山純治）

引用文献

1）服部亮輔：尿の一般性状から病態を読み解く．検査と技術 2017；45（3）：307.

参考文献

1）服部亮輔：尿の一般性状から病態を読み解く．検査と技術 2017；45（3）：308-310.
2）石山貴章：尿量低下—入院患者に対するその評価．medicina 2016；53（6）：827-830.
3）藤垣嘉秀：AKIの診断．和田隆志，古市賢吾編，AKIのすべて—基礎から臨床までの最新知見，南江堂，東京，2012：2-13.
4）岡元和文編：救急・集中治療最新ガイドライン 2016－'17．総合医学社，東京，2016：357-359.
5）木村秀樹：乏尿，無尿．下条文武，内山聖，富野康日己，他編，専門医のための腎臓病学 第2版，医学書院，東京，2009：52-56.
6）日本集中治療医学会・日本救急医学会合同 日本版敗血症診療ガイドライン 2020 特別委員会：日本版敗血症診療ガイドライン 2020，日本集中治療医学会雑誌 2021；28（Suppl）：S23-26.
7）日本腎臓学会，日本医学放射線学会，日本循環器学会編：腎障害患者におけるヨード造影剤使用に関するガイドライン．東京医学社，東京，2012.
8）藤垣嘉秀：内科診断の道しるべ その症候、どう診る どう考える．medicina 2016；53（4）：355-358.

病棟でみる頻度 ★★☆　　緊急度 ★★★

5 意識障害

意識障害を発見したら、まずは ABC アプローチから

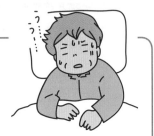

意識障害 ある ある

【事例紹介】

桜川みや子さん、78 歳女性。高血圧、糖尿病の既往歴あり。
本日、大腸内視鏡検査のため前日から入院しています。朝 6
時の採血のため部屋を訪室すると、ベッドで臥床し、刺激で
開眼するものの、会話は成り立たず「う…う…」としか言えず、指示動作にも応じない
状態であるのを発見しました。

⇨ さて、あなたなら、どのように対応しますか？

✚ はずせない "意識障害" アセスメント

先輩ナース
より

★意識障害にいち
早く気づくのは、面
会に来た家族だった
というケースがよく
あります。「様子が
いつもと違う気がす
る」という報告があ
れば、意識障害の可
能性も考慮して、違
和感の詳細をアセス
メントしましょう。
その際は、家族から
普段と違う点を情報
収集することも忘れ
ずに行います。

ドクター
より

★近年、高齢患者の
入院が多く、入院時
から「意識状態はど
うか」を常に頭に入
れておかなければ、
異常に気づけません。

● 意識障害には「意識がなくなる」場合と「意識の内容がおかしい」場合
があります。後者の例の場合、「いつもと何か様子が違うけれど、受け答
えもできているし意識障害ではないだろう」とつい見過ごしてしまいが
ちです。しかし、そのような患者さんも、神経学的な異常はないかとい
う視点をもってフィジカルアセスメントを進める必要があります。

意識障害のパターン

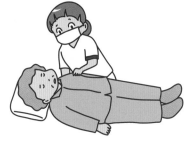

話しかけても反応がない

▶覚醒度の低下
▶刺激に対する反応の低下

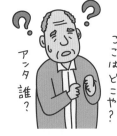

場面にそぐわない行動・言動

▶認識内容の異所
▶認知機能の低下

どちらも意識障害ととらえて対応しましょう！

- 意識は上行性網様体賦活系（脳幹〜視床下部・視床）と大脳皮質が連携することで保たれているといわれます。この中のどこかが正常に機能しなくなると意識障害が起こります。

- 「意識障害」といえば脳に異常があるように思いがちですが、意識障害の原因は「頭蓋内に原因がある場合」だけではなく、「頭蓋外の病態が原因で二次的に脳機能が障害される場合」の2つに大別されます。

- 呼吸不全や血圧低下が起こると、脳に十分な酸素供給や血流維持ができなくなり意識障害が起こります。そのため、意識障害患者では生命予後に直結し、なおかつ二次的に脳機能に障害を起こす可能性の高い、呼吸・循環の異常についての身体診察と初期対応を最優先します。

- 意識障害の中には、緊急度の高い疾患も含まれているため、やみくもにフィジカルアセスメントを行うと、重要な症状を見落とす可能性があります。優先度の高い症状から確認できるように系統立ててアセスメントを行い、異常があればすみやかに治療介入を行う必要があります。詳しくは、下記の初期対応フローチャートを確認してください。

 先輩ナースより

★例えば、低酸素血症の患者さんが不穏状態に陥り酸素マスクを装着してほしいのに「苦しいから取ってくれ！」と大暴れしてしまうケースなどは、あわてて「先生、不穏時の薬の指示をください！」と言ってしまいがちです。もちろん患者さんの安全を確保することも大切です。しかしこの場合、酸素化の改善と原因検索を行うことが第一優先となります。

意識障害の初期対応フローチャート

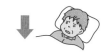 意識障害 → **1** ABCの確認 → **2** 意識障害の程度の把握 → **3** バイタルサインの評価 → **4** 神経学的徴候の観察

A：airway（気道） →発語はあるか？
意識障害に伴って生じる舌根沈下はないか？
口腔・気道分泌物の貯留、嘔吐による気道閉塞はないか？
＊1つでも異常があれば、エアウェイ挿入や高度気道確保（気管挿管など）を考慮

B：breathing（呼吸） →SpO₂は？
下顎呼吸ではないか？
胸郭の動きは認めるか？
＊1つでも異常があれば、酸素投与を開始する。自発呼吸がなければ心肺停止と判断しすみやかに胸骨圧迫を開始する

C：circulation（循環） →ショック症状（手足の冷感・湿潤・チアノーゼ）はないか？
橈骨動脈は触れるか？
＊ショック症状や橈骨動脈の触知不良があれば、すぐに静脈路を確保し心電図モニターを装着しモニタリングを開始する

2 意識障害の程度の把握 — JCS/GCS

3 バイタルサインの評価
呼吸：回数、リズム、深さ、型
血圧：血圧値、左右差、脈圧
脈拍：回数、リズム、強さ
体温
SpO₂

4 神経学的徴候の観察
瞳孔所見
麻痺・異常肢位の有無
けいれんの有無

呼吸障害の種類	状態
チェーン・ストークス呼吸	両側の大脳皮質下の障害、間脳の障害 初期から中期の脳ヘルニア
中枢性過呼吸	中脳下部から橋上部の障害
失調性呼吸	脳ヘルニアの末期、呼吸停止の寸前
呼吸の減少	頭蓋内圧亢進（脳ヘルニアの完成）

橋本真由美：急性意識障害看護とACEC．意識障害の初期診療の標準化　ACECガイドブック2019，ACECガイドブック2019編集委員会編，へるす出版，東京，2019：8-10．を参考に作成

鉄則 バイタルサインの安定化を最優先に！まずは ABC をチェックする

1 ABC の確認

- 意識障害の患者さんに対しては、まず A（気道）、B（呼吸）、C（循環）の確認を行います。
- 必要に応じて生命の危機に対する援助を行います。

2 意識障害の程度を把握

- 共通の尺度である **JCS**（Japan Coma Scale）、意識障害の程度を把握するための **GCS**（Glasgow Coma Scale）を用いて評価します。
- 意識障害の程度は、増悪や改善など経時的に変動するため、これらの客観的評価を用いて経過を観察することが重要です。特に JCS は３桁以上、GCS は合計８点以下になると重症度・緊急度ともに高い状態と判断します。

JCS（Japan Coma Scale）

覚醒の程度	刺激に対する反応	分類
I：刺激しなくても覚醒している	意識は清明だが、いまひとつはっきりしない	1
	時・場所・人などがわからない（失見当識）	2
	自分の名前、生年月日がいえない	3
II：刺激を加えると覚醒する	普通の呼びかけで容易に開眼する（命令に対する運動（合目的運動）があり、言葉も出るが間違いが多い）	10
	大きな声、または体をゆさぶると開眼する	20
	痛み刺激を加えつつ、呼びかけを繰り返すと、かろうじて開眼する	30
III：刺激を加えても覚醒しない	痛み刺激に対して払いのけるような動作をする	100
	痛み刺激に対して手足を少し動かしたり、顔をしかめる	200
	痛み刺激に反応しない	300

R：restlessness（不穏）、I：incontinence（失禁）、A：akinetic mutism/apallic state（自発性の欠如）など、患者の状態を付加する
[例] 100-I、20-RI、3-A。意識が清明の場合は「0」と表記する

GCS（Glasgow Coma Scale）

観察項目	反応	スコア
開眼の有無（E）	▶自発的に開眼する	4
	▶呼びかけ（音声）によって開眼する	3
	▶疼痛刺激によって開眼する	2
	▶開眼しない	1
言語・発語機能（V）	▶正確な応答がある	5
	▶会話に混乱がある	4
	▶言語（言葉）に混乱がある	3
	▶理解不明の声	2
	▶まったく言葉を発しない	1
最良運動機能（M）	▶命令に従う	6
	▶疼痛刺激を払いのける	5
	▶疼痛刺激に対する逃避反応	4
	▶疼痛刺激に対する屈曲運動	3
	▶疼痛刺激に対する伸展運動	2
	▶まったく運動性がない	1

3項目（E〜M）のスコアを合計して判定する（最重症＝3点、最軽症＝15点）

発熱

ショック

SPO₂低下

呼吸数増加・尿量減少

意識障害

頻脈・徐脈

胸痛

腹痛

悪心・嘔吐

高血糖・低血糖

不眠

せん妄（不穏）

術後の急性疼痛

低栄養

摂食嚥下障害

JCS、GCS はどう使い分けるの？

　スケールの使い分けに明確な基準はありません。JCS はクモ膜下出血による脳ヘルニアの進行を評価することを目的に作成されており、日本国内で多く活用されています。メリットは短時間で簡単に評価できることです。しかし、症状の細かい変化についての評価には適しません。

　GCS は世界的にも有名で、外傷性脳障害による意識障害を評価することを目的に作成されています。呼名反応や従命動作の有無など、細かい意識障害の把握とその変化を把握しやすいというメリットがありますが、そのぶん評価が複雑です。

　とにかくすばやく重症度を把握したいときは JCS を用いて評価し、患者さんの状態変化を把握したい場合は GCS での評価に切り替えて経過を観察しています。患者さんの状況・状態に応じて使い分けることができるように、JCS・GCS ともしっかりと覚えておくようにしましょう。

ドクターより

★とっさの時は JCS のほうが評価しやすいです。「JCS 3 桁！」と言われれば、まずい状態とすぐにわかります。

③ バイタルサインの評価

● バイタルサインは、ベッドサイドモニターを活用し、経時的に観察しましょう。特に意識障害時には、呼吸・循環の異常を伴うことが予測されます。

● 特に呼吸パターンの変調などを認める場合は、脳ヘルニアを起こしている可能性が考えられ、緊急度・重症度ともに高いと判断し、迅速な対応が求められます。

④ 神経学的徴候の観察

● 瞳孔所見、麻痺・異常肢位の有無、けいれんの有無の評価を重点的に行います。

● 瞳孔所見は大きさ、形と左右差の有無、対光反射の有無と速さを確認します。この際、**共同偏視★** の有無とその方向も併せて確認を行います。

呼吸パターン
→ p.32

先輩ナースより

★呼吸パターンの変調は、短時間の観察だけでは気づかないこともあります。意識障害の患者さんの呼吸数の測定は胸郭の挙上も観察しながら、しっかりと1分間測定し、患者さんの変化を逃さないようにしましょう。

★

共同偏視

　共同偏視は、脳梗塞や頭部外傷などの一側性の頭蓋内病変であることが多い。

　一般的に大脳から間脳に病変がある場合は、眼球は病変のある方向を向き、脳幹や小脳に病変がある場合は、病変の反対を向く。てんかんの場合も神経細胞の刺激により共同偏視が起こるが、この場合、病変とは逆向きで共同偏視が起こることが多いとされている。

　有名な眼位としては、視床出血のときの鼻尖注視がある。

共同偏視と障害部位

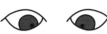

| 大脳～間脳の障害 | 脳幹・小脳の出血、脳出血やてんかんなど | 視床出血 |

大脳～間脳の障害
両眼とも病変と
同じ方向を向く

脳幹・小脳の出血、
脳出血やてんかんなど
両眼とも病変と逆の方向を向く

視床出血
両眼とも
下方・内方を向く
（鼻尖注視）
びせんちゅうし

対光反射の見かたと瞳孔所見

❶眼を開けて正面を見てもらう（患者さんの反応がない場合は患者さんの瞼を検者が持ち上げる）
　このときに室内光で左右の瞳孔径を確認し、瞳孔の大きさはどうか、左右の瞳孔は同大か、形は正円
かを確認する
❷光を視野の外側から敏速に入れる（この際迅速に1mm以上収縮するのが正常）
❸光を当てた側の瞳孔が収縮する直接反射と、反対側の瞳孔が収縮する間接反射を確認する

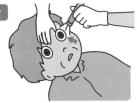
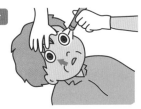

直接反射　　　　　　　　　間接反射

＊左右の瞳孔の大きさとともに、対光反射の反応速度について迅速・鈍麻・消失と表現し記載する

正常		▶瞳孔径が2.5～4mm ▶正円で左右が同じ大きさ（同大）
両側縮瞳		▶瞳孔径が2mm以下 ➡2mm程度：CO$_2$ナルコーシス、脳ヘルニアの初期、有機リン酸中毒が疑われる ➡1mm以下：橋出血、モルヒネなど麻薬中毒が疑われる
両側散瞳	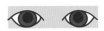	▶瞳孔径が5mm以上 ➡低血糖、低酸素状態、鈎ヘルニア、アトロピンやアンフェタミンなどの薬物中毒、中脳障害、脳ヘルニアの非代償期が疑われる
瞳孔不同	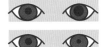	▶瞳孔の大きさに0.5mm以上の左右差 ➡脳ヘルニア、内頸動脈瘤・脳底動脈瘤による動眼神経圧迫が疑われる ＊ただし、0.5mm程度の生理学的瞳孔不同は頻度が高いことが多い。そのため1mm以上の差があれば異常な瞳孔不同ととらえてもよい

ドクター
より

★瞳孔不同で1mm以上の差があるときは注意！
すぐに画像検査の準備をします。

●麻痺・異常肢位は、痛み刺激に対する反応を観察します。

●痛み刺激により除皮質硬直、除脳硬直がみられた場合、脳ヘルニアが切迫した危険な状態を示します。

●脳ヘルニアを疑う脳幹障害の症状として、クッシング現象（血圧上昇、脈圧拡大、心拍数減少）があります。瞳孔不同・片麻痺・クッシング現象があれば脳ヘルニアを疑い、生命に危機が及んでいる可能性が予測されます。

●けいれんは、神経細胞の異常興奮により生じる、全身あるいは局所の筋肉に起こる一過性の不随意性収縮です。けいれんは、中枢性、末梢性、代謝性、筋自体の障害など、さまざまな原因によって起こります。アセスメントのポイントとしては、まずけいれんの性状を把握することが重要です。

運動麻痺の種類

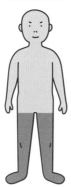

片麻痺
片側の上肢と下肢の麻痺

対麻痺
両側の下肢の麻痺

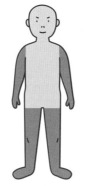

四肢麻痺
両側の上肢と下肢の麻痺

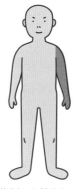

単麻痺
片側の上肢または下肢だけの麻痺

異常肢位の種類

除皮質硬直 上肢は屈曲、下肢は内転し、足は足底方向に伸びている

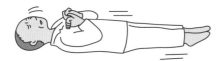

除脳硬直 上肢は伸展、回内し、手は屈曲している。下肢は内転し、足は足底方向に伸びている

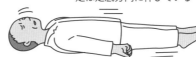

けいれん発作の種類と情報収集のポイント

強直性けいれん 四肢・体幹が伸展し硬直する

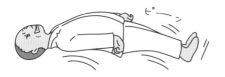
ピーーン

間代性けいれん 四肢の進展と屈曲を繰り返す

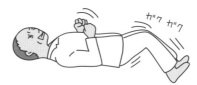
ガク ガク

先輩ナースより

★除皮質硬直や除脳硬直などの異常肢位は、GCSの最良運動機能（M）の項目に記載されています。除皮質硬直は3点、除脳硬直は2点になるので、より重症なのは除脳硬直だととらえることができます。

★［けいれん時に確認すること］
①持続時間は？
②どこから始まったか？
③意識や呼吸は保たれていたか？
（モニターが装着されていたらSpO₂値の低下の有無も確認！）

ドクターより

★GCSも異常肢位も、どちらも四肢が伸びているほうがより重症です。除脳硬直では上肢は伸びていて、屈曲している除皮質硬直よりも重症なダメージが考えられます。

発熱

ショック

SpO₂低下・呼吸数増加・尿量減少

意識障害

頻脈・徐脈

胸痛

腹痛

悪心・嘔吐

高血糖・低血糖

不眠

せん妄（不穏）

術後の急性疼痛

低栄養

摂食嚥下障害

➕ めざせ！　ベストプラクティス

見逃すと怖い！　危険な意識障害への対応

鉄則　意識障害＝頭蓋内病変とは限らない

●意識障害の原因検索には、**AIUEOTIPS（アイウエオチップス）**というものがあります。表に記載されているすべての疾患を網羅するのではなく、患者さんのバックグラウンドなどから疑わしい疾患に目星をつけ、それを除外診断するための検査やフィジカルアセスメントを行います。こういった点から、意識障害患者の病歴聴取や内服歴はとても重要です。

●特に高血圧、糖尿病、脳卒中、心疾患といった既往歴の確認は、脳・心血管障害、低血糖・高血糖の手がかりになるため忘れずに確認します。

★患者さんの既往歴や内服歴、治療経過は？　AIUEOTIPSに＋αの情報を付け足して意識障害の原因を予測します。

★AIUEOTIPSは救急領域では有名な語呂合わせです。こんなにたくさん覚えられない！それに私は一般病棟だから関係ないかな…と思っているアナタ！意識障害の患者さんはどの科でも遭遇しうる病態です。これを知っていると、必ず役に立ちます。全部覚えられなくてもいいので、まずは表を眺めてみて自分の病棟の患者さんが起こしやすそうな疾患を把握することから始めてみましょう！

意識障害の AIUEOTIPS

A	Alcohol	急性アルコール中毒、ウェルニッケ脳症
	Acidosis	代謝性アシドーシス
I	Insulin	糖尿病ケトアシドーシス・低血糖・非ケトン性高浸透圧性昏睡
U	Uremia	尿毒症
E	Encephalopathy	肝性脳症
	Electrolyte	内分泌異常 / 電解質異常
O	Oxygen	低酸素血症・高二酸化炭素血症・一酸化炭素中毒
	Overdose	薬物中毒
T	Trauma	頭部外傷
	Temperature	高体温・低体温
	Tumor	脳腫瘍
I	Infection	感染症：髄膜炎・脳炎・敗血症
P	Psychogenic	精神疾患
S	Stroke	脳出血、脳梗塞（脳幹または広範囲）、クモ膜下出血
	Seizure	けいれん
	Shock	ショック

★この AIUEOTIPS はよくみかけますが、救急外来では、中毒や外傷、病棟では低血糖やけいれんと、診察するところでのアイウエオをまず考えましょう。全部は思い出せません。自分のかかわるところでのアイウエオを常に考えておきます。

●基本的に、いずれの原因による意識障害であったとしても、初期対応については、まずは初期対応フローチャート（→ p .47）に沿ってア

セスメントと対応を行います。バイタルサインの安定化を確認したのちに、全身の異常所見を系統的に検索し、危険な疾患が潜んでいないかを AIUEOTIPS を用いて除外していきます。

- AIUEOTIPS の中で、特に一般病棟で遭遇しやすい低血糖、けいれん発作、脳血管障害の3つの意識障害の原因について理解しておくことが重要です。低血糖、けいれん発作については、迅速な鑑別診断、対応を行うことで意識障害を改善させることができるにもかかわらず、治療が遅れることで脳機能に不可逆的後遺症を残してしまう可能性があるからです。

- 脳血管障害については緊急度・重症度ともに高いことが多く、その場合は時間的猶予が少なく、外科的加療の必要性が高くなります。超急性期から急性期の治療の可否が転帰に及ぼす影響が大きいことを考慮して迅速に対応していきましょう。

鉄則　低血糖、けいれん発作はすぐ対応し後遺症を残さないようにする

低血糖 → p.82

けいれん

けいれんの症状

- けいれんは自分の意思とは無関係に、筋肉が強く収縮する状態のことです。けいれんは、てんかん以外にも、感染症、電解質異常、薬物、頭蓋内病変（腫瘍、頭部外傷、低酸素脳症）などによって引き起こされます。

けいれん発作時の対応と検査

- けいれんが持続しているなら、ABC（気道・呼吸・循環）の確保、特に自発呼吸停止にすみやかに対応できるよう、バッグバルブマスク換気、気管挿管がただちに施行できるように救急カートの準備を依頼します。同時にけいれん発作の種類を確認します。

- けいれんが5〜10分以上続く場合、けいれん重積状態と判断します。最悪の場合、心停止に至ってしまうケースもあります。そうなると、その後に蘇生したとしても低酸素脳症などの後遺症が残る可能性が出てきます。すぐに医師に来てもらい、適切な処置が行えるようマンパワーを確保します。

- 呼吸（A・B）・循環（C）の安定化が図れたら、次はけいれんを止めることを最優先に介入します。末梢静脈路を確保し、医師の指示に従って薬剤を準備します。第1段階の治療としては、ベンゾジアゼピン系のロラゼパ

ムやジアゼパム、ミダゾラムが推奨されます。それでもけいれんが持続する場合や、容易に再発すると予測される場合、第2段階の抗てんかん薬（ホスフェニトイン、フェニトイン、フェノバルビタール）の投与に移行します[3]。これらの薬剤を使用した際の注意点として、呼吸抑制の頻度が高まることが挙げられます。薬剤投与時には SpO_2 などのモニタリングを行い、必要に応じて気道確保や酸素投与をすみやかに行います。

●けいれんが止まっていれば、意識障害の程度や麻痺の有無を観察します。けいれん発作を目撃した人がいれば経過を確認し、本人や家族から、てんかんの既往歴・治療歴、頭部外傷、脳血管障害、脳腫瘍の既往歴を確認します。必要時、頭部単純 CT の撮影も考慮されます。また、緊急の血液検査では、血糖、アンモニア、Ca、Mg などの電解質を確認します。

鉄則 脳卒中は脳ヘルニア徴候に要注意！
医師への報告は待ったなし

脳卒中 → p.296

あるある事例で **先輩はこうする！**

 桜川さん！わかりますか？

 う…う…

 （意識レベルが低下しているな。辛うじて声を出すことができているから、気道閉塞はなさそう。パッと見た限り、呼吸パターンも目立った異常はなさそうだから、とりあえず A・B は OK。あれ？橈骨動脈はしっかり触れるけどじっとりと汗をかいている！そういえば顔色も悪いように見える）

●橈骨動脈が触れるものの、冷汗を認めているため C の異常ありと判断し緊急度は高いと認識します。

（冷感もあるし、ショックの可能性も考えて体位はひとまず仰臥位にしよう。痛み刺激でうっすらと開眼か…JCS は II -30 だな）

● C の異常に対して介入を行いつつ、ナースコールでリーダーに報告します。
「802 号室の桜川さんの意識レベルが低下しており、JCS は II -30 です。ベッドサイドモニターと念のため救急カートのスタンバイをお願いします」
●ベッドサイドモニタリングを開始し、バイタルサインの測定を行います。呼吸数・呼吸パターン、瞳孔所見などの神経学的所見、既往歴の確認を行います。

 （そういえば桜川さんの既往歴は糖尿病と高血圧だったな。血糖降下剤の内服は昨日から中止しているはずだけど、やっぱり冷汗もかいていて顔色も悪いから低血糖の可能性も十分考えられる。高血圧もあるから脳血管疾患による意識障害も考えられるけど、まずは低血糖の除外診断を先に行ったほうがよさそうね。もし低血糖じゃなかったら CT 撮影に行くかもしれないからその段取りも考えておこう）

発熱

ショック

呼吸数増加・SpO₂低下・尿量減少

意識障害

頻脈・徐脈

胸痛

腹痛

悪心・嘔吐

高血糖

低血糖・

不眠

せん妄（不穏）

術後の急性疼痛

低栄養

摂食嚥下障害

ここで差がつく！ 医師への報告

| S 状況 | ○○病棟の看護師の○○です。802号室の桜川さんの意識レベルが低下しているため報告します。 |

| B 背景 | 本日、大腸内視鏡検査予定で入院中の患者で、現在の意識レベルは <u>JCS Ⅱ -30</u> です。血圧は 150/65mmHg、HR 80回/分、SpO₂は室内気で 97％で瞳孔異常も認めません。手の震えはありますが、けいれんではなさそうです。既往歴に糖尿病と高血圧があり、前日まで血糖降下薬を内服しています。血圧の低下はないのですが、顔面蒼白で冷汗も認めるのが気になります。 |

| A 評価 | 既往歴と内服歴から低血糖を疑っています。 |

| R 提案 | まずは、すぐに血糖チェックをしようと思いますが、低血糖の場合、今の意識レベルだとブドウ糖の経口摂取は難しいと思いますので、末梢ルートの確保が必要だと思います。その際の点滴のメニューや採血指示などはありますか？ |

満点の報告です！　最初に問題点が簡潔に述べられています。

各パラメーターがまとまって伝えられています。
循環のパラメーター：HR、BP　呼吸のパラメーター：SpO₂（室内気）

あえて言えば、JCS Ⅱ -30 の後に瞳孔所見が聞きたいです。

"意識障害"患者をみる 鉄則

1 バイタルサインの安定化を最優先に！まずは ABC をチェックする

2 意識障害＝頭蓋内病変とは限らない

3 低血糖、けいれん発作はすぐ対応し後遺症を残さないようにする

4 脳卒中は脳ヘルニア徴候に要注意！医師への報告は待ったなし

（西峯育枝）

引用文献

1）日本糖尿病学会編：糖尿病診療ガイドライン 2019. 南江堂，東京，2019：334-335.
2）ACEC ガイドブック 2019 編集委員会編：ACEC ガイドブック 2019，へるす出版，東京，2019：188-191.
3）ISLS ガイドブック 2013 編集委員会編：ISLS ガイドブック 2013，へるす出版，東京，2016：14.

参考文献

1）日出山拓人：意識障害. 内科救急診指針 2016，日本内科学会認定医制度審議会救急委員会，総合医学社，東京，2016：30-38.
2）ACEC ガイドブック 2019 編集委員会編：ACEC ガイドブック 2019. へるす出版，東京，2019.
3）卯野木健：クリティカルケア看護入門. 学研メディカル秀潤社，東京，2015.
4）藤本翼：意識障害の評価と初期対応. レジデントノート 2011；13：73-80.
5）小林祥泰編：脳卒中データバンク 2015. 中山書店，東京，2015.
6）日本脳卒中学会脳卒中ガイドライン委員会編：脳卒中治療ガイドライン 2015. 共和企画，東京，2015.

病棟でみる頻度 ★ ★ ☆　　緊急度 ★ ★ ☆

6 頻脈・徐脈

意識がしっかりしていれば、あせらずに対応すれば大丈夫！

頻脈・徐脈 [ある] [ある] ─────

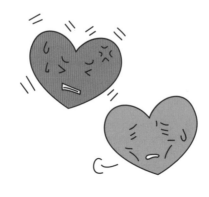

【事例紹介】

難波すみれさん、70歳女性。

数日前から発熱・下痢・嘔吐が続き、感染性胃腸炎と診断され昨夜、緊急入院となりました。

日勤帯で検温に行くと「看護師さん、何かさっきから胸がドキドキします」と訴えます。

バイタルサインを測定すると、

血圧：98/65mmHg、脈拍：145回/分不整あり、体温：36.8℃、SpO₂：97%

⇨ さて、あなたなら、どのように対応しますか？

➕ はずせない "頻脈・徐脈" アセスメント

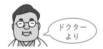

ドクターより

★症状としては頻脈のほうが頻度は多いですが、徐脈の対応に苦慮する場合が多いようです。

鉄則 **頻脈・徐脈＝不整脈と思い込まず、心臓以外の原因で起こっている可能性もアセスメントする**

●一般的に成人では心拍数が100回/分以上を頻脈、60回/分未満を徐脈といいます。

●脱水や出血など循環血液量の減少により心拍出量が減少すると、代償的に頻脈となる場合があります。また、脳梗塞や脳出血などの中枢神経系の障害により、脳圧亢進症状として徐脈を呈することがあります。

頻脈・徐脈の原因

頻脈の原因

▶発熱

▶脱水・出血（貧血）

▶ショック・心不全

▶心因性（不安など）

▶薬物性

▶不整脈　など

徐脈の原因

▶薬物性

▶中枢神経系の障害（脳圧亢進症状）

▶不整脈　など

発熱

ショック

呼吸数増加・
SpO_2低下

尿量減少

意識障害

頻脈・徐脈

胸痛

腹痛

悪心・嘔吐

高血糖

低血糖

不眠

せん妄
（不穏）

術後の
急性疼痛

低栄養

摂食嚥下
障害

鉄則 致死性の不整脈である心室頻拍に注意して観察する

先輩ナース
より

●不整脈の有無を確認するためには、心電図のモニタリングや12誘導心電図が必須です。

●頻脈では、心室頻拍、発作性上室性頻拍、心房細動、心房粗動、徐脈では洞不全症候群、完全房室ブロックなどの有無を確認します。

●心室頻拍は致死性の不整脈である可能性が高いため、頻脈で幅の広いQRS波形（QRSの幅が0.12秒以上）に注意して観察します。

★心電図の幅は1mmが0.04秒です。QRSの幅が3mm以上（0.12秒以上）になると幅の広いQRS = wide QRSと呼びます。

代表的な不整脈

頻脈 心室頻拍 VT (ventricular tachycardia)

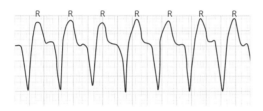

▶ QRS波に先行するP波がない。

▶ 幅の広いQRS波（QRSの幅が0.12秒以上）が規則的に出現する。

▶ 心拍数は100〜250回/分程度の頻拍を呈する。

頻脈 発作性上室性頻拍 PSVT (paroxysmal supraventricular tachycardia)

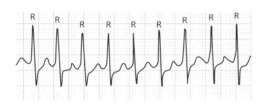

▶ P波はほとんど確認できない。

▶ 幅の狭いQRS波がある。

▶ 心拍数は150回/分以上。

▶ 突然始まり、突然停止する。

頻脈 心房細動 AF (atrial fibrillation)

R-R間隔が不整

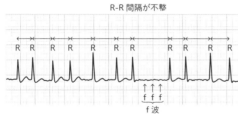

f波

▶ P波がない。

▶ R-R間隔が不整。

▶ f波と呼ばれる基線の細かな揺れがみられる。

頻脈 心房粗動 AFL (atrial flutter)

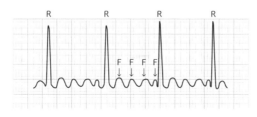

▶ P波がない。

▶ R-R間隔は規則正しいことが多い。

▶ F波がみられる。

徐脈 洞不全症候群　**SSS**（sick sinus syndrome）

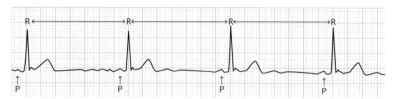

Ⅰ型（洞性徐脈）
▶ 正常洞調律

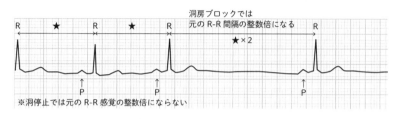

洞房ブロックでは
元の R-R 間隔の整数倍になる
★×2

※洞停止では元の R-R 感覚の整数倍にならない

Ⅱ型（洞房ブロックまたは洞停止）
▶ 正常洞調律の後、突然P波が脱落、P-P 間隔が延長する。

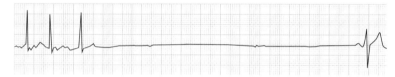

Ⅲ型（徐脈頻脈症候群）
▶ 上室性不整脈が停止した後に、数秒間刺激が発生しない。

徐脈 完全房室ブロック

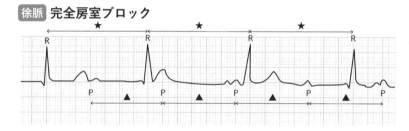

▶ P 波と QRS 波は無関係に出現する。
▶ P-P 間隔（▲）・R-R 間隔（★）は一定である。

● 頻脈・徐脈は、内服中の薬物の影響（徐脈であれば β 遮断薬・ジギタリスの内服など）、高カリウム血症、心筋梗塞などで起こる可能性があります。内服薬、直近のカリウム値、胸痛の有無などを確認します。

● 頻脈・徐脈では、自覚症状として動悸や眩暈、浮遊感、胸部の不快感、呼吸困難感を訴えることがあります。

● 頻脈・徐脈などの不整脈が起こり、急激に心拍出量が低下した結果、一過性に脳が虚血状態となり眼前暗黒感や失神（Adams-Stokes 症候群）を起こすことがあります。

● 頻脈の場合は、頻脈の停止時や洞結節リズムへ復帰する際に、数秒の心停止（ポーズ）をきたす場合があるため、注意が必要です。

先輩ナースより

★不整脈の復帰時にポーズがある場合、秒数と、眼前暗黒感や失神の有無など自覚症状を確認し、医師へ報告します。洞機能の異常の有無を評価する手がかりになります。

✚ めざせ！　ベストプラクティス

頻脈の初期対応

鉄則 意識レベルの変容、呼吸促迫、
末梢冷感の有無にも注意

1 意識障害、呼吸停止、心停止があれば、急変対応へ移行

●救急カート、除細動器を準備し、一次救命処置（basic life support：BLS）を開始します。

2 安静を促し、バイタルサインの測定

●患者さんの安全を確保するため臥床安静を促します。

●自覚症状について問診しながら、バイタルサインを測定し、ショックの徴候がないかを観察します。落ち着いた行動で安心感を与え、自覚症状がある場合は、訴えに耳を傾け、不安の緩和に努めます。

●院内に RRT（rapid response team：院内救急対応システム）があれば、起動基準に該当するか確認し、RRT へのコールも検討します。

ショックの5P
→ p.20

3 心電図、酸素飽和度（SpO₂）のモニタリング

●ベッドサイドでモニタリングが可能な移動式モニターなど、持続的モニタリングを開始します。心電図波形を"見える化"することが大切です。

4 12 誘導心電図の実施 → p.208

5 必要があれば酸素投与

●呼吸困難感や酸素飽和度の低下があれば、酸素療法を開始します。

6 採血と末梢静脈路の確保

●緊急で抗不整脈薬の投与が必要になる場合があります。また、不整脈の原因（電解質異常、冠動脈疾患の有無など）を調べる可能性があるため採血の指示を確認します。

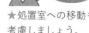

★処置室への移動も
考慮しましょう。

7 頻脈の治療

●突発性の心室頻拍では、対応中に急変する可能性があります。BLS に必要な物品を準備します。血行動態が不安定な場合は、電気的除細動が実施さ

★除細動器が近くになければ、AED でもOK です。

発熱
ショック
SPO₂低下
呼吸数増加・尿量減少・意識障害
頻脈・徐脈
胸痛
腹痛
悪心・嘔吐
高血糖
低血糖・不眠
せん妄（不穏）
術後の急性疼痛
低栄養
摂食嚥下障害

★心室細動以外で除細動を実施する際は、R on T（T波にショックを与え心室細動など危険な不整脈を誘発すること）を避けるため、必ずショックのタイミングをQRS波に同期させます（これをカルディオバージョンといいます）。除細動器の同期ボタンをチェックしておきましょう。

れます。薬物療法では、アミオダロン、ニフェカラントなどが使用されます。

●上室性頻拍では、血行動態が不安定な場合は、電気的除細動が実施されます。血行動態が安定している場合は、息こらえや冷たい水を飲む、頸動脈洞を圧迫するなど迷走神経刺激法を用いることがあります。薬物治療では、ATP（アデノシン三リン酸）、ベラパミル、ジルチアゼムなどが使用されます。

●心房細動では、心不全症状の有無を観察します。急性期には薬物療法による洞調律への復帰、心拍数の調整が試みられます。血行動態が不安定な場合は、電気的除細動が実施されます。48時間以上心房細動が持続している場合、左房内で血液のうっ滞を起こし、血栓形成が起こる可能性があります。電気的除細動の前に、抗凝固療法や経食道エコー検査が実施されます。

徐脈の初期対応

① 〜 ⑥ 頻脈の初期対応参照

⑦ 徐脈の治療

●自覚症状を伴う徐脈では、ペースメーカーの植込みの適応となりますが、緊急時は薬物治療、一時的ペーシング（経静脈リードによる右室ペーシング）が行われます。

●緊急時には、洞結節の興奮を刺激するアトロピンの静脈注射が行われます。

★一時的（体外）ペーシングを留置するまで、胸壁にパットを貼り経皮ペーシングが行われることもあります。

\あるある事例で / **先輩はこうする！**

 難波さん、何時ごろから胸がドキドキし始めましたか？

 さっき、トイレに立って。帰ってきて、そこからかな。10分もたってないよ。

 難波さんは、今まで不整脈と言われたことはありましたか？

 ない、ない。そんなこと、言われたことないよ。

 何かほかに気になる症状はありませんか？

 胸がドキドキするだけ。

 熱は下がっているみたいですが、おなかの調子はいかがですか？

 おなかの痛みはましになったけど下痢が続いていて、つらいな。

●現疾患による脱水の程度など、不整脈のアセスメントに必要な情報を収集します。

ちょっとおなかと胸の音、聴かせていただきますね。

●胸部（呼吸音は清明）と腹部（腸蠕動音聴取可で腹壁はソフト）の聴診・触診、呼吸数（16回/分）、末梢冷感（無）、浮腫（無）を観察し、心不全の徴候がないか確認します。

 不整脈の可能性があるので、一度、心電図をとってみますね。

●12誘導心電図を施行、心房細動（AF）を確認、医師へ報告します。

ここで差がつく！ 医師への報告

S 状況	○○病棟の看護師の○○です。572号室の難波さんが動悸を訴えています。
B 背景	感染性胃腸炎で昨夜緊急入院した患者さんで、バイタルサインは血圧98/65mmHg、脈拍145回/分で不整脈があります。
A 評価	今まで不整脈の既往はないのですが、12誘導心電図で心房細動を認めています。
R 提案	一度、診察をお願いします。

 一般的に、このような場合は下痢による脱水が原因の頻脈を考えることが多いですが、「脈不整」を観察したところがエライ！

 不整脈があるなら、報告の順番はHR→BPがベストです。循環パラメーターの中で問題があるほうを先に伝えてください。電話では後になるほど覚えていません。

 胃腸炎で入院中なのに脱水の有無がわかりません。下痢は頻回にあったのか？なかったのか？ 循環血液量減少はAFの原因となります。

"頻脈・徐脈"患者をみる 鉄則

1 頻脈・徐脈＝不整脈と思い込まず、心臓以外の原因で起こっている可能性もアセスメントする

2 致死性の不整脈である心室頻拍に注意して観察する

3 意識レベルの変容、呼吸促迫、末梢冷感の有無にも注意

（植村　桜）

 発熱

ショック SpO₂低下 呼吸数増加・尿量減少

意識障害

頻脈・徐脈

胸痛

腹痛

悪心・嘔吐

高血糖 低血糖・

不眠

せん妄（不穏）

術後の急性疼痛

低栄養

摂食嚥下障害

参考文献

1）日本循環器学会：2020年改訂版　不整脈薬物治療ガイドライン．

病棟でみる頻度 ★ ★ ☆　　緊急度 ★ ★ ★

7 胸痛

"命にかかわる危険な胸痛かもしれない"の視点で診る

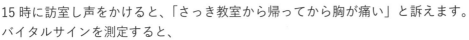

胸痛 あるある

【事例紹介】

都島太郎さん、68 歳男性。高血圧、糖尿病の既往歴あり。
近医で HbA1c が高値であり、昨日教育入院となりました。
14 時 30 分に栄養教室へ行き、帰室後、横になっています。
15 時に訪室し声をかけると、「さっき教室から帰ってから胸が痛い」と訴えます。
バイタルサインを測定すると、
血圧：122/72mmHg、脈拍：75 回 / 分不整なし、体温：36.0℃、SpO$_2$：95％

 横になったら治ると思っていたけど、全然治りません。

⇨ さて、あなたなら、どのように対応しますか？

➕ はずせない"胸痛"アセスメント

 先輩ナースより

★糖尿病などにより痛みの感覚が鈍くなる患者さんや、認知症などにより痛みを表現できない患者さんもいます。胸を押さえたり、さすったりする動きや、焦燥感などがないか観察しましょう。

 ドクターより

★胸痛は「心臓」か「肺」か、重要な臓器からの症状であることが多いので、注意して考える必要があります。

鉄則 危険な胸痛かもしれないと疑い、オーバートリアージの姿勢でアセスメントに臨む

- 胸痛は、胸部の痛み、圧迫感、絞扼感など多彩な症状の総称です。

- 原因には、心臓、大動脈、肺など生命維持にかかわる臓器の疾患が多く、緊急度・重症度の高い疾患を除外診断する必要があります。

- 胸痛を主な症状とし、放置すると患者さんの生命にかかわる致死的な疾患は、①急性冠症候群（acute coronary syndrome：ACS）：急性心筋梗塞・不安定狭心症、②大動脈解離、③肺血栓塞栓症（pulmonary thromboembolism：PTE）、④（緊張性）気胸です。

- 症状として胸痛が出現する疾患は呼吸器系、循環器系、消化器系など多岐にわたるため、致死的な疾患の可能性を疑いながら、問診やフィジカルアセスメントで特徴をとらえ、鑑別につなげます。

- 胸痛のアセスメントでは、開始時間と持続時間、部位、痛みの強さ、どのような痛みか（性質）を問診し、同時に 12 誘導心電図をとります。

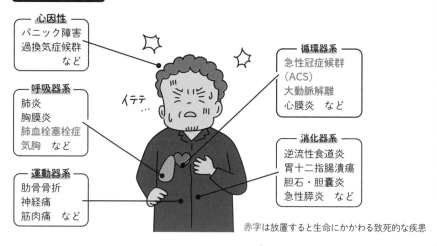

胸痛の主な原因

心因性
パニック障害
過換気症候群
　など

呼吸器系
肺炎
胸膜炎
肺血栓塞栓症
気胸　など

運動器系
肋骨骨折
神経痛
筋肉痛　など

イテテ…

循環器系
急性冠症候群
（ACS）
大動脈解離
心膜炎　など

消化器系
逆流性食道炎
胃十二指腸潰瘍
胆石・胆嚢炎
急性膵炎　など

赤字は放置すると生命にかかわる致死的な疾患

- 12誘導心電図では不整脈の有無とST変化の有無を確認します。過去の記録があれば比較検証することが大切です。

- ACSでは、前胸部や胸骨後部の重苦しさ、圧迫感、絞扼感などが生じやすく、顎、頸部、肩、心窩部、背部、腕への放散痛を伴うこともあります。狭心症の胸痛の持続時間は数分程度が多く、20分以上持続する場合は心筋梗塞の可能性が高くなります。

➕ めざせ！　ベストプラクティス

胸痛の初期対応

鉄則 ショックから心停止に至るケースも存在するため、ショックの徴候を見逃さない

1 胸痛の問診とバイタルサインの測定

- 胸痛について問診しながら、バイタルサインを測定し、ショックの徴候がないかを観察します。

- 胸痛を有するショック患者は急変のリスクが高いです。救急カート、除細動器を準備しておき、急変時は一次救命処置（BLS）を実施します。

2 心電図、酸素飽和度（SpO₂）のモニタリング

- ベッドサイドでモニタリングが可能な移動式モニターなど、持続的モニタリングを開始します。

3 12誘導心電図の実施 → p.208

★ ACSでは、胸痛が始まった時間によって選択される治療法が異なります。時間を覚えていない患者さんでは、何をしていたときに胸痛が始まったか尋ね、時間を推定します。

心筋梗塞→ p.286

ショックの5P
→ p.20

★初期対応の一連の流れを理解しておくことが大切です。

発熱
ショック
呼吸数増加・SpO₂低下
尿量減少
意識障害
頻脈・徐脈
胸痛
腹痛
悪心・嘔吐
高血糖
低血糖
不眠
せん妄（不穏）
急性疼痛
術後の疼痛
低栄養
摂食嚥下障害

★痛みと低酸素は患者さんを不安にさせるので、モニターがなければ積極的に酸素を投与してください。

心筋マーカー
→ p.289

4 必要があれば酸素投与

● ACS では、過剰な酸素投与は患者さんの予後を悪化させる可能性があるため、SpO₂ が 94％以下であれば、酸素療法を開始します。

5 採血と末梢静脈路の確保

● ACS が疑われる患者さんでは血算、生化学、電解質に加え、心筋マーカー（CK、CK-MB、ミオグロビン、トロポニン I、トロポニン T など）を測定します。採血とともに、静脈路を確保します。

6 安静を保ち、痛みをケアする

● 心筋酸素消費量を最小限にするためベッド上安静とし、患者さんが最も安楽な姿勢をポジショニングします。

● 胸痛に対して鎮痛が必要な場合は、医師の指示に従い、ACS の診断のため硝酸薬（商品例：ニトロール®、ミオコール®スプレーなど）を使用します。硝酸薬は舌下またはスプレーによる口腔内噴霧により与薬します。

● 硝酸薬は動脈と静脈の血管拡張作用があるため、投与後に血圧低下を認めます。投与前に、収縮期血圧の低下（90mmHg 未満）や通常の血圧より 30mmHg 以上の低下を認めている場合は、医師に投与の是非を確認し、投与後も低血圧が起こっていないか経時的に（安定するまで 5 分間隔で）血圧測定を実施します。

● 胸痛に対して鎮痛薬の指示があればすみやかに与薬します。不安や緊張などは痛みの閾値を下げます。

● 初期対応と並行して、家族への連絡について、医師と検討し、必要時、家族へ来院を依頼します。

★「痛み→興奮→暴れる」という具合に事態は悪化することがあります。まずはすぐに鎮痛を行います。しっかりと鎮痛を行ってから鎮静薬の必要性を判断します。

★看護師は、ベッドサイドを離れず、落ち着いた態度で接し、次に行うケアや処置について、説明を行います。

7 医師の指示による検査の介助

● 確定診断に必要な検査の準備を行います。心エコー検査や胸部 X 線、CT 検査の可能性があります。検査室へ移動が必要な場合は、モニタリングを行い、ベッド搬送（担送）を行います。

見逃すと怖い！ 危険な胸痛への対応

1 急性冠症候群（ACS）：急性心筋梗塞・不安定狭心症

● 12 誘導心電図で ST 上昇があれば ST 上昇型心筋梗塞（ST elevation myocardial infarction:STEMI）であり、緊急で**再灌流療法**★（**血栓溶解療法、**

経皮的冠動脈インターベンション［percutaneous coronary intervention：PCI］）の適応です。血流再開（再灌流）が患者さんの予後を左右するため、迅速に循環器内科へコンサルトします。

★

再灌流療法

　救急外来では、胸痛による患者搬送後、血栓溶解療法では door to needle time を 30 分以内、PCI では door to balloon time を 90 分以内とすることが推奨されています。院内発症でも、迅速な対応が必要です。

ST 上昇とは？

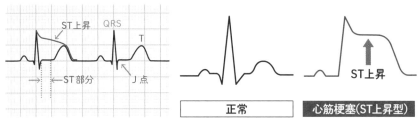

QRS と ST の junction（J 点）の ST レベルを計測し、V2-3 誘導では 2.0mm（女性では 1.5mm）以上、V2-3 誘導以外では 1.0mm 以上の ST 上昇がないか観察します。心筋梗塞では 2 つ以上の隣接した誘導で ST 上昇がないか確認します。

- 12 誘導心電図で ST 上昇がなくても、ST 低下や T 波の陰転など心筋虚血が示唆される場合は、非 ST 上昇型心筋梗塞（NSTEMI）／不安定狭心症（UAP）として、CCU や循環器内科病棟など継続的なモニタリングが可能な病棟への転棟を考慮します。

- ACS では初期治療として **MONA**（モルヒネ、酸素、硝酸薬、アスピリン）を考慮します。胸痛が寛解しない場合は塩酸モルヒネを使用する場合があります。また、梗塞部位の拡大予防のため、アスピリンを咀嚼服用させ、ヘパリンや硝酸薬（ニトログリセリン）が投与される場合があります。

- ACS では致死的な不整脈（VT、VF）が出現する可能性があります。救急カート、除細動器を準備しておき、急変時は BLS を実施します。

- 血栓溶解療法が実施される場合は、出血リスクとして頭蓋内疾患の既往の有無、6 週間以内の手術、消化管出血、外傷がないかを確認し、医師へ報告します。

2 大動脈解離

- 激しい胸背部痛が突然出現した場合は、大動脈解離を疑い、四肢の血圧測定を実施します。また、心タンポナーデでは吸気時の収縮期血圧の下降により、吸気時に脈拍が微弱になる奇脈や上行大動脈に解離が存在すると大動脈弁閉鎖不全による逆流（雑音）が観察されることがあります。四肢

心筋梗塞→ p.286

★緊急で再灌流療法へ出棟する場合、カテーテルを挿入する部位を確認し、末梢動脈の触知を観察しておきます。

MONA → p.290

★麻薬の取り扱い、救急カートにアスピリンや硝酸薬が常備されているか確認しておきましょう。
★ ACS が疑われる場合、心負荷をかけないよう絶対安静を保ちます。

発熱

ショック

SpO₂低下 呼吸数増加・

尿量減少

意識障害

頻脈・徐脈

胸痛

腹痛

悪心・嘔吐

高血糖 低血糖・

不眠

せん妄（不穏）

急性疼痛 術後の

低栄養

障害 摂食嚥下

心タンポナーデ
ショック→ p.22

の血圧差や奇脈、大動脈弁逆流雑音があれば、医師へ報告します。

● 心タンポナーデを起こすと急激にショックとなり心停止を起こす危険性があります。救急カート、除細動器を準備しておき、急変時は BLS を実施します。

● 疼痛が持続すると、血圧が上昇し、破裂や解離の拡大をまねきます。収縮期血圧が 120mmHg 以下となるよう、鎮痛と血圧コントロールについて医師の指示を仰ぎます。

3 肺血栓塞栓症（PTE）

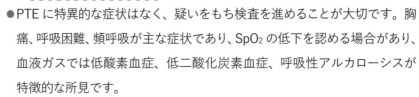

★ 深部静脈血栓症（DVT）のリスク因子や下腿の腫脹の有無を情報収集することも大切です。
★ 胸痛と呼吸不全を認める患者さんでは、臥床安静後の初回歩行など DVT による PTE を疑う背景がないか確認します。

肺血栓塞栓症
ショック→ p.22

● PTE に特異的な症状はなく、疑いをもち検査を進めることが大切です。胸痛、呼吸困難、頻呼吸が主な症状であり、SpO$_2$ の低下を認める場合があり、血液ガスでは低酸素血症、低二酸化炭素血症、呼吸性アルカローシスが特徴的な所見です。

● PTE が疑われる患者さんでは採血時 D ダイマーを測定します。D ダイマーはフィブリン分解産物の集まりで、線溶系の亢進を示しており、血栓形成の証拠となります。

● 血栓塞栓により肺血管が閉塞すると、肺血管攣縮が起こり、肺高血圧をきたします。

● 右心負荷により急激にショックとなり心停止を起こす危険性があります。救急カート、除細動器を準備しておき、急変時は BLS を実施します。

4 （緊張性）気胸

● やせ型の男性に多い特徴があり、呼吸困難、患側の呼吸音の低下、皮下気腫の出現などがないか観察します。

あるある事例で／ **先輩はこうする！**

 都島さん、どのあたりが痛みますか？　胸はいつから痛み始めましたか？
今までで一番痛いのを 10 点、痛みがないのを 0 点とすると、今は何点ぐらいですか？

 ここ。この胸のところ。教室帰ってから続いています。7 か 8 ぐらい痛いです。

● バイタルサインを測定しながら、呼吸数（22 回 / 分）、末梢冷感、皮膚の湿潤の有無（無）を確認します。

 701 号室の都島さんが、胸痛を訴えています。12 誘導心電図とベッドサイドモニターを誰かに持ってきてもらってください。念のため、救急カートと除細動器の準備もお願いします。

● 応援看護師とともにベッドサイドモニタリングを開始、12 誘導心電図をとり、過去の心電図と比較します（胸部誘導：ST 上昇、II・III・aVF：ST 上昇）。

発熱

ショック
呼吸数増加・SpO₂低下

尿量減少

意識障害

頻脈・徐脈

胸痛

腹痛

悪心・嘔吐

高血糖　低血糖・

不眠

せん妄（不穏）

急性疼痛　術後の

低栄養

障害　摂食嚥下

ここで差がつく！ 医師への報告

S 状況	○○病棟の看護師の○○です。701 号室の都島さんが胸痛を訴え、<u>30 分以上持続</u>しています。
B 背景	糖尿病の教育入院の患者さんで、バイタルサインは血圧 122/72mmHg、脈拍 75 回 / 分で不整なし、室内気で SpO₂ は 95％と変化はないのですが、<u>12 誘導心電図で ST 上昇</u>を認めています。
A 評価	<u>心筋梗塞かもしれません。</u>
R 提案	すぐに、診察をお願いします。末梢ルートを確保しようと思いますが、採血もしておいたほうがよいですか？

バイタルサインが循環、呼吸でまとまっていて聞き取りやすい報告ですね。ただ、心筋梗塞を想定して報告しているので ST 上昇がバイタルサインの最初の報告であればよりいいですね。痛みのわりに頻脈でもないので、ん？　なんで？　と思ってしまいました。

NRS の報告がないので、医師に早く来てほしいのか、ゆっくりでもいいのか、どれくらい痛いのか知りたいです。

"胸痛"患者をみる 鉄則

1 危険な胸痛かもしれないと疑い、オーバートリアージの姿勢でアセスメントに臨む

2 ショックから心停止に至るケースも存在するため、ショックの徴候を見逃さない

（植村　桜）

参考文献

1）日本循環器学会，日本小児循環器学会，日本心臓血管外科学会，他：循環器病の診断と治療に関するガイドライン（2007－2008 年度合同研究班報告）循環器医のための心肺蘇生・心血管救急に関するガイドライン．Circulation Journal 2009；73（Suppl. Ⅲ）．

2）日本循環器学会，日本冠疾患学会，日本胸部外科学会，他：急性冠症候群ガイドライン（2018 年改訂版）．2019.
https://www.j-circ.or.jp/old/guideline/pdf/JCS2018_kimura.pdf（2020.12.1 アクセス）

3）日本循環器学会，日本医学放射線学会，日本胸部外科学会，他：肺血栓塞栓症および深部静脈血栓症の診断，治療，予防に関するガイドライン（2017 年改訂版）．2018.
https://j-circ.or.jp/old/guideline/pdf/JCS2017_ito_h.pdf（2020.12.1 アクセス）

4）日本循環器学会，日本医学放射線学会，日本胸部外科学会，他：循環器病の診断と治療に関するガイドライン（2010 年度合同研究班報告）大動脈瘤・大動脈解離診療ガイドライン（2011 年改訂版）．2011.
https://www.j-circ.or.jp/old/guideline/pdf/JCS2011_takamoto_h.pdf（2020.12.1 アクセス）

病棟でみる頻度 ★ ★ ☆　緊急度 ★ ★ ☆

8 腹痛

緊急性が高い急性腹症を見逃がさない

腹痛 ある ある

【事例紹介】

中津千鶴さん、72歳女性。既往歴は、高血圧、糖尿病、大腸憩室炎。

2か月前から労作時に胸部の違和感があり、明日心臓カテーテル検査を行う目的で入院しました。

検査前日の21時ころにナースコールがあり「2時間くらい前からおなかが痛くなって全然よくならない。徐々に強くなっている」と訴えています。表情が険しくかなり痛そうです。

⇨ **さて、あなたなら、どのように対応しますか？**

➕ はずせない "腹痛" アセスメント

鉄則　急性腹症を見逃がさない

先輩ナースより

★心筋梗塞や肝炎など胸部の疾患でも急性発症の腹痛を訴えることがあります。

●患者さんが腹痛を訴えたときに最も重要なことは、緊急性が高い腹痛である急性腹症を見逃さないことです。

●急性腹症とは、発症1週間以内の急性発症で、手術などの迅速な対応が必要となる腹部疾患（胸部疾患も含む）の総称です[1]。

●急性腹症として頻度が高いものには急性虫垂炎、胆石症、小腸閉塞、尿管結石、胃腸炎、消化性潰瘍穿孔、急性膵炎、憩室炎、産婦人科疾患などがあります[1]。なかでも緊急処置が必要な疾患を見逃してしまうと致死的となります。

緊急処置が必要な急性腹症

▶汎発性腹膜炎	▶肝がん破裂	▶心筋梗塞
▶消化管穿孔	▶上腸間膜動脈（SMA）閉塞症	▶肺血栓塞栓症
▶絞扼性イレウス	▶非閉塞性腸管虚血（NOMI）	▶子宮外妊娠
▶急性膵炎	▶腹部大動脈瘤破裂	
▶重症急性胆管炎	▶大動脈解離	

発熱

ショック

呼吸数増加・SPO₂低下

尿量減少

意識障害

頻脈・徐脈

胸痛

腹痛

悪心・嘔吐

低血糖・高血糖

不眠

せん妄（不穏）

術後の急性疼痛

低栄養

摂食嚥下障害

- 急性腹症の代表は**汎発性腹膜炎**です。腹部の臓器を包む腹膜に炎症が広がった状態である腹膜炎の中でも、腹腔内全体に炎症が広がっている状態を汎発性腹膜炎といい、状態が急速に悪化して敗血症から死に至ることも多く、原則的に緊急手術が必要となります。

- 汎発性腹膜炎を引き起こす代表的な疾患は消化管穿孔と絞扼性イレウスです。

- 腹膜炎は発熱や頻脈に加えて、腹膜の刺激による腹部の自発痛と圧痛が起こります。さらに汎発性腹膜炎では筋性防御（腹壁が板のように硬くなる）、反跳痛（腹部を押さえた手を離したときに激痛が走る：ブルンベルグ徴候ともいう）が特徴的です。

★腹膜炎が疑われるような場合は躊躇なくドクターコールしましょう。

★炎症が腹腔内の一部に留まっている状態を限局性腹膜炎といいます。

イレウス→ p.330

鉄則 腹痛＝消化器疾患とは限らない

- 腹痛が強いにもかかわらず腹部の所見（圧痛や腹膜刺激症状など）が乏しい場合には、心血管系の疾患の可能性があります。心血管系の疾患とは心筋梗塞や腹部大動脈瘤破裂、大動脈解離、上腸間膜動脈（superior mesenteric artery：SMA）閉塞症などです。

- 心筋梗塞で腹痛？と思うかもしれませんが、心筋梗塞などの急性冠症候群のうち10％程度は胸痛を認めず、息切れ、失神、悪心・嘔吐、腹痛などの症状で発症しています。特に高齢者になるとその頻度は高くなります。首や顎、歯、腕、肩などに痛みが放散することはよく知られていますが、上腹部にも放散することがあります。

- 腹部大動脈瘤が解離した腹痛は、突然発症した激痛で、痛みが移動することが特徴です。また腹痛や背部痛に加えて、下肢のしびれや脱力、失神なども伴うこともあり、脳卒中との鑑別も必要になってきます。

- SMA閉塞症は高齢者に多く、持続性の腹痛で圧痛や腹膜刺激症状を認めないのが特徴です。

- 心血管系以外にも泌尿器系、婦人科系、さらに代謝内分泌疾患でも腹痛をきたすことがあります。

★虫垂炎など腹痛がひどいとき、患者さんはベッドから下りたり歩いたりすることを極端に嫌がります。移動の様子を観察しておいてください。

腹痛をきたしうる消化器以外の主な疾患

心血管系	心筋梗塞、腹部大動脈瘤、肺血栓栓塞症
呼吸器	肺炎、胸膜炎、気胸
泌尿器	腎尿管結石、尿路腫瘍、尿閉、尿路感染症
婦人科	子宮外妊娠、卵巣腫瘍、子宮筋腫
代謝内分泌	糖尿病ケトアシドーシス、副腎不全
感染症	帯状疱疹

星哲哉：高齢者の腹痛. Medicina 2019；56（10）：1587. を参考に作成

解剖学的部位による腹痛の原因

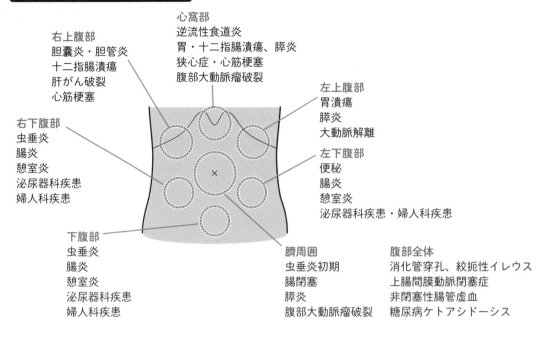

右上腹部
胆嚢炎・胆管炎
十二指腸潰瘍
肝がん破裂
心筋梗塞

心窩部
逆流性食道炎
胃・十二指腸潰瘍、膵炎
狭心症・心筋梗塞
腹部大動脈瘤破裂

左上腹部
胃潰瘍
膵炎
大動脈解離

右下腹部
虫垂炎
腸炎
憩室炎
泌尿器科疾患
婦人科疾患

左下腹部
便秘
腸炎
憩室炎
泌尿器科疾患・婦人科疾患

下腹部
虫垂炎
腸炎
憩室炎
泌尿器科疾患
婦人科疾患

臍周囲
虫垂炎初期
腸閉塞
膵炎
腹部大動脈瘤破裂

腹部全体
消化管穿孔、絞扼性イレウス
上腸間膜動脈閉塞症
非閉塞性腸管虚血
糖尿病ケトアシドーシス

● 腹痛はさまざまな疾患で起こりうるため、医師にとっても腹痛診療は難しいとされています。しかし患者さんが訴える腹痛の場所、解剖学的部位によってある程度の原因を推測することができます。

● 痛みを訴える部位と原因臓器の位置が一致するとも限らないのも、腹痛の特徴です。例えば、虫垂は右下腹部にありますが、急性虫垂炎の初期の痛みは心窩部や臍周囲で感じられることは有名です。

● 腹痛の原因がよくわからず診断できない場合も少なくはありません。このような腹痛を**非特異的腹痛**★といいます。

★
非特異的腹痛（non-specific abdominal pain：NSAP）
　以前は腹痛の約40％がNSAPであったと報告があります。最近ではCTの普及によって、NSAPの割合は減っているようですが、それでも全体の10％程度は診断できないようです。NSAPの多くは2～3日中に、大多数は2～3週間以内に腹痛は消失、軽快します。

✚ めざせ！　ベストプラクティス

腹痛の初期対応

1 バイタルサインの測定

ショック→ p.18

● まずはバイタルサインの測定を行い、同時にショックの徴候がないかを観察します。バイタルサインの異常やショックの徴候がある場合は

発熱

ショック
呼吸数増加・SpO₂低下

尿量減少

意識障害

頻脈・徐脈

胸痛

腹痛

悪心・嘔吐

高血糖 低血糖・

不眠

せん妄（不穏）

術後の急性疼痛

低栄養

摂食嚥下障害

緊急性が高いため、ドクターコールが必要です。また心電図・SpO₂・血圧モニターを装着して、注意深く観察します。

2 問診

鉄則 突然発症と増悪する腹痛は要注意

- 「OPQRST」を用いて系統的に漏れなく聴取していくことが推奨されています。
- O（発症様式）とT（時間経過）の2つが特に重要です。突然発症する腹痛は心血管系疾患（大動脈瘤破裂や大動脈解離）、消化管穿孔や臓器の虚血（SMAや非閉塞性腸管虚血（non-occlusive mesenteric ischemic：NOMI））など重篤であることが多いです。
- 以前は6時間以上持続する腹痛は緊急手術が必要な病態であるという法則もあったように（ただし6時間という時間的根拠は乏しい）、時間経過とともに増悪する腹痛は外科的介入が必要になることが多いです。

ドクターより

★「普通ではない痛み」と患者さんは言います。

OPQRST

Onset	発症様式	突然、急性、徐々になど
Palliative/**P**rovocative	増悪・寛解因子	食事、排便・排尿、体位、呼吸、月経との関係など
Quality/**Q**uantity	症状の性質・ひどさ	鋭い、鈍い、漠然とした、以前の腹痛と比較してなど
Region/**R**adiation	場所・放散の有無	痛みの部位と放散の有無
associated **S**ymptoms	随伴症状	悪心・嘔吐、吐血・下血、下痢、便秘、黄疸、発熱など
Time course	時間経過	持続痛、間欠痛、増悪傾向、不変、痛みの性質の変化など

3 腹部の観察

- 腹部の観察時は、仰臥位になってもらい、軽く膝を立てて腹部の緊張を解いた状態で行うことが基本です。
- 視診→聴診→打診→触診の順に行います。
- 視診では、手術痕や腹部の膨満を観察します。手術痕があれば癒着性イレウスの可能性がありますし、腹部膨満はイレウスや腹水貯留を疑います。下腹部だけ膨満しているというような場合は前立腺肥大症などで尿閉になって膀胱が拡張している場合もあります。
- 聴診では、腸蠕動音を聴取します。腹痛と嘔吐、腹部膨満があり腸蠕動音が亢進しているような場合や金属音があれば閉塞性の腸閉塞を疑いますし、減弱や消失していると麻痺性のイレウスを疑います。血管

ドクターより

★膝を立てると触診がしづらいですが、腹壁の緊張がゆるみます。
★腹膜炎の場合は腹壁が緊張しているので聴診がしづらく、参考程度でいいと思います。

71

★あまり打診すると痛みが強くなり、患者さんに嫌がられます。

★仰臥位になれない場合も多く、側臥位のまま触診しなければならないこともあります。「痛くて仰向けになれない」のも腹膜炎所見の1つです。

先輩ナースより

★腹膜炎が明らかな場合に反跳痛や圧痛を確認することは、患者さんに苦痛を与えるだけなので避けましょう。

先輩ナースより

★痛みが強いと問診や身体所見の観察がしづらいため、早期に鎮痛薬の投与を行いましょう。

★腎機能低下がなければNSAIDsでもよいでしょう。ただし腹痛の原因で消化性潰瘍が疑われる場合は、NSAIDsは病態を悪化させる可能性があり控えるべきです。

ドクターより

★緊急手術を前提として、絶飲食とします。

雑音に関してはガイドラインでも意義不明[1]としています。

● 打診は、主に胃腸にガスが貯留して腹部膨満していないかどうかを判断するときに行います。ポンポンと高い音（鼓音）の場合はガス貯留による腹部膨満と判断します。打診で痛みが生じることを打診痛といい、これも後述する腹膜刺激症状の1つです。

● 触診で特に重要なのが腹膜刺激症状です。腹膜刺激症状とは腹膜炎を示唆する所見で、反跳痛、筋性防御などがあります。

● 腹膜炎は緊急手術の適応であり、腹膜刺激症状があれば早急にドクターコールが必要です。

● 圧痛に関しては限局している場合は何らかの異常を認めるため有用とされていますが、腹部全体にある場合は診断的な意義は乏しいといわれています。

4 鎮痛薬の投与

鉄則 鎮痛薬は積極的に使用する

● 以前は鎮痛薬を投与することで、痛みの部位や性状などの診察が難しくなるという理由で、鎮痛薬の投与を控えたほうがいいといわれたこともあったようですが、現在はガイドラインでも「早期の鎮痛薬投与を推奨する[1]」とされています。

● ガイドラインでは効果発現が早く点滴投与が可能なアセトアミノフェン1000mg静脈投与（アセリオを1袋）を推奨[1]しています。これはアセトアミノフェンは副作用が少ないためといわれています。

● よく使用される鎮痛薬にはほかにもNSAIDsがありますが、NSAIDsには腎障害の副作用があり、特に高度な腎機能低下がある患者さんの場合は、さらに腎障害を悪化させる可能性があるため禁忌となります。

● 鎮痛薬を投与しても症状の改善がみられない場合は、重篤な疾患である可能性が高く、必ず医師に報告します。

5 医師の指示により採血、末梢静脈路確保、心電図

採血

● 血液検査では一般的な生化学と血算に加えて、CK（腸管虚血の除外のため）、CK-MB（心筋梗塞の除外のため）、膵アミラーゼ（P-Amy）（急性膵炎の除外のため）、Dダイマー（SMAや肺血栓塞栓症の除外のため）、手術の可能性があれば凝固検査、血液型、感染症、クロスマッチなども採取します。

末梢静脈路確保

●鎮痛薬や、輸液、その他の投薬が必要になることが多く末梢静脈路を確保します。

●全身状態が悪い場合や手術の可能性があれば、できるだけ太い（20G
程度）末梢静脈カテーテルを使用します。

12 誘導心電図

●腹痛は消化器疾患が原因とは限りません。心窩部痛を主訴に来院した
患者さんが心筋梗塞だったということは多く、急性冠症候群の可能性
を除外する目的で 12 誘導心電図を行います。

12 誘導心電図
→ p.208

⑥ 画像検査（超音波、腹部単純 X 線、CT）

超音波検査

●急性胆嚢炎、水腎症、尿閉、腹部大動脈瘤、腹腔内出血などの情報を
得ることができます。

●ベッドサイドで医師が自ら行うことができるため、バイタルサインや身体
所見と合わせて診断するための補助として用いられることが多いです。

腹部単純 X 線検査

●腹痛の場合にみる視点は、フリーエアーの有無（消化管穿孔の場合にみ
られる）、腹水の有無、ニボー像の有無（鏡面形成：イレウスの場合にみ
られる）です。

●得られる情報量が CT に比べて圧倒的に少ないため、腹部単純 X 線検
査を省略して、CT を行うことも少なくはありません。

★少量のフリーエ
アーは胸部 X 線の
ほうがよくわかるた
め、オーダーする医
師もいます。立位か
座位で行います。

腹部単純 X 線画像の例

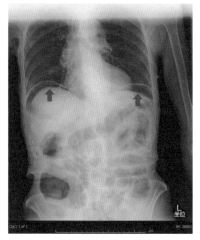

フリーエアーを認める

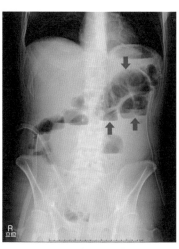

イレウスの症例（ニボー像）

発熱
ショック
呼吸数増加・
SPO₂低下
尿量減少
意識障害
頻脈・徐脈
胸痛
腹痛
悪心・嘔吐
低血糖・
高血糖
不眠
せん妄
（不穏）
術後の
急性疼痛
低栄養
摂食嚥下
障害

CT 検査

- 腹痛診断で最も重要な検査となります。ただし被曝の問題もあり、「とりあえず CT」という安易な CT 検査は行うべきではありません。

- 単純 CT：胆管結石や消化管出血、尿路系の結石が疑われる場合に行います。

- 造影 CT：臓器の血流状態（腸管、肝胆膵、脾臓、腎臓など）、腫瘍性病変、腹腔内炎症、血管性病変などを確認する場合に行います。

- 造影 CT であれば、事前に造影剤によるアレルギーの有無、腎機能障害の有無、**ビグアナイド系糖尿病薬**★（メトホルミンなど）の内服の有無、最後の食事の時間などを確認しておく必要があります（問診票や同意書が必要となる施設が多い）。

ドクター
より

★可能であれば造影 CT を撮ったほうが情報量も多く（例えば腸管が壊死しているなど）、緊急手術の準備がしやすいです。

先輩ナース
より

★造影剤によって嘔吐することがあるため、一般的に検査前 3〜4 時間の絶食が必要です。

★

ヨード造影剤とビグアナイド系糖尿病薬

　ヨード系造影剤とビグアナイド系糖尿病薬の併用により乳酸アシドーシスを起こす可能性があります。きわめてまれですが予後不良であるといわれています。発生の機序はヨード系造影剤による腎機能低下によってビグアナイド系糖尿病薬の排泄が低下するためと考えられています。中止期間は検査前は腎機能によって異なり、腎障害患者におけるヨード造影剤使用に関するガイドライン 2018[2] にも「一時的に」と記載がありますが、一般的に造影剤投与前 48 時間〜検査当日（ただし緊急性が高い場合は除く）としている施設が多く、造影剤投与後は 48 時間再開してはならない、投与再開時には患者さんの状態に注意するとされています。

あるある事例で　**先輩はこうする！**

- バイタルサインを測定しながら、末梢冷感や皮膚の湿潤などショックの徴候を観察しました。バイタルサインは意識レベル清明、体温 37.5℃、血圧 100/58mmHg、脈拍 120 回 / 分、呼吸数 28 回 / 分、SpO_2 97%。末梢は少し冷たく、冷や汗をかいていました。

- 翌日に心臓カテーテル検査を控えていたため、心筋梗塞などの急性冠症候群を疑い、12 誘導心電図を行いましたが、異常を認めませんでした。

- そして問診と腹部所見の観察を行いました。発症は 2 時間ほど前から徐々に腹痛が増強し、悪心・嘔吐や下痢などの症状はないようです。腹部は平坦ですが腹壁が全体的に硬くなっており、押さえるとかなり痛そうです。押さえた手を離したときにも顔をしかめていました。

- ショックの徴候があり、腹膜刺激症状もあるため、緊急性が高いと判断しました。

- ベッドサイドモニターによるモニタリングを開始し、当直医へ報告します。

発熱

ショック

呼吸数増加・SpO₂低下

尿量減少

意識障害

頻脈・徐脈

胸痛

腹痛

悪心・嘔吐

高血糖

低血糖・

不眠

せん妄（不穏）

術後の急性疼痛

低栄養

摂食嚥下障害

ここで差がつく！医師への報告

S 状況
○○病棟の看護師の○○です。702号室の中津さんが強い腹痛を訴え、2時間持続しているようです。

B 背景
明日心臓カテーテル検査を行う予定で本日入院してきた患者さんで、腹部全体が硬く、圧痛と反跳痛があります。バイタルサインは体温37.5℃、血圧100/58mmHg、脈拍120回/分、呼吸数28回/分、SpO₂97％で、血圧はもともと120〜130くらいなので普段より少し下がっています。

A 評価
腹膜刺激症状があるため腹膜炎かもしれません。

R 提案
大至急診察をお願いします。先生が来られるまでにできることはありますか？

この報告を受けたら、当直医は手術する気になっています。
【医師が気になること】
・腹痛は2時間も前から？（大変！）
・腹部症状の既往は？
・手術歴は？
・今日の検査データはそろっている？
・心カテの実施理由は？（循環器に何かの症状があるから？）　など

痛みの程度のスケール評価があればいいですね。NRS 8点とかFRS 4-5点とか。強い痛みだけど2時間がまんできた。客観的にも本当に痛そうなのか？　を評価してもらいたいですね。やっぱり重症なときは本当に痛いですからね。バイタルサインは、体温よりも異常と考えている血圧から始まる報告でもいいですね。

"腹痛"患者をみる 鉄則

1 急性腹症を見逃さない

2 腹痛＝消化器疾患とは限らない

3 突然発症と増悪する腹痛は要注意

4 鎮痛薬は積極的に使用する

（久保健太郎）

引用文献

1）急性腹症診療ガイドライン出版委員会編：急性腹症ガイドライン2015. 医学書院, 東京, 2015：16, 20, 63, 64, 164. https://minds.jcqhc.or.jp/n/med/4/med0214/G0000779/0001（2020.11.20アクセス）
2）日本腎臓学会, 日本医学放射線学会, 日本循環器学会共同編集：腎障害患者におけるヨード造影剤使用に関するガイドライン2018. 日腎会誌2019；61（7）：962-963.

参考文献

1）急性腹症診療ガイドライン出版委員会編：急性腹症ガイドライン2015. 医学書院, 東京, 2015. https://minds.jcqhc.or.jp/n/med/4/med0214/G0000779/0001（2020.11.20アクセス）
2）羽田佑：腹痛. 内科レジデントの鉄則 第3版. 医学書院, 東京, 2018：69-79. https://cdn.jsn.or.jp/data/guideline-201911.pdf（2020.11.20）
3）小林健二企画特集：脱・「とりあえずCT」！　スマートな腹痛診療. Medicina 2019；56（10）.

病棟でみる頻度 ★ ★ ☆　　緊急度 ★ ★ ☆

9 悪心・嘔吐

原因をアセスメントして、原因ごとの対応を

悪心・嘔吐 あるある

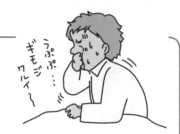

【事例紹介】

阪神花子さん、64歳女性。既往歴は高血圧、高脂血症。内服薬はアムロジピン、クレストール、酸化マグネシウムを内服中。

横行結腸がんの術前検査で糖尿病が見つかり、術前の血糖コントロールを目的に昨日入院しました。

14時の検温のために訪室すると、ベッドに座ってしんどそうで、「お昼ご飯を食べた後から吐き気がしてさっきトイレで吐きました。まだ吐き気がします」と訴えます。

⇨ さて、あなたなら、どのように対応しますか？

➕ はずせない "悪心・嘔吐" アセスメント

鉄則 悪心・嘔吐には中枢性嘔吐と末梢性嘔吐がある

悪心・嘔吐のメカニズム

- 悪心・嘔吐には中枢性嘔吐と末梢性嘔吐があります。
- 中枢性嘔吐とは、延髄にある嘔吐中枢（vomitting center：VC）への直接刺激、化学受容器（chemorecepter trigger zone：CTZ）や大脳皮質を介してVCを刺激することによる嘔吐です。VCを直接刺激するタイプには、脳腫瘍、脳血管障害などがあり、CTZを刺激するタイプには薬物や代謝異常、大脳皮質を刺激するタイプには不安や恐怖など心理的原因があります。
- 末梢性嘔吐は、めまいなど前庭神経刺激によるものと、消化管などの臓器からの刺激によるものがあります。前者の代表はメニエール病や乗り物酔いなどで、後者の代表は腸炎や腸閉塞などの消化器疾患です。

発熱

ショック

呼吸数増加・
SPO₂低下

尿量減少

意識障害

頻脈・徐脈

胸痛

腹痛

悪心・嘔吐

低血糖・高血糖

不眠

せん妄（不穏）

術後の急性疼痛

低栄養

摂食嚥下障害

鉄則 悪心・嘔吐の原因のアセスメントには NAVSEA

悪心・嘔吐を生じさせる6つの原因（NAVSEA）

- 悪心・嘔吐の患者さんに遭遇したら、まずは何が原因で生じているのかアセスメントを行います。
- 悪心・嘔吐の原因は主に6つに分けられ、悪心の英単語の nausea にかけて「NAVSEA」と呼ばれています。

中枢性嘔吐と末梢性嘔吐

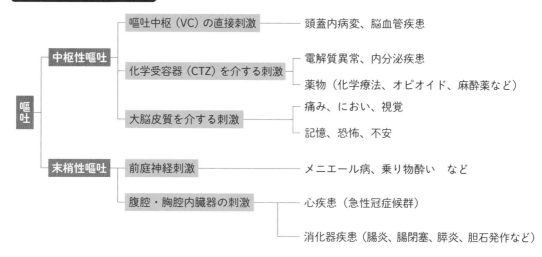

悪心・嘔吐を生じさせる6つの原因 （赤字は特に見逃してはいけない疾患）

N：neuro CNS 頭蓋内病変、脳血管疾患	頭蓋内圧亢進（脳腫瘍、脳出血、クモ膜下出血、脳梗塞、脳炎）、髄膜刺激（髄膜炎）
A：abdominal 消化器疾患	腸閉塞（絞扼性イレウス）、便秘、胃粘膜障害、胆石発作、胆管炎、膵炎、急性虫垂炎
V：vestibular 前庭神経刺激	急性緑内障、突発性難聴、メニエール病
S：sympathetic、somatopsychiatric 心身症、精神疾患、交感神経・副交感神経の異常	急性冠症候群、緑内障、神経性食思不振症
E：electrolyte、endocrinotogic disorder 電解質異常、内分泌疾患	高カルシウム血症、低ナトリウム血症、妊娠、糖尿病ケトアシドーシス（DKA）
A：addiction 薬物中毒	オピオイド、ジギタリス、テオフィリン、アルコール、化学療法、麻酔

✚ めざせ！ ベストプラクティス

> **鉄則** 悪心・嘔吐＝制吐薬ではなく、まず原因を考える

悪心・嘔吐の初期対応

1 緊急性の評価

先輩ナース
より

★嘔吐は吐物によっ
て窒息することが
あるため、A（気道）
の評価は重要で、頭
蓋内・脳血管疾患の
可能性もあるため D
（意識）の評価も重
要です。

クッシング現象
→ p.51

- ABCDE（気道・呼吸・循環・意識・全身）の評価、バイタルサイン測定をし、緊急性の評価を行います。
- 血圧上昇、徐脈がみられた場合は、頭蓋内圧亢進によるクッシング現象である可能性があります。
- 意識障害や神経学的な異常があれば、頭蓋内病変、脳血管疾患の可能性を考えます。
- 頻脈や低血圧があれば嘔吐による脱水の可能性も考えます。
- 仰臥位で嘔吐すると、吐物が気道に逆流して気道閉塞を起こす可能性があるため、側臥位とします。
- 吐物の誤嚥によって誤嚥性肺炎を起こす可能性もあり、発熱や呼吸状態などのその後の観察も重要になります。
- 激しい嘔吐を繰り返し、吐物に鮮血が混じる場合は、**マロリーワイス症候群**★が疑われます。

> ★
> **マロリーワイス症候群**
> 　食道穿孔までは至らない食道裂傷のことをいいます。激しく嘔吐を繰り返すことで食道に傷ができて出血し、上部消化管出血の約5％を占めています。ほとんどの出血は自然に止まりますが、出血が多いまたは止まらない場合には内視鏡による止血が必要になることがあります。

ドクター
より

★吐物の観察も重要
です。
①胃液または胃内容
物のみ→胃までの閉
塞
②胆汁が混じる→上
部小腸での閉塞
③便臭を伴う→小腸
下部〜大腸での閉塞

2 問診、全身観察

- 問診と全身観察により、見逃してはいけない疾患を除外します。

消化器疾患

イレウス→ p.330

- 悪心・嘔吐の70％は消化器疾患が原因であるといわれており、腹部の観察は必ず行います。視診で腹部膨満や手術の瘢痕の有無、聴診で腸蠕動音（金属音や減弱、消失）、打診では鼓音の有無、触診で圧痛や腹膜刺激症状の有無などを観察します。これらは特にイレウスの診断に有用です。

その他の疾患

● 悪心・嘔吐に伴い神経学的な症状を認めた場合は、頭蓋内疾患（脳腫瘍または脳血管疾患）を疑います。

● 心筋梗塞患者の約30％の患者さんが悪心・嘔吐を訴えるといわれています。冠動脈危険因子が多い患者さんの悪心・嘔吐では心筋梗塞も疑いましょう。

● 糖尿病ケトアシドーシス（diabetic ketoacidosis：DKA）では、半数以上で腹痛や悪心・嘔吐などの消化器症状をきたすとされています。進行すると意識障害、高度の脱水をきたします。逆に低血糖でも悪心・嘔吐をきたすことがあります。糖尿病の既往がある場合はDKA、低血糖なども疑います。

● 低ナトリウム血症や高カルシウム血症でも悪心・嘔吐が起こることがあります。利尿薬による低ナトリウム、腎機能障害の患者さんでよく処方される活性化ビタミンD製剤（アルファカルシドールなど）による高カルシウム血症の可能性を考え、内服薬もチェックする必要があります。

③ 検査

検査項目		目的
血液検査	腎機能・電解質	脱水の評価 電解質異常の可能性の除外
	肝胆道系酵素	急性胆管炎の可能性の除外
	CK、CK-MB、トロポニンT	急性冠症候群の可能性の除外
	膵アミラーゼ（P-Amy）	急性膵炎の可能性の除外
	血糖	糖尿病ケトアシドーシスの可能性の除外
尿検査		糖尿病ケトアシドーシスのケトン体をみる
心電図		急性冠症候群の可能性の除外
腹部X線		イレウスの可能性の除外
腹部超音波、腹部CT		消化管疾患が疑われる場合
頭部CT、頭部MRI		頭蓋内疾患が疑われる場合

④ 治療

● 原因疾患の治療を行うことが原則です。

● 重度の嘔吐は脱水や電解質異常をきたすため、細胞外液補充液（ラクテックや生理食塩液など）の補液を行います。

● 原因が特定できない、原因疾患を治療できない場合は対症療法を行います。

★ 神経学的な症状とは意識障害やけいれん、片麻痺、失語などをいいます。

★ 冠動脈危険因子とは、高血圧、脂質異常症、糖尿病、喫煙、肥満などです。

低血糖→ p.82

★ 尿路結石などの疝痛では噴水状に嘔吐します。あまりの痛みにがまんできず、突然に吐くためです。

★ 「悪心・嘔吐だからとりあえず制吐薬」と安易に考えてはいけません。もちろん悪心・嘔吐は患者さんにとって苦痛であるため、苦痛を除去するという意味で制吐薬は有効です。しかし原因を除去しなければ、悪心・嘔吐を繰り返すこととなり、病状を悪化させる可能性もあります。

★機械的イレウスに対して腸蠕動を促進させる制吐薬（プリンペラン、ナウゼリンなど）は、閉塞症例では腹痛の増強や消化管穿孔をきたすことがあるため使用しないほうが安全です。

鉄則 制吐薬使用時は原因部位の受容体に合わせて薬剤を選択する

●悪心・嘔吐の原因部位にはそれぞれ受容体が存在します。受容体の拮抗薬が悪心・嘔吐を止めるため、制吐薬使用時は原因部位の受容体に合わせて薬剤を選択します。

●悪心・嘔吐が強い患者さんには、内服薬ではなく注射薬を投与します。

悪心・嘔吐の治療に用いられる薬剤

原因疾患	存在する受容体	受容体拮抗薬の例
消化器 腸閉塞（完全閉塞でない癒着など）、腸炎、膵炎、胆石発作など	ドパミン受容体	プリンペラン®（内服・注射）、ナウゼリン®（内服）、ノバミン®（内服）、セレネース®（注射）
	セロトニン（5-HT₃）受容体	カイトリル®（内服・注射）、アロキシ®（点滴）
前庭系 緑内障、突発性難聴、メニエール、乗り物酔い	ヒスタミン受容体	トラベルミン®（内服）、ドラマミン®（内服）
CTZ（化学受容器） 電解質異常・内分泌疾患、薬物（化学療法、オピオイド、麻酔薬など）	ドパミン受容体	プリンペラン®（内服・注射）、ナウゼリン®（内服）、ノバミン®（内服）、セレネース®（注射）
	セロトニン（5-HT₃）受容体	カイトリル®（内服・注射）、アロキシ®（点滴）
	ニューロキニン（NK₁）受容体	イメンド®（内服）、プロイメンド®（点滴）
VC（嘔吐中枢） 頭蓋内病変、脳血管疾患	ヒスタミン受容体	トラベルミン®（内服）、ドラマミン®（内服）
	セロトニン（5-HT₃）受容体	カイトリル®（内服・注射）、アロキシ®（点滴）
	アセチルコリン受容体	ブスコパン®（内服）、ブチルスコポラミン（注射）
	ニューロキニン（NK₁）受容体	イメンド®（内服）、プロイメンド®（点滴）
大脳皮質 不安、恐怖など	ドパミン受容体	プリンペラン®（内服・注射）、ナウゼリン®（内服）、ノバミン®（内服）、セレネース®（注射）
	セロトニン（5-HT₃）受容体	カイトリル®（内服・注射）、アロキシ®（点滴）

川原加苗：自信をもてる制吐薬・鎮痙薬の使い方．レジデントノート 2018；20（4）：528-531. を参考に作成

あるある事例で 先輩はこうする！

- バイタルサインを測定し、末梢冷感や皮膚の湿潤などショックの徴候を観察しました。バイタルサインを測定すると、体温 36.6℃、脈拍 92 回 / 分、血圧 144/78mmHg、呼吸数 22 回 / 分、SpO_2 98％で、末梢冷感や皮膚の湿潤はありませんでした。
- バイタルサインは正常範囲内でショックの徴候はなく、ひとまず緊急ではないと判断しました。
- 次に問診と全身観察を行い、腹部の観察で腹部膨満を認め、最近排ガスが少なく、排便も下痢が少しずつ出るだけとのことでした。内服している酸化マグネシウムは「今度手術をしてもらう外科の先生に、がんで少し通りが細くなっているから出しておくねと言われました」とのことでした。
- 既往歴に糖尿病があるため、糖尿病ケトアシドーシスや低血糖を除外するために血糖測定を行いましたが、血糖値は 144mg/dL で高血糖はありませんでした。
- ほかに異常な身体的所見は認めませんでした。

ここで差がつく！ 医師への報告

S 状況 ○病棟の看護師の△です。512 号室の阪神さんが昼食後に嘔吐し、現在も悪心が持続しています。

B 背景 阪神さんは横行結腸がん術前の血糖コントロールを目的に昨日入院されました。現在のところ意識は清明でバイタルサインに異常はありませんが、腹部膨満があり、排ガスと排便が少ないとおっしゃっていました。腹膜刺激症状はなく、その他の身体的所見に異常はありませんでした。

A 評価 横行結腸がんで狭窄して酸化マグネシウムを処方されていることもあり、閉塞によるイレウスを疑っています。そのためまだ制吐薬も使用していません。

R 提案 一度診察をお願いします。

 こんな情報もほしいです。
- どんなものを吐いた？　においは？　量は？
- 吐いた後の腹部膨満は？　「吐く」というのは通常「胃内容物」を吐くのです。そのため、
    まだ膨満あり→小腸・大腸が拡張している→イレウス管など処置が必要
    膨満は消失→胃が張っただけ→様子をみてもいいか
と私は判断しています。経験則です。

"悪心・嘔吐"患者をみる 鉄則

1 悪心・嘔吐には中枢性嘔吐と末梢性嘔吐がある
2 悪心・嘔吐の原因のアセスメントには NAVSEA
3 悪心・嘔吐＝制吐薬ではなく、まず原因を考える
4 制吐薬使用時は原因部位の受容体に合わせて薬剤を選択する

（久保健太郎）

参考文献
1）大生定義企画編集：悪心・嘔吐の見立て 知っておきたい鑑別と治療のポイント. レジデント 2014；7（1）：6-51.

病棟でみる頻度 ★ ★ ☆　　緊急度 ★ ★ ★

10 低血糖

意識障害や昏睡など、
命に直結する危険な症状であることを理解してかかわる

低血糖 ある ある

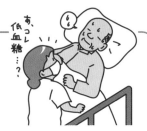

【事例紹介】

茨木昭一さん、76歳男性。1型糖尿病。血糖コントロール目的（インスリン量の調整など）で入院中。

20時ごろの検温で吉村さんは「今日は天気がよかったからお昼にウォーキングを2時間頑張ったよ。夕食はいつもどおり食べられると思って通常量のインスリンを打ったけど、ごはんを見たら嫌いなものが多くて、結局3割くらいしか食べられなかった」と話していました。このときの血糖値は120mg/dLでした。消灯前に再度血糖測定のため吉村さんを訪れると、寝息は聞こえますが全身がぐっしょりと湿っていました。"もしや低血糖？！" あなたの頭をよぎりました。

➡ **さて、あなたなら、どのように対応しますか？**

✚ はずせない "低血糖" アセスメント

低血糖の定義

● 下記のような低血糖症状が存在し、かつそのときの血糖値が60〜70mg/dL未満の場合を低血糖症とします[1]。

低血糖症状

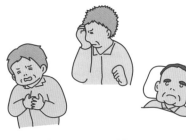

血糖値（mg/dL）

血糖値		
70	交感神経刺激症状	発汗・動悸・頻脈・手指振戦・顔面蒼白・不安　など
50		頭痛・目のかすみ・空腹感・眠気・異常行動
30	中枢神経症状	けいれん・昏睡　など

❶ **血糖値が 60〜70mg/dL 未満になると…**
脳のエネルギー不足を補うため、カテコラアミンやグルカゴンなどが分泌され、血糖値の上昇作用と共に交感神経刺激症状が現れる

❷ **さらに血糖値が 50mg/dL 程度に低下すると…**
ブドウ糖欠乏による中枢神経のエネルギー不足を反映した中枢神経症状が現れる

- 血糖値が低くなってくると、p.82に示すようないわゆる"警告症状"（交感神経刺激症状）が出現しますが、このような症状が現れないまま、いきなり意識障害や昏睡などの中枢神経症状が現れることがあります。
- 低血糖を頻繁に起こしている人、高齢者、自律神経障害が進行している人によくみられるため、注意が必要です。

その症状は本当に低血糖？

- 例えば、交感神経刺激症状、発汗や動悸、頻脈は、心疾患や甲状腺疾患、感染症でもみられることがあります。本当にその症状は低血糖からきているものか、確認する必要があります。

低血糖を生じさせる代表的な疾患・病態[2]

> - 糖尿病治療薬による低血糖
> - インスリノーマ
> - 反応性低血糖（胃切除後）
> - 糖尿病治療薬以外の薬剤による低血糖（薬剤性低血糖）
>   （抗不整脈薬、ニューキノロン系抗菌薬、非ステロイド性抗炎症薬、抗菌薬、利尿薬など）
> - 腎不全
> - ショック
> - 飢餓状態、神経性食思不振症
> - 糖新生の抑制・低下（アルコール・肝硬変・肝不全）　など

なぜ低血糖は危険なの？

鉄則 低血糖を長時間放置すると後遺症を残し、死亡に至るケースもある

- 低血糖昏睡が数時間続いても、ほかに重篤な疾患がなければ完全に回復するとされています。一方で昏睡に至って長時間経過すると脳浮腫をきたし、後遺症が残ったり死亡したりする可能性もあります。
- 長年にわたり低血糖を繰り返した場合、永続的な機能障害が現れるか否かについてははっきりしていません。
- 5歳以下の小児期に重篤な低血糖を繰り返し経験すると、知能の発育に問題があることが知られています[3]。

★入院加療が必要なほどの重症低血糖の経験が多いと、認知症を発症するリスクが高くなることがわかってきました。

★アルコールを多量に飲むことによって、肝臓ではアルコール（エタノール）の分解のために多くのエネルギーを費やすため、糖新生（肝臓からのブドウ糖放出）まで手が回らない、すなわち糖新生が抑制され低血糖になります。また、アルコールによる酔いのために、低血糖症状が出現しても気づきにくくなることも原因の1つと考えられます。

★低血糖は死や重大な事故に結びつく場合があることを、患者さん自身が認識すべきです。

★低血糖は、糖尿病の有無にかかわらず予後不良となります。

発熱
ショック
呼吸数増加・SpO2低下
尿量減少
意識障害
頻脈・徐脈
胸痛
腹痛
悪心・嘔吐
低血糖
不眠
せん妄（不穏）
術後の急性疼痛
低栄養
摂食嚥下障害

✚ めざせ！　ベストプラクティス

低血糖が起こったときの初期対応

鉄則 低血糖を疑ったら、まずは血糖値の確認を

見逃すとこわい、危険な低血糖への対応

鉄則 低血糖だった場合、すみやかに糖分（ブドウ糖など）の経口摂取、または静脈注射を行う

★院内にマニュアルがある場合は、それに準じて行動してください。
★ブドウ糖のような単糖類を摂取した場合、通常5分以内に低血糖症状は消失します。しかしいったん血糖値が上昇しても、30分〜数時間後に再度低血糖になる可能性もあるため、ブドウ糖のような単糖類のみの摂取ではなく、炭水化物や脂質を含む食品を摂取し、低血糖の再発を予防することが必要です。

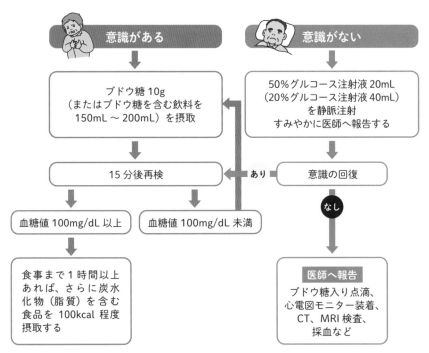

★妊娠時の低血糖対応は、上記血糖値よりも厳格になる場合がある。
★一般的に、ブドウ糖1gに対し血糖値は5mg/dL上昇する。ブドウ糖1gは、20％グルコース注射液5mL、50％グルコース注射液2mLに含まれている。

低血糖の予防、対処法に関する
セルフケア支援のポイント

鉄則 低血糖を起こさないための再発予防教育も大切

1 生活全般に関する見直し

●低血糖を起こしにくくする生活について患者さんや家族と話し合いましょう。

> **例えば…**
> ▶インスリン使用者の場合は手技を再チェックする（インスリン硬結の有無の確認）
> ▶運動は食事の後に行う
> ▶アルコールの摂取を控える
> ▶普段からブドウ糖などの食物を携帯しておく　など

2 運転時に注意すること

●車の運転中は、低血糖を予防するための配慮が必要です。

> **例えば…**
> ▶ブドウ糖（またはブドウ糖を含む飲料など）や血糖測定器具を常に携帯しておく
> ▶運転前などに血糖測定を行い、100mg/dL以上であることを確認する
> ▶運動後の運転は避ける　など

3 家族や周囲の人に対し、低血糖時の緊急対応について確認しておく

●ブドウ糖を自分で飲むことができない場合は、家族や周囲の人に粉タイプやゼリー状のブドウ糖を歯肉に塗りつけてもらう、グルカゴン（1mg）の筋肉注射を行ってもらう、という方法もあります。しかし、これらは応急処置であるため、その後すぐに医療機関を受診することが必要です。

先輩ナースより

★同じ部位にインスリンを注射していると、注射部位に皮下脂肪が集まった脂肪過形成や、インスリン由来のアミロイド（タンパク質の線維化した物質）により、皮下に硬結・しこりができることがあります。硬結部位はインスリンが吸収されにくく、注射した量に見合う効果が得られないため、毎回2〜3cmずつずらして注射することが大切です。

先輩ナースより

★グルカゴン（1mg）を1mLの注射用水に溶解し、殿部や肩などの筋肉内に注射します。
★低血糖時の緊急処置として、点鼻のグルカゴン製剤（バクスミー®）も発売されました。

あるある事例で / **先輩はこうする！**

●茨木さんは「冷汗」や「意識障害」、またインスリン治療を行っていることから低血糖の可能性が高いと考え、まずは血糖測定、バイタルサイン測定を行います。

●意識障害の有無によってブドウ糖の経口摂取、またはブドウ糖注射液の静脈注射をすみやかに行います（院内にマニュアルやフローチャートがある場合はそれに準じる）。

●ブドウ糖を経口摂取または注射した場合、5〜15分程度で血糖値は上昇します。血糖値やバイタルサインの再検、低血糖症状は消失したか、意識障害は改善したかを確認します。

発熱

ショック

SPO₂低下 呼吸数増加・

尿量減少

意識障害

頻脈・徐脈

胸痛

腹痛

悪心・嘔吐

低血糖

不眠

せん妄（不穏）

術後の急性疼痛

低栄養

摂食嚥下障害

ここで差がつく！医師への報告

S
状況

○病棟の○○です。567号室の茨木さんの意識がありません。血圧140/76mmHg、脈拍数76回/分、呼吸数12回/分、SpO₂ 96％です。血糖値を測定したら30mg/dLでした。

B
背景

夕食の摂取量は3割程度でしたが通常量のインスリンを注射していました。

A
評価

低血糖昏睡になっている可能性があります。マニュアルに沿ってブドウ糖の静脈注射を行いましたが、今日は運動量も多かったので低血糖が長引く可能性もあると思います。

R
提案

すぐに診察をお願いします。末梢ルート確保、採血などの指示もお願いします。

・食事量に増減があってもインスリンは同じ投与量だったのか、それは医師の指示か？
・ブドウ糖を投与してどうなったのかも教えてください。

「意識がない」状態の程度は知りたいです。「痛みにも反応しないのか」「舌根は落ちていないか」「息はしているのか」。意識がないときに最も大切なのは呼吸をしているか？していないか？です。

意識がない状態がすぐには改善しないようなので、ベッドサイドに着くまでに他の処置をする必要があります。

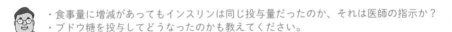

"低血糖"患者をみる 鉄則

1 低血糖を長時間放置すると後遺症を残し、死亡に至るケースもある

2 低血糖を疑ったら、まずは血糖値の確認を

3 低血糖だった場合、すみやかに糖分（ブドウ糖など）の経口摂取、または静脈注射を行う

4 低血糖を起こさないための再発予防教育も大切

（倉岡賢治）

引用文献

1）日本糖尿病学会編・著：糖尿病専門医研修ガイドブック　改訂第7版，診断と治療社，東京，2017：393.
2）日本糖尿病学会編・著：糖尿病専門医研修ガイドブック　改訂第7版，診断と治療社，東京，2017：393, 399.
3）日本糖尿病学会編・著：糖尿病専門医研修ガイドブック　改訂第7版，診断と治療社，東京，2017：267.

参考文献

1）横部佳子：第3章 糖尿病急性合併症 ③低血糖症. 平野勉監修，柏崎純子編，糖尿病看護ビジュアルナーシング，学研メディカル秀潤社，東京，2015.

発熱
ショック
呼吸数増加・SPO_2低下
尿量減少
意識障害
頻脈・徐脈
胸痛
腹痛
悪心・嘔吐
高血糖・低血糖
不眠
せん妄（不穏）
術後の急性疼痛
低栄養
摂食嚥下障害

病棟でみる頻度 ★ ★ ★ 　緊急度 ★ ★ ☆

11 高血糖

症状が現れにくく、非糖尿病の人こそ要注意

高血糖 ある ある

【事例紹介】

岸和田聡子さん、64歳女性。2型糖尿病の治療、合併症の精査目的での入院。「ここ最近体がだるくて…。そういえば物も見えにくくなってきたかなあ…」

そう話す岸和田さんは、ややぼんやりしている印象です。

血糖測定を行うと「Hi」と表示されていました。

関節リウマチの治療のため、プレドニゾロン（20mg/日）が3日前より開始になっていました。

⇨ さて、あなたなら、どのように対応しますか？

➕ はずせない "高血糖" アセスメント

高血糖の定義

● 高血糖とは、血糖値が高い状態、すなわち血液中のグルコース濃度が過剰である状態をいいます。

● グルコース濃度は食前、食後などで変化します。

「正常型」の血糖値

空腹時 110mg/dL 未満	食後2時間 140mg/dL 未満

高血糖の症状

鉄則 高血糖は典型的な症状が現れにくい

● 高血糖特有の症状としては、口喝、多飲、多尿、倦怠感などがありますが、多くの人は無症状です。

● 典型的な症状が現れている人は、高血糖状態が長く続いている場合があります。

ドクターより

★いきなり意識障害の症状が出る場合があります。

★急に尿量が増えた状態で放置すると、昏睡状態で発見される場合があります。

糖尿病以外にも起こり得る高血糖

鉄則 手術・ステロイド・抗がん剤など特別なイベントがあるときは要注意。術後高血糖、ステロイド性糖尿病、抗がん剤の副作用などに伴う高血糖のリスクがある

●高血糖と聞いてまず思い浮かべるのは糖尿病だと思いますが、糖尿病以外にも高血糖状態になることがあります。

ドクターより

★高血糖は、非糖尿病の人でみられると予後不良であることがあり注意です。糖尿病の人ではもともとの予後に大きく影響しないとされています。

高血糖になりうる主な疾患・病態[2]

疾患・病態	高血糖の原因
糖尿病	インスリン欠乏、インスリン抵抗性　など
膵外分泌疾患（膵炎・膵摘出・膵がん）	インスリン分泌不全（膵β細胞の破壊）　など
内分泌疾患（クッシング症候群・甲状腺機能亢進症・末端肥大症など）	血糖値を上昇させるホルモンの過剰分泌
肝疾患	インスリン抵抗性（肝臓に糖を取り込みにくくなる）　など
薬剤性（免疫抑制薬、抗腫瘍薬、インターフェロン、抗精神病薬など）	インスリン抵抗性　肝臓からの糖放出亢進
感染症	炎症性サイトカインの分泌亢進・ストレス
経管・経腸栄養剤、中心静脈栄養（TPN）	急速に高濃度の糖質が静脈や消化管に流入する
清涼飲料水の過剰摂取	清涼飲料水に含まれる糖質は血糖値を急激に上昇させる　甘味料（フルクトース）の摂取→内臓脂肪量の増加→インスリン抵抗性（高血糖）・肥満
ストレス	インスリン拮抗ホルモンの分泌増加

なぜ高血糖はよくないの？

先輩ナースより

★［合併症を予防するめやす］
HbA1c：7％未満
空腹時血糖：
　130mg/dL 未満
随時（食後）血糖値：
　180mg/dL 未満

●高血糖は典型的な症状が現れないことが特徴です。しかし高血糖状態を放置しておくと…
　急性合併症として脱水や意識レベルの低下、昏睡などがみられ、
　慢性合併症としては動脈硬化（心筋梗塞・脳梗塞・足壊疽など）が進行し、腎不全や失明などに至る危険性があります。

●ブドウ糖は身体に必要な栄養分であり、通常は尿と一緒に排出されず血液中に戻されます。しかし、血液中のブドウ糖が多くなりすぎると（高血糖状態）、腎臓はブドウ糖を水分と一緒に尿として排出するようになり、体内の水分が多量に喪失してしまうため脱水状態になります。

●脱水状態が重症の場合、ふらつきや呼吸困難、意識障害などの症状が出現することがあります。

➕ めざせ！　ベストプラクティス

高血糖が起こったときの初期対応

鉄則 インスリンは「劇薬」。種類、単位、速度などの確認の徹底を

鉄則 高血糖状態は長い付き合いになる可能性あり、将来を見据えたセルフケアへの介入が必要

これらを確認した時点で医師にすぐ報告

1 血糖測定・意識レベルの確認 バイタルサイン測定

▶血糖値が「Hi」など著明に上昇している、意識レベルの低下がみられるなど確認する
▶高カロリー輸液やステロイド使用の有無などの背景についても理解しておく

2 持続インスリン（静脈内）投与 脱水の補正（生理食塩水の輸液） 電解質補正

▶インスリン量のめやすは 0.1 単位 /kg/ 時
▶生理食塩水（治療開始時は 500 〜 1000mL/ 時）
▶K：5.0mEq/L 以下のときはカリウムを補充する

3 1〜2時間おきの血糖測定 輸液管理・意識レベルの確認など

治療中の合併症として、大量の輸液による脳浮腫、低カリウム血症などが起こることがある。血糖値だけでなく、これらの合併症の早期発見も必要である

意識レベル、バイタルサイン測定（必要時心電図モニターの装着）、悪心・嘔吐の有無、頭痛や脱力感・動悸の有無などを確認

先輩ナースより

★インスリン投与の開始によって細胞内にブドウ糖が移行しはじめると、同時にカリウム（K）も細胞内に移行するため血清カリウム値は低下していきます。血清カリウムは 4.0 〜 5.0 mEq/L に保つことが望ましいとされていますが、インスリン持続投与中は急激にカリウム値が低下することもあるため、5.0mEq/L を切った時点でカリウムを補充します。

ドクターより

★高血糖による急性脳浮腫は小児でみられやすい病態です。機序・原因はきちんとわかっていません。

\ あるある事例で / **先輩はこうする！**

●"いつもと様子が違う"場合、病歴や治療内容の変更に着目します。岸和田さんは糖尿病でありステロイド治療も開始されたことから、高血糖の可能性を考慮し血糖測定を行います。

●血糖測定器は「Hi」を示し、血糖値が著しく上昇かつ意識障害も出現していることから、高血糖状態による高度な脱水の可能性があると判断します。

●バイタルサインの測定を行い、医師へ報告します。

●脱水の補正、血糖値の低下、意識の回復が必要なため、生理食塩水、インスリン、シリンジポンプ、心電図モニターなどの準備を行います。また、危険行動を予防するための対策を他のスタッフとも考えておきます。

発熱
ショック
呼吸数増加・SpO₂低下
尿量減少
意識障害
頻脈・徐脈
胸痛
腹痛
悪心・嘔吐
高血糖
不眠
せん妄（不穏）
術後の急性疼痛
低栄養
摂食嚥下障害

ここで差がつく！ 医師への報告

S 状況	○病棟の△です。472号室の岸和田さんの血糖値が「Hi」でした。意識もややボーっとしています。
B 背景	2型糖尿病の患者さんで、ステロイド（40mg）が3日前から開始になっています。
A 評価	高血糖昏睡（ステロイド糖尿病）の可能性があると思います。
R 提案	すぐに診察をお願いします。生理食塩水、心電図モニターやシリンジポンプなど準備したほうがよいでしょうか。

・高血糖になったのは食後？
・インスリンの情報もほしいです。
・採血も必要（電解質をみたいので）

意識レベルが落ちているので、他のバイタルサインの報告がほしいですね。少なくとも意識に変化あるときは、呼吸が大丈夫かどうかの評価が必要です。

鉄則 "高血糖"患者をみる

1 高血糖は典型的な症状が現れにくい

2 手術・ステロイド・抗がん剤など特別なイベントがあるときは要注意。術後高血糖、ステロイド性糖尿病、抗がん剤の副作用などに伴う高血糖のリスクがある

3 インスリンは「劇薬」。種類、単位、速度などの確認の徹底を

4 高血糖状態は長い付き合いになる可能性あり、将来を見据えたセルフケアへの介入が必要

（倉岡賢治）

参考文献
1）日本糖尿病学会編・著：糖尿病治療ガイド2018-2019. 文光堂，東京，2018.
2）松永宗英：低血糖時の対処法．細井雅之編，"こんなときどうしたらよいか"がわかる！もう困らない病棟での血糖コントロール，月刊薬事（10月臨時増刊号）2016；58（14）：242-245.
3）日本糖尿病学会編・著：糖尿病診療ガイドライン2019. 南江堂，東京，2019.

発熱

ショック

呼吸数増加・
SPO₂低下

尿量減少

意識障害

頻脈・徐脈

胸痛

腹痛

悪心・嘔吐

高血糖

不眠

せん妄
（不穏）

術後の
急性疼痛

低栄養

摂食嚥下
障害

病棟でみる頻度 ★ ★ ★　　緊急度 ★ ☆ ☆

12 不眠

不眠のタイプと原因を特定しよう

不眠 あるある

【事例紹介】

伊吹裕三さん、75歳男性。

大腸がんの術後10日目、縫合不全あり経肛門ドレナージ中。

持参薬のゾルピデム（睡眠薬）を毎日21時に内服し、夜勤巡視時には寝ている様子でした。翌朝の検温に訪室すると、眉間にしわを寄せ硬い表情でベッドに臥床中です。どうしたのか声をかけると、「入院してから全然寝られない！頭がボーっとして、しんどい。リハビリもしないといけないのにこんな管もあって痛いし、どうしたらいいんだ！　何とかしてくれ！」

➡ **さて、あなたなら、どのように対応しますか？**

➕ はずせない "不眠" アセスメント

- 不眠症とは、①夜間の不眠症状、②不眠に起因する日中のQOL（生活の質：quality of life）の低下、の2つがそろった状態をいいます。

- 不眠の原因は、ストレスや緊張などによるもの、疼痛などの身体疾患に起因するもの、精神疾患に伴うもの、不眠を引き起こす薬剤や刺激物によるもの、生活リズムや環境によるものなどさまざまで、複数の要因が重なることもあります。

- 「不眠」＝「睡眠薬」ではなく、主観的症状に加え客観的な情報も収集し、多面的にアセスメントすることが、適切な対処や薬物療法を行うためには必要です。

不眠で認められる代表的なQOL障害

身体面	日中の眠気、疲労感、倦怠感、食欲低下、消化器症状、痛みの増強
精神面	抑うつ気分、不安、焦燥、イライラ感、興味の減退、積極性の減弱
機能面	注意力・集中力・記憶力の低下、作業能率低下、学業低下
その他	睡眠についての心配や悩み・こだわり、睡眠薬への依存 頻回の訴えなど不眠の問題にとらわれることによる弊害

三島和夫編：睡眠薬の適正使用・休薬ガイドライン．じほう，東京，2014：157．を参考に作成

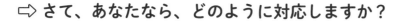

不眠の主な原因

ストレス	▶緊張、長期入院、カテーテルやルート類による拘束感など ▶神経質で生真面目な人はストレスをより強く感じ、不眠にこだわりやすく不眠症になりやすい
加齢	▶加齢とともに睡眠の深度が浅く持続性が低下する ▶高齢になると睡眠時間の短縮や断片化が起こりやすい
身体疾患	▶疼痛、発熱、呼吸困難感、頻尿、掻痒感など身体疾患に起因するさまざまな症状 ▶睡眠時無呼吸症候群や**レストレスレッグス症候群（むずむず脚症候群）**★
精神疾患	▶多くの精神疾患の増悪時には不眠を伴う ▶うつ病では早朝覚醒がみられる
薬や刺激物	▶降圧剤や甲状腺製剤、ステロイドなど ▶アルコール、カフェイン、ニコチンなど
生活リズムの乱れ	▶職場の勤務シフトや生活リズムなどのライフスタイル ▶昼寝、普段の就寝・起床時間と異なる生活リズム
環境	▶騒音、光、温度や湿度、臭気など

国立精神・神経医療研究センター：睡眠医療プラットフォーム. を参考に作成
http://sleepmed.jp/platform/entry10.html（2021.4.24 アクセス）

 レストレスレッグス症候群（むずむず脚症候群）
　下肢を中心にむずむず感や不快感などの感覚異常が生じてじっとしていられず、下肢を動かすと楽になります。夕方から夜間就寝時に症状が発現、増悪するので睡眠障害が生じます。内服で改善するので、専門医に相談するのがよいでしょう。

➕ めざせ！　ベストプラクティス

ドクターより

★長年の不眠と認知症など、近年、不眠がさまざまな病態と関連していることが明らかとなってきました。入院中の短期間の不眠にも積極的に介入することは、病棟でもICUでも重症度に関係なく必須です。

「眠れない」という主観的な訴えに寄り添う

●客観的には眠れているようにみえていても、まずは「眠れない」という訴えに耳を傾け、その苦痛を理解することが大切です。

不眠のアセスメントに必要な情報を収集する

鉄則 不眠のタイプと原因を特定する

先輩ナースより

★「不眠がいつから発生したのか」についても確認しましょう。

1 どのような不眠なのか（不眠のタイプ）

●不眠のタイプによって対処の仕方や使用する薬剤が異なるため、どのような不眠の症状なのか、不眠のタイプを確認します。どれか1つだけではなく、複数のタイプが重複することもあります。

不眠のタイプ

入眠困難	布団に入ってからなかなか寝つけない
中途覚醒	夜中に何度も目が覚めてしまい、その後なかなか眠れない
早朝覚醒	希望する起床時間より早く目が覚めてしまう
熟眠障害	睡眠時間は確保されているのに熟眠したという満足感がない

★不眠のタイプの見きわめはとても重要です！　それぞれのタイプで、効果的に薬物療法が行えるよう使い分けています。

2 不眠によって何に困っているのか（QOLの低下）

●不眠によって、生活にどのような支障が出ているのかを確認します。

●不眠の改善とは、夜間だけでなく、日中のQOLの改善の2つがそろわなくてはなりません。不眠で認められるQOL障害の項目（p.91）を参考に確認していきます。

3 不眠の原因となる事柄がないか

●不眠の主な原因（p.92）を参考に、患者さんが自覚していること（主観的な原因）だけでなく、客観的な原因となりうる事柄も確認します。

★留置されているカテーテルによる不快も多く、酸素投与も不眠の原因になる場合があります。

4 入院前の睡眠状況、生活リズムやライフスタイル

●入院前の布団に入る時間（就床時間）や起床時間、総睡眠時間を確認します。入院は限られた期間のため、普段の生活リズムを尊重し、可能な範囲で近づける工夫が必要となります。

●カフェインやアルコールの摂取について、摂取量や摂取時刻など不眠の原因となるような習慣がないか確認します。

非薬物療法で、不眠の原因となる可能性のある事柄をできるだけ取り除く

鉄則 「不眠」＝「睡眠薬」ではない

●不眠の原因と成り得る事柄を特定したら、それらをできるだけ取り除くケアを開始します。

●まずは、非薬物療法を行います。

不眠の原因を取り除くケア

ストレス	▶点滴の夜間中止、ルートやドレーン類の早期抜去 ▶不安や緊張の除去
身体疾患・症状	▶眠前に鎮痛薬も与薬し、夜間の積極的な疼痛コントロールを行う ▶頻尿に対する泌尿器科受診
薬剤	▶不眠の原因と成り得る薬剤の減量・中止・与薬時間の変更
刺激物	▶寝る前のカフェインや水分の摂取を控えてもらう
生活リズム	▶入院前の生活リズムに合わせた睡眠時間に変更する ▶日中の離床を勧め、長時間の昼寝を防止する
環境	▶騒音や臭気への対策、室温やカーテン・光の調整

●不眠の原因を取り除くケアとともに、必要に応じて睡眠衛生指導も行います。

睡眠障害対処 12 の指針

睡眠時間は人それぞれ（8 時間にこだわらない）、日中の眠気で困らなければ十分
寝る前には刺激物を避け、自分なりのリラックス法を工夫する
就寝時間にこだわらず、眠くなってからベッドに入る
それでも朝は毎日同じ時刻に起床する
朝は光を浴びて、夜は明るすぎない照明下で過ごす
規則正しい食事と運動
昼寝をするなら 15 時前の 20 〜 30 分以内
眠りが浅いときは、むしろ積極的に遅寝・早起きにする
睡眠中の激しいいびき、呼吸停止、脚のピクつき、むずむず感は専門医へ
十分に眠っても日中眠いときは専門医へ
寝酒は不眠のもと
睡眠薬は医師の指示で正しく使えば安全

清水徹男：付録；睡眠障害の診断・治療ガイドライン研究会，内山真編，睡眠障害の対応と治療ガイドライン 第3版．じほう，東京，2019：276-277．をもとに作成

非薬物療法を実施しても
不眠が持続する場合は、薬物療法を検討

鉄則 高齢者の睡眠薬は専門医に相談を

●薬物療法を検討するために、1〜4の情報を追加で収集します。

●睡眠薬の効果判定には、最低でも 1 週間程度の時間を要すため、退院

ドクターより

★ドレーン類が身体の左右別々に固定されていると側臥位になりにくく、眠れないと訴える患者さんもいます。どちらかにまとめて固定することも、患者さんによっては必要です。

先輩ナースより

★体内時計のリズムにはメラトニンという光に大きく影響を受けるホルモンが関係しています。睡眠と覚醒のリズムのメリハリをつけるには、朝の光を浴びることが重要です。

ドクターより

★入院という特殊な状況では不眠に対して、近年は薬物療法も積極的に行っていく方向となっています。より安全性の高い薬剤も増えてきました。

が近い場合には処方を見送る場合もあります。

1 これまで使用した睡眠薬の使用状況と、効果・副作用

● 睡眠薬の内服時間と効果に加え、使用頻度、効果なども確認します。また、副作用の有無についても確認します。

● 睡眠薬の副作用は朝〜日中に現れます。起こさないと朝食が食べられない、倦怠感やふらつきで離床が進まない、夜中にあったことを覚えていない、などがあれば副作用を疑います。

2 睡眠薬の常用の有無

● 入院前から睡眠薬を内服している場合、薬剤名、どこで処方してもらっているかを確認します。

● 何年前からどのくらいの頻度で内服しているか、中断している場合には中断した時期を確認します。

3 入院前のアルコール習慣

● 睡眠薬がわりにアルコールを摂取して寝ていなかったかを確認します。

● 大量飲酒や寝酒の習慣がある場合、入院によって急にアルコールを中断すると、不眠になるだけでなくアルコール離脱せん妄（p.98 参照）を引き起こす可能性があり、注意が必要です。

4 睡眠薬選択に必要なその他の情報

● 年齢、せん妄や認知機能低下、糖尿病、肝機能や腎機能障害の有無
● 身体疾患の治療経過や現状、今後の見通しや退院の予定
● 嚥下状態や経口内服・薬剤注入が可能かどうか

★現在の睡眠薬の効果や適切な使用方法の評価のためにも必須な情報です。

★精神科や心療内科で処方されている場合は、精神疾患に伴う不眠の可能性もあるため、中止や変更をすると精神状態が悪化する場合があります。すみやかに精神科医師に相談しましょう。

★長期に内服していた睡眠薬を急に中断すると、その反動で不眠となる（反跳性不眠）場合があります。

★寝酒の習慣がある場合、アルコール依存の可能性だけでなく、睡眠薬の選択にも影響を及ぼすため、医師への報告が必要です。

★舌下錠や口腔内崩壊錠など、より患者さんに負担が少ない与薬方法についても検討するために、嚥下機能や与薬経路についての情報もあるとよいでしょう。

発熱

ショック

呼吸数増加・SpO2低下

尿量減少

意識障害

頻脈・徐脈

胸痛

腹痛

悪心・嘔吐

高血糖

低血糖・

不眠

せん妄（不穏）

術後の急性疼痛

低栄養

摂食嚥下障害

不眠症に処方される代表的な薬剤

先輩ナース
より

★鎮静系睡眠薬は転倒やせん妄のリスクがあるため、高齢者には非鎮静系睡眠薬が第1選択です。

	一般名（販売名）	特徴や注意点	
鎮静系睡眠薬	**非ベンゾジアゼピン系睡眠薬** 【入眠困難に】 ・ゾルピデム（マイスリー®） ・ゾピクロン（アモバン®） ・エスゾピクロン（ルネスタ®）	▶抗不安・筋弛緩作用＜催眠・ 　依存作用 ▶抗不安・筋弛緩作用＞催眠・ 　依存作用、翌朝苦味あり ▶抗不安・筋弛緩作用＞催眠・ 　依存作用、翌朝苦味あり	＜副作用＞ ▶眠気の持ち越し ▶記憶障害 ▶睡眠薬依存 ▶ふらつき ▶認知機能低下
	ベンゾジアゼピン系睡眠薬 【入眠困難に】 ・ブロチゾラム（レンドルミン®） 【中途覚醒・早朝覚醒に】 ・フルニトラゼパム （ロヒプノール®、サイレース®） ・エスタゾラム（ユーロジン®）	▶口腔内崩壊錠あり	
非鎮静系睡眠薬	**メラトニン受容体作動薬** ・ラメルテオン（ロゼレム®）	▶睡眠覚醒リズムを補正する ▶夕食1時間後に内服	
	オレキシン受容体拮抗薬 ・スボレキサント（ベルソムラ®）	▶覚醒維持作用を減弱させ睡眠を誘発する ▶頓用薬として用いても有効	

あるある事例で　**先輩はこうする！**

 眠れずつらい思いを抱えていらっしゃったんですね。

 そう。管も痛いし、ずっと点滴でつながれているし、薬も効かないし。

 そうですよね。こんな状況では眠れないですよね。どうすれば眠れるようになるか、一緒に対策を考えたいので、少し質問させていただいてもよろしいですか？

 そう？　いいよ。

 今、効かないと言われていた睡眠薬はいつから飲まれているんでしょうか。

 10年くらい前からかな。家では23時ころ飲んだらスッと朝6時ころまで寝れてたけど。

 そうなんですね。かかりつけ医でもらっておられるんですか？

 内科の先生が出してくれている。

 今は、一睡もできない感じですか。

 いや、21時に飲んだら知らない間に寝てるけど、いつも0時ころ目が覚めて、管も痛いしそこからまったく眠れない。時計みたら、1時、2時、3時、4時って。点滴交換しに来るからウトウトしても起きてしまう。だんだんイライラしてきて。さっきはごめん、強く言ってしまって。

 いえ、イライラするのも当然と思います。

 ありがとう。リハビリもがんばりたいんだけど、昼間ボーっとして体もだるいし、昼寝しよう思っても寝られないし、がんばれない。

●上記の情報をもとに患者さんと話し合い、まずは非薬物療法の対策を開始しました。
●3日間様子をみていましたが、夜勤の看護師から状況はあまり変わっていないと申し送りがありました。
●午前の検温時に、睡眠薬の調整について希望を確認したところ、「朝までしっかり眠りたいので、今晩からお願いしたい」と言われたため、医師に報告することにしました。

ここで差がつく！ 医師への報告

S 状況
不眠についての相談です。毎日 21 時ころ、持参のゾルピデムを内服し入眠困難はありませんが、0 時ころ覚醒し再入眠できないそうです。不眠時指示薬はなく、使用していません。客観的には眠れているようにみえていましたが、入院してから 10 日以上この状態が持続しています。昼間も眠れず、倦怠感もあってイライラする様子もあり、朝までしっかり眠りたいと薬剤調整を希望されています。

B 背景
持参のゾルピデムは、かかりつけの内科で 10 年前から処方され、自宅では 23 時ころ内服すれば 6 時ころまで眠れていたそうです。患者さんは 75 歳で、大腸がん術後の縫合不全で肛門ドレーン留置中です。まだしばらく留置が必要な状況です。絶食中ですが内服は可能です。術後せん妄や認知機能低下はありません。

A 評価
ルートの拘束感や疼痛を考え、点滴は夜間中止にし眠前に鎮痛薬も与薬してみました。日中光の入る窓側にベッドを移動し、睡眠にこだわらないような指導もしてみましたが、状況はあまり変わりません。入院で睡眠薬を内服する時間が変わったことも関係しているかもしれません。

R 提案
眠前薬の内服時間を入院前と同じ 23 時にしたほうがよいのか、不眠時指示薬での対応がよいのかも含めて、睡眠薬の調整と指示をお願いします。

肛門ドレーンが不快でたまらないという様子はないですか？
肛門ドレーンは不眠の大きな原因となります。おしりにチューブが入っているのですから、眠れないのは当然ともいえます。不眠は全身状態の悪化につながるので、私はなるべく抜いて、他の縫合不全対策を考えるようにしています。

この症例の不眠はどんなタイプの不眠なのか一緒に考えたいですね。不眠と考えたとき、①どんなタイプの不眠（入眠困難？ 中途覚醒？）、②睡眠衛生指導はできているか？ が大切です。睡眠衛生指導とは、運動・食生活・就寝環境を整えることです。この症例ではベッド移動などを行っていますね。就寝環境の見落としがないか一緒に確認していきましょう。

"不眠を訴える"患者をみる 鉄則

1 不眠のタイプと原因を特定する

2 「不眠」＝「睡眠薬」ではない

3 高齢者の睡眠薬は専門医に相談を

（松本真理子）

参考文献
1）三島和夫編：睡眠薬の適正使用・休薬ガイドライン．じほう，東京，2014.
2）国立精神・神経医療研究センター：睡眠医療プラットフォーム．
　https://sleepmed.jp/platform/（2020.3.29 アクセス）
3）松浦雅人編著：内科医のための睡眠薬の使い方．診断と治療社，東京，2015.
4）睡眠障害の診断・治療ガイドライン研究会，内山真編：睡眠障害の対応と治療ガイドライン 第3版．じほう，東京，2019.

病棟でみる頻度 ★ ★ ★　　緊急度 ★ ★ ☆

⑬ せん妄（不穏）

何が原因なのかを探る視点でみる

せん妄 あるある

【事例紹介】

高槻一郎さん、78歳男性。既往歴：脳梗塞、右耳難聴あり補聴器使用中、独居

盲腸がんにて手術施行され、帰室時より痛みの訴えと体動が激しくありました。鎮痛薬の点滴を行い、夜間は何事もなく朝を迎えました。

術後1日目、日中は言葉をかけてもぼんやりしてつじつまの合わないことを話したり、20時ごろからは落ち着きがなく何度も起き上がり、点滴のルートを触ろうとしています。制止しようとすると、「なんでここに閉じ込めるんや！　お前誰や！」など怒鳴りはじめ、次に訪室したときには点滴の留置針が床に落ちており、血液と点滴でシーツが汚れていました。

⇨ さて、あなたなら、どのように対応しますか？

✚ はずせない "せん妄" アセスメント

ドクターより

★せん妄は、病棟からICUに至るすべての場所で積極的に疑って介入しなければ、入院期間が長期化したり、ルート類の事故抜去が増えたりと、さまざまなトラブルの原因となります。興奮するタイプのせん妄はわかりやすいですが、静かな不活発型せん妄を見逃さないように、何度もアセスメントします。

●せん妄とは、急性に生じた脳の機能不全であり、注意や認知、知覚の障害を伴った意識障害です。

●入院時は穏やかだった患者さんが、術後に人が変わったように怒り出すなど急激に発症し、1日のうちで元に戻ったり興奮したりと変動があることが特徴です。

せん妄ハイリスク患者ケア加算

　2020年の診療報酬改定で、急性期病院を対象に「せん妄ハイリスクケア加算」が新設されました。入院する患者全員にせん妄のリスク評価を行い、ハイリスク患者に非薬物療法を中心としたせん妄対策を行った場合に算定できます。この加算のベースになっているのが、多職種でせん妄対策を行うDELTA（delirium team approach）プログラムです[1]。このプログラムのせん妄アセスメントシートには、リスク評価、予防的な対応、せん妄症状のチェック、せん妄出現時の対応、とせん妄対策の一連の流れが具体的に記されています。わかりやすく1枚にまとめられており、これを見れば誰もが一貫したせん妄対策が行えます。

せん妄の症状

	実際にみられる行動や様子
注意と意識の障害	**注意障害** ▶そわそわと落ち着きがない ▶視線が定まらない ▶何度も同じ行動を繰り返す ▶物が散乱したり、着衣が乱れたりしている ▶ルートを気にせず行動してしまう **意識障害** ▶話をしても上の空、生返事、ぼんやりしている ▶会話が成り立たず、ちぐはぐな返答 ▶話の内容がコロコロ変わる ▶現状が認識できず困惑した表情がある ▶怒ったり泣いたりなど感情の起伏が激しい
認知機能の障害がある（見当識障害、記憶障害、知覚障害など）	**見当識障害** ▶今日の日付がわからない、間違う ▶今いる場所がわからない、違う場所にいると言う ▶現時刻、昼夜がわからない ▶看護師を知り合いと間違う **記憶障害** ▶術後に手術はしていないと言う ▶点滴を抜いたことを覚えていない ▶何度も同じ質問をする ▶出来事や説明したことを覚えていない **知覚障害（幻覚・妄想）** ▶その場にいない人がいると言う ▶現実にはないつじつまの合わない話をする ▶天井の模様を虫だと言ったり光が出たなどと話す
上記の症状は急に現れ、1日の中で増悪したり改善したりと変動する	

- これらの症状がみられたら、せん妄を疑い、スクリーニングツールでせん妄の有無を客観的に評価します。
- せん妄のスクリーニングツールは多数ありますが、日本で開発された**DST（delirium screening tool）**が簡便です[2]。1〜2分程度で評価でき、せん妄でなくてもせん妄と診断してしまう可能性はありますが（特異度がやや低い）、せん妄を見逃す可能性は低い（感度が高い）とされています。
- せん妄の症状は日内変動が特徴のため、評価時点だけでなく24時間さかのぼって、看護記録やほかの看護師からの情報も参考にします。
- 「せん妄の可能性あり」と評価されたら、すぐにケアを開始します。

★認知症の有無や入院前から物忘れが目立っていなかったか（認知機能低下）など、あらかじめ家族に確認しておくと、「認知機能の障害」がせん妄によって急激に生じたものなのかを判断するのに役立ちます。

発熱

ショック

呼吸数増加・SpO₂低下

尿量減少

意識障害

頻脈・徐脈

胸痛

腹痛

悪心・嘔吐

低血糖・高血糖

不眠

せん妄（不穏）

術後の急性疼痛

低栄養

摂食嚥下障害

ドクター
より

★スクリーニング・ツールは面倒がらずに何度も使用しましょう。評価に迷ったら複数人でチェックしてください。

せん妄のスクリーニング・ツール（DST）

A：意識・覚醒・環境認識のレベル

現実感覚

夢と現実の区別がつかなかったり、ものを見間違えたりする。例えば、ゴミ箱がトイレに、寝具や点滴のビンがほかのものに、さらに天井のシミが虫に見えたりするなど
①ある　②なし

活動性の低下

話しかけても反応しなかったり、会話や人とのやりとりがおっくうそうに見えたり、視線を避けようとしたりする。一見すると「うつ状態」のように見える
①ある　②なし

興奮

ソワソワとして落ち着きがなかったり、不安な表情を示したりする。あるいは、点滴を抜いてしまったり、興奮し暴力をふるったりする。ときに、鎮静処置を必要とすることがある
①ある　②なし

気分の変動

涙もろかったり、怒りっぽかったり、焦りやすかったりする。あるいは、実際に泣いたり、怒ったりするなど感情が不安定である
①ある　②なし

睡眠－覚醒のリズム

日中の居眠りと夜間の睡眠障害などにより、昼・夜が逆転していたり、あるいは、1日中、明らかな傾眠状態にあり、話しかけても、ウトウトしていたりする
①ある　②なし

妄想

最近新たに始まった妄想（誤った考えを固く信じている状態）がある。例えば、家族や看護師がいじめる、医者に殺されるなどと言ったりする
①ある　②なし

幻覚

幻覚がある。現実にはない声や音が聞こえる。実在しないものが見える。現実的にはありえない、不快な味やにおいを訴える（口がいつもにがい・しぶい・イヤなにおいがするなど）。体に虫が這っているなどと言ったりする
①ある　②なし

B：認知の変化

見当識障害

見当識（時間・場所・人物などに関する認識）障害がある。例えば、昼なのに夜だと思ったり、病院にいるのに、自分の家だと言うなど、自分がどこにいるかわからなくなったり、看護スタッフを孫だと言うなど、身近な人の区別がつかなかったりするなど
①ある　②なし

記憶障害

最近、急激に始まった記憶の障害がある。例えば、過去の出来事を思い出せない、さっき怒ったことも忘れるなど
①ある　②なし

C：症状の変動

現在の精神症状の発症パターン

現在ある精神症状は、数日～数週間前に急激に始まった。あるいは急激に変化した
①ある　②なし

症状の変動性

現在の精神症状は、1日の内でも出たり引っ込んだりする。例えば、昼頃は精神症状や問題行動もなく過ごすが、夕方～夜間にかけて悪化するなど
①ある　②なし

↓

せん妄の可能性あり

検査方法

1）最初に、「A：意識・覚醒・環境認識のレベル」について、上から下へ「①ある　②なし」についてすべての項目を評価する

2）次に、もし、A 列において、1つでも「①ある」と評価された場合「B：認知の変化」についてすべての項目を評価する

3）次に、もし、B 列において、1つでも「①ある」と評価された場合「C：症状の変動」についてすべての項目を評価する

4）「C：症状の変動」のいずれかの項目で「①ある」と評価された場合は「せん妄の可能性あり」、直ちに、精神科にコンサルトする

★注意：このツールは、患者面接や病歴聴取、看護記録、さらに家族情報などによって得られる全情報を用いて評価する。さらに、せん妄の症状は、1日のうちでも変動するため、少なくとも 24 時間を振り返って評価する

患者さん氏名　　　　　　　　　　　様（男・女）（年齢　　歳）

身体疾患名（　　　　　　　　　　　　　　　　　　）

検査年月日　　　　年　　　月　　　日

町田いづみ，青木孝之，上月清司，他：せん妄スクリーニング・ツール（DST）の作成．総合病院精神医学 2003；15（2）：152．より引用

✚ めざせ！　ベストプラクティス

せん妄が起こったときの初期対応

① 安心できる言葉をかける

- 患者さんは不安や苦痛を抱えていますが、注意や意識の障害によりそれらを適切に表現し伝えることが難しくなっています。そのため、看護師が否定的な言葉をかけたり声を荒げたりすると、さらに不安や苦痛が増強し、興奮を助長します。
- 認知機能の障害により現状理解も困難となっているため、現状の説明や説得は混乱を助長します。現状認識を促すよりも、不安や戸惑いなどの感情に焦点を当て、安心できる言葉がけや、訴えを否定せず受けとめるなど、落ち着いて冷静に対応します。

せん妄対応時の言葉がけの例

例1　落ち着かず、ルート類を触ろうとする

⭕ 気になりますよね。大事な管なので保護しておきますね
（見えないように工夫する）

❌ ここは触らないで！　まだ食事が摂れないから点滴が大事なんです。抜いてしまったらまた針を刺さないといけなくなりますよ

例2　点滴を抜いてしまっている

⭕ どうされましたか？・・・そうだったんですね。痛いところはありませんか？　パジャマが汚れているので着替えを手伝いますね

❌ はー（ため息）。なぜ抜いたんですか？抜かないで、といいましたよね

例3　そこに黒い服着た人がいる！

⭕ 私には見えませんが、いたら怖いですよね

❌ そんな人いませんよ。大丈夫ですから寝ましょう

例4　会社に行かないと！

⭕ 会社に行かないと、と気持ちが焦ってるんですね。会社にはご家族から連絡されていると聞いていますが、夜中なので、朝になってから確認しませんか？（時計を示す）

❌ ここは病院ですよ。昨日手術したじゃないですか。行かなくていいです。横になってください

② 安全対策を複数人で行う

- 声をかけながら患者さんの視界に入ってゆっくりと患者さんに近づき、看護師の安全のため可能であれば複数人で対応します。
- ルートやカテーテルの整理をしながら長さや固定方法を工夫し、患者さんにできるだけ見えないようにします。支柱台やモニターなども患者さんの

発熱

ショック

SpO₂低下・呼吸数増加

尿量減少

意識障害

頻脈・徐脈

胸痛

腹痛

悪心・嘔吐

低血糖・高血糖

不眠

せん妄（不穏）

術後の急性疼痛

低栄養

摂食嚥下障害

★4人部屋でのこと。術後1日目、せん妄のため隣のベッドの人の点滴を抜いてしまった患者さんがいました。怖くなった隣のベッドの患者さんがナースコールを押して発覚しました。

視野に入らない安全な場所に置くなど工夫をします。ベッドサイドの物品なども、患者さんの手の届く範囲には置かないなど、環境整備も行います。

3 アセスメントツールを用いて、せん妄かどうかを評価

●アセスメントツールは多数ありますが、施設や状況に応じたツールを使用し、せん妄の有無を評価します。

4 せん妄の「促進因子」と「直接因子」を確認し、取り除く

鉄則　せん妄の要因を見きわめる

●せん妄は複数の要因が重なって発症します。せん妄の要因を「準備因子」「促進因子」「直接因子」の3つに分けて整理し、「促進因子」と「直接因子」をできるだけ取り除くケアを始めます。

せん妄の3因子

準備因子　高齢や脳梗塞の既往など、脳の器質的な脆弱性を示す事柄
- ▶70歳以上　▶認知症や認知機能低下　▶アルコール多飲　・せん妄の既往
- ▶脳器質障害やその既往（脳出血・脳梗塞・頭部外傷・脳転移など）
- ▶重篤な身体疾患　▶侵襲の高い手術や処置
- ▶ベンゾジアゼピン系&非ベンゾジアゼピン系睡眠薬・抗不安薬の内服

促進因子　疼痛やルート類の拘束感、難聴など、脳の負担を増加させ、せん妄発症を促進させる事柄

身体的苦痛
疼痛・絶食・口渇・掻痒感・便秘や下痢・頻尿・低栄養
睡眠障害・難聴・視力障害・安静臥床・ルート類の拘束感
おむつ内汚染や発汗による不快感など

環境面の変化やストレス
入院（特に緊急入院）・ICU入室・病棟や病室移動
騒音・悪臭・明るさ・室温・夜間の処置やケアなど

心理面のストレス
不安感・恐怖感・孤独感など

直接因子　感染や脱水など、せん妄発症の直接的な原因となる身体的要因や薬剤

感染（炎症・発熱）、脱水・低酸素・電解質異常・貧血・高血糖・DIC・心不全・肝不全・腎不全・脳器質障害・手術侵襲
薬剤（ベンゾジアゼピン系&非ベンゾジアゼピン系睡眠薬や抗不安薬・抗コリン薬・ステロイド・オピオイド・抗ヒスタミン薬・H_2ブロッカー・抗パーキンソン薬など）

せん妄発症

発熱

ショック
SpO₂低下
呼吸数増加・

尿量減少

意識障害

頻脈・徐脈

胸痛

腹痛

悪心・嘔吐

高血糖
低血糖

不眠

鉄則 全身状態の管理と観察は大原則

●せん妄が発症したら、「促進因子」「直接因子」を確認することから始めますが、患者さんは適切に苦痛や不快感を訴えることができません。患者さんの置かれた状態から身体的・心理的苦痛を予測し、綿密な全身状態の観察を行って因子を確認することが必要です。五感とバイタルサインや検査データなども駆使し、可能性のある因子は積極的に取り除きます。

●「準備因子」があるということは、その患者さんはせん妄発症の準備状態にあるといえます。「準備因子」は取り除くことができませんが、入院時にせん妄ハイリスクとして認識し、定期的にモニタリングを行い、せん妄発症の早期発見に努めます。

★これらは看護師が普段から行っている全身管理と看護ケアそのものであり、1つずつ確認しながらていねいに行うことが、せん妄の改善につながります。

> 「準備因子」のアルコール多飲やベンゾジアゼピン系＆
> 非ベンゾジアゼピン系睡眠薬・抗不安薬内服に該当する場合

　専門的な薬物調整が必要なため、精神科医師や精神科リエゾンチームに相談します。

　アルコールを多量に飲用していた人が入院によって急に断酒すると、2～4日後ころに離脱症状としてのせん妄（発汗・振戦・小動物や虫、小人の幻覚などが特徴）が生じる可能性があります。ベンゾジアゼピン系睡眠薬や抗不安薬を長年常用している場合にも、急な中断により不眠や離脱症状によるせん妄が生じる場合があります。入院時に情報をキャッチし、専門医に相談しておくとよいでしょう。

鉄則 不眠時、不穏時指示薬は安全な薬剤を早めに投与する

5 迷わず早めに指示薬を使用

●せん妄アセスメントツールでせん妄の可能性ありと評価したら、4と同時進行ですぐに**指示薬***を使用しましょう。患者さんの苦痛を軽減し安全を確保するためにも、指示薬がある場合は早めに使用します。

★
「不眠時」の指示薬の例
　ブロチゾラム（レンドルミン®）やゾルピデム（マイスリー®）、ヒドロキシジン塩酸塩（アタラックスP®）が設定されていることが多いですが、これらはせん妄を増悪させる可能性があります。ほかの安全な薬剤であるスボレキサント（ベルソムラ®）やトラゾドン塩酸塩（レスリン®）に変更するなど、医師に相談しましょう。

「不穏時」の指示薬の例
　リスペリドン液（リスパダール®内用液）やハロペリドール注射液（セレネース®注）が設定されていることが多いです。これらは興奮を鎮める対症療法で、せん妄の治療薬ではありません。リスペリドン液（リスパダール®内用液）は半減期が長いため、高齢者や夜間遅い時間に使用すると日中に残存する可能性があります。クエチアピンフマル酸塩（セロクエル®）は糖尿病の患者さんには使用できませんが、半減期が短いため使用しやすいです。内服不可時に使用できる薬剤はハロペリドール注射液（セレネース®注）やアセナピンマレイン酸塩（シクレスト®舌下錠）などがありますが、専門の医師に相談するのがよいでしょう。

6 非薬物療法によるケアを継続して行う

●看護師は 24 時間継続的にかかわることができ、せん妄の改善に大きな役割を果たします。看護チームで情報を共有し、継続したケアが行えるよう計画を立てて実践しましょう。

せん妄の臨床指針による介入内容

認知機能や見当識障害への対策	▶カレンダーや時計の設置 ▶日時や場所、入院の目的を伝える ▶自己紹介とスケジュールの説明 ▶使い慣れた日用品の使用
身体要因への対策	▶脱水や低栄養の改善 ▶便秘の緩和 ▶疼痛の評価やコントロール ▶ベンゾジアゼピン系睡眠薬、向精神薬の併用への対処
不動化への対策	▶早期離床 ▶日中の可動域の運動 ▶リハビリテーションの取り入れ ▶点滴やカテーテル、ドレーン類の最少化（早期抜去を考慮）
視覚障害や聴力障害への対策	▶普段使用している眼鏡や補聴器の使用 ▶大きな声でゆっくりとわかりやすい言葉で話しかける ▶ナースコールは見えやすく手の届きやすい場所に設置
睡眠障害への対策	▶昼夜のリズムを整えるための照明の調節 ▶騒音対策 ▶夜間の医療行為を避ける ▶睡眠を妨げない投薬（利尿薬は日中に投与するなど） ▶日中の離床と午睡しないための刺激や面会

日本総合病院精神医学会せん妄指針改訂班編：増補改訂せん妄の臨床指針〔せん妄の治療指針第 2 版〕. 星和書店,東京，2015：44-45. を参考に作成

あるある事例で 先輩はこうする！

 どうされましたか？

 帰らないと。下で待ってるからな。

 そうなんですね。それなら汚れているので着替えませんか？　血も出ているし。

 はぁ？…おーい、△子ー！

●ナースコールでほかの看護師に応援を依頼。補聴器を装着し、寝衣の汚染と更衣について説明する。留置針抜去部の止血を行い、更衣を介助しながら全身状態を確認。濃縮尿の汚染ありおむつ交換も行う。寝具や寝衣を整え、支柱台やオーバーテーブルをベッドから離し、危険物も除去。

●体温が 38.5℃あり発熱時指示薬を投与。ほかのバイタルサインや腹部症状の異常なし。

発熱

ショック

呼吸数増加・SPO₂低下

尿量減少

意識障害

頻脈・徐脈

胸痛

腹痛

悪心・嘔吐

低血糖・高血糖

不眠

せん妄（不穏）

術後の急性疼痛

低栄養

摂食嚥下障害

ここで差がつく！ 医師への報告

S 状況
○○病棟の看護師△です。811号室の高槻さんが<u>落ち着きなく興奮し</u>、末梢ルートを自己抜去されました。38℃台の発熱と濃縮尿もあり、<u>興奮が持続</u>しています。

B 背景
高槻さんは盲腸がんで術後1日目の方です。日中からつじつまの合わない言動はありましたが、もともとは独居で入院時はしっかりされていました。ほかのバイタルサインや腹部症状などの異常はありません。

A 評価
発熱には指示薬を使用して様子をみていますが、脱水の可能性もありせん妄と考えます。

R 提案
末梢ルートの確保が必要ですが興奮も持続しているので、応援と薬剤の指示をお願いします。採血と追加の点滴も準備しておいたほうがよいですか？

私はこういうとき、「ところで今、患者さんは何をしている？　立ち上がっている？　寝ている？」と聞いています。興奮が続いているのか、少し落ち着いているのか、すぐに鎮静薬を打つ必要があるのか、まず患者さんが今どのような状態か知りたいのです。ベッド上に立っているときは、転倒などのリスクがあるのですぐに駆けつけないといけませんし、数人で対応しないと危険です。寝ているのなら、ゆっくり行けばいいと思います。

点滴自己抜去するほどの興奮なので急を要します。せん妄の前に発熱、脱水に対する治療を優先し、身体的な苦痛がトリガーとなっている可能性を除外してから、せん妄治療を考慮します。興奮がひどく自傷するようなときには身体拘束も考慮します。

"せん妄"患者をみる 鉄則

1 せん妄の要因を見きわめる

2 全身状態の管理と観察は大原則

3 不眠時、不穏時指示薬は安全な薬剤を早めに投与する

（松本真理子）

引用・参考文献
1) 小川朝生, 佐々木千幸編：DELTA プログラムによるせん妄対策 多職種で取り組む予防, 対応, 情報共有. 医学書院, 東京, 2019.
2) 町田いづみ, 青木孝之, 上月清司, 他：せん妄スクリーニング・ツール（DST）の作成. 総合病院精神医学 2003；15（2）：152.
3) 井上真一郎, 井上尚子, 大柳貴恵, 他：せん妄に効果的な非薬物療法的アプローチについて. 臨床精神薬理 2017；20（2）：199-206.
4) 日本総合病院精神医学会せん妄指針改訂班：増補改訂せん妄の臨床指針〔せん妄の治療指針第2版〕. 星和書店, 東京, 2015.

病棟でみる頻度 ★★☆　　緊急度 ★★☆

14 術後の急性疼痛

何が原因なのかを探る視点でみる

術後の急性疼痛 あるある

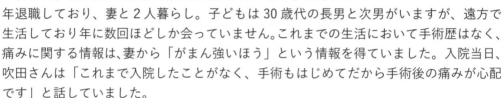

【事例紹介】

吹田智彦さん、64歳男性。

定期受診の検査で大腸がんが発見され、手術目的で入院となりました。既往歴に高脂血症と高血圧があります。仕事は定年退職しており、妻と2人暮らし。子どもは30歳代の長男と次男がいますが、遠方で生活しており年に数回ほどしか会っていません。これまでの生活において手術歴はなく、痛みに関する情報は、妻から「がまん強いほう」という情報を得ていました。入院当日、吹田さんは「これまで入院したことがなく、手術もはじめてだから手術後の痛みが心配です」と話していました。

大腸がんに対し、開腹結腸部分切除術が施行されました。疼痛コントロールとして、疼痛時にアセトアミノフェン1000mgの指示が出ていました。術後1日目から離床と経口水分の許可が出ています。夜勤帯の看護師から「疼痛時にアセトアミノフェンを投与していますが、吹田さんは体の向きを変えるだけでも痛みが強くなり、動きたくないと言っている」という申し送りがありました。

術後1日目の日勤帯で吹田さんを担当することになりました。

⇨ さて、あなたなら、どのように対応しますか？

✚ はずせない "術後の急性疼痛" アセスメント

痛みの定義と種類

- 国際疼痛学会では、痛みを「実際に何らかの組織損傷が起こったとき、あるいは組織損傷が起こりそうなとき、あるいはそのような損傷の際に表現されるような、不快な感覚体験および情動体験」[1] と定義しています。

- 痛みは主観的な症状であり、心理社会的、スピリチュアルな要素の修飾を受けます。

痛みのメカニズム

- 手術による外科的操作により、侵襲として組織が損傷されると生体反応としてプロスタグランジンなどの化学物質が侵害受容器を活発化、反応の閾値を低下させ感受性が亢進します。その結果、安静時に自発痛を感じ、組織損傷部位を刺激されるとさらに痛みが増強します。

- 痛みは、「侵害受容性疼痛」「神経因性疼痛」「心因性疼痛」に分類されます。術後の急性疼痛は侵害受容性疼痛であり、「体性痛」と「内臓痛」に分類されます。

- 痛みの特徴として、手術後 12 ～ 36 時間までが最も痛い疼痛として出現し、術後 2 ～ 3 日で徐々に軽減する経過をたどります。この時期以降に安静時疼痛が増強した場合は、感染など新たな侵害刺激の出現を考える必要があります。

★正確な情報の提供は、患者さんの不安の軽減につながります。

侵害受容性疼痛の種類

		損傷（炎症）部位	痛みの特徴
体性痛	表面	手術創部（皮膚・粘膜）ドレーン挿入部	鋭い・限局性
	深部痛	筋肉・腱・関節・骨膜	うずく痛み・限局性
内臓痛	内臓	手術操作や内臓の切除または吻合によるもの	うずく痛み・限局不明・関連痛

術後における鎮痛の必要性

鉄則 術後急性疼痛は、離床の遅れや呼吸器合併症などを引き起こし、術後の回復を遅らせる

- ICU に入室した気管挿管患者の 56％が何らかの処置時に疼痛を感じており、安静時でも 33％が疼痛を感じているという報告があります[2]。

- 疼痛がコントロールされていない状態では、高カテコラミン血症により末梢動脈が収縮し、組織酸素分圧が低下し、タンパク異化亢進、高血糖、創傷治癒の遅延、創感染リスクが増加します。さらに、上腹部の術後で創部痛があると深呼吸や自己排痰が十分行えず、呼吸器合併症のリスクも増加します[3]。

- 例えば開腹手術は、腹腔鏡手術と比較すると創部の範囲が大きいため、禁忌がなければ硬膜外鎮痛法が使用されます。腹部手術において術後急性疼痛がコントロールできていない場合、排痰機能が低下し、肺炎

★近年の鎮痛・鎮静ガイドラインの方向性として、しっかりと鎮痛した後に鎮静を行います。鎮痛・鎮静と書いても、鎮静・鎮痛とは書きませんよね。まずは痛みを取ってからです。

などの呼吸器合併症のリスクが上昇します。そのため、術後患者の早期回復には術後急性疼痛に対する適切な鎮痛管理が重要となります。

●これまで、高侵襲手術後の鎮痛薬はオピオイドに強く依存していましたが、**術後悪心・嘔吐**★、傾眠、呼吸抑制、尿閉などの合併症が問題となっていました。そこで、これらの合併症を最小限にするために **ERAS**®★による**多角的鎮痛法**★が効果的であるといわれています[4]。

悪心・嘔吐→ p.76

術後悪心・嘔吐（postoperative nausea and vomiting：PONV）
　多角的鎮痛法を用いることでオピオイドの使用量を減らすことができ、PONVの発生率も低下します。さらにPONVに対する不安を軽減するためには、術前からの十分な情報提供が重要であることが明らかとなっています。

ERAS®**（enhanced recovery after surgery）**
　ERASプロトコールという24項目に及ぶ推奨事項があり、これらを組み合わせ、術前、術中、術後にわたり介入する周術期管理のことです。ERAS®の効果として合併症率の低下、術後在院日数の短縮、医療費の削減が挙げられます[5]。

多角的鎮痛法（multimodal analgesia）
　まず手術部位に対する局所麻酔薬を用いた鎮痛を行い、アセトアミノフェンやNSAIDsなどの非オピオイドの全身投与や、作用機序の違う薬剤を組み合わせ使用します。それでも十分な鎮痛が得られなければオピオイドを使用します。

> 先輩ナース
> より
>
> ★ERASプロトコールの項目には、小切開・ドレーン留置なしや短時間作用型麻薬の使用、硬膜外麻酔・鎮痛などがあり、いかに術後急性疼痛のコントロールが重要であるかが伺えます。

ERAS プロトコールにおける多角的鎮痛法

**オピオイドの
全身投与**
局所麻酔や非オピオイドによる鎮痛が不十分な場合に控えめに使用する

**非オピオイドの全身投与
作用機序の違う薬剤を組み合わせて使用する**
アセトアミノフェン・NSAIDs・ガバペンチン
ケタミン・リドカイン・α_2アゴニスト・グルココルチコイド

**局所麻酔を用いた鎮痛
侵襲部位と侵襲度を考慮**
硬膜外麻酔・脊髄クモ膜下腔麻酔、末梢神経ブロック、局所浸潤麻酔

薬剤を使用する順序

Dunkman WJ, Manning MW. Enhanced recovery after surgery and multimodal strategies for analgesia. *Surg Clin North Am* 2018; 98: 1171-1184. より

鎮痛薬の特徴と使用時のポイント

鉄則 術後急性疼痛に使用する薬剤に関する知識を習得する

- ERAS プロトコールにおける多角的鎮痛法は、作用機序の違う鎮痛薬を併用することによって痛みの経路を複数箇所で抑制します。そのため単剤でコントロールするよりも効果的であるといわれています。
- オピオイドの使用量を減らすことができれば、副作用を抑えることにつながります。

★薬剤に関する知識は、しっかり理解することで患者さんの疼痛軽減につながります。

鎮痛薬の作用機序と特徴

	作用機序	特徴
局所麻酔薬	【硬膜外・脊髄クモ膜下腔鎮痛法】 分節性に痛みを取ることが可能、局所麻酔薬による交感神経ブロックは、末梢循環を改善し臓器血流を増やし、手術部位の血流を改善し創傷治癒を促進する 【末梢神経ブロック】 易感染性や出血傾向、抗凝固・抗血小板療法により硬膜外鎮痛法を選択しにくい症例に実施 【上記で使用する局所麻酔薬】 アミド型長時間作用性局所麻酔薬（アナペイン、ポプスカイン）は運動神経遮断作用に比べ感覚神経遮断作用が強い	▶神経伝導を可逆的に遮断し鎮痛効果を発揮する ▶体動時の鎮痛には最も有効 ▶創周囲への浸潤麻酔などは術直後に効果がある
アセトアミノフェン	▶痛みのシグナルは末梢神経終末→脊髄→脳へと上行性に伝達されるが、逆に中枢側である脳から脊髄へと下行性に痛みを抑制するシグナルを伝達する経路がありこの経路のことを下行性抑制系と呼ぶ。アセトアミノフェンはこの下行性抑制系を活性化することで鎮痛効果をもたらすと推定されている ▶アセトアミノフェンには鎮痛・解熱作用があるが、抗炎症作用はほとんどない	▶アセトアミノフェンにはNSAIDs のような胃腸障害や腎障害の副作用はない。しかしアセトアミノフェンの副作用として肝障害には注意が必要
非ステロイド性抗炎症薬（NSAIDs）	▶COX（シクロオキシゲナーゼ）の活性化を阻害し、発痛増強物質であるプロスタグランジンの中でも特にプロスタグランジン E_2（PGE_2：起炎物質・発痛増強物質）の産生を抑制する ▶NSAIDs は主に PGE_2 の合成抑制によって鎮痛・解熱・抗炎症作用を発揮する	▶胃腸障害や腎障害などの副作用がある ▶抗炎症作用があるため組織損傷が強い創部には有効性が期待できる ▶循環、呼吸、腸管運動抑制がない
オピオイド	▶モルヒネ、オキシコドン、フェンタニルなど多くのオピオイドによる鎮痛作用は、主に μ オピオイド受容体を介して発現する ▶μ オピオイド受容体を介した鎮痛作用は、脊髄における感覚神経による痛覚伝達の抑制や視床や大脳皮質知覚領域などの脳内痛覚情報伝導経路の興奮抑制といった上行性痛覚情報伝達の抑制に加え、中脳水道周囲灰白質、延髄網様体細胞および大縫線核に作用し、延髄－脊髄下行性ノルアドレナリンおよびセロトニン神経からなる下行性抑制系の不活化などによる	▶中枢神経系のオピオイド受容体に作用する ▶体動時の鎮痛には効果的

発熱

ショック

呼吸数増加・SpO_2 低下

尿量減少

意識障害

頻脈・徐脈

胸痛

腹痛

悪心・嘔吐

低血糖・高血糖

不眠

せん妄（不穏）

術後の急性疼痛

低栄養

摂食嚥下障害

痛みの評価スケール

★一般的には NRS
が使われていること
が多いですが、患者
さんが使いやすいも
のを選択します。

鉄則 患者さんの訴えに耳を傾け情緒的サポートを行いな
がら、痛みのスケールを用いて客観的に評価する

●医師をはじめとする医療者間で共通の痛みのスケールを使用すること
が大事です。患者さんの痛みの程度を客観的に把握することができ、
円滑な術後急性疼痛コントロールにつながります。

疼痛の強さを量的に評価するスケール

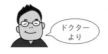

★私は NRS で伝えられるのがわか
りやすくて好きです。他は、電話
で言われてもわかりにくくて…。

NRS Numerical Rating Scale

0	1	2	3	4	5	6	7	8	9	10

VAS Visual Analogue Scale

まったく痛みがない　　　　　　　　　これ以上の強い痛みは考えられない、
　　　　　　　　　　　　　　　　　　または最悪の痛み

VRS Verbal Rating Scale

痛みなし	少し痛い	痛い	かなり痛い	耐えられないくらい痛い

FPS Faces Pain Scale

目標鎮痛レベル

★特に高齢者の場
合、ADL 低下、不眠、
社会活動低下、抑う
つ、不安障害などへ
つながる可能性が高
いため、疼痛由来の
症状を理解しておく
必要があります。

●術後目標鎮痛レベルは安静時で眠ることができる程度（NRS 2 程度ま
で）、体位変換やリハビリテーション時などの体動時に創部痛増強に
よる行動の抑制が起きない程度にコントロールします。それと併せ、
鎮痛薬使用に伴う吐き気や消化管運動低下などの副作用を最小限に留
める必要があります。

●認知機能が低下した高齢者には注意が必要です。生理学的に高齢にな
るにつれ疼痛閾値は上昇し、痛みを感じにくくなり、重症化のサイン
を見逃してしまうことが懸念されます。

●いったん痛みを感じると、耐えることが困難になるケースもあります。

発熱

ショック

呼吸数増加・SpO₂低下

尿量減少

意識障害

頻脈・徐脈

胸痛

腹痛

悪心・嘔吐

低血糖・高血糖

不眠

せん妄（不穏）

術後の急性疼痛

低栄養

摂食嚥下障害

認知機能が低下した高齢者にみられる痛みによる症状

行動	例
顔の表情	顔をしかめたり、額にしわを寄せる、悲しい・怖がった顔、目をぎゅっと閉じる、まばたきが速くなる
声や話し方	ため息をつく、うめく、うなり声を出す、呼吸が荒くなる、助けを求める、口が悪くなる
体の動き	体が緊張し硬くなる、そわそわする、抵抗・防御する動き、歩行や動きが変わる
様子や行動 他人とのかかわりの変化	ケアに抵抗し攻撃的になる、社会的な交互関係が減る、社会的に不適切・破壊的な行動を取る、引きこもる
日常生活パターンの変化	食べものを拒否する、安静時間が増える、睡眠や安静の様式が変化する、徘徊が増える
精神状態の変化	泣く、混乱の悪化、怒りやすい、苦しんでいる

Peroyakoi V. Chapter 16: Persistent pain. In: Durso SC, et al. Geriatric Review Syllabus. 8th ed. New York: American Geriatric Society, 2013, 128-139.

✚ めざせ！　ベストプラクティス

術前に行うべき術後急性疼痛に対するケア

1 まずは患者の痛みに関する情報を収集する

- 日々の臨床実践において術後の患者さんを担当する場合、事前に術後急性疼痛について予測しておくことが重要です。
- 入院時に「年齢、これまで経験した疼痛、手術経験、痛みに対する認識、価値観、対処法」など患者さんの痛みに関する情報を集めます。

2 術後急性疼痛に対する患者の不安を軽減する

- まず、痛みをがまんしなくてよいことを患者さんに伝えることが大切です。
- 患者さんは入院自体にストレスを感じています。また、入院期間の短縮化が図られ、手術までの日数も短縮されています。入院後は慣れない環境の中でさまざまな検査や処置が続きます。そのため、自らの不安や心配事を医療者に話す機会は限られています。

3 術後に使用する鎮痛薬に関する情報を提供する

- 特に術後疼痛に関する不安が強い場合は、使用薬剤名や投与方法、定期／非定期、痛みのスケールなどについてあらかじめ説明しておくことで、患者さんの術後急性疼痛に対する不安は軽減します。

★特に高齢者の中には「痛みはがまんするもの」という認識をもっている人がいます。

★患者さんは、医師から手術に関する説明を受けますが、改めて手術に関する内容を聞いてみると十分理解できていないことがあります。そこで、看護師は患者さんが理解できていない部分を平易な言葉を用いて補足します。

術後急性疼痛を軽減させるためのケア

痛みの評価スケール
→ p.110

先輩ナース
より

★患者さんの認知機能を考慮し、患者さんが痛みを表現しやすいスケールを選択しましょう。

★患者さんによって薬剤の効果時間が異なります。担当ナースとして把握しましょう。

ドクター
より

★私も約10年前に直腸がんの手術を受けました。硬膜外麻酔のため、術後翌日から歩行ができ、疼痛コントロールとして役に立ちました。ただ、くしゃみや咳、笑ったりすると、ものすごく痛いです。

1 痛みの強さはスケールを用いて評価する

●患者さんの主観的な痛みを医療者で共有するためには共通の物差しが必要です。

2 使用薬剤の投与量、投与間隔

●使用した薬剤が術後急性疼痛を軽減させることができたかを、定期的に評価する必要があります。また、薬剤による副作用についても観察する必要があります。特に術後24時間以内は急性疼痛が強い時期であるため、細やかな観察が必要となります。

●薬剤の効果が十分でない場合は、1回投与量や投与回数を増やすことが可能か医師と検討します。さらに、作用機序の違う薬剤を併用することも考慮します。

3 術後急性疼痛を軽減させるための非薬物療法

鉄則 **患者さんにかかわる医師や薬剤師、理学療法士を巻き込み、痛みを最小限にするために調整の役割を担う**

●不安や恐怖の程度、不眠や不快感などによって疼痛の閾値は低下し、痛みを感じやすくなる可能性があります。そのため、術後の急性疼痛に関する情報と具体的な鎮痛方法について伝え、安心感を与えます。

●筋緊張している部位の**マッサージ**☆などによってリラクセーションを図り、患者さんとコミュニケーションを取りながら痛みが一番軽減する**ポジショニング**☆についても検討します。

☆
マッサージ
　痛みが軽減する作用機序は、内因性モルヒネ様物質の増加、血流およびリンパ循環の改善などです。脊髄に痛みをコントロールするゲートがあり、痛みの情報が伝わると脊髄のゲートが開いて脳に痛みが伝わります。さすったり、なでると、ゲートが閉ざされて痛みが脳に伝わらないという「ゲートコントロール説」などがあります。

☆
ポジショニング
　痛みのある部位に圧迫やねじる動きなど負担をかけないようにします。看護師だけではなく、理学療法士によるアプローチが効果的なこともあります。
　理学療法の分野では、疼痛に対する効果的な物理療法として急性期（発症から2週間以内）は寒冷療法などがあり、亜急性期（発症から2〜4週間以内）は温熱療法を取り入れるとよいとされています。

4 チーム医療の活用

●夜間の不眠を訴える場合は、リエゾン精神チームなどを活用し、睡眠薬や抗不安薬の使用を考慮します。

不眠→ p.91

●近年、周術期管理として**術後疼痛管理チーム（APS）**★が術後急性疼痛への介入を行っている施設もあります。

★

術後疼痛管理チーム（acute pain service：APS）

　APS は麻酔科医、薬剤師、看護師、栄養士などから構成されたチームです。鎮痛は患者さんの基本的な権利であることを示し、術後急性疼痛をコントロールすることで、在院日数、コスト、合併症を低下させたという研究結果もあります。

あるある事例で / ## 先輩はこうする！

 吹田さん、夜中に痛みがあったみたいですが、痛みの場所はどこですか？　その痛みはどのように痛みますか？

 手術した傷のまわりがズキズキ痛いです。夜は寝ているだけだからがまんしようと思ったけど、これ以上は無理。咳もできない。

 これまで経験した一番の痛みを 10 点、痛みがない状態を 0 点とすると今の痛みは何点ぐらいですか？

 ベッドで寝ているときは 7 点くらい、体を動かそうとすると 10 点になる（眉間にしわを寄せやや前かがみになっている）

●上記の状態から、吹田さんの痛みを早急にコントロールしなければ、本日予定されている経口水分摂取や離床は困難になることが予測されます。
●痛みの場所と種類から侵害受容性疼痛であり、NRS：10 点と何らかの薬理学的介入が必要な状況です。

ここで差がつく！ 医師への報告

| S 状況 | ○病棟の看護師△です。611 号室の吹田さん、大腸がん術後 1 日目の患者さんです。夜間にアセトアミノフェン 1000mg を使用しましたが、創部の痛みを訴えています。安静時 NRS は 7 点で体動時は 10 点です。 |

| B 背景 | 吹田さんの訴えから創部痛の増悪が考えられます。夜間にアセトアミノフェンを使用していますが、不定期の投与であるため、十分鎮痛できていない状況です。 |

| A 評価 | 現在の鎮痛管理では本日の経口水分摂取や離床を進めることが難しくなるかもしれません。 |

発熱
ショック
呼吸数増加・SpO₂低下
尿量減少
意識障害
頻脈・徐脈
胸痛
腹痛
悪心・嘔吐
高血糖・低血糖
不眠
せん妄（不穏）
術後の急性疼痛
低栄養
摂食嚥下障害

鎮痛薬を定期投与へ変更し、それでも鎮痛が十分でなければ作用機序の違う薬剤の投与が必要になると思います。一度診察をお願いします。

 ドレーン排液に異常がないかも報告してください。

 痛みの様子がわかりやすいです。痛みが体動で変化する様子などから、創部痛が主か? などと考えられます。リハビリ強度を変えずに様子をみるか、鎮痛薬を投与するかの判断にもつながります。

報告から、アセトアミノフェンを不定期でアレルギーや副作用もなく使用できていることがわかるので、定期薬として使用しやすく、指示がすぐに出せます。

投与後、何時間ぐらい痛みがコントロールできていたのかわかるとベストです。3〜4時間はOK、投与後リハビリができたとか、効果とその持続時間が知りたいです。定期与薬の間隔も決定しやすいです。

"術後の急性疼痛を訴える"患者をみる 鉄則

1 術後急性疼痛は、離床の遅れや呼吸器合併症などを引き起こし、術後の回復を遅らせる

2 術後急性疼痛に使用する薬剤に関する知識を習得する

3 患者さんの訴えに耳を傾け情緒的サポートを行いながら、痛みのスケールを用いて客観的に評価する

4 患者さんにかかわる医師や薬剤師、理学療法士を巻き込み、痛みを最小限にするために調整の役割を担う

（豊島美樹）

引用文献

1）Pain terms: a list with definitions and notes on usage. Recommended by the IASP Subcommittee on Taxonomy. *Pain* 1979；6：249.
2）Gerald C, Mustapha S, Eric B, et al. A prospective study of pain at rest: incidence and characteristics of an unrecognized symptom in surgical and trauma versus medical intensive care unit patients. *Anesthesiology* 2007; 107: 858-860.
3）Kavanagh BP, Katz J, Sandler AN. Pain control after thoracic surgery: a review of current techniques. *Anesthesiology* 1994; 81: 737-759.
4）Dunkman WJ, Manning MW. Enhanced recovery after surgery and multimodal strategies for analgesia. *Surg Clin North Am* 2018; 98: 1171-1184.
5）Fearon KCH, Ljungqvist O, Von Meyenfeldt M, et al. Enhance recovery after surgery: a consensus review of clinical care for patients undergoing colonic resection. *Clin Nutr* 2005; 24: 466-477.

発熱

ショック

呼吸数増加・SpO₂低下

尿量減少

意識障害

頻脈・徐脈

胸痛

腹痛

悪心・嘔吐

低血糖・高血糖

不眠

せん妄（不穏）

術後の急性疼痛

低栄養

摂食嚥下障害

病棟でみる頻度 ★ ★ ★　　緊急度 ★ ★ ☆

15 低栄養

栄養療法を駆使しよう！

低栄養 あるある

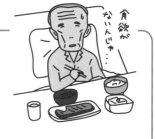

【事例紹介】

大阪純一さん、82歳男性。

4日前に肺炎で入院しました。

入院時の身体計測では身長172cm、体重50kg、BMI 16.9でした。

入院前のADLは問題なく、1人で近所に外出などもしていたようですが、入院後は倦怠感があり、トイレに行く以外は歩いているところを見かけません。

本日のバイタルサイン、血液データは体温37.7℃、脈拍92回/分、呼吸数20回/分、血圧146/78mmHg、SpO₂ 95％（室内気）、WBC 12000/µL、CRP 9.5mg/dL、Alb 2.5g/dLでした。

入院後は1800kcalの常食を提供していましたが、毎回1～2割程度しか摂取できていません。むせはありません。なぜ食べていないのかを聞いたところ「食欲がない」と返答がありました。

食事摂取量が少ないため点滴でソルデム3Aを1000mL/日投与されていました。

⇨ さて、あなたなら、どのように対応しますか？

➕ はずせない "低栄養" アセスメント

鉄則 まずは「必要な栄養がどの程度満たされているか」
「患者さんの現在の栄養状態」をアセスメント

● 低栄養とは、栄養摂取量が必要量より少ない状態のことをいいます。同じような言葉で栄養障害がありますが、栄養障害は低栄養だけではなく、肥満などの過栄養も含みます。

● 低栄養になると、免疫能が低下して感染症にかかりやすくなったり、手術の合併症や化学療法の有害事象が増えたり、褥瘡などの創傷が治りづらくなったりと治療がうまくいかない結果となる可能性があります。そのため低栄養の患者さんには適切な栄養サポートを行う必要があります。

ドクターより

★低栄養は、すべての治療成績を悪くします。

115

必要な栄養がどの程度満たされている？

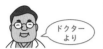

★多くの場合、投与エネルギーは「30kcal×体重 kg」で計算します。
肥満の場合は「30kcal×標準体重」です。

●患者さんが1日に必要なエネルギー量を計算します。

●体重1kg当たり25～30kcalとする、いわゆる簡易式が便利です。例えば50kgの患者さんであれば50kg×30kcal＝1500kcal/日が必要エネルギー量になります。

簡易式 1日の必要エネルギー量（kcal/日）＝25～30kcal×体重 kg

●次に、現在患者さんがどれくらいのエネルギー量を摂取できているかを計算します。

★食事摂取量や点滴、経腸栄養の投与量を合算します。

患者さんの現在の栄養状態は？

●栄養状態を評価する指標はいろいろありますが、臨床で最もよく使用されているのは身体計測と血液検査です。

1 身体計測

●身体計測には代表的な身長、体重、BMIのほかに、上腕の周囲長や皮下脂肪の厚さを計測するなどの方法があります。

●特に重要なのは体重です。栄養療法の基本的な目標は「理想体重の維持」であり、また体重はエネルギー投与量の算出や、栄養療法の効果判定にも使用します。

●BMIは肥満の判定に用いられる体格基準で、簡便に算出できるため栄養指標としてよく使われます。日本肥満学会ではBMI＝22を標準（理想）体重として、18.5未満を低体重としています[2]。

2 血液検査

●栄養指標となる血液検査にはアルブミン、コリンエステラーゼ、総リンパ球数、**rapid turnover protein**（RTP）★のレチノール結合タンパク、トランスサイレチン（プレアルブミン）、トランスフェリンなどがあります。その代表はアルブミンです。

rapid turnover protein（RTP）

　アルブミンは血中半減期が長いため慢性的な栄養障害の指標としては有用ですが、急性期における栄養指標には適しているとはいえません。RTP は半減期が短く変動が迅速なため、急性期の栄養指標として用いられ、栄養状態の変動を早期に把握することが可能となり、実施した栄養療法の効果を早期に判定することができます。

検査項目	血中半減期（日）
アルブミン	21
レチノール結合タンパク	0.5
トランスサイレチン（プレアルブミン）	1.9
トランスフェリン	7

RTP（レチノール結合タンパク、トランスサイレチン、トランスフェリン）

栄養管理のポイントはタンパク質

- 栄養が不足すると、まずは肝臓に貯留したグリコーゲン（糖質）を分解します。しかしグリコーゲンは 900kcal 程度しかないため 1 日絶食するとなくなってしまいます。

- 次に分解されるのは脂肪です。脂肪は人にもよりますが 1 か月分くらいにはなります。

- 脂肪も使い果たしてしまうと、最後に筋肉などのタンパク質を分解していきます。タンパク質が減っていくと、いろいろな障害が生じ最終的には死に至ります。つまり栄養管理はタンパク質の喪失をいかに抑えるかということが重要になります。

タンパク質が喪失すると…

除脂肪体重*
LBM 100%　（健常時）

タンパク喪失

- ▶筋肉量減少
- ▶内臓タンパクの減少
- ▶免疫能の低下
- ▶創傷治癒遅延
- ▶臓器障害
- ▶生体適応の障害

LBM 70%　　Nitrogen Death
　　　　　　　窒素死

★

除脂肪体重（lean body mass：LBM）

　全体重から脂肪を除いた筋肉、骨、内臓や水分の総重量のことをいいます。低栄養で除脂肪体重が減るということは、タンパク質である筋肉をすり減らしているという意味です。

発熱

ショック

呼吸数増加・SpO₂低下

尿量減少

意識障害

頻脈・徐脈

胸痛

腹痛

悪心・嘔吐

高血糖・低血糖

不眠

せん妄（不穏）

術後の急性疼痛

低栄養

摂食嚥下障害

先輩ナース
より

★タンパク質を調べるなら総タンパクのほうがいいのではないかと思われるかもしれません。総タンパク≒アルブミン＋グロブリンで、グロブリンは免疫にかかわるタンパク質なので、炎症や感染によって顕著に上昇するため、炎症、感染時にはほとんどあてになりません。そのためグロブリンを含めた総タンパクをみるよりもアルブミンをみたほうが参考になります。

鉄則 「低アルブミン＝低栄養」ではない

● アルブミンは血清中に最も多いタンパク質です。注意が必要なのは、アルブミンが低いからといって必ずしも低栄養というわけではありません。むしろ低栄養による低アルブミンは頻度としては多くはありません。

● 手術後などの侵襲時にはアルブミンは低下します。炎症時には血管の透過性が亢進し、水分・電解質とともにアルブミンも血管外に漏れ出てしまいます。また侵襲時は肝臓では CRP が産生されます。CRP は C 反応性タンパクという急性期タンパク質で、急性期には CRP の産生が増え、アルブミンが産生されないという現象が起こります。

● ほかにもアルブミンは肝臓でつくられるため、肝機能が低下すればアルブミンをつくる能力が低下するため、アルブミンは低下します。また、ネフローゼ症候群では大量のタンパク質が尿中に漏出するためアルブミンは低くなります。

● 逆に脱水時にはアルブミンは高くなります。アルブミン値は 1 dL 中の g、つまり割合なので、血管内の水分が少なくなると分母が小さくなるため、アルブミン値は見た目上高くなります。

● このように低栄養以外でも低アルブミンとなることは多く、低アルブミン＝低栄養と決めつけてはいけません。逆にアルブミンが正常値だからといって低栄養を否定できるわけでもありません。栄養評価でアルブミンだけをみるのではなく、その他の血液検査や身体測定などを総合的にみてアセスメントしましょう。

✚ めざせ！ ベストプラクティス

先輩ナース
より

★消化管が使えない状態とは、汎発性腹膜炎、腸閉塞、難治性の下痢・嘔吐、腸管虚血、消化管出血などです。

鉄則 栄養投与の方法を決めるときの原則は 「腸が使えるなら、腸を使え」

● 消化管が使える状態であれば、消化管を使う栄養を行う、つまり点滴（経静脈栄養）ではなく経腸栄養を行うのが原則です。

栄養投与経路の選択

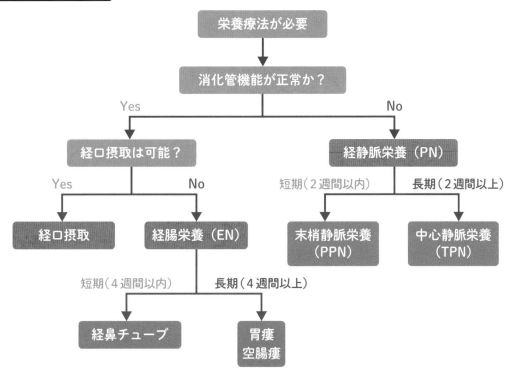

経静脈栄養よりも経腸栄養が優先される理由

腸粘膜の萎縮予防	▶消化管を使わないと腸粘膜が萎縮し、腸内細菌が腸管外の臓器や血中に移行する、バクテリアル・トランスロケーションが起こると考えられており、敗血症となり重症化する可能性がある
全身の免疫能低下防止	▶腸管は人体最大の免疫臓器であり、腸管が弱ってしまうことで、全身の免疫能が低下し、肺炎や尿路感染など腸管以外の感染症が増える
代謝異常の管理のため	▶経静脈栄養では、糖質が多くなり、高血糖や肝機能障害などの代謝異常を起こす可能性がある ▶脂質やビタミン、微量元素をきちんと投与しないと欠乏症を起こす可能性がある
中心静脈カテーテルの合併症予防のため	▶中心静脈カテーテル挿入時に気胸や血胸、動脈誤穿刺などの重篤な合併症が起こる可能性がある ▶カテーテル感染症の頻度が高く、重篤化することも珍しくない

経腸栄養アクセス

● 経腸栄養には経口投与と経管投与があります。嚥下機能に問題がなく、経腸栄養剤を口から飲めるのであれば、まずは最も生理的な経口投与を優先します。

● 経口摂取だけでは十分な栄養が取れない場合は、経管投与を選択します。

発熱

ショック

呼吸数増加・SpO₂低下・尿量減少

意識障害

頻脈・徐脈

胸痛

腹痛

悪心・嘔吐

低血糖・高血糖

不眠

せん妄（不穏）

術後の急性疼痛

低栄養

摂食嚥下障害

経腸栄養アクセス

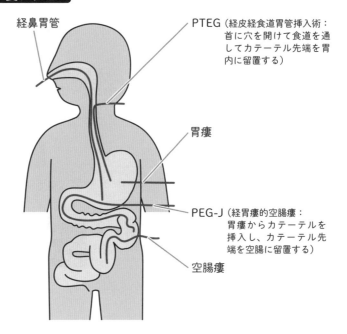

経鼻胃管

PTEG（経皮経食道胃管挿入術：
首に穴を開けて食道を通
してカテーテル先端を胃
内に留置する）

胃瘻

PEG-J（経胃瘻的空腸瘻：
胃瘻からカテーテルを
挿入し、カテーテル先
端を空腸に留置する）

空腸瘻

**先輩ナース
より**

★ PTEG は胃切除
後などで胃瘻が造設
できない場合などに
選択されます。

★ PEG-J は胃瘻で
嘔吐や胃食道逆流を
繰り返す場合などに
選択されます。

鉄則 経腸栄養の投与方法はチューブの先端が胃の中か、
胃を越えるかで異なる

適切な栄養剤の滴下速度

●経腸栄養カテーテルの先端が「胃の中（胃内投与）」か「胃を越えるか（幽
門後投与）」で異なります。基本的には胃内投与が第 1 選択となりま
すが、胃食道逆流を繰り返したり、鎮静薬などの影響で消化管の蠕動
が抑制されている重症患者さんの場合や、急性膵炎で膵臓を刺激した
くないような場合には幽門後投与を行う場合があります。

●一般的にカテーテルの先端は胃瘻、経鼻胃管、PTEG は胃の中、空腸瘻、
PEG-J は胃を越えて小腸内に留置されます。ただし経鼻胃管や PTEG
は胃を越えて留置する場合もあります。

1 胃内投与 （胃瘻、経鼻胃管、PTEG）

●1 日 3 ～ 4 回に分けて間欠投与します。

●基本は 100 ～ 200mL/ 時の速度で、最速で 400mL/ 時です。

2 幽門後投与 （空腸瘻、PEG-J）

●経腸栄養ポンプを使用してゆっくりと持続投与が原則です。胃を通過
せず貯留能がないため、投与速度が速いと下痢やダンピング症状を起

**先輩ナース
より**

★ダンピング症状と
は、食べ物が一気に
小腸に流れ込むため
に起こる全身症状で
す。冷や汗、動悸、
めまいや腹痛、悪心・
嘔吐などさまざまな
症状が現れます。

こす可能性が高いです。

● 20mL/ 時から開始し、 1 ～ 2 日ごとに 20mL/ 時増量します。

● 最速で 100mL/ 時で、腸が慣れてくれば間欠投与（胃内投与のように 1 日数回に分けて投与する方法）や 200mL/ 時程度の速度が可能になることもあります。

経腸栄養の合併症

● 経腸栄養の 3 大合併症に下痢、胃食道逆流、経腸栄養カテーテルの閉塞があります。

1 下痢

● 下痢は原因をアセスメントして、原因に応じた対策を行います。

原因	対処法
投与速度が速い	▶ ゆっくりと投与する
経腸栄養剤が合わない	▶ 浸透圧が高く食物繊維が少ない成分栄養剤（エレンタールなど）や消化態栄養剤（ツインラインなど）は下痢しやすい
細菌汚染	▶ 持続投与でコンテナやバッグに移し替えて投与する場合は、 8 時間以内に交換する（8 時間を超えると細菌繁殖が問題） ▶ 経腸栄養剤を注ぎ足ししない ▶ RTH 製剤*は 24 時間まで持続投与可能
薬剤性	▶ 抗菌薬などで下痢になることは多く、可能であれば原因薬剤の中止 ▶ 中止できない場合は整腸剤などを使用することもある

* RTH（ready-to-hung）製剤：缶やパウチに入った栄養剤をボトルやバッグに移し替えるのではなく、あらかじめ栄養剤がバッグに入って作られたもので、そのまま経腸栄養のラインに接続して投与できるもの。

2 胃食道逆流

● 嘔吐や誤嚥性肺炎も逆流症状の 1 つです。

● 胃瘻造設後の早期死亡の原因は、逆流による誤嚥性肺炎が多いです。

観察項目	対処法
投与速度・投与量	▶ ゆっくり少量ずつ
投与中の体位	▶ 90 度座位あるいは 30 ～ 45 度の上半身挙上
胃内残留量	▶ 経腸栄養投与前の胃内残留量が 200mL 以上の場合は投与を中止または延期
薬剤の投与	▶ 消化管運動促進薬（ガスモチンなど）、胃酸分泌抑制薬（H2 ブロッカー、PPI など）
半固形化栄養剤	▶ 逆流に効果があるとされている
幽門後投与	▶ PEG-J、空腸瘻造設など

★ 100mL/ 時よりゆっくりの場合は経腸栄養ポンプを使用します。

★ 半固形化栄養剤とは粘度がついた栄養剤です。ラコール半固形のようにあらかじめ粘度がついているものや、REF-P1 のように栄養剤を投与する直前に胃の中に投与し、その後栄養剤を投与することで、胃の中で粘度をつける製品もあります。

③ 経腸栄養カテーテルの閉塞

● カテーテル閉塞の原因には、「栄養剤のカード化」（栄養剤が腸内細菌で汚染され、凝固すること）と「薬剤」によるものがあります。

● カード化を予防するためには、栄養剤投与後に 20 ～ 30mL の温湯で十分に洗浄すること、持続投与の場合は 4 時間ごとの温湯での洗浄がガイドラインで推奨されています[6]。

● カテーテル閉塞予防に食用酢を 10 倍に薄めた、いわゆる酢水を使用している施設がありますが、酢水はカテーテルの汚染防止には効果はありますが、閉塞予防には効果はないと考えられています。

● カテーテルから薬剤を投与する際に、閉塞することもあります。経管投与が不適当な薬剤の使用や、懸濁（液体中に個体の粒子が分散した状態）が不十分なことが原因です。

● 薬剤の懸濁は、**簡易懸濁法**を行うと、カテーテル閉塞を起こしにくいと考えられています。

> ★
>
> **簡易懸濁法**
> 　錠剤やカプセル剤をそのまま水またはお湯に入れて崩壊・懸濁させる方法です。具体的には、55℃のお湯（多くの施設で病棟の蛇口をひねって最も熱いお湯が 55℃程度）に薬剤を入れて、10 分間程度放置すると懸濁されます。

先輩ナースより

★酢と栄養剤が混ぜ合わさると余計に凝固して閉塞の原因となるので、酢水を充填する前には必ず微温湯でチューブ内を洗浄し、栄養剤投与前にも同様に微温湯で洗浄します。

★経管投与可能な薬剤かどうかは、『内服経管投与ハンドブック』で確認するか、薬剤師に確認します。

経静脈栄養：末梢静脈栄養と中心静脈栄養

● 経静脈栄養には末梢静脈カテーテルから投与する末梢静脈栄養（PPN）と中心静脈カテーテルから投与する中心静脈栄養（TPN）があります。

● 末梢から投与できるエネルギーは 1000kcal/ 日程度が最大です。そのためそれ以上のエネルギーが必要な場合（長期間の絶食など）は TPN が必要になります。一般的には絶食が 2 週間を超えると予想される場合などに TPN を行います。

● TPN を行うには**中心静脈カテーテル**（central venous catheter：CVC）が必要です。CVC は鎖骨下静脈、内頸静脈、大腿静脈などから挿入します。

● 最近は肘や上腕から挿入して上大静脈内に留置する**末梢挿入式中心静脈カテーテル**（peripherally inserted central catheter：PICC）を行う施設も増えてきています。PICC は CVC で問題となる挿入時の重篤な合併症（気胸や血胸、動脈誤穿刺など）が起こることがほとんどありません。

ドクターより

★末梢輸液製剤では、「栄養補給はほとんど不可能に近い」と考えられます。

先輩ナースより

★投与カロリーを高くしようとすると糖濃度＝浸透圧が高くなり、末梢静脈では静脈炎が必発で血管が耐えられません。中心静脈と呼ばれる上大静脈、下大静脈は太い血管で血流が豊富なため、浸透圧が高い輸液でもすぐに薄まり静脈炎を起こさずに投与できます。

発熱

ショック

呼吸数増加・SPO₂低下

尿量減少

意識障害

頻脈・徐脈

胸痛

腹痛

悪心・嘔吐

高血糖・低血糖

不眠

せん妄（不穏）

術後の急性疼痛

低栄養

摂食嚥下障害

鉄則 TPNでは5大栄養素を欠かさず投与する。
施行中は血糖値と感染に注意

高カロリー輸液製剤

●高カロリー輸液には、キット製剤（いくつかの栄養素が1つのバッグに入っている）と、基本液とアミノ酸輸液などを組み合わせて1からつくる場合がありますが、最近はキット製剤が使用されることが多くなっています。

●代表的なTPN製剤であるエルネオパ®には糖質、アミノ酸、ビタミン、微量元素が、フルカリック®には糖質、アミノ酸、ビタミンが配合されています。

★5大栄養素とは、糖質、タンパク質（アミノ酸）、脂質、ビタミン、微量元素です。

★腎不全などの場合は、基本液やアミノ酸輸液などを組み合わせて高カロリー輸液を作成することがあります。

フルカリック®とエルネオパ®の違い

—— フルカリック®の場合 ——
脂質と微量元素が含まれていないため、脂質はイントラリポスを別に投与し、微量元素は微量元素製剤であるボルビックスをフルカリックの中に加える必要がある。

—— エルネオパ®の場合 ——
5大栄養素の中で脂質が含まれていないため、脂質（イントラリポス）を別に投与する必要がある。

●TPNは長期間の絶食で行われることが多いため、5大栄養素を欠かさず入れることで各栄養素の欠乏症を予防する必要があります。

高カロリー輸液の投与方法

1 最初はゆっくりと

●TPN製剤には1号液、2号液（製品によっては3号液）があります。1号液から2号液へと変更すると、糖濃度やアミノ酸の量などが増えていきます。

●TPNを始める際は、はじめから目標としている量は入れずに、血糖値などを見ながら2〜3日かけて徐々に投与量を増やし目標量までもっていきます。TPNは糖濃度が高いため、最初から目標量を入れると、異常な高血糖を起こす可能性があるためです。最初は糖濃度が低い1号を用いて、2〜3日して血糖値に問題がないことを確認してから2号に上げます。

●TPN施行中、特に開始してから数日間は血糖測定を行う必要があります。必要に応じてインスリンをTPN製剤内に入れたり、血糖値に合わせてスケール打ちをして、100〜200mg/dLの範囲でコントロールします。

高血糖→p.87

★日中12時間のみ
TPNを行い、夜間
はカテーテルをヘパ
リンロックして輸液
から解放するなどの
間欠的TPN（サイク
リックTPN）という
方法もあります。

低血糖→ p.82

★中止の30分〜1時
間前には滴下速度を
半分程度に（80mL/
時であれば40mL/
時）にゆるめることで
予防できる[5]という
意見もあります。

★ CRBSI と MRSA
感染のはじまり
は、WBC > 20000
と高値のわりに、
CRP<5mg/dL と比
較的低めな印象で
す。
★ CRBSI や MRSA
感染を疑ったときは、
血液培養2セット、
カテーテルからの逆
血培養を採取して結
果が出る前にグラム
陽性球菌狙いで抗菌
薬を開始します。

発熱→ p. 4

2 24時間持続投与が基本

● TPN は糖濃度が高いため、急速に投与すると異常な高血糖を起こす可能性があるため、24時間の持続投与が基本です。

3 中断時や終了時は低血糖に注意

● 看護師が特に注意しなければいけないのは、突然中止／中断することによる低血糖です。外出や入浴の際には TPN を中断してロックをすると思いますが、TPN 施行中はインスリンが過剰分泌している状態なので、急にグルコース投与が止まると相対的な高インスリン血症となり低血糖をきたす危険性があります[4]。

● TPN を終了するときも同様で、急にやめてしまうと低血糖を起こす可能性があるため、2号液→1号液などとして徐々に量を減らしていきます。

中心静脈カテーテルの管理

● TPN 施行中に最も気をつけなくてはいけないのが**カテーテル関連血流感染症**（catheter related blood stream infection：**CRBSI**）です。

● CRBSI は敗血症となって重症化することもあります。

● CRBSI の原因菌にはカンジダ（真菌）が多く、カンジダによる菌血症では眼病変を起こす可能性があります。網膜にまで炎症が及ぶと網膜剥離を生じ、重度の視力低下や失明をきたす危険性があります。血液培養でカンジダが検出された場合は必ず眼科医による眼底検査を行う必要があります。

● CRBSI では突然の高熱とスパイク熱（高熱と解熱を繰り返す）が特徴的です。TPN 施行中の患者さんが発熱した場合、常に CRBSI を疑う必要があり、すぐに医師に報告します。

ガイドラインで推奨されている中心静脈カテーテルの感染予防対策[6]

> ▶滅菌されたパッド型ドレッシングまたはフィルム型ドレッシングを使用する
> ▶ドレッシングの交換、輸液ラインの交換は週1〜2回、曜日を決めて定期的に行う
> ▶ CVC 挿入部の発赤、圧痛、汚染、ドレッシングの剥がれなどを毎日観察する
> ▶インラインフィルターの組み込まれた一体型輸液ラインを用いる
> ▶三方活栓から側注する場合は、消毒用エタノールで表面を厳重に消毒する
> ▶輸液バッグに輸液ラインを接続する場合は、輸液バッグのゴム栓を消毒用エタノールで消毒する
> ▶ TPN 輸液への薬剤の混合は最小限とし、薬剤師の管理下に無菌環境下で行う

発熱

ショック

呼吸数増加・
SPO₂低下

尿量減少

意識障害

頻脈・徐脈

胸痛

腹痛

悪心・嘔吐

低血糖・
高血糖

不眠

せん妄
（不穏）

術後の
急性疼痛

低栄養

摂食嚥下
障害

＼ あるある事例で ／ 先輩はこうする！

必要エネルギー量の計算：大阪さんの必要エネルギー量を簡易式で計算すると、30kcal ×体重 50kg ＝ 1500kcal/ 日となります。

エネルギー摂取量の計算：大阪さんの場合 1800kcal の常食を 1 ～ 2 割ということは、計算すると約 180 ～ 360kcal/ 日になります。そして点滴として投与されているソルデム 3A を 1000mL で 172kcal/ 日。合計すると 352 ～ 532kcal/ 日となります。大阪さんに必要なエネルギー量は 1500cal/ 日なので、つまり約 1000kcal/ 日不足していることになります。

栄養評価：アルブミンは 2.5mg/dL と低値ですが、CRP 9.5mg/dL でありアルブミンだけでは判断できません。しかし、身長 172cm、体重 50kg、BMI16.9 で BMI でも低体重に分類され、エネルギーが充足できていないことを考えても低栄養状態であると考えられます。

ここで差がつく！ 医師への報告

S 状況 511 号室の大阪さん、食事摂取量が少ないので相談させてください。

B 背景 大阪さんは 4 日前に肺炎で入院しました。1800kcal の常食を提供しているのですが、毎回 1 ～ 2 割しか摂取できていません。輸液はソルデム 3A を 1000mL 投与されており、経口摂取と点滴を足しても 500kcal くらいにしかなりません。なぜ食べていないのかを聞いたら「食欲がない」とのことでした。嚥下は問題なさそうです。入院前からあまり食べられていなかったみたいで、現在の BMI は 16 です。CRP は 9.5 と高いのもありますが、アルブミンも 2.5 と低いです。

A 評価 低栄養の状態であると考えられます。

R 提案 栄養療法によるさらなる介入が必要ではないでしょうか？

- 主治医は看護師の提案を受けて、大阪さんは経口摂取が可能な状態だったので、エンシュア H を 1 日 3 缶（1 缶 250mL で 375kcal）経口内服の指示を出しました。

- 大阪さんは食欲不振のためエンシュア H もほとんど飲むことができておらず、1 日 1 缶が精一杯でした。そこで主治医から経鼻胃管による経管栄養の指示が出ました。

- 大阪さんは経鼻胃管による経管栄養でエンシュア H を 1 日 3 缶投与していましたが、肺炎の悪化を認めました。胃食道逆流による誤嚥性肺炎も疑われたため経管栄養はいったん中止となりました。

●経腸栄養は難しいため、右上腕に PICC を挿入し TPN を開始しました。エルネオパ®
1号 2000mL/ 日（1120kcal/ 日）とイントラリポス 20% 100mL（200kcal/ 日）、も
ともと食べていた食事（180 ～ 360kcal）を合わせると概ね必要エネルギー量を充足
することができました。

「入院前からあまり食べられなかった」とありますが、いつごろからですか？　どのくらいの期間摂取
が少ないのか把握する必要があります。
TPN と同時に嚥下訓練も始めてください。

食欲不振の原因がどこにあるのでしょうね？　肺炎での入院なので肺炎の悪化や誤嚥性肺炎などは大
丈夫でしょうか？　評価のところで、食欲不振の原因をアセスメントする必要があると思います。

"低栄養"患者をみる 鉄則

1 まずは「必要な栄養がどの程度満たされているか」「患者さんの現在の栄養状態」
をアセスメント

2 「低アルブミン＝低栄養」ではない

3 栄養投与の方法を決めるときの原則は「腸が使えるなら、腸を使え」

4 経腸栄養の投与方法はチューブの先端が胃の中か、胃を越えるかで異なる

5 TPN では 5 大栄養素を欠かさず投与する。施行中は血糖値と感染に注意

（久保健太郎）

引用文献

1）National Instiute for Health and Care Excellence(NICE) Nutrition support in adults. Oral nutrition support,
enteral tube feeding and parenteral nutrition. NICE clinical guideline 40-41, 2006.
2）日本肥満学会編：肥満症診療ガイドライン 2016. ライフサイエンス出版，2016.
3）Gabay C, Kushner I. Acute-phase proteins and other systemic responses to inflammation. *N Engl J Med* 1999;
340: 448-454.
4）板倉丈夫：高カロリー輸液の血糖調節に関する研究. 日消外会誌 1982；15（3）：491-500.
5）井上善文：栄養管理のエキスパートになる本. 照林社，東京，2010：58-63.
6）日本静脈経腸栄養学会編：静脈経腸栄養ガイドライン 第3版. 照林社，東京，2013：58.

参考文献

1）藤島一郎監修，倉田なおみ編：内服経管投与ハンドブック 第4版. じほう，東京，2020.

症状、トラブルに対応するために 医師が看護師に望むこと

豊富な医学的知識

医師に伝える際はキーワードを1つ考えま
しょう。「医師が確実に動く」言葉です。
緊急時、医師はそのワードをもとにいろ
いろ考えながら訪室します。そのためには、
発見したことを医学的に理解できる十分な
知識が必要です。
知識がなくても、これを見ればわかるとい
うアイテム（書籍など）はもってください。

表現力

大事なことだけでいいので、報告は短
く簡潔に、1分程度でまとめてくださ
い。伝わらなければ意味がありません。
細かいことは、医師は自分で調べます。

論理的思考

起こっていることが影響して、さらにこんなことが起
こっている、と関連づけて考えるくせをつけましょう。
論理的に考えるには、やはり医学的知識が必要です。

推理力

専門外の医師が対応する
こともあるので、看護師の
推理力は大事です。経験
と勘がものをいいます。

発熱

ショック

呼吸数増加・
SpO₂低下

尿量減少

意識障害

頻脈・徐脈

胸痛

腹痛

悪心・嘔吐

低血糖・
高血糖

不眠

せん妄
（不穏）

術後の
急性疼痛

低栄養

摂食嚥下
障害

病棟でみる頻度 ★★☆　緊急度 ★☆☆

16 摂食嚥下障害

摂食嚥下プロセスのどこが障害されているかを見きわめる

摂食嚥下障害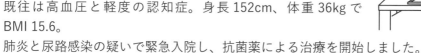

【事例紹介】

上沼八重子さん、82歳女性。

既往は高血圧と軽度の認知症。身長152cm、体重36kgで
BMI 15.6。

肺炎と尿路感染の疑いで緊急入院し、抗菌薬による治療を開始しました。

高齢の夫と2人暮らしで、普段の日常生活は促せば自分でできる状態です。

入院後はほとんど臥床状態で、排泄はなんとか介助でトイレまで行っていました。

入院初日は絶食で、入院翌日の昼から全粥食が開始となりました。

看護師が食事のセッティングを行い自分で食べるように促しましたが、ほとんど食べないため、看護師が食事介助を行いました。

スプーンでご飯を口に入れますが、嚥下までに時間がかかり、時々むせることもありました。

歯は総義歯ですが、義歯を入れると痛いということで入れずに食べていました。

⇨ さて、あなたなら、どのように対応しますか？

✚ はずせない "摂食嚥下障害" アセスメント

鉄則 摂食嚥下のプロセスの5期のうち、
どこが障害されているかを考える

摂食嚥下とは

- 人は食べ物を認識し、口に取り込み、歯で噛んで飲み込みやすい状態にし、喉の奥に送り、ゴックンと飲み込み、食道を通って胃まで送り込みます。この一連の流れを摂食嚥下といいます。

- 摂食嚥下の流れは5期に分かれています。摂食嚥下障害とは、5期のプロセスのどこかに障害が起こることをいいます。

摂食嚥下のプロセス

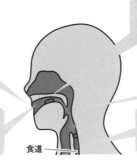

❷準備期
口に取り込み咀嚼して
食塊形成する時期

❸口腔期
舌を使って食塊を咽頭
へ送り込む時期

舌を口蓋に接し口腔内圧
を高め、送り込みを促す

❹咽頭期
嚥下反射により食
塊を0.5秒程度で
食道に送る時期

軟口蓋が挙上し鼻腔を
遮断、舌骨、口頭は前上
方に挙上し食道入口部
が開大、喉頭蓋谷が反
転し、声門は閉鎖する

❶先行期
食物を認知し
口に入れるまで

❺食道期
食塊を重力や蠕動運動
により胃まで運ぶ時期

食道

★臨床で最も遭遇す
ることが多いのは、
脳血管障害や加齢に
よって起こる「機能
的原因」です。

摂食嚥下障害の原因

●摂食嚥下障害を引き起こす原因には、器質的、機能的、心因的に加えて、
医原性が考えられます。

摂食嚥下障害の原因

器質的原因	機能的原因	心因的原因	医原性
腫瘍や先天的な異常による身体構造が原因	身体の構造に問題はないが動かしたり感じたりすることが障害されることが原因	身体の構造・筋神経に問題はなく心理的な原因	
▶頭頸部腫瘍　▶炎症 ▶先天奇形　　▶狭窄 （口唇裂、口蓋裂）▶歯牙欠損 ▶外傷　　　　　　　など	▶脳血管疾患　　▶筋疾患 ▶神経変性疾患　（筋ジストロフィーなど）、 （筋萎縮性軸索硬化症、筋疾患薬剤の副作用など パーキンソン病など）▶加齢　など	▶神経性食欲不振症 ▶うつ病 ▶咽頭異常感症　など	▶薬剤の副作用 ▶経管栄養チューブ ▶術後の合併症

★むせていなくても
誤嚥している場合が
あるため注意が必要
です（**不顕性誤嚥**）。

嚥下障害の症状

●嚥下障害の症状の代表は、食事中の「むせ」です。「むせ」とは咳嗽
反射のことで、本来嚥下して食道に行くはずの食物などの異物が喉頭
や気管に侵入した際に、異物を排出する防御反応のことをいいます。

●声門上までの侵入であれば喉頭侵入、声門下から肺へ侵入を許せば誤
嚥といいます。

嚥下障害の例

先行期	認知症や高次機能障害で、食事を認識して口に入れることができない
準備期	歯牙欠損で咀嚼による食塊形成が難しい
口腔期	構音障害や舌がんで舌の動きが悪くなり、食物を咽頭に送り込みづらい
咽頭期	脳卒中で嚥下反射が起こりにくい 喉頭がんで声門の動きが悪くなったり、食物の通り道が物理的に狭くなる
食道期	食道がんや食道裂孔ヘルニアなどで、骨棘、気管カニューレによる食物の通過障害、逆流が生じる

摂食嚥下障害の主な症状

▶食事中の咳嗽（いわゆる"むせ"）
▶喀痰（食事中や食後に増える）
▶嚥下困難感（なかなか飲み込まない）
▶食後の声の変化（がらがら声）
▶食欲低下、食事摂取量の減少
▶口腔内の汚れ

発熱

ショック

呼吸数増加・SpO_2低下

尿量減少

意識障害

頻脈・徐脈

胸痛

腹痛

悪心・嘔吐

高血糖

低血糖・

不眠

せん妄（不穏）

急性疼痛

術後の

低栄養

摂食嚥下障害

鉄則 脱水・低栄養、誤嚥性肺炎、窒息のリスクや徴候を見逃さない

1 脱水・低栄養

●摂食嚥下障害の患者さんでは、水分や食事を十分に摂取できなくなることにより、脱水や低栄養をきたすことがあります。また低栄養が進み全身の筋肉量や筋力低下、すなわち**サルコペニア★**が起こると、さらに嚥下障害をきたすという負のスパイラルとなります。

> ★
> **サルコペニア**
> 筋肉減少症とも呼ばれ、咀嚼や嚥下に必要な筋肉が失われてしまう状態をいいます。

●脱水では、皮膚や口腔、腋窩の乾燥、皮膚の弾力性低下などの自覚症状や尿量減少、血液検査でヘマトクリット値の上昇、BUN/Cre 比の上昇などの有無を観察します。また脱水のリスク評価として、飲水量の観察も必要です。

●低栄養では、体重減少や血清アルブミンの低下などをきたします。低栄養のリスク評価として、食事摂取量を観察し、1日必要エネルギー量の充足について評価が必要です。

★摂食嚥下障害の患者さんを看る場合には、脱水の存在や低栄養の有無、またはそのリスクについてアセスメントします。

低栄養→ p.115

2 誤嚥性肺炎

●食物などの異物が気管に入り込んだ際、正常であれば異物を喀出するために咳嗽反射が起こります。しかし摂食嚥下障害の患者さんでは、咳嗽反射が起こりづらくなり、異物が肺に侵入し、誤嚥性肺炎をきたします。

●食事中の誤嚥だけではなく、睡眠中などに口腔内の細菌が繁殖した唾液を誤嚥して誤嚥性肺炎が起こることもあります。そのため口腔ケア（p.134）が重要です。

誤嚥性肺炎→ p.273

★日ごろからバイタルサインや呼吸状態に注意し、誤嚥性肺炎の徴候を見逃さないことが重要です。
[**誤嚥性肺炎の徴候**]
▶発熱
▶SpO_2の低下
▶咳嗽
▶喀痰の増加
▶胸部の聴診で呼吸副雑音
▶炎症反応（白血球増多、CRP 上昇）
▶胸部 X 線

3 窒息

●誤嚥によって食物などの異物で気道が完全に閉塞すると、窒息が起こります。窒息に陥った場合、すみやかに窒息を解除しなければ、呼吸停止をきたし死に至ります。

●毎年正月に高齢者が餅を食べて窒息事故が発生しニュースになっています。65歳以上が約9割を占め、加齢による嚥下機能の低下が原因とされており、摂食嚥下障害がある患者さんは窒息のリスクが高いことがわかります。

●摂食嚥下の5期の準備期・口腔期に問題があり、歯牙欠損などで食塊形成がうまくできない患者さんや、送り込みができず上を向いて飲み込む動作を行う患者さんなどでは、丸呑みした食材が窒息の原因になったりします。

●飲み込まず、次々口に入れてしまうなど、食事のペースが速い場合なども注意が必要です。

➕ めざせ！　ベストプラクティス

鉄則 問診によるスクリーニングを行い、摂食嚥下障害が疑われれば専門家へコンサルト

問診によるスクリーニング

（ドクターより）

★問診時の声を聴くことでもわかります。「ダミ声」になっています。

●摂食嚥下障害が疑われる患者さんに出会ったら、まずは EAT-10、聖隷式嚥下質問紙など問診によるスクリーニングを行います。

●問診のみで摂食嚥下障害の疑いがあるかどうかを判定することができるため、看護師でも簡単に行うことができます。

イート.テン
EAT-10 [eating assessment tool-10]

方法 嚥下時の症状や体重減少などに関する10項目の質問で構成され、各項目について5段階で回答する。

評価基準 合計点数が3点以上であれば摂食嚥下障害が疑われる。

番号	質問	問題なし	めったにそうは感じない	時々そう感じることがある	よくそう感じる	ひどく問題
1	飲み込みの問題が原因で、体重が減少した	0	1	2	3	4
2	飲み込みの問題が外食に行くための障害になっている	0	1	2	3	4
3	液体を飲み込むときに、余分な努力が必要だ	0	1	2	3	4
4	固形物を飲み込むときに、余分な努力が必要だ	0	1	2	3	4
5	錠剤を飲み込むときに、余分な努力が必要だ	0	1	2	3	4
6	飲み込むことが苦痛だ	0	1	2	3	4
7	食べる喜びが飲み込みによって影響を受けている	0	1	2	3	4
8	飲み込むときに、食べ物がのどに引っかかる	0	1	2	3	4
9	食べるときに咳が出る	0	1	2	3	4
10	飲み込むことはストレスが多い	0	1	2	3	4

Belafsky PC, Mouadeb DA, Rees CJ, et al. Validity and reliability of the eating assessment tool (EAT-10). *Ann Otol Rhinol Laryngol* 2008; 117: 919-924.

ベッドサイドでのスクリーニングテスト

●問診によるスクリーニングで異常が認められれば、次にベッドサイドでの
スクリーニングテストに進みます。スクリーニングテストはいくつかの方法
があります。

★ベッドサイドでのスクリーニングテストを看護師が行うかどうかは、摂食・嚥下チームの有無や、言語聴覚士や摂食嚥下障害看護認定看護師の有無によっても異なるため、自施設の方針に従ってください。

嚥下評価と食事選択の例

▶覚醒不良、JCS Ⅱ桁以上
▶頻回な吸引が必要、喀痰の自己喀出不可
▶ゴロ音、湿性嗄声が咳払いで改善なし
▶口腔内に唾液貯留が著明
▶呼吸に問題がある

1つでも当てはまる場合 → 嚥下チームなど専門的な評価を依頼する

当てはまる項目がない

改訂水飲みテスト（p.132）の実施
※湿性嗄声がある場合は薄いとろみ水で実施する

＊テストの結果で判断する

1点、2点の場合
嚥下チームの介入依頼を行う
口腔ケアなど口腔内環境を整える

3点の場合
★テストの点数は
p.132を参照

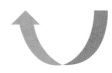

湿性嗄声が咳払いで改善なし

湿性嗄声が咳払いで改善あり
嚥下チームに介入依頼する
ゼリーやとろみ水での訓練開始

4点の場合
嚥下調整食分類4、
移行食より開始する（p.135参照）

5点の場合
食事開始：
全粥食、常食を選択する

★嚥下食については
p.135参照

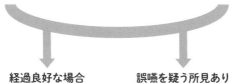

経過良好な場合
食形態をアップしていく

誤嚥を疑う所見あり
嚥下チームに評価依頼する

★口腔期障害がある場合は、まとまりやすい（ソフト食：コード3）を選択します。

発熱
ショック
呼吸数増加・SpO₂低下
尿量減少
意識障害
頻脈・徐脈
胸痛
腹痛
悪心・嘔吐
高血糖・低血糖
不眠
せん妄（不穏）
術後の急性疼痛
低栄養
摂食嚥下障害

スクリーニングテストの例

RSST **反復唾液嚥下テスト**[1] [repetitive saliva swallowing test]

方法

▶患者さんの喉頭隆起および舌骨に人差し指と中指の指腹を軽くあて、30秒間に何回空嚥下ができるかを数える。

▶喉頭隆起と舌骨は、嚥下運動に伴って指腹を乗り越え上前方に移動し、その後下降して元の位置へと戻る。この下降時点を、空嚥下1回が完了したと判定する。

評価基準

▶30秒間に3回未満の場合にテスト陽性、すなわち問題ありとする。

▶口頭指示理解が不良な場合は判定不可とする。例えば、「手をあげてください」などの指示に従えなければ判定不可とみなす。

WST **水飲みテスト**[1] [water swallowing test]

方法

▶常温の水30mLをコップに入れて患者さんに手渡し「いつもどおりに飲んでください」と指示する。

▶嚥下開始から終了までの時間、嚥下の回数とむせの有無を観察し、下記の5段階で評価する。

評価基準

[プロフィール]

1　1回でむせなく飲むことができる。
2　2回以上に分けるが、むせなく飲むことができる。
3　1回で飲むことができるが、むせることがある。
4　2回以上に分けて飲むにもかかわらず、むせることがある。
5　むせることがしばしばで、全量飲むことが困難である。

プロフィール1で5秒以内：正常範囲
プロフィール1で5秒以上、
プロフィール2：疑い
プロフィール3〜5：異常

MWST **改訂水飲みテスト**[1] [modified water swallowing test]

方法

▶冷水3mLを口腔底に注ぎ、嚥下を指示する。

▶咽頭に直接水が流れこむのを防ぐため、舌背ではなく口腔底に水を注ぐ。

▶評価点が4点以上であれば、最大でさらにテストを2回繰り返し、最も悪い場合を評価点とする。評価不能の場合は、その旨を記載する。

▶実施した体位などの情報も記載する。

評価基準

1点：嚥下なし、むせる and/or 呼吸切迫
2点：嚥下あり、呼吸切迫
3点：嚥下あり、呼吸良好、むせる and/or 湿性嗄声
4点：嚥下あり、呼吸良好、むせなし
5点：4点の内容に加え、反復嚥下が30秒以内に2回可能

FT **フードテスト**[1] [food test]

方法

▶茶さじ1杯（4g）のプリンなどを舌背前部に置き、嚥下を促す。

▶嚥下後に反復嚥下を2回促す。

▶評点が4点以上の場合は最大2度繰り返す。

▶最低点を評点とする。

評価基準

1点：嚥下なし、むせる and/or 呼吸切迫
2点：嚥下あり、呼吸切迫
3点：嚥下あり、呼吸良好、むせる and/or 湿性嗄声、口腔内残留中等度
4点：嚥下あり、呼吸良好、むせなし、口腔内残留ほぼなし
5点：4点に加え、反復嚥下が30秒以内に2度可能

画像検査による診断

発熱

ショック

呼吸数増加・SｐO₂低下

尿量減少

意識障害

頻脈・徐脈

胸痛

腹痛

悪心・嘔吐

低血糖・高血糖

不眠

せん妄（不穏）

術後の急性疼痛

低栄養

摂食嚥下障害

> **VF** **嚥下造影検査** [videofluoroscopic examination of swallowing]
>
> ▶ヨード造影剤が含まれた模擬食品（食べ物、飲み物）を摂取しながら、Ｘ線撮影を行う。
>
> ▶診断目的：形態的異常、機能的異常、誤嚥、残留などを明らかにする。
> 治療目的：食物・体位・摂食方法など誤嚥や咽頭残留を減少させる方法を探す。

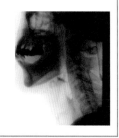

> **VE** **嚥下内視鏡検査** [videoendoscopic evaluation of swallowing]
>
> ▶鼻から細い内視鏡を挿入し、喉や嚥下の様子を内視鏡で直接観察する。
> ▶目的は嚥下造影検査と同様。
> ▶利点：嚥下内視鏡検査は嚥下造影検査に比べて、Ｘ線による被曝がない、ベッドサイドで検査が可能、造影剤入りの検査食ではなく一般の食品を用いることができる　など
> 欠点：準備期〜口腔期と食道期の評価はできない。

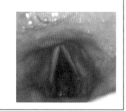

鉄則 看護師の役割は口腔ケア、摂食嚥下リハビリテーション、栄養管理

口腔ケア

●口腔内環境を清潔に保つことは、誤嚥性肺炎の予防につながり、摂食嚥下障害の患者さんにおいて非常に重要です。

●原則的に、起床後、毎食後、寝る前に行うのがよいでしょう。義歯を装着している場合は、義歯の清掃も毎食後に行います。

●起床後の口腔内は就寝中の菌の繁殖により肛門と同等の細菌が繁殖しています。就寝前は就寝中の菌の繁殖を抑えます。食事後に加えて起床時、就寝前の口腔ケアは大切です。

●食前の口腔ケアは口腔内の感覚を刺激し、口腔機能の活性化につながるため、直接訓練（摂食訓練）前に行うのも有効です。

摂食嚥下訓練の開始基準

間接訓練（基礎訓練）	直接訓練（摂食訓練）
▶覚醒している時間がある（JCS Ⅰ桁） ▶脳血管疾患の進行がない ▶バイタルサイン、全身状態が安定している	▶覚醒している時間がある（JCS Ⅰ桁） ▶脳血管疾患の進行がない ▶バイタルサイン、全身状態が安定している ▶十分な咳ができる（気道クリアランスが良好） ▶嚥下反射を認める ▶リスク管理ができる

先輩ナースより

★摂食嚥下訓練には、食べ物を使わない間接訓練（基礎訓練）と、食べ物を使って訓練を行う直接訓練（摂食訓練）があります。

間接訓練（基礎訓練）

●間接訓練は誤嚥の危険が高く直接訓練を行うことができない場合や、直接訓練をしている場合でも、食事前の準備体操や摂食嚥下訓練開始前の動機づけとして行われます。

●ここでは間接訓練として一般的によく行われている「嚥下体操[1]」を紹介します。

嚥下体操 ★次の①～⑩を1セットとして実施する

❶口すぼめ深呼吸

❷首の回旋運動

❸肩の上下運動

❹両手を頭上で組んで体幹を左右側屈（胸郭の運動）⑩

❺頬を膨らませたり引っ込めたりする

❻舌を前後に出し入れする

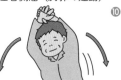

❼舌で左右の口角に触る

❽強く息を吸い込む（咽頭後壁に空気刺激を入れる）

❾パ、タ、カの発声訓練

❿口すぼめ深呼吸

直接訓練（摂食訓練）

●直接訓練は食べ物を使う嚥下訓練で、摂食訓練ともいいます。

1 食形態の選択

●ベッドサイドにおけるスクリーニングテストの水飲みテストや改定水飲みテストの際に、水分でむせる場合は水分に " とろみ " をつけます。

とろみ早見表

	段階1：薄いとろみ	段階2：中間のとろみ	段階3：濃いとろみ
飲んだ場合の性状	▶とろみが付いているのがあまり気にならない程度 ▶ストローで容易に吸うことができる	▶明らかにとろみがあることを感じるが、「飲む」ことができる ▶ストローで吸うのは抵抗がある	▶明らかにとろみが付いており、「飲む」というよりも「食べる」と表現される ▶ストローで吸うことは困難
見た目の性状	▶スプーンを傾けるとスッと流れ落ちる ▶フォークの間から素早く流れ落ちる	▶スプーンを傾けるととろとろと流れる ▶フォークの間からゆっくりと流れ落ちる	▶スプーンを傾けても形状が保たれ流れにくい ▶フォークの間から流れ落ちない

日本摂食嚥下リハビリテーション学会医療検討委員会：日本摂食嚥下リハビリテーション学会嚥下調整食分類 2013．日摂食嚥下リハ会誌 2013；17（3）：255-267．より一部改変して転載

★作成する看護師によって差がないように、「学会分類2013（とろみ）早見表」などを参考に作成します。

●直接訓練で使用する食事として嚥下調整食が用いられます。

●病院や施設などでは、日本摂食嚥下リハビリテーション学会による「嚥下調整食学会分類 2013（食事）」や「嚥下食ピラミッド」に基づいた嚥下調整食がつくられています。

●食事形態選定チャートなどを参考に、スクリーニングテストなどの結果から嚥下調整食の形態を選択します。

嚥下食の分類と特徴

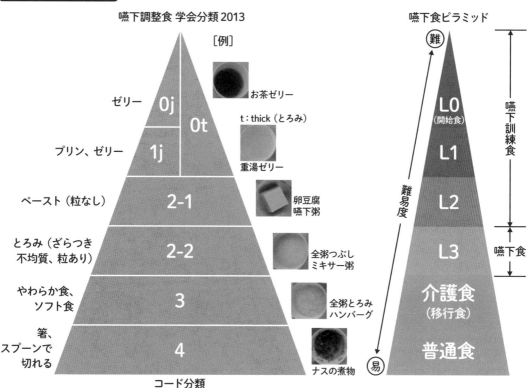

嚥下調整食 学会分類 2013

［例］
お茶ゼリー ゼリー 0j / 0t
t：thick（とろみ）
重湯ゼリー プリン、ゼリー 1j
卵豆腐 嚥下粥 ペースト（粒なし） 2-1
全粥つぶしミキサー粥 とろみ（ざらつき不均質、粒あり） 2-2
全粥とろみハンバーグ やわらか食、ソフト食 3
ナスの煮物 箸、スプーンで切れる 4

コード分類

嚥下食ピラミッド

難 / 易
難易度

L0（開始食） L1 L2 L3 ── 嚥下訓練食・嚥下食
介護食（移行食）
普通食

日本摂食嚥下リハビリテーション学会医療検討委員会：日本摂食嚥下リハビリテーション学会嚥下調整食分類 2013．日摂食嚥下リハ会誌 2013；17（3）：255-267．を参考に作成

2 環境調整

●まずは食事に集中できる環境を整えます。カーテンを閉めたり、テレビを消すなど外界の刺激をなるべく少なくし、介助者も声かけの必要がある場合は単語で声をかけたりして、注意を反らさないようしましょう。

3 食事姿勢

●顎の下に4横指が入る程度に顎を引き、やや前屈みの姿勢になると、咽頭から気管への角度がつき、唾液や食塊が気道に入りにくくなります。

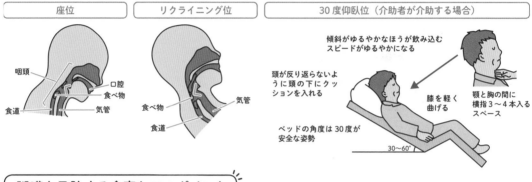

座位	リクライニング位	30度仰臥位（介助者が介助する場合）

誤嚥を予防する食事ケアのポイント

★食事姿勢の工夫

　顎を上げた姿勢での食事摂取は、食べ物が気管内に入りやすく誤嚥しやすい体位です。頸部前屈位を基本とし、においを嗅ぐように少し首を前に突き出した姿勢をとり、椅子や車いすに深く腰を掛けて体幹を安定させます。ベッド上リクライニング位で摂取する場合、姿勢がくずれやすく、猫背になったりずれ下がったりしないよう足側を15～20度ほど挙上し、クッションを用いて体勢を整えます。食後は、胃内容物の逆流を予防するためにも30分～2時間は座位で過ごします。

★食形態の工夫

　水分でむせる場合は増粘剤で適度なとろみを付けます。パサパサした食物は誤嚥しやすく、パンやカステラは牛乳につけたり、そぼろは餡かけにしたりすると口の中でまとまり食べやすくなります。

★ゼリーを用いた内服方法

　市販の服薬ゼリーでは、薬をゼリーで包み込むようにすると噛まずに飲み込むことができます。

　散剤をゼリーや食物に混ぜて内服する場合、後味が悪いと食事を食べなくなることもあるため、食物残渣と一緒に口腔内を洗い流す意味でも内服後にお茶ゼリーやとろみ水を飲用してもらいます。

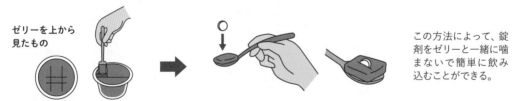

ゼリーを上から
見たもの

①縦横直角に2か所ずつ
　スプーンを刺しこむ。

②3～5mm幅のスライスゼリーをスプーンにすくい、
　錠剤を真ん中の縦のすき間に埋め込む。

この方法によって、錠剤をゼリーと一緒に噛まないで簡単に飲み込むことができる。

（藤原美紀）

[参考文献] 迫田綾子編：図解 ナース必携 誤嚥を防ぐポジショニングと食事ケア－食事のはじめからおわりまで. 三輪書店，東京，2013.

4 一口量の調整

●食べるスピードが速い場合や次々と口に入れてしまうことがあります。一口食べた後に次の一口を入れるように声かけします。

5 代償的嚥下法

●代償的嚥下法を組み合わせて行うことで、食事中の誤嚥を防ぐことができます。

代償的嚥下法の目的と方法

代償的嚥下法	目的・作用	方法
頸部回旋	▶麻痺側に食物が残留することでの誤嚥を防ぐ ▶咽頭に食物残留があった場合に、頸部回旋を行い空嚥下をすることで残留物を除去する ▶食道入口部の通過障害を改善する ▶回旋側とは反対側の梨状陥凹および食道入口部を広げる	麻痺側に頸部を回旋して、頸部を軽度前屈（斜め下を見るように）して食事をとる
一側嚥下	▶咽頭のどちらか片方の通過が悪い場合に、誤嚥を防ぐ ▶重力により健側の咽頭に食物を集める	健側を下にして側臥位をとり、頸部を麻痺側に軽く回旋して、頸部を軽度前屈して食事をとる
息こらえ嚥下	▶嚥下前に呼吸を止めることで声門の閉鎖を促し、誤嚥を防ぐ ▶呼気によって咽頭に侵入しかけた食物を出す	食物を口に入れた後、鼻から息を吸ってしっかりと止め、嚥下して、口から息を吐く
複数回嚥下	▶咽頭残留を防ぐ	一度の嚥下で飲み込みきれなかった食物を、複数回嚥下する
交互嚥下	▶口腔内残留、咽頭残留を防ぐ	比較的咽頭残留しやすいもの（粥、ペーストなど）と、咽頭残留しづらいもの（ゼリー、とろみ水など）を交互に嚥下する

発熱

ショック

呼吸数増加・SpO₂低下

尿量減少

意識障害

頻脈・徐脈

胸痛

腹痛

悪心・嘔吐

低血糖・高血糖

不眠

せん妄（不穏）

術後の急性疼痛

低栄養

摂食嚥下障害

栄養管理

- 摂食嚥下障害の患者さんは低栄養に陥りやすく、低栄養によって筋力が低下すると、嚥下運動にかかわる筋力も低下するために嚥下障害も悪化していきます。

- 摂食嚥下リハビリテーションを行う患者さんには、栄養管理を積極的に行い、リハビリテーションの効果を向上させることが重要です。

低栄養に対する栄養管理の具体的方法については、「低栄養」の項目（p.117）を参照。

\ あるある事例で / **先輩はこうする！**

- 嚥下困難感と食事中の咳嗽から摂食嚥下障害が疑われました。

- 摂食嚥下障害の原因は、認知症による先行期の問題、総義歯が合わないという口腔期の問題、加齢による咽頭期の問題が複合しているものと考えられました。

- まずは EAT-10 でスクリーニングを実施したところ、14 点でした（3 点以上は摂食嚥下障害の疑いあり）。

- 主治医より摂食嚥下チームと栄養サポートチーム（NST）にコンサルトされ、反復唾液嚥下テスト（RSST）が行われました。RSST での空嚥下は 3 回 /30 秒だったため、改訂水飲みテスト（MWST）が行われました。MWST でむせを認めたため、リハビリ医師による嚥下造影検査（VF）および耳鼻科医による嚥下内視鏡検査（VE）が行われ、言語聴覚士による嚥下リハビリテーションが開始となりました。嚥下調整食は開始食から始められました。

- NST からはまずは経口的栄養補助（oral nutrition supplementation：ONS）としてゼリータイプの栄養補助食品を試すこととなり、それだけでは 1 日必要エネルギー量が充足できないため、末梢静脈栄養を行うこととなりました。

発熱

ショック

呼吸数増加・SPO₂低下

尿量減少

意識障害

頻脈・徐脈

胸痛

腹痛

悪心・嘔吐

高血糖

低血糖・高血糖

不眠

せん妄（不穏）

術後の急性疼痛

低栄養

摂食嚥下障害

ここで差がつく！ 医師への報告

 S 状況 〇病棟の看護師△です。501号室の上沼さんが嚥下障害の疑いがあるためご相談です。

 B 背景 上沼さんは昨日尿路感染の疑いで入院した82歳の女性で、抗菌薬による治療を行っています。本日昼から全粥食が開始となったのですが、嚥下困難感と食事中の咳嗽を認めたため、嚥下スクリーニングのEAT-10を評価しましたが、14点と異常値でした。また体重が32kg、BMIが15.6です。

 A 評価 以上より嚥下障害と低栄養であると考えます。

 R 提案 摂食嚥下チームにコンサルトしたうえで、さらなる嚥下評価が必要だと思います。またNST（栄養サポートチーム）へのコンサルトもお願いしたいです。

誤嚥するのはお茶ですか？　お粥ですか？　むせながら、どのくらい食べられますか？　むせることは必ずしも食事を止める判断にはならないです。むしろ、むせることは防御能がはたらいて安全ともいえます。

嚥下障害のスクリーニングのEAT-10は難しいですね。僕のようになじみのない医師はできれば、EAT-10の項目にある液体は？　固形物は？　飲み込める？　飲み込めない？　など、その様子を具体的に教えてもらえるとうれしいです。高齢なので入院前の嚥下の様子も後で知りたいですね。

"摂食嚥下障害"患者をみる 鉄則

1　摂食嚥下のプロセスの5期のうち、どこが障害されているかを考える

2　脱水・低栄養、誤嚥性肺炎、窒息のリスクや徴候を見逃さない

3　問診によるスクリーニングを行い、摂食嚥下障害が疑われれば専門家へコンサルト

4　看護師の役割は口腔ケア、摂食嚥下リハビリテーション、栄養管理

（池田しのぶ）

引用・参考文献

1）武原格, 山本弘子, 高橋浩二, 他, 日本摂食嚥下リハビリテーション学会医療検討委員会：訓練法のまとめ（2014版）. 日摂食嚥下リハ会誌 2014；18（1）：55-89.

2）日本摂食嚥下リハビリテーション学会医療検討委員会：摂食嚥下障害の評価2019.
https://www.jsdr.or.jp/news/news_20190625.html（2020.12.1 アクセス）

3）藤谷順子, 宇山理紗, 大越ひろ, 他, 医療検討委員会 嚥下調整食特別委員会：日本摂食・嚥下リハビリテーション学会嚥下調整食分類2013. 日摂食嚥下リハ会誌 2013；17（3）：255-267.

4）青山寿昭編著：まるごと図解 摂食嚥下ケア. 照林社, 東京, 2017.

PART

2

こんなトラブルに
遭遇したら

どうやって
予防する？

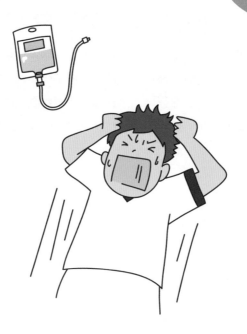

みなさんは日々の看護実践の中で、

大小さまざまなトラブルを経験していると思います。

一番大切なことは、

トラブルを起こさないための予防的な介入です。

PART 2 では、

ルートやドレーン類、医療機器など、

よく遭遇する頻度の高いトラブルから、

患者さんの生活援助や倫理的問題など

個別性が高く対応に難しさを感じるものまで、

幅広い内容を網羅しています。

基礎知識、観察ポイント、対応方法を系統的に解説し、

「こんなときどうすればいい？」の答えを

鉄則として示しました。

興味・関心のある内容から読み進めてみてください。

1

病棟でみる頻度 ★ ★ ★　　緊急度 ★ ★ ☆

転倒・転落

看護の 鉄則

1 まず意識障害と神経症状を観察し、頭部外傷による障害の有無を確認

2 頭部外傷がなければ、次は大腿骨近位部骨折に注意

3 転倒・転落事故を未然に防ぐための対策が必要

4 転倒・転落事故防止のために患者参加を促し、協働する

鉄則 1 まず意識障害と神経症状を観察し、頭部外傷による障害の有無を確認

先輩ナース より

★転倒・転落事故はいつ発生するかわかりません。対応に困らないように、観察すべきこと、対応方法、所属病院の手順などを覚えておきましょう。

ドクター より

★医師として気になるのは、頭部を打ったか打っていないかです。転倒・転落直後に意識レベルが清明でも、後から低下することもあり、命にかかわります。

転倒・転落発生時の対応

● 転倒・転落を発見したら、すばやく患者さんの状態を観察し、それと同時に応援を求めます。

● 当院では、転倒・転落発生時のフローに沿って対応することをルール化しています。

転倒・転落発生時の対応フロー

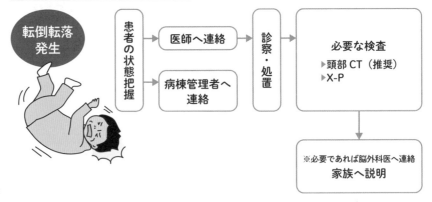

転倒・転落発生時の対応

必要な観察事項

▶意識レベル（JCS→p.48）、患者の反応、バイタルサイン、受傷した部位の状態、麻痺の有無

▶瞳孔不同の有無、嘔気・嘔吐など、疼痛の有無および程度、関節可動域の状態

記載事項

▶転倒・転落が起きたとき、SOAP から経時記録に切り替える

▶転倒・転落発生前の患者の状態・最終確認状況の記載

▶発生発見時間と発生時の状況の正確な記録

▶医師への連絡時間

▶医師の到着時間

▶医師の指示内容

▶観察時間：| 発見時 |・| 2時間 |・| 4時間 |・| 6時間 |・| 10時間 |・| 24時間後 |

注意！
▶推測や憶測の記載はしない
▶発見したときの状況をありのまま記載する

その他

▶インシデントレポート入力→次の対策のために入力が必要となります

▶転倒・転落アセスメントスコアシートの再評価

▶転倒・転落カンファレンス実施

© 大阪市立総合医療センター

●転倒・転落することで被るさまざまな外傷のなかで、死因となることが最も多いのが頭部外傷（頭蓋内出血）です。

●まず意識障害と神経症状を確認します。

●見当識の状態（名前、年齢、日付、曜日を言えるか、自分のいる場所がわかるか）、受傷時の記憶を確認します。

●頭部を打撲した場合、転倒した結果、重症化しやすいハイリスク患者は特に生命の危機的状況を引き起こすことはまれではありません。こうした危機的状況に対応するには頭部打撲による障害をいかに早期に把握できるかが重要です。

意識障害→ p.46

  先輩ナースより

★具体的な問いかけ例:「お名前は？」「おいくつですか？」「今どこにいるかわかりますか？」
★顔の受傷部分や出血など容易に確認できるものだけではなく、頭部全体をよく観察しましょう。
打撲・受傷部を記録する際は、文字だけでなく図で具体的に記載します。

転倒後、重症化しやすいハイリスク患者

出血傾向がある ─
- 血小板減少
- 抗凝固薬投与中
  （プロトロンビン時間や PT-INR の延長）
- 透析後4時間以内
  （ヘパリンの効果が4〜6時間残存するため）

 ドクターより

★抗凝固薬を経口投与している患者さんは、特に報告が必要です。ワーファリン経口投与中や PT-INR > 2.0 以上のときなど、危機的な出血となります。

頭部外傷の恐れがある場合

- 医師の指示により CT 検査を実施し、頭蓋骨骨折や外傷性頭蓋内出血（急性硬膜下血腫、脳挫傷、外傷性クモ膜下出血）の有無を確認します。意識障害、瞳孔不同がある場合には外傷性クモ膜下出血を認めることが多く、より緊急の治療を要します。
- CT 検査で異常がなくても遅れて症状が出現し増悪するケースがあるため、受傷後は経時的な観察を行います。睡眠中も意識レベルの低下がないか確認するため、覚醒を促して評価を行います。

鉄則 2 頭部外傷がなければ、次は大腿骨近位部骨折に注意

大腿骨頸部骨折
→ p.359

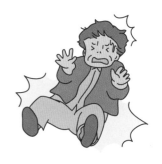

- 頭部外傷に次いで、転倒・転落後に発症する頻度が高く、重度の障害が残る可能性が高い外傷が大腿骨近位部骨折です。
- 多くの場合は股関節の側方を打撲することによって起こります。特に高度骨粗鬆症の患者さんでは、軽微な外力で受傷する場合もあり注意が必要です。
- 症状としては、股関節痛・歩行困難・股関節の腫脹・熱感、下肢の可動困難などがあります。
- 股関節痛の有無の確認は、股関節を内外旋、すなわち足先をつかんで内側と外側に回した際に痛みがあるかを確認し、痛みを訴える場合には、大腿骨近位部骨折を疑います。その場合は動かさず、医師に報告し診察を依頼します。
- 大腿骨近位部骨折の確定診断のため、医師の指示により X 線撮影を行います。診断がつかない場合には、股関節 MRI・骨シンチグラフィー・CT 検査などが行われます。
- 認知症の場合など股関節痛がはっきりせず歩行が可能な場合があるため、注意が必要です。

鉄則 3 転倒・転落事故を未然に防ぐための対策が必要

● 転倒・転落歴がある患者さんは再度、転倒・転落を起こす可能性が高いといわれています。患者さんに起因する内的要因と環境や状況などの外的要因を明らかにし、対策を講じる必要があります。

転倒・転落事故の主な要因

<table>
<tr><td rowspan="3">内的要因</td><td>感覚要因</td><td>深部覚障害★、視覚障害、前庭障害★　など</td></tr>
<tr><td>高次要因</td><td>注意障害、睡眠障害、意識障害、記憶障害、学習障害、認知障害　など</td></tr>
<tr><td>運動要因</td><td>筋力低下、全身持続力低下、心肺機能低下　など</td></tr>
<tr><td rowspan="2">外的要因</td><td>環境要因</td><td>ベッドの高さ、床頭台、手すり、オーバーテーブル、床の状態、明るさ、廊下の手すり、車椅子、トイレの位置、履き物、衣服の状態　など</td></tr>
<tr><td>スタッフの教育や管理要因</td><td>ナースコール、介助方法、看護師の見守り、付き添い　など</td></tr>
</table>

杉山良子：医療事故の検討 その分析と対策. 松下由美子, 杉山良子, 小林美雪, 他編, ナーシング・グラフィカ 看護の統合と実践②医療安全 第3版, メディカ出版, 大阪, 2016：139. より引用

★
深部覚障害
　末梢神経の中には、運動性末梢神経と感覚性末梢神経があり、感覚性末梢神経には、表在知覚（触った感じ）と深部知覚（位置覚・振動覚）があります。立位保持や歩行のためには、力だけではなく、自分の手・足・体幹の位置（位置覚）や、関節の曲がり具合（振動覚）などを把握する必要があります。深部知覚に障害を起こすと、視覚で自分の身体の状態が把握できなくなり、ふらつきがひどくなります。
前庭障害
　前庭とは、内耳にある平衡を感じとる部分です。脳は主にこの左右一対の前庭からの情報をもとに身体のバランスをとっています。前庭に障害が起こると、前庭からの信号が過大または過小になり、めまいを引き起こします。
　前庭障害を起こす疾患には、前庭神経炎、メニエール病、突発性難聴などがあります。

内的要因対策 （転倒・転落アセスメントスコアシート活用）

● 転倒・転落アセスメントの目的は、①患者要因の総合点から転倒・転落の危険性を評価する、②チェックされた要因から患者さんの危険行動を予測する、③複数回使用することで患者要因の変化に対応する[3]ことです。

● 入院患者全員に行うことで、病棟の転倒・転落事故発生のリスクの高い患者さんをスクリーニングすることができます。

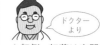
ドクターより
★ 転倒・転落は夜間に多く発生します。夜間は看護師が少なく忙しそうで、患者さんがあえて介助を頼まないことも原因の1つでしょう。

ドクターより
★ 外的要因の予防は何とかできます。複数人でのチェックを習慣化しましょう。
例）ベッドに対するテーブルの位置など

転倒・転落アセスメントスコアシート（成人用）

★当院ではスコアの点数により3段階のレベルを設定し、それに応じた標準対策を設けています。高得点の患者さんの場合は、個別の看護計画を立案し、離床センサーの使用や低床マットを使用します。

★患者要因の変化に対応するため、入院時・病状変化時・薬剤変更時・転入時に評価することにしています。

★転倒・転落により濃厚な処置が必要となった事例に関しては、多職種で構成する転倒・転落防止対策チームで部署の対応策を再検討し、フィードバックします。

分類		特徴	評価スコア	評点	評点	評点
A	年齢	70歳以上（70歳未満は0点）	2点	0	0	0
B	性格	人に頼めない、気を使うまたは何でも自分でやらないと気がすまない	どちらかあれば2点	0	0	0
		説明したが応じてもらえない				
C	既往歴	1年以内に転倒・転落したことがある	どちらかあれば2点	0	0	0
		失神・けいれんなどの意識消失発作の既往がある				
D	感覚	視力障害・視野障害（眼鏡・コンタクト使用）	それぞれ1点			
		聴力障害がある（補聴器使用）				
E	機能障害	骨、関節、腱などに異常がある（拘縮・変形・痛みなど）	どちらかあれば3点	0	0	0
		麻痺やしびれがある				
F	活動領域	足腰の弱り、能力の低下がある	1項目あれば3点	0	0	0
		車椅子、杖、歩行器を使用している				
		移動に介助が必要である				
		病状が回復しADLがアップしている時期である				
		点滴・ドレーンなどチューブ類が挿入されている				
G	病状	38℃以上の発熱がある	それぞれ1点	0	0	0
		貧血（Hb 11g/dL未満）、めまい、ふらつきがある				
		手術後3日以内である				
		病状が急激に悪化している時期である				
H	認識力	見当識障害、意識混濁がある	1項目あれば4点	0	0	0
		判断力、理解力・記憶力の低下がある				
		せん妄、混乱、不穏行動がある				
I	薬剤	1. 麻薬　2. 向精神薬　3. 抗パーキンソン薬　4. 睡眠薬	それぞれ1点			
		5. 降圧・利尿薬　6. 鎮痛薬　7. 化学療法				
		8. 抗血栓薬　9. ステロイド　10. 骨粗鬆症				
		11. 5種類以上併用				
J	排泄	切迫尿・便失禁がある（行きたくなったらすぐ出る）	それぞれ2点			
		頻尿がある（昼8回以上、夜2回以上）				
合計点						
危険度				0	0	0
せん妄ハイリスク				Ⅰ	Ⅰ	Ⅰ
サイン欄						

評価基準：危険度と評価スコア
Ⅰ（0～5点）転倒・転落を起こす可能性がある
Ⅱ（6～15点）転倒・転落を起こしやすい
Ⅲ（16点以上）転倒・転落をよく起こす

評価日
・入院当日
・薬剤の変更があったとき
・病状変化時（OP当日・離床時・ドレーンチューブ抜去時）
・転入時
※危険度Ⅲまたは色付きの部分にチェックのついた場合は看護計画立案

© 大阪市立総合医療センター

転倒・転落発生リスクの高い患者

加齢に伴う骨格筋機能低下
サルコペニア[*1]の人では非サルコペニアに比べて転倒発生率が2～3倍になるといわれている

認知症
脳神経障害による歩行・バランス機能障害の影響、中核症状（認知機能障害）、BPSD（認知症の行動・心理症状）などにより転倒リスクが非常に高くなる

パーキンソン病
すくみ足や小さな段差につまずき、立ち上がりや座る際にもバランスを崩しやすく、二重課題[*2]で注意散漫になりやすい

睡眠薬を使用
特にベンゾジアゼピン系睡眠薬は、催眠作用、筋弛緩作用、抗不安作用、抗けいれん作用があるため、転倒の誘因となる

骨折リスクを高める薬剤を使用
ステロイド、メトトレキセート、ヘパリン製剤、ワーファリン、抗てんかん薬など

5種類以上の多剤を併用
65歳以上の転倒リスクを減らすため、「安全な薬物療法ガイドライン2015」では併用薬剤は6種類以下を推奨している

排泄に問題あり（切迫尿・便失禁・頻尿）
排泄への焦りからの転倒のリスクがある

＊1　サルコペニア：加齢に伴う骨格筋機能低下を示す病態。筋力低下および骨格筋量減少の両者を備える場合をいう。65歳以上の高齢者の15～20%、75歳以上の後期高齢者では急激に高まる。
＊2　二重課題：○○しながら△△するというように2つの動作を行うこと。

転倒・転落

点滴

経鼻胃管・胃瘻カテーテル

各種ドレーン

ストーマ

バスキュラーアクセス

気管切開チューブ

医療機器

人工呼吸器

認知症

片麻痺

退院支援

倫理的問題

外的要因対策（環境整備）

1 ベッド周囲の環境調整

●住み慣れた自宅に比べ、不慣れな環境である病室は転倒のリスクが高く、特にベッド周囲は転倒の頻度が最も高いです。障害物とならないようにコード類を整理し、不要な物を撤去する、点滴スタンドがスムーズに動かせるように定期的にコマの清掃を行います。ベッドの高さ・床頭台の位置は患者さんの疾患や身体的特徴に応じた調整が必要です。ベッドサイドに置かれた車椅子へ患者さんが自力で移動しようとして、転倒することもあるため、極力ベッドサイドには車椅子は置かないようにします。

●対策を講じても転倒・転落をゼロにすることは不可能です。転倒した際の衝撃を軽減させるための対策も必要です。

ドクターより

★必要もないのに、24時間持続で点滴をしている患者さんがいます。点滴をすれば尿もたまります。夜間にトイレ歩行が必要になり、転倒させていないか、医師・看護師はもう一度指示を見直しましょう。私たち医師側も余計な転倒をさせない対策が必要です。

環境調整の例：ベッド

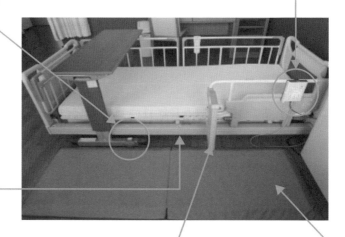

ベッド内蔵離床センサー（離床CATCH：パラマウントベッド）
ベッドに内蔵した荷重センサーが荷重の変化を感知して、患者に意識されずに患者の起き上がりや端座位、離床などの動作情報を検出し、ナースコールで知らせる

ストッパー付きオーバーテーブル

低床ベッドの使用：ベッドからの転落時の衝撃緩和
三点柵：柵の乗り越えによる衝撃緩和のため、移動時に使用する可能性の高い位置の柵を外しておく

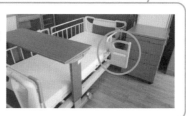

スイングアーム介助バー
患者自身の動作補助に有益

衝撃緩衝マット（テストール衝撃緩和マット）
刺激吸収性にすぐれた素材のマットをベッドサイドに敷き、転落時の衝撃を緩和する

2 トイレの環境調整

先輩ナース
より

★環境整備が適切に行われているか、多職種からなる転倒・転落防止対策チームによる病棟内のラウンドも有効です。ラウンドで改善点をまとめ対象部署へ渡し、環境の改善を求めます。

● 2016 年から 2019 年に日本医療機能評価機構医療事故情報収集事業に報告された医療事故およびヒヤリ・ハット報告のうち、「転倒・転落」に関する内容に「トイレ」が関連しているものは、年間の平均約 5 割（49.6 ～ 51.5%）でした。

● 付き添い歩行や衣服の着脱の介助が必要な患者さんにナースコールを押すように説明しても、押さずに自力でトイレに行き、転倒してしまうケースが少なくありません。自分でできるという気持ちや看護師への遠慮、疾患からくるものなどさまざまな理由が考えられますが、その場合にはナースコールに頼らない転倒予防対策が必要になります。

環境調整の例：トイレ

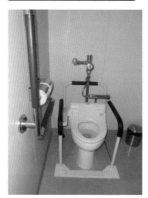

▶両サイドに手すりを設置し、立ち上がりを補助
▶トイレ内には車椅子を置かず、トイレの外に置く
▶ナースコールを押せない患者の場合、トイレの前で待機する

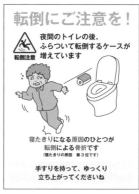

トイレ内の壁やドア内側にポスターを掲示し注意喚起

鉄則 4
転倒・転落事故防止のために患者参加を促し、協働する

1 入院予約時

● 「入院時のしおり」に転倒・転落の危険性を自己評価するチェックリストと、転倒・転落防止のための協力依頼のリーフレットを挟み渡しています。

2 入院後

● 入院時オリエンテーションで再度、転倒の危険性を説明し協力依頼をします。

先輩ナース
より

★履き物が転倒の要因になるケースがあるため、スリッパではなく靴底に滑り止め加工のある踵を覆う履き物の準備をお願いしています。

点滴

経鼻胃管・胃瘻カテーテル

各種ドレーン

ストーマ

バスキュラーアクセス

気管切開チューブ

医療機器

人工呼吸器

認知症

片麻痺

退院支援

倫理的問題

入院のしおりに挟むリーフレット

ご自分の転倒の危険性をチェックしてみてください

該当するところに○を付けてください

65歳以上の方の3人に1人は1年に1回以上転倒しています

転倒セルフチェックシート

	項目	はい（点）	いいえ（点）
1	過去1年に転んだことがありますか（転倒回数　　回）	1	0
2	つまずくことがありますか	1	0
3	手すりにつかまらず、階段の上り下りができますか	1	0
4	歩く速度が遅くなってきましたか	1	0
5	横断歩道を青のうちに渡りきれますか	0	1
6	1キロメートルぐらい続けて歩けますか	0	1
7	片足で5秒くらい立っていられますか	0	1
8	杖を使っていますか	1	0
9	タオルを固く絞れますか	0	1
10	めまい、ふらつきがありますか	1	0
11	背中が丸くなってきましたか	1	0
12	膝が痛みますか	1	0
13	目が見えにくいですか	1	0
14	耳が聞こえにくいですか	1	0
15	もの忘れが気になりますか	1	0
16	転ばないかと不安になりますか	1	0
17	毎日お薬を5種類以上飲んでいますか	1	0
18	家の中で歩くとき暗く感じますか	1	0
19	廊下、居間、玄関によけて通るものが置いてありますか	1	0
20	家の中に段差がありますか	1	0
21	階段を使わなくてはなりませんか	1	0
22	生活上、家の近くの急な坂道を歩きますか	1	0
	合計		点

合計点数が10点以上の方は転倒に特に注意が必要です

厚生労働省：STOP！労働災害プロジェクト．より引用
https://anzeninfo.mhlw.go.jp/information/tentou1501_25.html
（2021.3.1アクセス）

転倒防止に有効な安全靴

▶靴の屈曲性：靴の屈曲性が悪いと足に負担がかかるだけでなく、擦り足になりやすくつまずきの原因となる

靴底の接地面積が大きくなり安定する

靴底の接地面積が小さく不安定

▶靴の重量：靴が重くなると足が上がりにくくなるため、つまずきの原因となる

▶つま先の高さ：つま先部の高さが低いと、ちょっとした段差につまずきやすくなる

ある程度のトゥスプリングの高さは必要である

▶靴底と床の対滑性のバランス：滑りやすい床には滑りにくい靴底が有効だが、滑りにくい床に滑りにくい靴底は摩擦が強くなりすぎ、つまずく場合がある

（齋藤由美）

引用文献

1）武藤芳照，奥泉宏康，北湯口純編著：日本転倒予防学会認定　転倒・転落予防指導士公式テキストQ&A．新興医学出版社，東京，2017：12．
2）松下由美子，杉山良子，小林美雪，他編：ナーシング・グラフィカ　看護の統合と実践②医療安全．メディカ出版，大阪，2019：139．
3）杉山良子編著：転倒・転落防止パーフェクトマニュアル．学研メディカル秀潤社，東京，2012：42．

参考文献

1）杉山良子編著：転倒・転落防止パーフェクトマニュアル．学研メディカル秀潤社，東京，2012．
2）医療事故調査・支援センター：医療事故再発防止に向けた提言第9号　入院中に発生した転倒・転落による頭部外傷に係る死亡事例の分析．日本医療安全調査機構，東京，2019．
3）Nursing Skills Japan：転倒・転落の予防．エルゼビア
4）武藤芳照，奥泉宏康，北湯口純編著：日本転倒予防学会認定　転倒・転落予防指導士公式テキストQ&A．新興医学出版社，東京，2017．
5）鳥羽研二監修：高齢者の転倒予防ガイドライン．メジカルビュー社，東京，2012．

病棟でみる頻度 ★ ★ ★ 　緊急度 ★ ★ ☆

2 点滴の 事故（自己）抜去

看護の鉄則

1 事故（自己）抜去は生命に危険を及ぼすことがある。油断してはいけない

2 CVカテーテル抜去時は、空気塞栓に注意。低酸素血症や循環不全を見逃さない

3 事故（自己）抜去発見時は、止血を行い、体内への遺残がないか確認する

4 患者さんの活動性を評価し、末梢静脈・CVカテーテルの必要性について検討する

鉄則 1 事故（自己）抜去は生命に危険を及ぼすことがある。油断してはいけない

先輩ナースより

★患者さんがルート刺入部の疼痛や掻痒感を訴えているときは要注意です！無意識に触ってしまう可能性があります。

● 日本医療機能評価機構の調査報告によると、ドレーン・チューブ類のインシデントは毎年上位を占め、その中でも事故（自己）抜去は多くの割合を占めています。

─── 事故抜去 ───
ベッドへの移動や、体位変換、入浴中などに引っかかったりして思いがけずにカテーテルやチューブが抜けてしまった場合

─── 自己抜去 ───
患者さん自身がカテーテルやチューブを引っ張って抜いてしまった場合

事故（自己）抜去を発見したときに確認すること

ドクターより

★「止血」と「体内にCVカテーテルの先端があるかないか」はすぐに確認します。普段から留置されているカテーテルの先端の形状には熟知しておきましょう。

❶呼吸や循環不全症状を観察し、頭部低位（仰臥位やトレンデンブルグ体位）になっているか？ 中心静脈カテーテル（central venous catheter：CVカテーテル）の場合、静脈内への空気流入による塞栓症（肺塞栓や脳梗塞など）が起こる可能性がある

❷出血や血腫を形成していないか？

❸体内への先端部の遺残（カテーテルの一部［先端など］が体内に残っていること）はないか？

❹投与していた薬剤は何か？

❺患者さんは不穏やせん妄を起こしていないか？

❻ほかのカテーテル・チューブ類は抜けていないか？

鉄則 2 CV カテーテル抜去時は、空気塞栓に注意。低酸素血症や循環不全を見逃さない

鉄則 3 事故（自己）抜去発見時は、止血を行い、体内への遺残がないか確認する

合併症①：空気塞栓

● CV カテーテル抜去時の最も大きな合併症は**空気塞栓**です。0.1 ～ 2 ％の確率で発生します。

●空気塞栓は、吸気時に胸腔内圧が陰圧になり空気が血管内に引き込まれることで発生します。CV カテーテルが何らかの原因で切断され体外に断面が出ている場合は、空気が体内に入り続けるため、患者側の CV カテーテルを鉗子などでクランプします。

●多量の空気が肺動脈に流れ込むと、数分以内に低酸素血症を起こします。循環不全から心停止に至ることもあり、非常に緊急性の高い合併症です。

先輩ナースより

★座位でも胸腔内圧が陰圧になるため、座位で事故抜去が起こったときにはより空気塞栓が起こりやすいです。

空気塞栓のポイントと対応・予防方法

ハイリスク患者	▶CV カテーテル留置、特に鎖骨下静脈からの留置 ▶上半身の大血管から留置されている太いカテーテル[1] ▶カテーテルの留置期間が長い患者 ▶頻呼吸や呼吸努力が強い患者 ▶咳嗽が頻回な患者 ▶脱水のある患者 ▶心不全による起座呼吸でヘッドダウンできない患者
どのぐらいの空気が入ると危険か	▶成人で 100 ～ 300mL（3 ～ 5 mL/kg） ▶20mL の流入で何らかの障害が発生する可能性あり、5 mL/kg 以上の静脈塞栓でショック・心停止となる ▶脳循環へは、2 ～ 3 mL の流入で致死的となる ▶冠動脈へは、0.5mL の流入で心室細動が起こる可能性がある
臨床症状	▶神経系：意識障害、片麻痺、不全麻痺、上下肢の脱力、けいれん、失語 ▶呼吸器系：呼吸苦、頻呼吸、SpO_2 低下、チアノーゼ、胸痛 ▶循環器系：不整脈、頻脈、徐脈、肺高血圧、右心不全、血圧低下、ショック
空気塞栓発生時の対応	▶頭部低位＋左側臥位（Durant's maneuver）[2] ▶100％酸素吸入 ▶急変時対応（医師コール、応援を呼ぶ、救急カートを準備する） ▶ICU へ入室する

※1　血液透析で使用するバスキュラーアクセスなど（double lumen catch：DLC）
※2　頭部低位で CV カテーテル抜去部を心臓より低くし、静脈還流量を増加させ空気の引き込みを少なくするとともに、左側臥位で静脈から右室心尖部に流れ込んだ空気を肺動脈へ流入させないようにするため

（表つづき）

空気塞栓を予防するため抜去時に推奨されていること	▶抜去時の体位は、頭部低位（仰臥位またはトレンデレンブルグ体位） 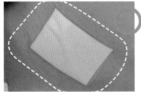 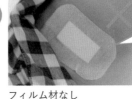 頭部低位　仰臥位　腰部高位 **頭を下げ、下肢を挙上** ▶抜去は吸気後に息止めをするか、呼気時に行う ▶抜去部は 5 分以上圧迫止血をする ▶抜去部は密閉性の高いドレッシング材で覆い、24 時間は貼ったままにする 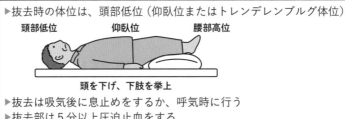 **通気性のあるドレッシング材やガーゼは**空気を引き込む可能性がある フィルム材あり　　フィルム材なし ▶抜去後 30 分は安静にする

合併症②：出血／血腫

 ドクターより

★肝機能障害は、あるときには止血に難渋することがあります。APTT ＞ 40 秒、PT-INR ＞ 1.5 のときなど注意です。

先輩ナースより

★末梢冷感や顔面蒼白などのショック徴候に注意します。出血量が多い場合は出血量の測定も重要です。

- 白血病をはじめ肝不全、播種性血管内凝固症候群など凝固異常がある患者さんや、心臓血管外科術後や脳梗塞後など抗凝固薬・抗血小板薬を使用している患者さんは、特に出血や血腫を形成しやすく細心の注意が必要です。
- 中心静脈は、末梢静脈と比べ血管が太く血流量が多いため、CV カテーテル抜去時は特に注意します。
- 出血や血腫の形成を認める場合、すぐに圧迫止血の処置を行いながらバイタルサインを測定し、医師に報告します。

合併症③：切断カテーテルの体内遺残

 先輩ナースより

★ CV 挿入時には、固定具を使ってもらうよう医師に声をかけることも大切です。

- CV カテーテルを患者さん自身が引きちぎったり、はさみで切るなどの行為により、カテーテルの先端が体内に遺残する可能性があります。
- 体内に遺残したカテーテルは、血流に乗り心臓や肺へ流れていく可能性があります。医師到着までモニター監視を行い、不整脈や呼吸困難の出現などに注意します。
- 特に CV カテーテルを付属の固定具を使用せずに直接縫合糸で固定している場合、強い外力が加わると、固定部分で切断しやすくなるため注意が必要です。

- CV カテーテルが途中で切断している場合の対応として、体内に遺残しているか確認する必要があるため、すみやかに胸部単純 X 線撮影を行います。下肢に迷入した場合は胸部単純 X 線で発見できないこともあり、X 線透視や CT、エコーなどの検査も行います。
- 体内への遺残が確定した場合、血管造影室で透視下にスネアで摘出処置を行います。透視下で摘出できなかった場合は外科的な処置が必要になります。

カテーテル先端の例 ★どちらも X 線で写る。

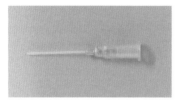
末梢静脈カテーテル先端

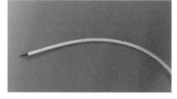
CV カテーテル先端

合併症④：薬剤投与の突然中止に伴う合併症

- 人工呼吸器装着患者さんでは、気管チューブの不快感や身体的苦痛を軽減する目的で鎮痛・鎮静薬が投与されることがあります。突然、鎮痛・鎮静薬が中止されると、身体的苦痛の増強や覚醒、興奮に伴い、さらなるカテーテル類の事故（自己）抜去のリスクが高くなる可能性もあります。さらに興奮状態が続くと、ベッドからの転落などにつながる可能性もあり注意が必要です。
- 高度侵襲手術後や循環不全の患者さんの管理では、高カロリー輸液や循環作動薬などが投与されることがあります。高カロリー輸液の突然の中止は低血糖を、循環作動薬の中止は血圧低下に伴うバイタルサインの変調をきたす可能性があります。このような場合、再度 CV カテーテルを挿入する必要があるため、医師への早急な報告とともに救急カートや再挿入の準備を行います。

合併症⑤：不完全抜去による皮下への血管外漏出

- 事故（自己）抜去時、完全抜去であれば、合併症①〜④の観察と対処を行います。
- 抜けかけている不完全抜去の状態で発見することもあります。不完全抜去時、末梢静脈カテーテルでは皮下への漏出が起こります。
- CV カテーテルでは、先端位置が移動し、血管壁に薬剤やカテーテル

先輩ナースより

★切断したカテーテルがどのくらい体内へ遺残しているか確認する必要があるため、抜去したカテーテルは絶対に捨てないでください！

ドクターより

★ CV カテーテルの事故抜去は、必ずしもすぐに再挿入しなければならないことはなく、翌日ゆっくり再挿入してもよい場合が多いです。

先輩ナースより

★ CV カテーテルの留置がなぜ必要か、理由を知っておくことが大切です。
★緊急性の高い処置を行う場合、準備や人員確保など周囲が慌ただしくなり、患者さんの不安はさらに助長されます。患者さんが安心できるような声かけや環境を整える工夫が必要です。

ドクターより

★ 20％ブドウ糖を体重 1 kg × 1 mL で投与することで（例：50kg の患者さんでは 20％ブドウ糖 50mL 投与）、30 分〜 1 時間はしのげます。

先輩ナースより

★不完全抜去の状況でカテーテルを押し込むと血管損傷や感染のリスクが高くなるため、絶対に押し込んではいけません。

先端が接触することで血管壁が損傷し、血管外漏出する可能性があります。長時間皮下組織に薬液が漏出すると、炎症だけでなく壊死を起こす可能性があります。

●血管外漏出時、薬剤の投与を中止しますが、投与する薬剤によっては、カテーテルをすぐに抜去してはいけないものがあるので、確認が必要です。その後は、炎症を抑えるため冷罨法を行ったり、患肢の挙上をしたりします。薬剤によっては、温罨法をするものもあります。薬剤投与時は、事前に対応を考えておくことが大切です。

血管外漏出に注意が必要な薬剤

高浸透圧液	高張ブドウ糖液など
血管収縮薬	ボスミン、ノルアドレナリンなど
電解質補正薬	KCL、カルチコール、10% NaCl など
強アルカリ性薬剤	ラシックス、炭酸水素ナトリウム（メイロン）など
その他	プロポフォール、バンコマイシンなど

●CV カテーテルでは、挿入されている部位によって血管損傷が皮下で起こるだけではなく、胸腔内・縦隔内などで起こる可能性があります。また、長期間の留置により CV カテーテルと血管が癒着している場合があり、カテーテルが抜ける段階で血管を損傷する可能性もあります。

●特に ADL 拡大の時期には、このようなトラブルが起こりやすいため勤務交代時やリハビリテーション後には、刺入部の観察と挿入されている長さ、固定糸や固定テープの外れがないか確認することが必要です。

鉄則 4　患者さんの活動性を評価し、末梢静脈・CV カテーテルの必要性について検討する

なぜ事故（自己）抜去に至ったのかを考える

●カテーテルやチューブ類が多く挿入されているほど ADL は制限され、患者さんの身体的・精神的負担が増強します。

事故（自己）抜去のリスクが高い患者

せん妄がある　　意識レベルが低下している　　認知症　　不穏がある

事故（自己）抜去の予防策

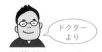

- 事故（自己）抜去の予防には、不要なカテーテルを早期に抜去することが何よりも大切です。患者さんの活動量や食事摂取量を定期的に評価し、留置している末梢静脈カテーテルやCVカテーテルは本当に必要なのかを医師と検討します。

- 治療上、末梢静脈カテーテルやCVカテーテルの留置が必要で、患者さんの認知機能障害や不穏、せん妄などにより、やむを得ず身体拘束を選択することもあります。身体拘束を実施する場合、各施設で定められている基準に基づき評価を行います。

- 患者さんの尊厳を守るため、なるべく身体拘束を解除することができるように定期的に評価することが重要です。不快の除去やルート整理などルートが気にならなくなる工夫、昼夜のリズムを整えるなどせん妄予防を行い、患者さんが安全に過ごせるよう介入していきます。

★使用していないルートがあるCVカテーテルは、抜去の対象と考えすぐに報告してください。基本的には「迷ったら一度抜く」です。
★ルートを自己抜去する人には、前兆があります。何度言われても常に手を持っていく、ひっかくようなそぶりを繰り返す場合などは要注意です。

せん妄→ p.98

ルート整理	▶動きや重さで引っ張られないよう、点滴の長さを調整したり、固定する ▶不要なカテーテルはできるだけ早く抜く ▶日中のみ点滴を投与し、夜間はロックできるよう調整する ▶認知症などで点滴の必要性が理解できない場合は、ルートやカテーテル刺入部が視界に入らないようにする（点滴を頭元に置く、刺入部を包帯で隠す、ルートを服の中に通すなど） ▶点滴刺入部の安静が保てない場合や点滴を触る場合は、シーネを使用する	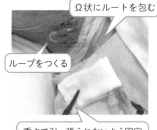 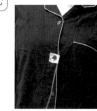 Ω状にルートを包む ループをつくる 重さで引っ張られないよう固定 ルートにテープをつけ、穴をあけてボタンに通す
観察強化	▶訪室頻度を増やす ▶患者を観察しやすい部屋へ動かす ▶点滴刺入部の観察を行い、点滴漏れがないか確認する	**身体拘束** ▶容易に身体拘束を行うのではなく、生命の危機にさらされる場合に施設基準に基づいて拘束を行う ▶カンファレンスで必要性を検討する

★掻痒感があるときは、テープを変更する、軟膏を使う、痛いときは痛み止めを使うなどの工夫をしてください。
★点滴刺入部周辺の掻痒感には、保湿クリームやかゆみ止めを塗り、被覆材は刺激の少ないものを使用します（カテリープラス®やIV3000®がかぶれにくいです）。

（上田小百合）

参考文献

1）日本医療機能評価機構：中心静脈カテーテル抜去後の空気塞栓症（医療安全情報 No.113）．医療事故情報収集等事業 第58回報告書（2019年4月～6月），2019：67-79．
　　http://www.med-safe.jp/pdf/report_58.pdf（2020.3.1 アクセス）
2）柴田純平：中心静脈カテーテル抜去時の合併症と対応．佐藤暢夫，野村岳志編，中心静脈カテーテル　穿刺・留置のコツがわかる！　レジデントノート 2020；22（6）：1121-1124．
3）坂本すが，井手尾千代美監修：完全版ビジュアル臨床看護技術ガイド．照林社，東京，2015．

病棟でみる頻度 ★ ★ ☆ 　　緊急度 ★ ★ ☆

3 経鼻胃管・胃瘻カテーテルの事故（自己）抜去

看護の 鉄則

1 経鼻胃管・胃瘻には栄養目的と減圧目的があり、目的によって対処方法が異なる
2 栄養目的の経鼻胃管は再挿入後に必ずX線撮影を行い、カテーテル先端の位置を確認する
3 減圧目的の経鼻胃管は、症状や病態の悪化のリスクがあるため早急に対応が必要
4 胃瘻は造設後3週間以内か、それ以降かで対応が異なる。造設後3週間までは緊急を要する
5 経鼻胃管挿入中の不快感の軽減は困難であるため、固定を確実に行う
6 胃瘻カテーテルはボタン型・バンパー型を選択し、疼痛コントロールを積極的に行う

鉄則 1 経鼻胃管・胃瘻には栄養目的と減圧目的があり、目的によって対処方法が異なる

●経鼻胃管の挿入や胃瘻を造設する目的には、栄養目的と減圧目的の2つがあります。
●目的により事故（自己）抜去となったときの対処方法が異なるため、なぜ経鼻胃管の挿入や胃瘻が造設されているのか、その目的を知る必要があります。

栄養目的の場合

●消化管の機能は障害されていないが、嚥下障害や誤嚥性肺炎を繰り返すなどの理由で経口摂取ができない患者さんに対して、消化管内に栄養剤を注入し栄養を補給することを経管栄養といいます。

低栄養→ p.115

●鼻から管を通す**経鼻胃管**と、胃に穴を開けて皮膚と胃の内部の通り道（瘻孔という）をつくり、そこにカテーテルを留置する**胃瘻**（percutaneous endoscopic gastrostomy：PEG、経皮的内視鏡的胃瘻造設術）があります。

減圧目的の場合

●一時的な減圧目的（術後の麻痺性イレウスや手術をすれば改善する腸閉塞など）には経鼻胃管が用いられます。

イレウス→ p.330

●腹膜播種に伴う腸閉塞で手術による閉塞の解除が困難な場合などでは、長期の経鼻胃管留置が必要になります。経鼻胃管は咽頭不快感を強く訴える患者さんも少なくないため、そのような場合には減圧目的の胃瘻を造設することがあります。

鉄則 2 栄養目的の経鼻胃管は再挿入後に必ずX線撮影を行い、カテーテル先端の位置を確認する

●栄養目的の場合は、ただちに栄養を投与しなければ致死的になるという状況ではないため、緊急性は高くありません。しかし栄養剤を投与中に事故（自己）抜去となった場合は、抜去時に誤嚥していることがあるため、呼吸音を確認し、誤嚥が疑われた場合には吸引を行います。その後医師に報告し、再挿入が必要かどうかの確認を行います。

●再挿入後は必ず胃までを含んだ胸部X線撮影を行い、気管へ誤挿入していないことを確認します。気管に誤挿入されたまま栄養剤を注入し死亡した事例が、2015年以降6例報告されています。死亡事例6例中5例はX線の確認が行われていませんでした[1]。

経鼻胃管挿入後のX線撮影

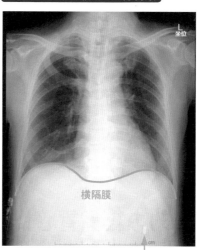

横隔膜より下にチューブ先端があることを確認する

チューブ先端

先輩ナースより

★誤嚥性肺炎（p.268）の徴候（発熱や呼吸状態の悪化）に注意が必要です。

★経鼻胃管がきちんと胃内に留置されているかを確認するために、カテーテルチップシリンジで空気を注入する気泡音の聴取が広く行われています。しかし気泡音が聴取できても、胃内に留置されているとは限りません。死亡例6例中5例は気泡音の聴取が行われていました[1]。また、死亡までには至らなかったが、誤挿入が確認された事例56例中40例が気泡音の聴取をされていました[2]。

転倒・転落

点滴

経鼻胃管・胃瘻カテーテル

各種ドレーン

ストーマ

バスキュラーアクセス

気管切開チューブ

医療機器

人工呼吸器

認知症

片麻痺

退院支援

倫理的問題

経鼻胃管挿入から栄養剤投与までのフローチャート

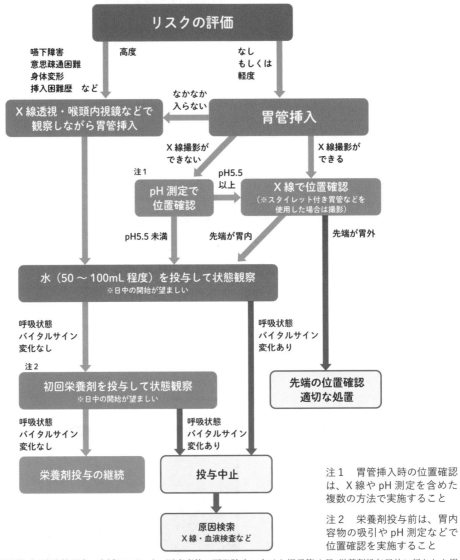

日本医療安全調査機構（医療事故調査・支援センター）：医療事故の再発防止に向けた提言第6号 栄養剤投与目的に行われた胃管挿入に係る死亡事例の分析. 2018：p.21 図7. より改変して転載

鉄則 3 減圧目的の経鼻胃管は、症状や病態の 悪化のリスクがあるため早急に対応が必要

★抜去となる前にどれだけ排液が出ていたかもチェックしておきましょう。排液量が多かった場合は、再留置が必要なことが多くなります。

●減圧目的の場合は、治療としての役割があるため、早急な対応が必要です。事故（自己）抜去された場合は、ただちに医師に報告し、再挿入が必要かどうかの確認を行います。

転倒・転落

点滴

経鼻胃管・
胃瘻カテーテル

各種ドレーン

ストーマ

バスキュラー
アクセス

気管切開
チューブ

医療機器

人工呼吸器

認知症

片麻痺

退院支援

倫理的問題

●例えばイレウスの減圧チューブとして留置されていた場合は、減圧
チューブがなければ腹部膨満の増悪やそれに伴う腹痛や悪心・嘔吐な
ど病態の悪化をまねく可能性が高いです。上部消化管手術後の吻合部
の安静のための減圧チューブであれば、消化液がドレナージされない
ことによって吻合部に圧がかかり、縫合不全を引き起こす可能性があ
ります。

胃瘻カテーテルの事故（自己）抜去への対応

鉄則 4　**胃瘻は造設後3週間以内か、それ以降かで対応が異なる。造設後3週間までは緊急を要する**

●胃瘻の造設は栄養目的の場合がほとんどですが、減圧目的であっても
基本的には対応の方法は変わりません。
●胃瘻カテーテルの事故（自己）抜去は、瘻孔（体表と胃とをつなぐ道）
が完成される約3週間の前か後かで対応が異なります。そのため、瘻
孔完成前（胃瘻造設術後3週間までの時期）を"早期"事故抜去、瘻
孔完成後を単に事故抜去と呼び区別されています。

早期事故抜去の場合

●瘻孔が完成していない時期に抜けた場合は、腹壁と胃壁が完全に密着
していないため、胃内容物が腹腔内へ流れ出てしまい胃穿孔と同様の
状態となり、腹膜炎から敗血症となり重篤化する危険性があります。
そのため早急に医師へ報告する必要があります。

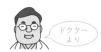

ドクターより

★近年は胃壁・腹壁
固定がされている症
例が多く、早期事故
抜去しても汎発性腹
膜炎を発症しにくく
なっています。

瘻孔損傷のイメージ

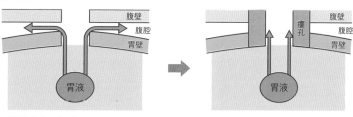

造設直後の胃瘻
➡瘻孔ができあがっていないた
め、腹壁と胃壁が離れて、腹
腔内に胃液が流れ出てしまう

瘻孔完成後の胃瘻
➡瘻孔が完成し胃壁と腹壁が
密着しているため、胃液は
腹腔内に入らない

発熱→ p.4
ショック→ p.18

- 医師の指示に従い、減圧目的の経鼻胃管を挿入し胃内容物をドレナージし、バイタルサイン（発熱や血圧低下の有無、敗血症になっていないか）、ショックの徴候（顔面蒼白、冷汗、呼吸促迫など）、腹膜炎の所見（腹痛の増強や腹膜刺激症状）の変化に注意し観察を行います。汎発性腹膜炎となった場合には緊急手術の対象となります。
- 早期事故抜去では、脆弱な瘻孔が損傷する可能性があるため、瘻孔の確保目的に抜去部からのネラトンカテーテルや尿道留置カテーテルなどの"盲目的な"再挿入は控えるべきです。
- 再挿入を試みる場合は、X 線透視下や内視鏡下で行います。

瘻孔完成後の事故抜去の場合

★ 抵抗がある場合は、無理に挿入しないこと。無理に挿入すると瘻孔が損傷したり、腹腔内への誤挿入となることがあります。

- 胃瘻の瘻孔は数時間で縮小し、約 24 時間で閉鎖するといわれており、閉じてしまう前に瘻孔を確保することが重要です。
- 早急に医師に報告し、医師がただちに対応できない場合は、医師の指示に応じて、胃瘻の瘻孔部に 12 ～ 14Fr のネラトンカテーテルや尿道留置カテーテルなどを 5 cm ほど挿入します。その際は潤滑ゼリーをたっぷりとつけて愛護的に行います。

経鼻胃管の事故（自己）抜去予防

鉄則 5 経鼻胃管挿入中の不快感の軽減は困難であるため、固定を確実に行う

★ 海外の報告でも、ほかのチューブと比べて圧倒的に多いです。
[100 日あたりの事故（自己）抜去発生率][3]
経鼻胃管　　　　4.48
気管内チューブ 0.79
腹腔ドレーン　 0.67
脳室内ドレーン 0.66
胸腔ドレーン　 0.56
尿道留置カテーテル
　　　　　　　　0.32

- 経鼻胃管は鼻腔から胃へチューブを留置するため不快感が強く、患者さん自身がチューブを抜いてしまう自己抜去が多くあります。挿入時の不快感に関しては局所麻酔薬のスプレーやゼリーなどを用いて軽減したとする報告はありますが、挿入中の不快感を緩和できたという報告は見当たりません。
- 当院では経鼻胃管による不快感が強く、留置期間が長期化するような場合は、経皮経食道胃管挿入術（percutaneous trans-esophageal gastro-tubing：PTEG）を行うことがあります。ただし、PTEG は比較的新しい方法で、施行できる施設が限られています。
- 自己抜去の原因と考えられる不快感を軽減することは困難であるため、固定方法を確実に行うことが重要です。

PTEG の施行例

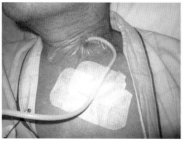

 先輩ナースより

★この患者さんは胃がん術後の縫合不全で長期の経鼻胃管を余儀なくされていたのですが、経鼻胃管の苦痛が強く、PTEG にしたところ苦痛がなくなり、PTEG の利点がわかる症例でした。

経鼻胃管やイレウス管がどうしても長期に必要な場合、例えば術後の縫合不全や終末期の患者さんなどでは、減圧胃瘻や PTEG をすることで不快感を取り除くことができます。

一般的な経鼻胃管の固定方法（エレファントノーズ法）

❶テープの準備（テープの角は丸くカットしておく）
❷鼻腔のテープは切り込みを入れてチューブに巻きつけるように貼る
❸頬部のテープを貼る（1枚目はΩ固定で、2枚目は切り込みを入れて1枚目のテープが浮かないように補強する）

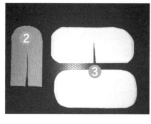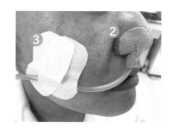

★同じテープをずっと貼っていると皮脂や鼻水などではがれやすくなることもあるため、1日1回は必ず貼り替えるようにしましょう。その際に、固定の位置（何 cm 挿入されているか目盛りの確認）やチューブが当たっているところに潰瘍ができていないかなどの観察も行います。
★洗髪や入浴の後は、水に濡れて粘着力が低下しているので、必ず貼り替えましょう。

 ドクターより

★経鼻胃管は太いと硬くて留置しやすいですが、留置後は 14Fr 以上は患者さんの不快感が強くなります。できれば 12Fr 以下で管理したいです。

自己抜去のリスクが高い場合の固定方法

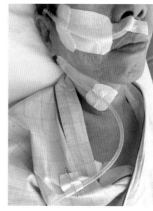

 先輩ナースより

★せん妄など自己抜去のリスクが高い場合は、指が入り込まないように、はがれにくいように広範囲にテープ固定します。その上からフィルム材で補強することもあります。

転倒・転落
点滴
経鼻胃管・胃瘻カテーテル
各種ドレーン
ストーマ
バスキュラーアクセス
気管切開チューブ
医療機器
人工呼吸器
認知症
片麻痺
退院支援
倫理的問題

胃瘻カテーテルの事故（自己）抜去予防

鉄則 6 胃瘻カテーテルはボタン型・バンパー型を選択し、疼痛コントロールを積極的に行う

先輩ナースより

★胃瘻カテーテルを選択する際は、どのような療養環境で過ごすかがポイントです。

●胃瘻カテーテルには4つの種類があります。

バルーン型：交換が容易、1～2か月で交換が必要（頻繁に病院へ来れる人）

バンパー型：交換には内視鏡が必要。交換頻度は半年程度（あまり病院に来れない人）

ボタン型：シャフトの長さの種類が多く、小児から肥満の人まで適応している

チューブ型：栄養チューブとの接続が容易（手先の細かい作業が困難な人）

胃瘻カテーテルの種類

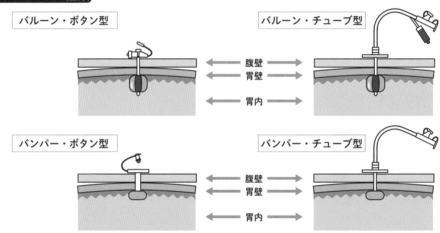

胃内のストッパー（内部ストッパーという）がバルーン型か、バンパー型か
▶バンパー型のほうが抜けづらい。
▶バルーン型の場合は、固定水が時間とともに抜けてしまい抜けやすくなる。

体表に出ている部分がボタン型か、チューブ型か
▶チューブ型は寝衣などに引っかかったり、チューブが長いぶん患者さんが引っ張って自己抜去するリスクは高くなる。
▶ボタン型は体表に出ている部分がとても短いので、自己抜去はされにくい。

ドクターより

★コントロールするのは痛みとかゆみです。かゆいと自然に手が伸びるので注意しておきましょう。ただ、かゆみのコントロールは難しいです…。

疼痛コントロール

●胃瘻の造設後早期では、造設部の傷の痛みで自己抜去することがあるため、積極的に鎮痛薬を投与します。

●長期留置の場合も、挿入部の皮膚障害による疼痛が原因で自己抜去してしまうこともあります。胃瘻カテーテル挿入部からの消化液の漏れによる皮膚のびらんや、チューブ型ではカテーテルの重みで皮膚を圧

迫して褥瘡ができることがあります。挿入部の消化液漏れの有無や皮膚の状態の観察をしっかり行う必要があります。皮膚障害を予防するために、被膜剤や皮膚保護剤を使用することもあります。

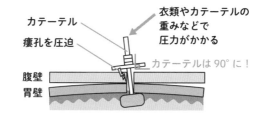

チューブ型胃瘻カテーテルの場合の注意点

カテーテル
瘻孔を圧迫
衣類やカテーテルの重みなどで圧力がかかる
カテーテルは90°に！
腹壁
胃壁

身体拘束

●経鼻胃管や胃瘻カテーテルの自己抜去を防ぐために、ミトンなどの身体拘束がやむを得ず必要な場合もあります。

> 例えば 減圧など治療目的の経鼻胃管を何度も自己抜去してしまう場合
> 胃瘻造設後早期に自己抜去のリスクが高い場合　など

●日本医療機能評価機構による「チューブ類挿入患者の自己（事故）抜去の防止対策（2007）」でも、患者さん・家族にチューブ挿入の必要性、自己抜去の可能性、鎮静・身体拘束の可能性を説明し、治療上必要であれば身体拘束を行うことが提言されています。

「チューブ類挿入患者の自己（事故）抜去の防止対策」の4つの提言

1．患者・家族にチューブ挿入の必要性、自己抜去の可能性、鎮静・身体拘束の可能性を説明
2．自己抜去のリスク評価
3．固定方法を工夫する
4．自己抜去後の対処方法の標準化、研修体制を整える

（大竹由稀）

先輩ナースより

★胃瘻を造設する嚥下障害のある患者さんは自分では痛みを訴えられない人も少なくありません。痛そうな表情や、唸るような声、傷のあたりに手をもっていくような仕草などがあれば痛みが強い可能性があります。

★スポンジなどを挟むこともありますが、垂直に固定する製品も市販されています。

ドクターより

★経鼻胃管は不快で、自己抜去されやすいです。長期に必要と判断された場合は、4週待たずに早期に胃瘻の造設を検討したいところです。

先輩ナースより

★一般的には胃瘻カテーテルを直接触りづらくするために腹帯を使用することが多いです。自己抜去予防用のメッシュベストなどの製品もあります。

引用文献
1）日本医療安全調査機構（医療事故調査・支援センター）：医療事故の再発防止に向けた提言第6号 栄養剤投与目的に行われた胃管挿入に係る死亡事例の分析. 2018.
2）日本医療機能評価機構医療事故防止センター：医療事故情報収集等事業第6回報告書. 2006.
https://www.med-safe.jp/pdf/report_6.pdf（2021.5.1 アクセス）
3）Lorente L, Huidobro MS, Martín MM, et al. Accidental catheter removal in critically ill patients: a prospective and observational study. *Crit Care* 2004; 8: R229-R233.

参考文献
1）小川哲史：経腸栄養剤投与経路の管理方法. 井上善文編, まるごとわかる栄養療法 臨床の疑問に根拠を持って答えられる！月刊薬事 2017；59（6）：1250-1258.
2）岡田晋吾：胃ろう（PEG）のケアQ&A. 照林社, 東京, 2005.
3）西口幸雄, 矢吹浩子編：胃ろう（PEG）ケアと栄養剤投与法. 照林社, 東京, 2009.
4）医薬品医療機器総合機構：PMDA医療安全情報 胃瘻チューブ取扱い時のリスク. 2014；No.43.
https://www.pmda.go.jp/files/000143344.pdf（2021.3.10 アクセス）

転倒・転落
点滴
経鼻胃管・胃瘻カテーテル
各種ドレーン
ストーマ
バスキュラーアクセス
気管切開チューブ
医療機器
人工呼吸器
認知症
片麻痺
退院支援
倫理的問題

病棟でみる頻度 ★ ☆ ☆　　緊急度 ★ ★ ★

4 各種ドレーンの 事故（自己）抜去

看護の 鉄則

1 ドレーンの挿入部位と目的を把握しておく

2 事故（自己）抜去時はドレーンの先端部が遺残していないか確認する

3 事故（自己）抜去予防のために、ドレーンの固定を確実に行う

鉄則 1 ドレーンの挿入部位と目的を把握しておく

●ドレーンが挿入される目的は大きく分けて３つあります。

●感染予防、臓器障害予防、手術に伴う異常の早期発見など目的によって違いはありますが、情報的ドレーンとして挿入されていたものが、異常の発生により治療的ドレーンになることが多いです。

★ドレーンは多くの外科医の命綱ともいえます。

ドクターより

ドレーンの目的と適応

	予防的ドレーン	情報的ドレーン	治療的ドレーン
目的	術後、血液や滲出液が漏れ出て貯留することが予測されるときに挿入される	排液量や性状を観察し、術後出血や縫合不全など異変の早期発見ができる	膿瘍や縫合不全が生じた際に、貯留液を排出することで治療効果を得る
適応	心嚢・縦隔ドレーン、胸腔ドレーン、脳室ドレーン、右横隔膜下ドレーン、ダグラス窩ドレーンなど	縫合部・吻合部ドレーン、モリソン窩ドレーンなど	脳室ドレーン、心嚢ドレーン、胸腔ドレーンなど

ドレーンの種類

●ドレーンには閉鎖式と開放式があります。閉鎖式は留置部位や病態に応じて陰圧をかけるのか、自然排液にするのかという違いがあり、それぞれにメリットとデメリットがあります。

転倒・転落

点滴

経鼻胃管・胃瘻カテーテル

各種ドレーン

ストーマ

バスキュラーアクセス

気管切開チューブ

医療機器

人工呼吸器

認知症

片麻痺

退院支援

倫理的問題

1 閉鎖式ドレーン

● 閉鎖式は外部との交通がないため、感染のリスクが少なくなります。たとえば、SB バッグや胸腔ドレーンなどです。

● 閉鎖式の中でも、自然排液型は、患者さんの体動制限も軽度で、持ち歩きが可能です。ただし、バッグを持ち上げたりすると排液が逆流し逆行性感染の危険性があるため、バッグを創部より高く持ち上げないように位置には注意を要します。

● 陰圧吸引型は、吸引をかけることで排液が積極的に排出されるので、治療目的で使用されます。

2 開放式ドレーン

● 開放式は、外部と交通しているため感染のリスクが増えます。体外にドレーンが 1 〜 3 cm ほど出ており、排液はガーゼなどで吸収されるようになっています。

● ドレーンが体内に迷入してしまう危険性もあるため、安全ピンを使用して体内への迷入を防ぐための工夫は必要ですが、長期的な留置によってこれらのリスクは高くなってしまいます。

ドレーンの種類別特徴

	閉鎖式ドレーン		開放式ドレーン
	自然排液型	陰圧吸引型	
商品の例	SB バック® (写真提供：住友ベークライト株式会社)	チェスト・ドレーン・バック (写真提供：住友ベークライト株式会社)	ペンローズドレーン AR A タイプ／ B タイプ (写真提供：富士システムズ株式会社)
メリット	▶体動制限が軽度	▶膿瘍を限局化 ▶死腔形成を回避できる。電動式据え置き型は吸引圧の微調整可能	▶閉塞・屈曲しにくい ▶体動制限がほとんどない
デメリット	▶死腔ができやすい ▶閉塞しやすい	▶電動式据え置き型（メラサキューム など）など体動制限があるものもあり ▶非電動式吸引装置付き（J-VAC など）は間歇吸引や吸引圧の微調整ができない	▶排液量の測定不能 ▶体内に迷入するリスクあり ▶外気と交通しているため、感染のリスクがある
使用例	▶消化器術後など （横隔膜下ドレーンや切離面ドレーンなど）	▶心臓・肺・食道術後など （胸腔ドレーン・心嚢ドレーンなど）	▶消化器手術後など（ペンローズ型など）

鉄則2　事故（自己）抜去時はドレーンの先端部が遺残していないか確認する

主なドレーン留置部位と関係する手術

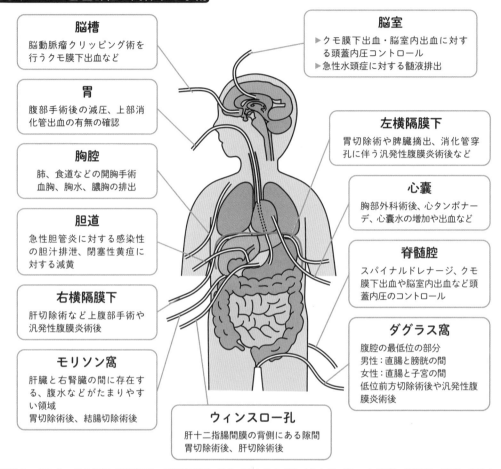

脳槽
脳動脈瘤クリッピング術を行うクモ膜下出血など

胃
腹部手術後の減圧、上部消化管出血の有無の確認

胸腔
肺、食道などの開胸手術血胸、胸水、膿胸の排出

胆道
急性胆管炎に対する感染性の胆汁排泄、閉塞性黄疸に対する減黄

右横隔膜下
肝切除術など上腹部手術や汎発性腹膜炎術後

モリソン窩
肝臓と右腎臓の間に存在する、腹水などがたまりやすい領域
胃切除術後、結腸切除術後

脳室
▶クモ膜下出血・脳室内出血に対する頭蓋内圧コントロール
▶急性水頭症に対する髄液排出

左横隔膜下
胃切除術や脾臓摘出、消化管穿孔に伴う汎発性腹膜炎後など

心嚢
胸部外科術後、心タンポナーデ、心嚢水の増加や出血など

脊髄腔
スパイナルドレナージ、クモ膜下出血や脳室内出血など頭蓋内圧のコントロール

ダグラス窩
腹腔の最低位の部分
男性：直腸と膀胱の間
女性：直腸と子宮の間
低位前方切除術後や汎発性腹膜炎術後

ウィンスロー孔
肝十二指腸間膜の背側にある隙間
胃切除術後、肝切除術後

増居洋介：ドレナージの分類. 藤野智子, 福澤知子編：看るべきところがよくわかる ドレーン管理. 南江堂, 東京, 2014：14-15. を参考に作成

頭部ドレーン

1 脳室ドレーン

●脳室ドレーンは、クモ膜下出血や脳出血などにより起こる水頭症を改善させるために、髄液を頭蓋外に排出させて脳圧を下げる、術後の水頭症予防目的や術後止血、再出血のモニタリングを目的として留置されます。

頭部ドレーンの挿入部位

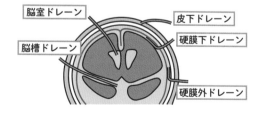

脳室ドレーン　　皮下ドレーン
脳槽ドレーン　　硬膜下ドレーン
　　　　　　　　硬膜外ドレーン

- ドレーン抜去時期の判断は、目的によって異なります。たとえば、水頭症予防が目的の場合は、その原因が除去されかつ神経学的徴候がないことを確認し、頭部 CT 所見をみて判断されます。
- 血腫除去後の再出血のモニタリングを目的としていれば、頭部 CT で確認後、血腫が取り除かれ再出血がなければ抜去となります。しかし、これを待たずに事故抜去してしまったときには、頭蓋内圧亢進や水頭症を引き起こすなど生命の危機に直結してしまいます。そのため、次のような観察や対応が必要となります。

事故抜去時の観察ポイント

- 刺入部から髄液の漏れの有無、意識レベルの変化、瞳孔異常、頭痛や嘔吐の有無、バイタルサインの変化などに注意して観察します。

事故抜去時の対応

- 観察を行いながら、患者さんの体動を避け、安静を促します。
- 刺入部からの髄液漏れの有無を確認後、清潔ガーゼで刺入部を圧迫固定し、ただちに医師に報告します。
- ドレーンの先端が破損して脳内に残っていないか確認するために、抜けてしまったドレーンの先端部の形状を確認します。
- 完全に抜去しておらず、位置のずれであればドレーンをクランプして、ただちに医師に報告します。

2 脳槽ドレーン

- 目的は、脳室ドレーンと同じで、髄液を排出し頭蓋内圧のコントロールや、脳槽やクモ膜下腔内の出血時の血腫除去の目的で留置されます。
- 事故抜去時は脳室ドレーンと同じような観察と対応を行います。

3 硬膜下ドレーン、硬膜外ドレーン、皮下ドレーン

- 自然圧で流出させ、術後、滲出液が貯留しないように、また手術による洗浄液や血腫の排出の目的で留置されます。
- 事故抜去時は、他の頭部ドレーンの対応と同様です。

胸部ドレーン

1 胸腔ドレーン

- 胸腔ドレーンは胸腔内に気体や液体が貯留した際に挿入し、体外に排出させて胸腔内圧を保ち、肺を拡張させることを目的としています。

ドクターより

★髄液の漏れは非常に重要です。ガーゼに染み込ませて漏れをきちんと確認します。髄膜炎など感染すると怖いです。

先輩ナースより

★ドレーンが一部抜けてしまった場合、看護師が抜去してはいけません。

転倒・転落
点滴
経鼻胃管・胃瘻カテーテル
各種ドレーン
ストーマ
バスキュラーアクセス
気管切開チューブ
医療機器
人工呼吸器
認知症
片麻痺
退院支援
倫理的問題

●たとえば、胸腔内を操作する手術（肺や食道、心臓の手術）では、開胸を行った際に肺が虚脱します。虚脱してしまうと肺が再膨張できなくなるため、ドレーンを挿入して肺を再拡張させ、術後の出血や空気の漏れ、リンパ液の漏出などの観察を行います。

胸腔ドレーン挿入位置

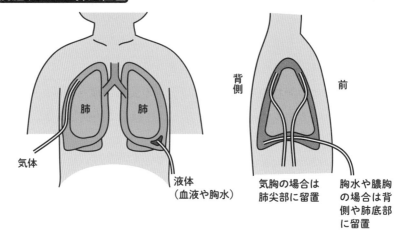

気体

液体
（血液や胸水）

背側

前

気胸の場合は
肺尖部に留置

胸水や膿胸
の場合は背
側や肺底部
に留置

●胸腔ドレーンが完全に抜去してしまうと、抜去部から空気が入って肺が虚脱してしまいます。その結果、貯留した空気が肺を圧迫して、胸腔内圧が上昇することによって心臓への静脈灌流が減少し、ショック状態となります。

事故抜去時の観察ポイント

●バイタルサインのチェック、患者さんの自覚症状、頻呼吸など呼吸状態の変化、一部抜去した場合は胸腔ドレーンのエアリークが呼気・吸気時に連続的に起こっていないか、抜去部の状態を確認します。

●ドレーンの抜去により吸気時にエアが引き込まれて皮下気腫が出現するため、皮下気腫の有無も確認します。

事故抜去時の対応

●まずは応援を呼び、医師に連絡をします。その間に意思疎通ができる患者さんには十分呼気をしてもらいながら抜去部を滅菌ガーゼで覆う、もしくはフィルム材で密閉し押さえます。

●一部抜去された場合はどのくらい抜けているのかを確認し、医師に報告します。

ドクター
より

★人工呼吸管理中の胸腔ドレーン事故（自己）抜去は危険です！吸気時が陽圧での換気となるため、気胸の急激な増悪が起こることがあります。気胸に対するドレーンのときも急変しやすいです。胸水のときは少し時間的余裕があります。

ショック→ p.18

転倒・転落

点滴

経鼻胃管・胃瘻カテーテル

各種ドレーン

ストーマ

バスキュラーアクセス

気管切開チューブ

医療機器

人工呼吸器

認知症

片麻痺

退院支援

倫理的問題

2 心嚢ドレーン

- 心臓と心膜の間の心嚢には心嚢液が通常 50mL ほど貯留しており、潤滑油の役割を担っています。これにより心臓の収縮と弛緩運動の繰り返しがしやすくなっています。しかし、外傷性に起こった心嚢気腫や心臓手術後に心嚢に液体や血液が貯留すると心タンポナーデを起こします。

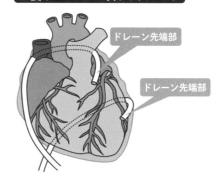

心嚢ドレーンの挿入イメージ

ドレーン先端部

ドレーン先端部

- 心嚢ドレーンは、心嚢内の脱気や心臓手術後に心タンポナーデの予防目的で留置されます。そのため、事故抜去すると貯留した血液が排出されるところがなくなるために心臓が圧迫され、心室の拡張障害が起こり心拍出量が低下し、心タンポナーデの状態となってしまいます。

- 心タンポナーデの徴候として、Beck の三徴（頸静脈の怒張、低血圧、心音減弱）、奇脈（吸気時に血圧が 10mmHg 以上低下する）、Kussmaul 徴候（吸気時に頸静脈が怒張する）などがあります。臨床症状からの診断は難しいため、心臓超音波で心嚢液の貯留を確認します。急速に心嚢液が貯留して、心臓が十分に拡張できないような状態であれば、心拍出量が低下し、たとえ 100mL 以下の少量であってもショックに至ることもあるため、早急な対応が必要となります。

- 再挿入が必要と判断された場合は、再開胸となる可能性もあるため、事故抜去には十分注意が必要です。

- 抜去時にドレーンが心室に当たり、心室性期外収縮などの不整脈を起こし、重症不整脈へ移行してしまう場合もあるため、心電図モニターを観察します。

★エコー下穿刺で対応できるケースもあります。

事故抜去時の観察ポイント

- バイタルサインのチェック、出血量、呼吸・循環状態の観察強化、心電図変化を観察します。

事故抜去時の対応

- 抜去部を清潔ガーゼで圧迫し、保護します。応援を呼び、救急カートと医師への報告を依頼します。出血量が多い場合は血圧が低下し急変する恐れもあるため、その場合は院内に急変時対応システムがあれば救急コールをします。

★緊急性が高く、医師を呼ぶとともに再開胸の可能性もあるため、急変時コールも念頭に対応します。

- 患者さんの安静を保持しモニタリングを強化します。
- 抜去されたドレーンの先端を確認し、挿入部に残っている可能性があれば、無理に押し込んだり抜いたりしないようにします。体内に残存している場合も再開胸となってしまいます。

腹部ドレーン

- 腹部のドレーンは、腹腔内膿瘍、消化器術後の滲出液や出血の排出、排液の観察のために留置されてきます。治療目的、予防目的、情報目的のすべてが含まれる場合が多いです。
- 胆道ドレーンは腹腔経由で留置された場合、2週間で肝臓と腹壁の間で瘻孔ができるため、瘻孔形成以後の抜去は胆汁漏出が少なくなるといわれています。しかし、それまでに抜去した場合、胆汁漏出による急性腹膜炎が生じることもあるため、より事故抜去しないように注意が必要です。
- 事故抜去した際、頭部や胸部ドレーンのような緊急性は高くありませんが、閉塞性黄疸時の胆道ドレーンのように挿入目的によっては処置が必要になることがあります。
- 腹腔ドレーンは、事故抜去により挿入部周囲の臓器などを傷つけている可能性があります。それが原因で、腹膜炎や膿瘍形成をきたす恐れがあります。

事故抜去時の観察ポイント

- バイタルサインのチェックや患者さんの腹部状態の観察、痛みの程度などの観察を強化します。特に腹膜炎の有無は注意して観察します。
- 抜去された部分からの排液の性状と量、腹部であれば、便臭がないかなど、創の状態の観察をします。

事故抜去時の対応

- まず、抜去されたドレーン先端がどのような状態であるかを確認します。挿入部に遺残がないか、ペンローズドレーンのように固定のための安全ピンが使用されていた場合は、それが回収されているかなど患者さんの身体に残っていないことを確認します。
- 抜去されてしまった創周囲の状態の観察後、創部を清潔に保つために清潔ガーゼで覆い、医師の診察を仰ぎます。

転倒・転落

点滴

経鼻胃管・胃瘻カテーテル

各種ドレーン

ストーマ

バスキュラーアクセス

気管切開チューブ

医療機器

人工呼吸器

認知症

片麻痺

退院支援

倫理的問題

鉄則 3 事故（自己）抜去予防のために、ドレーンの固定を確実に行う

ドレーンの固定方法

● ドレーン挿入部は、開放型以外は糸で固定されていることが多いです。挿入部の皮膚の状態を観察し、発赤や創部の離開などの皮膚障害がある場合は糸が外れてしまうことがあるため、医師に再縫合を依頼します。

● ドレーンはテープをΩ型にして固定します。

● 2か所で固定するとより固定が強化されます。

● 固定場所は、患者さんの体動も念頭に、屈曲しないような固定や、体位によって圧迫を受けるような場所は避けます。テープ固定をした前後にマーキングをするなど、テープのゆるみや、固定がずれていないかを勤務交代時には必ず観察するようにします。

先輩ナースより
★ドレーンを挿入する場所によって、固定は1か所〜数か所に及ぶこともあります。

ドレーンのテープ固定のポイント

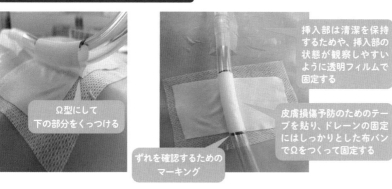

挿入部は清潔を保持するためや、挿入部の状態が観察しやすいように透明フィルムで固定する

皮膚損傷予防のためのテープを貼り、ドレーンの固定にはしっかりとした布バンでΩをつくって固定する

Ω型にして下の部分をくっつける

ずれを確認するためのマーキング

先輩ナースより
★いずれのドレーンも、余裕をもって固定しないと、ケア時や患者さんの体動時に引っ張られて抜けてしまうことがあるので、固定されている箇所以外はテンションがかからないように注意します。

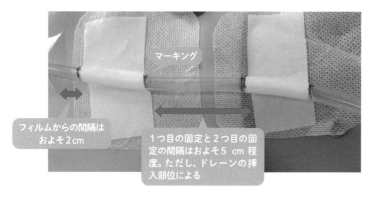

マーキング

フィルムからの間隔はおよそ2cm

1つ目の固定と2つ目の固定の間隔はおよそ5cm程度。ただし、ドレーンの挿入部位による

●頭部ドレーンの刺入部は糸で皮膚に固定されています。Yカットガーゼで挿入部を保護し、保護されたところから出ている部分はループをつくって頭部に固定します。

頭部ドレーンの固定

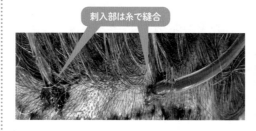

刺入部は糸で縫合

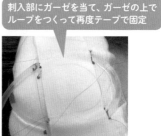

刺入部にガーゼを当て、ガーゼの上でループをつくって再度テープで固定

ケア時の注意点

●ドレーン留置の必要性を説明し理解を得ることで、患者さん自身が気をつけながら行動することができます。患者さんの理解が得られない場合は、手が届かないように工夫をします。

●体位変換時やベッドのギャッジアップ時、移動時にドレーンがリネンやベッド柵に引っかかって抜けてしまうことも予測されます。環境整備を行い、ケア時は必ずドレーンが引っ張られていないかを確認しながら行うことが大切です。

●ドレーンが固定具まで十分な長さがあるか、固定がしっかり行えているかも確認することが大切です。

皮膚障害の予防

●ドレーンが糸やテープにより固定されていることや、滲出液による皮膚障害が起こっていると、固定がゆるみ抜去の原因になります。挿入部周囲や固定部に皮膚保護材を使用する、保湿クリームなどを使用することで皮膚障害を予防します。

（宮原聡子）

先輩ナースより

★体動が激しくなるなど、せん妄（p.98）が事故抜去にもつながるため、患者さんからのサインを見逃さないようにします。ドレーン類が患者さんの目に触れないように、タオルで隠す、寝衣の中に通す、腹帯で巻くなどの工夫をしましょう。

先輩ナースより

★褥瘡対策チームや皮膚排泄ケア認定看護師に相談するなど、チーム医療の力を借りることも検討します。

引用・参考文献

1）渡部和巨：特集 臨床研修コアスキル：経験すべき診療法・検査・手技基本的手技，ドレーン・チューブ類の管理. medicina 2003；40（12）：404-411.
2）藤野智子，福澤知子編：看るべきところがよくわかる ドレーン管理. 南江堂，東京，2014：164.
3）中島ひろみ：ドレーン管理・創管理①ドレーンの種類と目的. BRAIN NURSING 2017；33（5）：479-480.
4）湊雅嗣，武冨紹信：消化器外科ドレーンの基礎知識. 消化器外科 NURSING 2016；21（6）：484-497.
5）須田浩太，牛久智加良：ドレーン管理にまつわるもやもや事例 4. 整形外科看護 2017；22（3）：246-248.
6）二渡信江，藤田翔平，草地信也：ドレーンの種類と材質・形状とその特徴. 消化器外科 NURSING 2018；23（12）：1074-1083.
7）都立病院医療安全推進委員会編：ライン類の抜去防止対策マニュアル. 医療事故予防マニュアル，東京都病院経営本部，2017：30-43.
8）窪田忠夫：ドレーン総論. INTENSIVIST 2016；8（3）：521-525.
9）武部学：胸部手術後のドレナージー目的に合わせたドレーン管理. INTENSIVIST 2016；8（3）：571-577.
10）中澤尚子：カテーテル管理・ドレーン管理の基本テクニック. 泌尿器 Care & Cure Uro-Lo 2019；24（2）：86-91.

転倒・転落

点滴

経鼻胃管・胃瘻カテーテル

各種ドレーン | ストーマ

バスキュラーアクセス

気管切開チューブ

医療機器

人工呼吸器

認知症

片麻痺

退院支援

倫理的問題

病棟でみる頻度 ★ ★ ☆　　緊急度 ★ ★ ☆

5 ストーマのトラブル
（排泄物の漏れ、皮膚障害）

看護の 鉄則

1 まずはストーマの種類を知ろう

2 排泄物の漏れは、原因をアセスメントしてから装具変更やアクセサリーの追加を

3 皮膚障害は発生部位の確認と原因を考え対策を行う

鉄則 1　まずはストーマの種類を知ろう

● ストーマ（stoma）とは、ギリシャ語で「口」という意味があり、排泄物の出口になります。ストーマには、便の出口である消化管ストーマ（人工肛門）と、尿の出口である尿路ストーマ（人工膀胱）があります。

● ストーマは、造設方法により造設される部位が異なり、使用する腸の部位によりさまざまな種類に分けられます。

消化管ストーマ

● 結腸で造設された場合は、各結腸を使用した肛門側からS状結腸ストーマ、下行結腸ストーマ、横行結腸ストーマ、上行結腸ストーマと

ストーマの分類

消化管ストーマ / 尿路ストーマ

ストーマ
├ コロストミー（大腸ストーマ）
├ イレオストミー（小腸ストーマ）
└ ウロストミー（回腸導管・尿管皮膚瘻）

肛門からの排泄に代わり、ストーマから便を排泄する

膀胱からの排泄に代わり、ストーマから尿を排泄する

★排泄物が液状（小
腸ストーマ）の場合、
固形状（結腸ストー
マ）よりも漏れやすく
なります。少なくと
もストーマの造設部
位は知っておく必要
があります。

★便性をみると、造
設部位の見当がつき
ますよ。

★小腸ストーマは排
液が多く脱水になり
やすいので注意が必
要です。尿量が減少
していないかなど脱
水の確認をします。

いわれコロストミーとなります。

●各ストーマからの便は、盲腸・上行結腸ストーマは泥状便であり、肛門側
に向かうに従い便性は硬くなりS状結腸ストーマでは有形便となります。

●ストーマの造設部位は、左横行結腸の場合は左上腹部、右横行結腸の
場合は右上腹部、S状結腸の場合は、主に左下腹部に造設されます。

●小腸で造設された場合はイレオストミーといわれ、多くの場合は小腸
の末端で右下腹部にストーマが造設されます。

●消化管ストーマは、それぞれの術式に応じて、ストーマとして使用す
る腸管や形態（単孔式、双孔式）が異なります。

消化管ストーマの造設部位と便性

盲腸・上行結腸ストーマ	横行結腸ストーマ	下行結腸ストーマ	S状結腸ストーマ	小腸ストーマ

▶泥状便	▶泥状〜軟便	▶軟便	▶有形便	▶水様便
▶300〜400mL/日			▶100〜200g/日	▶800〜1000mL/日

消化管ストーマの形態

単孔式ストーマ	双孔式ストーマ
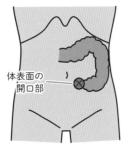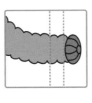	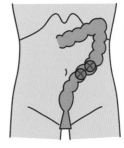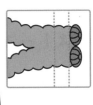

体表面の
開口部

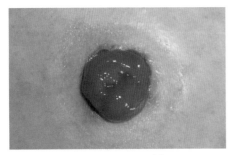

正円形であることが多い

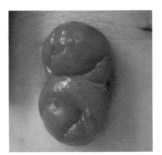

やや大きい楕円形になる

尿路ストーマ

●尿路ストーマは回腸導管や尿管皮膚瘻があり、ウロストミーといいます。ストーマの造設位置は、回腸導管や尿管皮膚瘻（一側合流尿管皮膚瘻）は右下腹部であり、尿管皮膚瘻（両側尿管皮膚瘻）は左右下腹部に造設されます。

尿路ストーマ

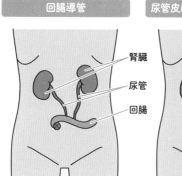
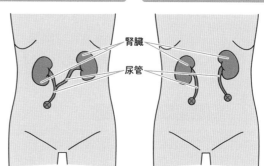

回腸導管	尿管皮膚瘻（一側合流尿管）	尿管皮膚瘻（両側尿管）

腎臓
尿管
回腸

腎臓
尿管

回腸の一部を 15 〜 20cm 切り取り、左右の尿管をつなげる。腸の一方を閉じ、もう一方を腹部に開けた皮膚に縫い合わせストーマを造設する。

片方の尿管をもう一方の尿管に縫い合わせ、1 つの出口のストーマを造設する。

両方の尿管を左右に分けて、腹部に 2 つの出口のストーマを造設する。

ストーマの合併症

●ストーマ造設後の合併症には、早期合併症と晩期合併症があります。
●ストーマ早期合併症の中で、ストーマ周囲皮膚炎および皮膚障害や、ストーマ粘膜皮膚接合部離開、ストーマ壊死などを急性期の臨床の場ではよく目にします。ストーマ早期合併症が発生することに伴い、排泄物が漏れることがあります。排泄物が漏れないように適切なケアを行っていく必要があります。

> 先輩ナースより
>
> ★緊急のストーマ造設時は特に注意が必要!! ストーマ早期合併症が生じやすいです。

ストーマ早期合併症の種類

▶ストーマ壊死
▶ストーマ陥没
▶ストーマ脱落
▶ストーマ出血
▶ストーマ粘膜皮膚接合部離開
▶ストーマ粘膜炎
▶ストーマ潰瘍
▶ストーマ周囲皮膚炎および皮膚障害
▶ストーマ周囲膿瘍

ストーマ早期合併症の症例

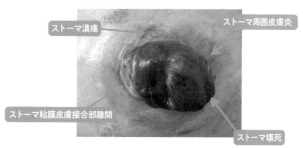

ストーマ潰瘍

ストーマ周囲皮膚炎

ストーマ粘膜皮膚接合部離開

ストーマ壊死

転倒・転落

点滴

経鼻胃管・胃瘻カテーテル

各種ドレーン

ストーマ

バスキュラーアクセス

気管切開チューブ

医療機器

人工呼吸器

認知症

片麻痺

退院支援

倫理的問題

ストーマ晩期合併症の種類

▶ストーマ狭窄	▶粘膜皮膚侵入（粘膜皮膚移植）	▶ストーマ粘膜炎
▶ストーマ旁ヘルニア	▶瘻孔形成	▶ストーマ潰瘍
▶ストーマ脱出	▶ストーマ部がん	▶ストーマ周囲皮膚炎および
▶没ストーマ	▶ストーマ静脈瘤	皮膚障害
▶ストーマ肉芽腫	▶壊疽性膿皮症	▶ストーマ周囲膿瘍

鉄則 2 排泄物の漏れは、原因をアセスメントしてから装具変更やアクセサリー追加を

★便性が軟便から水様便に変化すると、面板の溶解や膨潤が進みやすくなります。

★漏れる原因をよく考えるべきです。
①排泄物によるのか
②ストーマの合併症によるのか
③患者さん自身のケアによるのか

★推奨貼付期間は各メーカーのカタログなどに記載があります。
★推奨貼付期間に当てはまっている場合でも排泄物が漏れることがあります。その場合は、面板の裏を確認し、面板の溶解や膨潤がどの程度なのかを確認します。溶解や膨潤が10mm前後の場合は、適切な装具交換となりますが、溶解や膨潤が進みすぎると、面板の耐久性がなくなり、排泄物の漏れる原因になります。

●排泄物の漏れがあるときは、なぜ漏れるのかをアセスメントする必要があります。面板の裏や腹壁の状態を観察し、装具のどの部分から、いつ漏れているかを確認します。

排泄物の漏れる原因

①装具交換のタイミングが遅い
②ストーマサイズよりも大きすぎるホールカット
③腹壁のしわやくぼみの対応ができていない
④ストーマに高さがない
⑤座位時や活動時の腹壁の変化に対応できていない
⑥蓄便・蓄尿袋がいっぱいになり装具がはがれてしまう

排泄物が漏れる原因①： 装具交換のタイミングが遅い

●使用しているストーマ装具が、短期型、中期型、長期型のどのタイプに当てはまるのかを確認し、装具の推奨貼付期間を確認します。

●交換間隔が何日間隔になっているのかを確認し、装具の推奨貼付期間内になっているかを確認します。

排泄物の付着により発生したびらんと、はがした面板の裏面

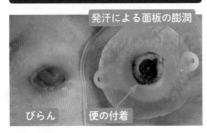

発汗による面板の膨潤

びらん　便の付着

はがした面板の裏側から得られる情報

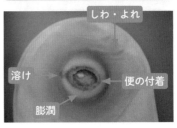

しわ・よれ

溶け

膨潤

便の付着

滲出液や排泄物を吸収すると、皮膚保護剤が膨らんでくる（膨潤）

排泄物が漏れる原因②：
ストーマサイズよりも大きすぎるホールカット

- ストーマサイズよりもカットするホールが大きすぎると、ストーマ近接部の皮膚が露出し排泄物が付着することで皮膚障害が発生します。排泄物の付着と皮膚障害部位からの滲出液により面板が溶けてしまい排泄物の漏れる原因となります。
- 術後の入院中は、ストーマ粘膜に浮腫が生じるため、ストーマの大きさが日々変化します。装具交換のときにはストーマサイズを計測し、ホールカットを行います。

排泄物が漏れる原因③：
腹壁のしわやくぼみの対応ができていない

- 腹壁の状況を確認しストーマ周囲にしわやくぼみがあると、その隙間から排泄物が漏れやすくなります。しわやくぼみがある場合は**用手成形皮膚保護剤***や板状皮膚保護剤を使用し、腹壁の平面が得られるように補整を行います。

用手成形皮膚保護剤
　用手成形皮膚保護剤はハサミを使わずに手で自由に成形できるため、しわやくぼみに合わせて使用します。

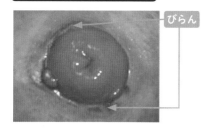
ストーマ近接部のびらん
びらん

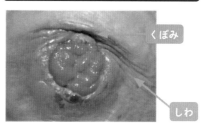
ストーマ周囲皮膚のくぼみとしわ
くぼみ
しわ

転倒・転落

点滴

経鼻胃管・胃瘻カテーテル

各種ドレーン

ストーマ

バスキュラーアクセス

気管切開チューブ

医療機器

人工呼吸器

認知症

片麻痺

退院支援

倫理的問題

★一般的なホールカットのめやすは、術直後は浮腫があるためストーマサイズより5mm程度大きく、浮腫がとれたら2mm程度大きく開けます。

★排泄物でストーマ袋がいっぱいにならないようにするなど、セルフケアの見直しも必要です。

先輩ナース
より

★ストーマの高さとは、ストーマの根元から排泄口までの高さです（ストーマ粘膜の一番高いところではありません）。

★ストーマ周囲の皮膚がくぼんでいる場合も凸型の面板を使用します。

排泄物が漏れる原因④：ストーマに高さがない

●ストーマの高さが低く 10mm 以下の場合は、排泄物が面板と皮膚の間に潜り込みやすく、排泄物の漏れにつながりやすくなります。そのため、凸型装具とストーマベルトを使用します。

凸型の面板装具

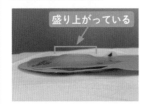

盛り上がっている

盛り上がっている（凸の部分）

ストーマベルトの例

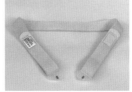
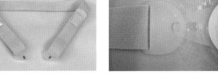

面板のフックにかけ、腰に巻く

鉄則 3　皮膚障害は発生部位の確認と原因を考え対策を行う

●ストーマ周囲によく生じる皮膚障害として、皮膚が赤くなる紅斑、表皮がはがれてしまうびらん、びらんが深くなり真皮から皮下組織まで障害をきたす潰瘍、皮膚が紫色になる紫斑があります。

ストーマ周囲に生じる皮膚障害の例

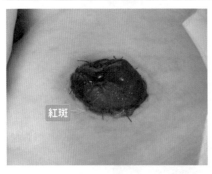

紅斑

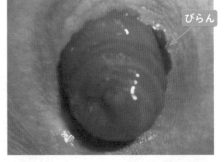

びらん

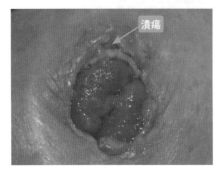

潰瘍

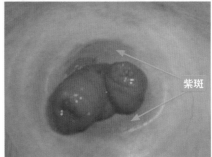

紫斑

ストーマ周囲皮膚炎の原因と発生部位別の対処法

- 皮膚障害が発生した場合は、発生部位を確認し、原因を除去します。
- ストーマ周囲皮膚炎には主に4つの原因があり、それぞれ皮膚障害の起こりやすい部位があります。原因と部位に合わせた対策が必要です。

ストーマ周囲皮膚炎の原因

外的要因	化学的要因	排泄物に含まれる消化酵素、アルカリ尿成分、粘着剤の成分など
	物理的要因	剥離刺激、不適切なスキンケア、面板や袋による損傷、固定具や凸面型面板などによる過度の圧迫など
	生理的要因	発汗阻害、細菌の繁殖、皮膚温の上昇
内的要因	医学的要因	アレルギー体質、**デルマドローム**[*]、自己免疫疾患、治療に伴うもの（放射線療法、化学療法、免疫力低下）など

ストーマ周囲の各部位

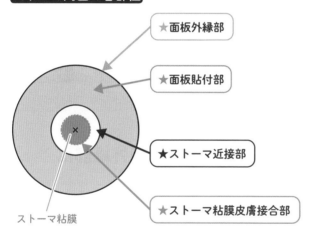

- ★面板外縁部
- ★面板貼付部
- ★ストーマ近接部
- ★ストーマ粘膜皮膚接合部

ストーマ粘膜

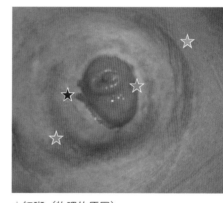

★紅斑（物理的原因）
★紅斑・びらん（物理的・生理的原因）
★びらん（化学的原因）

⭐ デルマドローム

他の疾患に併発する皮膚障害であり、体内的因子によって発症します。

例えば… 肝疾患にみられる黄疸や紫斑、腎機能障害患者にみられる皮膚の乾燥、心不全などで浮腫が著明な患者の皮膚の弾力性低下、乾燥など

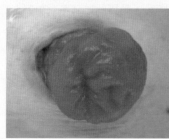

肝機能低下による黄疸。ストーマ周囲の皮膚が黄色く染まっている

転倒・転落
点滴
経鼻胃管・胃瘻カテーテル
各種ドレーン
ストーマ
バスキュラーアクセス
気管切開チューブ
医療機器
人工呼吸器
認知症
片麻痺
退院支援
倫理的問題

ストーマ近接部に発生しやすい皮膚障害

排泄物の付着による場合（化学的要因）

●ストーマや腹部の状態に合った適切な装具が選択できていないことが考えられます。適切な装具交換間隔か、ストーマサイズとカットした面板のサイズが合っているか、腹壁の状況に変化がないかなどを確認します。

対策

●ストーマサイズを計測し、適切にホールカットを行います。

●適切な交換間隔になっているか確認します。

●びらんを起こすと面板が密着しにくくなるので、**粉状皮膚保護剤**★を塗布します。びらん部から滲出液の吸水作用、皮膚のpHを弱酸性に維持する緩衝作用、細菌の繁殖を抑える細菌繁殖阻止作用があります。

●腹壁のくぼみやしわには用手成形皮膚保護剤を貼付します。

★ホールカットを大きく切りすぎた場合は、露出した皮膚に用手成形皮膚保護剤を使用し、排泄物の付着を防ぎましょう。

> ★
> **粉状皮膚保護剤**
> 　水分を含むと粉からゼリー状に変化します。びらん部に塗布することで、滲出液の吸水や皮膚のpHを弱酸性化、細菌繁殖を抑制し皮膚障害を改善します。
> 　塗布しすぎると、ストーマ装具が貼付しにくくなるため、余分な粉は取り除きストーマ装具を貼付します。

ストーマ面板貼付部やストーマ面板外縁部に発生しやすい皮膚障害

剥離刺激や不適切なスキンケアなどの刺激による場合（物理的要因）

●皮膚保護剤の糊が残り、洗浄時にこすりすぎたり、装具がはがれにくく、無理に皮膚を引っ張って装具を除去すると、皮膚に刺激が加わりやすくなります。

対策

●こすり洗いをしすぎないように注意し、愛護的にスキンケアを行いましょう。

●装具のはがし方や洗浄の仕方など、患者さんのセルフケア方法を見直しましょう。

●面板がはがしにくいときは粘着剥離剤を使用すると装具がはがしやすくなります。

ストーマ面板貼付部に発生しやすい皮膚障害

1 皮膚保護剤や医療用テープなどの刺激による場合（生理的要因）

- 皮膚保護剤や医療用テープに含まれる物質がアレルゲンとなり、アレルギーによる皮膚障害を引き起こすことがあります。さらに発汗により皮膚がふやけていると、バリア機能が低下し細菌が繁殖しやすい環境となります。

対策

- 皮膚障害を生じた医療用テープの使用を中止します。
- 状況に応じて、装具の変更を考慮します。
- 発汗が多く、皮膚がふやけているときは愛護的にスキンケアを行います。

2 治療（放射線療法や化学療法）や原疾患による場合（医学的要因）

- 放射線照射による皮膚症状には、紅斑や浮腫、乾燥落屑、水疱、びらん、潰瘍などがあります。
- 化学療法においては使用する薬剤によって爪や皮膚に副作用が生じることがあります。皮膚は乾燥しバリア機能が低下しているため、物理的刺激や化学的刺激により皮膚障害が生じやすい状況です。
- 疾患が影響して皮膚症状が現れることもあります（デルマドローム）。

化学療法後の皮膚障害の症例

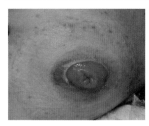

脆弱の皮膚のため、面板貼付部から外縁部にかけて発疹や発赤が生じている。

対策

- 粘着剥離剤の使用を検討します。
- 低刺激性の弱酸性皮膚洗浄剤の使用を検討します。
- 剥離刺激の軽減を目的として皮膚被膜剤の使用を検討します。

転倒・転落

点滴

経鼻胃管・胃瘻カテーテル

各種ドレーン

ストーマ

バスキュラーアクセス

気管切開チューブ

医療機器

人工呼吸器

認知症

片麻痺

退院支援

倫理的問題

皮膚障害を起こさないための予防的ケア

- スキンケアの原則を守ることが大切です。皮膚障害の原因を理解し、その原因を除去するようなスキンケアが必要です。
- ストーマ周囲皮膚の清潔の保持、刺激物の除去、物理的刺激を避ける、感染予防に留意することで予防ケアになります。

1 皮膚の清潔保持
- 皮膚をきれいに保つためには、清潔を保持することが大切です。皮膚に便や尿などの排泄物、装具の粘着物が残らないように、刺激の少ない弱酸性の洗浄剤を使用し、きれいにします。

2 刺激物の除去
- ストーマ周囲皮膚に刺激となるのは、便や尿などの排泄物、皮膚保護剤、医療用テープ、洗浄剤の流し残りなどが挙げられます。愛護的にスキンケアを行い、できる限り取り除きます。

3 物理的刺激の軽減
- ストーマ装具を引っ張ると剥離刺激が強くなります。装具を引っ張るのではなく皮膚を押さえるようにして、皮膚を装具からはがしていくようにします。
- 装具が剥離しにくいときは粘着剥離剤を使用することで、剥離刺激を軽減しながら剥離することができます。
- 洗浄時は、くれぐれも強くこすりすぎないようにします。水分を拭きとるときは、最小限の摩擦でおさえ拭きにします。

4 感染予防
- 愛護的なケアで皮膚を清潔に保ち、皮膚を損傷させないことが皮膚障害の予防、感染予防につながります。

（松村重光）

参考文献
1）ストーマリハビリテーション講習会実行委員会編：ストーマリハビリテーション基礎と実際. 金原出版，東京，2016：230-250.
2）ストーマリハビリテーション講習会実行委員会編：ストーマリハビリテーション実践と理論. 金原出版，東京，2006：251-278.
3）内藤亜由美，安部正敏編：病態・予防・対応がすべてわかる！スキンケアトラブルケアパーフェクトガイド. 学研メディカル秀潤社，東京，2013：143-148.
4）穴澤貞夫，大村裕子編：ストーマ装具選択のガイドブック－適切な装具の使い方. 金原出版，東京，2012：39-44.

転倒・転落

点滴

経鼻胃管・胃瘻カテーテル

各種ドレーン

ストーマ

バスキュラーアクセス

気管切開チューブ

医療機器

人工呼吸器

認知症

片麻痺

退院支援

倫理的問題

病棟でみる頻度 ★ ☆ ☆ 　　緊急度 ★ ☆ ☆

6 バスキュラーアクセスの トラブル

看護の 鉄則

1 バスキュラーアクセスの種類と特徴を知ろう

2 シャント感染は穿刺部の感染徴候を観察し、シャント肢は愛護的に扱う

3 シャント狭窄・閉塞はシャント音とスリルの変化に注意する

4 留置カテーテルは感染に注意する

鉄則 1 バスキュラーアクセスの種類と 特徴を知ろう

● 血液透析を行うためには、十分な血流量を確保するために、血管から200mL/ 分の血液を持続的に脱血・返血する「血液の通り道」を作成する必要があります。その通り道をバスキュラーアクセスといいます。

● 血液透析を継続するには、バスキュラーアクセスの合併症を起こすことなく、機能を維持することが求められます。

バスキュラーアクセスの種類

シャント	自己血管内シャント（arteriovenous fistula：AVF）	
	人工血管内シャント（arteriovenous graft：AVG）	
非シャント	動脈表在化	上腕動脈表在化
		大腿動脈表在化
	留置カテーテル	非カフ型カテーテル（短期型）
		カフ型カテーテル（長期型）
	単純穿刺（動脈、静脈直接穿刺）	

1 自己血管内シャント（AVF）

●動脈と静脈を吻合し、動脈血が直接静脈に流れるようにしたもので、通常は前腕の動静脈を吻合します。血管の状態が悪い場合には上腕で作成することもあります。

★バスキュラーアクセスの中で最も一般的な方法で、第1選択となります。

長所	▶人工物を使用しないため感染リスクが低い ▶長期間の使用が可能 ▶閉塞しても再建が可能 ▶非透析時の不便さがない
短所	▶閉塞や狭窄していない太い皮下静脈が必要 ▶心機能が低下している患者では心不全を起こす可能性がある ▶長期に使用していると血管の蛇行、瘤形成をきたしやすくなる ▶過剰血流やスチール症候群の要因となる

AVF のイメージ

★吻合部と脱血用穿刺部位の間隔をあけて、穿刺失敗時の再穿刺部位がなくなることを防ぎましょう。返血用穿刺部位と脱血用穿刺部位の間隔をあけることで、血液の再循環を防ぎます。

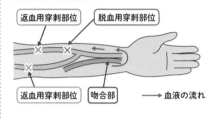

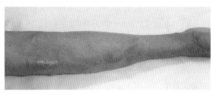

★作成時は見た目にわかりにくいですが、長期になると、血管が太く、盛り上がったようになります。

2 人工血管内シャント（AVG）

●動脈と静脈間に人工血管でバイパスしてシャントを作成し、動脈→人工血管→静脈と血流が流れるようになっています。

●人工血管を穿刺して透析を行います。

★脱血・返血の穿刺位置は1か所ではありません。穿刺部位は同じ箇所ではなく、そのつど変えることが望ましいです。

長所	▶穿刺が比較的容易
短所	▶AVF に比べて、狭窄・閉塞、感染のリスクが高くなる ▶心機能が低下している患者では AVF よりも心不全を起こすリスクが高い

AVG のイメージ

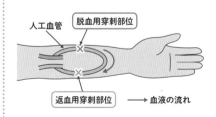

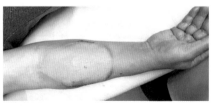

★写真、イラストはループの人工血管ですが、真っすぐにつなぎあわせたものもあります。触れると人工物を感じます。

3 動脈表在化

●動脈を皮膚の真下まで持ち上げて、動脈を直接穿刺して透析します。

●心機能が悪く心負荷に耐えられない場合や、血管が閉塞あるいは狭窄しシャント造設が困難な場合に選択します。

長所	▶心負荷がかからないため心機能低下症例でも造設が可能
短所	▶動脈を直接穿刺するため、動脈からの出血や瘤化、狭窄のリスクが高い ▶返血用の静脈確保が毎回必要になる

★上腕動脈を用いることが多いです。

動脈表在化のイメージ

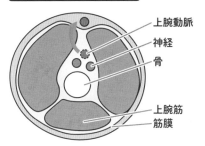
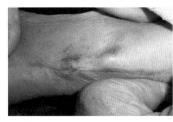

上腕動脈
神経
骨
上腕筋
筋膜

★動脈なのでシャント音は聴こえません。拍動を触知することができます。

4 非カフ型カテーテル（短期型）

●内頸静脈、大腿静脈（場合によっては鎖骨下静脈）に挿入し、透析を行います。

●短時間で挿入できるため、アクセストラブルや緊急透析時に用いられます。

長所	▶短時間で挿入することができる
短所	▶感染症や血栓閉塞のリスクのため、一般には2～3週間の留置に限られる ▶閉塞・感染しやすい

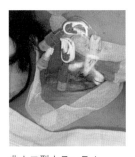

非カフ型カテーテル

⑤ カフ型カテーテル（長期型）

● 内頚静脈、大腿静脈にカテーテルを挿入し、透析を行います。

● 低心機能の患者さんや、血管が荒廃しアクセスが作成できない患者さんに用います。

長所	▶カフが付いていて非カフ型カテーテルに比べて抜けづらい ▶皮下トンネルがあるため非カフ型カテーテルに比べて感染しづらい
短所	▶カテーテルが挿入されたままで日常生活を送ることとなり、閉塞しないためのヘパリン生食による通水やカテーテル感染に注意が必要

カフ型カテーテルのイメージ

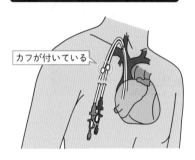

カフが付いている

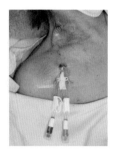

カフ型カテーテル

⑥ 単純穿刺（動脈、静脈直接穿刺）

● 動脈・静脈に直接穿刺して、血液の脱血・送血を行います。

● 緊急時の透析に用いられます。

長所	▶手術は必要ない
短所	▶動脈は深く、止血困難なため長期に使用することはできない ▶穿刺技術が必要

バスキュラーアクセスの合併症

❶シャント感染

❷シャント狭窄・閉塞

❸瘤形成：シャント吻合部や繰り返し同じ箇所に穿刺することで穿刺部に瘤が形成されることがある。皮膚の菲薄化や発赤、疼痛が伴う場合などは、手術により瘤を取り除く必要がある。

❹静脈高血圧：吻合部より心臓側の静脈に狭窄がある場合に起こり、シャントのある手指または上肢全体に浮腫がみられ、疼痛や皮膚障害が生じる。

❺スチール症候群（虚血）：シャント作成により血流がシャントに取られ末梢の動脈血流が障害される状態。末梢が虚血となりチアノーゼや疼痛が生じる（steal：盗まれる）。

❻過剰血流：透析に必要な血流が過剰に流れるため、心臓やシャント肢に負荷がかかる。心不全・静脈高血圧症・スチール症候群などの原因になる。

❼非カフ型・カフ型カテーテルトラブル

転倒・転落

点滴

経鼻胃管・胃瘻カテーテル

各種ドレーン

ストーマ

バスキュラーアクセス

気管切開チューブ

医療機器

人工呼吸器

認知症

片麻痺

退院支援

倫理的問題

鉄則 2 シャント感染は穿刺部の感染徴候を観察し、シャント肢は愛護的に扱う

● シャント感染とは、シャント造設時の創部や、シャント穿刺部（返血・脱血のための穿刺部）が感染することをいいます。

徴候

● シャント穿刺部やその周囲の感染徴候（発赤、腫脹、熱感、疼痛）の有無を観察します。

● 敗血症への移行も念頭に入れて、全身の感染徴候（発熱、悪寒戦慄、炎症反応の上昇など）にも注意が必要です。

先輩ナースより

★ 透析患者さんは易感染状態であり、感染症は透析患者さんの死因の第1位で最も多くなっています。局所の感染に留まらず、敗血症を起こし、致死的な状態になることもあります。

シャント感染の例

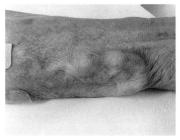

シャント部（AVG）の感染例
グラフトの上の皮膚に発赤を認める

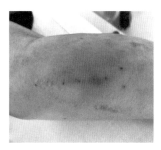

シャント部（AVF）の感染例
前回穿刺部に発赤を認める

真栄里恭子：感染症. 日髙寿美, 坊坂桂子編, やさしくわかる透析看護, 照林社, 東京, 2018：128. より許可を得て転載

治療

● 抗菌薬による治療となりますが、人工血管内シャントでは感染のコントロールが難しく、人工血管摘出を要する場合があります。

予防方法❶ ていねいなシャント穿刺と止血

● シャント穿刺部の感染予防には、穿刺、止血をていねいに行うことが最も重要とされています。

予防方法❷ シャント穿刺部からの感染予防

● 局所麻酔テープ（ペンレステープ、リドカインテープなど）を貼付前には流水できれいに手洗いするように指導します。入院中、自分で手洗いができない患者さんは清拭を行ったうえで、局所麻酔テープを貼付します。局所麻酔テープにかぶれる場合はクリームタイプのものへ変更します。

● 透析後の当日は基本的に入浴を避けます。シャントの穿刺針は太く、針を刺した部分から細菌感染を起こす恐れがあります。入浴する場合は、シャント穿刺部を防水テープで保護します。

●皮膚障害予防のため、汚れた絆創膏などのテープを貼ったままにせず、透析翌日にははがすようにします。皮膚が脆弱な場合は、テープ貼付部には皮膚皮膜剤を使用する、またテープ剥離時には粘着剥離剤などを用いてテープの剥離を愛護的に行います。

予防方法❸　シャント肢の保護

●透析患者さんは皮膚の水分量低下による乾燥からかゆみを生じやすいため、乾燥を予防するために保湿剤を塗布し保湿を行います。

●肌荒れ、擦過傷、発赤などから感染を引き起こす可能性があるため、皮膚のかぶれや発疹がひどいときは医師に相談し適切な保湿剤・軟膏を塗布します。

●爪を立てて掻かないように、爪は短く切っておきます。

先輩ナースより

★透析後は血圧変動が起こりやすい状態です。感染リスクのほかにも入浴による血管拡張で低血圧となり意識消失による転倒などのリスクもあります。

鉄則
3

シャント狭窄・閉塞はシャント音とスリルの変化に注意する

●自己血管内シャントでは、吻合部付近や穿刺部、血管分岐部が狭窄しやすい部位となります。

●人工血管内シャントでは、人工血管と自己血管の吻合部が狭窄しやすい部位となります。

●完全に閉塞すると透析ができなくなります。

徴候

●透析中の脱血が悪くなります。

●穿刺が困難になります。

●透析中の静脈圧が上昇したり、止血時間が延長することがあります。

先輩ナースより

★シャント造設術直後は、動脈スパスムを起こしやすいためシャント音、スリルを観察することが重要です。
★透析直後は聞こえていたシャント音が「聞こえていない！」「いつから？」とあわてることがよくあります。緊急手術とならないために早期発見が大切です。

シャント狭窄・閉塞を疑う症状

狭窄	閉塞
▶シャント音がヒューヒュー、ピーピーと高い音がする ▶シャント音が弱く、短く聞こえる ▶シャントのスリルが触れにくくなる ▶シャント肢に浮腫がみられる	▶シャント音が聴取できない ▶シャントのスリルが触れない ▶シャント肢が冷たく感じる ▶シャント部の血管が硬い

シャント音の聴診方法[1)]

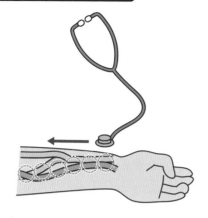

★吻合部より徐々に中枢側へずらして音を聴取し音が聞こえる範囲を確認します。1か所だけでなく多くの部位のシャント音を聴くことが大事です。

スリルの触診方法[1)]

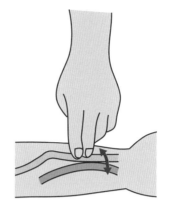

★シャント血管に指を当てて、血管の振動（スリル）の減弱の有無や血管の硬さ・深さを触診します。

★後輩ナースから「動脈表在化の患者さんのシャント音が聞こえません」と報告されることがあります。シャント音は動脈から静脈へ血液が流れ込む際の圧力変動により生じるものなので、動脈表在化にはシャント音はありません。

[治療]

●経皮的血管形成術（percutaneous transluminal angioplasty：PTA）やシャントの再造設などの治療が必要となります。その間の透析は非カフ型カテーテルなどで行いますが、カテーテルによる透析はシャントによる透析よりも感染リスクが高くなります。

●閉塞の治療は、まずはカテーテル治療であるPTAが第1選択となりますが、閉塞から時間が経つにつれて再開通率が低下します。完全閉塞してから48時間以内であれば再開通が得られることも珍しくはないため、早期発見が非常に重要です。

[予防方法❶　シャント音の確認]

●毎日、シャント音やスリルを確認します。「いつもの音と違う、聞こえる範囲が狭くなった」など、些細な変化を早めにとらえられるようにします。

[予防方法❷　血圧低下、脱水にも注意]

●血圧の低下も閉塞・狭窄の原因となります。透析中の血圧変動を少なくするために透析日と透析日の間の体重増加（ドライウェイトの3〜5％以内）を減らし、必要に応じて水分制限を行います。

●下痢・嘔吐や食欲不振時は特に脱水にならないように注意します。

★透析用のシャントは手術で作成するため、ダメになると患者さん、医療者の双方においてダメージが大きいです。迷ったら1人で判断せずに、すぐに報告してください。

★透析中に著しい血圧低下があった場合は、特に透析後のシャント閉塞に注意しましょう。

転倒・転落

点滴

経鼻胃管・胃瘻カテーテル

各種ドレーン

ストーマ

バスキュラーアクセス

気管切開チューブ

医療機器

人工呼吸器

認知症

片麻痺

退院支援

倫理的問題

留置カテーテルは感染に注意する

●非カフ型・カフ型カテーテルのトラブルには、感染、閉塞などがあります。

感染

●挿入部の感染（カテーテル挿入部）、皮下トンネルの感染（カフ型カテーテルの挿入部から静脈まで）、血流感染（全身の感染）があります。

●感染の頻度が高いため、取り扱いは清潔操作で行います。

●バスキュラーアクセス別の感染率は、カフ型カテーテルは1.2%、非カフ型カテーテルは12.2%と特に高くなっています。

| 徴候 |

●挿入部の感染：カテーテル挿入部の感染徴候（発赤、腫脹、熱感、疼痛、排膿など）。

●皮下トンネル感染：カフ型カテーテルの皮下トンネル内（挿入部から静脈までの経路）の発赤、腫脹、熱感、疼痛、出口からの排膿。

●血流感染：発熱、悪寒戦慄などの全身症状。

| 治療 |

●局所症状のみの場合は局所的な処置や抗菌薬の投与などで改善がみられることがありますが、全身症状をきたしている場合、ただちにカテーテルを抜去する必要があります。

| 予防方法❶　**カテーテル挿入部の管理** |

●ドレッシング材交換時、擦式手指消毒後（または手洗い後）に未滅菌手袋を着用します。

●挿入部を中心に外側に向かって消毒し、消毒薬が乾燥した後にドレッシング材を貼付します。

●滲出液や発汗があればガーゼまたは吸水性のあるドレッシング材を使用します。はがれや汚染がなければガーゼドレッシングは2日ごと、フィルムドレッシングは7日ごとに交換します。

| 予防方法❷　**末梢静脈路として使用しない** |

●非カフ型・カフ型カテーテルを透析用のアクセスではなく、点滴・中心静脈栄養などのルートとして使用しないようにします。ルートの脱着による感染リスクやカテーテル内のバイオフィルム中の細菌へ栄養を送り込むことになります。

先輩ナース
より

★カテーテル挿入部の消毒薬は0.5%を超えるクロルヘキシジンアルコール製剤を使用することが推奨されており、当院では1%クロルヘキシジングルコン酸塩含有アルコール製剤を使用しています。

予防方法❸　入浴

● 入浴やシャワー浴は、カテーテル部位を水に浸さないようにドレッシング材で保護し、接続部内に水が入り込まないように配慮します。

● 大腿静脈の場合は、完全な防水は困難で汚染される危険性が高いため、入浴は控えましょう。

予防方法❹　観察

● 挿入部の観察を1日1回以上行い、感染徴候の有無を確認します。

閉塞

● カテーテル内腔の血栓形成、**フィブリンシース**★の形成によりカテーテル内腔が閉塞し脱血・返血ができなくなります。

> ★
> **フィブリンシース**
> 　カテーテル先端の周囲が、刀の鞘（さや）のようにフィブリンの膜で覆われた状態です。

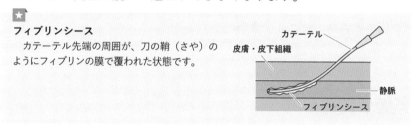

ドクターより

★ CVカテーテルでもフィブリンシースの形成による閉塞が起こります。

治療

● ウロキナーゼを充填し血栓融解することもあります。

予防方法

● 非カフ型・カフ型カテーテルのいずれも透析終了時にカテーテル内腔容量に見合うヘパリンを充填します。

ヘパリンの充填方法

❶ 擦式手指消毒後（または手洗い後）に未滅菌手袋を着用する。

❷ カテーテルの接続部を消毒後、シリンジで血液を吸引し（約5mL程度）、その血液をガーゼの上に破棄し血栓の有無を確認する。

❸ ヘパリン生食を通水する。

❹ 脱血側・送血側ともに行う。

先輩ナースより

★ ヘパリン量は各施設によって異なりますが、当院ではヘパリンNaロック用1000単位/10mLを使用しています。

★ ガイドラインによると、ヘパリンの充填は閉塞予防の観点から非透析日にも実施することが望ましいとされていますが、感染予防の観点からは透析日のみの実施が望ましいとされており、各施設で医師の指示のもと対応する必要があります。

（坂本真紀、中嶋好枝）

参考文献

1）黒川清監修，斎藤明編：透析ケア最新マニュアル改訂2版. 医学芸術社，東京，2009：49.

2）日本透析医学会：慢性血液透析用バスキュラーアクセスの作成および修復に関するガイドライン 第五章. 透析学会誌 2005；38（9）：1512-1516.

3）日本透析医学会：慢性血液透析用バスキュラーアクセスの作成および修復に関するガイドライン. 透析学会誌 2011；44（9）：855-937.

4）透析施設における標準的な透析操作と感染予防に関するガイドライン改訂に向けたワーキンググループ：透析施設における標準的な透析操作と感染予防に関するガイドライン（五訂版）. 日本透析医会 2020：196.

転倒・転落

点滴

経鼻胃管・胃瘻カテーテル

各種ドレーン

ストーマ

バスキュラーアクセス

気管切開チューブ

医療機器

人工呼吸器

認知症

片麻痺

退院支援

倫理的問題

7

病棟でみる頻度 ★ ☆ ☆ 　緊急度 ★ ★ ★

気管切開チューブの トラブル

看護の鉄則

1 気管切開後2週間以内はトラブルが起こりやすい

2 カフが見えたら逸脱・迷入を疑うサイン

3 気管切開チューブの閉塞予防のためには加温・加湿

4 トラブルは体位変換や移動時に起こりやすい

先輩ナースより

★気管切開は、抜管困難で長期的に呼吸管理が必要、自己去痰できない、中枢神経障害や難病の神経変性障害、喉頭・頸部の腫瘍や構造的通過障害があるなど、さまざまな背景のある患者さんに施行されています。

気管切開の目的

● 気管切開は成人の場合、2週間を超える呼吸管理が必要なとき考慮されます。

● 気管切開の目的には大きく2つあります。1つは重篤な疾患や病態に伴い、呼吸機能障害や意識障害など気道の確保が一時的に必要となる一時的気管切開、もう1つは、咽頭や喉頭腫瘍による切除、難治性の神経筋疾患で病態に伴う要因の除去が困難な場合の永久気管切開です。

● 一時的気管切開は気管切開が必要となった要因が除去できれば、気管切開チューブを抜去し、気管切開孔を閉鎖することも可能です。

一時的気管切開のイメージ

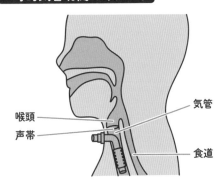

喉頭
声帯
気管
食道

永久気管切開のイメージ

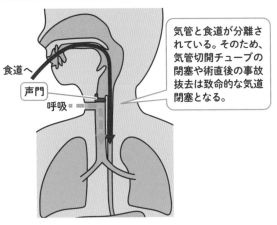

食道へ
声門
呼吸

気管と食道が分離されている。そのため、気管切開チューブの閉塞や術直後の事故抜去は致命的な気道閉塞となる。

気管切開の合併症

- 気管切開の合併症には表のものがあります。
- ここでは病棟で遭遇する甚大な合併症である、気管切開チューブの事故（自己）抜去、逸脱・迷入、閉塞について解説します。

気管切開の合併症

気管切開チューブ	事故（自己）抜去、位置異常（逸脱・迷入）、閉塞
気管切開孔	出血、狭窄、感染、皮下気腫、潰瘍
カフ	カフ漏れ、カフ破裂、気管粘膜の潰瘍・圧迫壊死、気管拡張気管食道瘻、大血管からの出血、誤嚥、不顕性誤嚥
声帯・喉頭の機能不全	失声、誤嚥の助長
その他	肺炎、縦隔気腫、気胸、皮下気腫

鉄則 1 気管切開後2週間以内はトラブルが起こりやすい

- 日本医療機能評価機構の報告では、2010年以降に気管切開チューブの逸脱や迷入による死亡事故が23例、そのうち気管切開当日から2週間以内に死亡した事例は11例とされています[1]。この結果からも気管切開チューブのトラブルは、気管切開術後2週間以内に起こりやすく、命の危険に直結するといっても過言ではありません。
- 気管切開後2週間は瘻孔が安定化していないため、筋膜が閉じようとして気管切開孔は閉じてしまいます。
- 気管切開後2週間が経過していても全例の瘻孔が安定化するとは限りません。副腎皮質ホルモン薬や免疫抑制剤を使用している患者さん、糖尿病患者さん、低栄養の状態にある患者さんなどは、創傷治癒が遅延するため、2週間を超えて瘻孔が安定化する場合もあることを認識する必要があります。
- 気管切開をした患者さんが病棟にいるときは、日ごろからスタッフ間で気管切開が行われた時期、トラブル時の医師の指示を情報共有しておくことがリスク回避につながります。

気管切開チューブの事故（自己）抜去時の対応

1 トラブルへの備え・準備

- 気管切開チューブのトラブルが起こってしまったとき、あわてずに対応す

★気管切開チューブのトラブルが起こったときあわてないためにも、対応方法を病棟で共有しておくことが大切です。

★チューブ閉塞が起こりやすい気管切開術のときの出血などの影響だったり、チューブ先端の閉塞が生じやすい時期でもあります。

転倒・転落

点滴

経鼻胃管・胃瘻カテーテル

各種ドレーン

ストーマ

バスキュラーアクセス

気管切開チューブ

医療機器

人工呼吸器

認知症

片麻痺

退院支援

倫理的問題

ドクター
より

★再挿入には細心の注意が必要です。皮下に迷入し、あわてた経験があります。

ドクター
より

★事故抜去の後、再挿入するときは、大きめの肩枕をしっかりと肩のところに入れて頸部を伸展させなければ気切孔は見えません。

先輩ナース
より

★一時的と永久での対応の違いを理解しておく必要があります。
★永久気管孔造設患者さんには、小児用の蘇生マスクがあれば使用しますが、ない場合は成人用の一番小さいサイズのマスクをバックバルブマスクに装着して換気を行います。

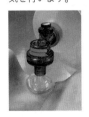

るために日ごろから準備をしておくことが必要です。患者さんのベッドサイドに、即時に入れ替え、再挿入ができるように、使用されているサイズのものと、それよりワンサイズ小さい気管切開チューブの2サイズ、ジャクソンリースまたはバックバルブマスク、小児用の蘇生マスクもしくは成人用の一番小さいサイズの蘇生マスクを準備しておきます。

●救急カートはすぐに準備できるように配置場所を確認しておきます。

② 気管切開チューブの完全抜去時

●事故抜去を発見したときは患者さんのそばを離れず、まず人を呼び救急カートの準備と医師への報告を依頼します。それから気道が開通しているのか、呼吸に異常がないかを確認します。

●医師が到着するまで、気道の確保とバックバルブマスクやジャクソンリースを用いた換気をします。

●一時的な気管切開の場合は、気管切開孔に清潔なガーゼを当てて塞ぎ、押さえながら経口的に蘇生マスクを当てて換気を行います。

●永久気管孔が造設されている患者さんは、気管切開部にガーゼを当てて塞いでしまうと、気管切開孔からしか呼吸ができないために窒息してしまう危険性があります。

●気管切開孔からの再挿入が困難な場合もあるため、経口挿管用のチューブを救急カートから出して準備しておきます。カフの膨らみで抜去時に粘膜が傷つくことで、出血の恐れがあります。チューブの再挿入が行われた際は、血液が気管に流れ込んで凝血塊による窒息が起こる可能性があるため、再挿入後は気管吸引を行い、分泌物を除去するなど気道クリアランスが保持できるようにします。

鉄則 2 カフが見えたら逸脱・迷入を疑うサイン

③ 完全に抜去していない場合（迷入・位置異常）

気管切開チューブの逸脱・迷入の違い

●カフが見えている、抜けそうな状態など気管切開チューブが完全に抜

転倒・転落

点滴

経鼻胃管・胃瘻カテーテル

各種ドレーン

ストーマ

バスキュラーアクセス

気管切開チューブ

医療機器

人工呼吸器

認知症

片麻痺

退院支援

倫理的問題

去されていない場合は、無理に押し込んでしまうと皮下組織に迷入してしまうことがあるため、決して押し込んではいけません。

●吸引カテーテル挿入を試みて、吸痰や咳嗽反射があるか、気管切開チューブを超えて挿入できるかなど気管切開チューブが気管に留置されていることを確認します。

●気管切開チューブが逸脱・迷入している可能性のある場合や、皮下気腫が出現している状態で、逸脱や迷入に気づかずに陽圧換気をすると、縦郭気腫、緊張性気胸となり生命の危険をまねきます。

●胸部X線写真では正常な位置に気管切開チューブが確認されていても、じつは気管外に迷入していたという事例もあります。胸部X線写真だけでの評価は過信してはいけません。

★気管の孔をよく見て、きっちりと気管内に挿入し、確認することが重要です。

★「皮下への迷入」が最も見つけにくく、怖いです。特に肥満の患者さんの場合は皮下脂肪が厚く、穴も塞がりやすいため、注意が必要です。また瘻孔の角度や深さ、術式などを術者と共有しておくことも大切です。

気管切開チューブの逸脱・迷入のサイン

気管切開チューブ	▶カフが見えている ▶気管切開チューブの位置が偏っている ▶気管切開チューブが浮いている ▶吸気時の気管切開チューブ周囲からの空気が漏れる
患者の状態	▶頻呼吸 ▶SpO$_2$ の低下 ▶患者の声が漏れている ▶呼吸困難を訴える ▶皮下気腫の出現
その他	▶呼気二酸化炭素濃度（CO$_2$）の波形が矩形波でない ▶呼吸器の換気量低下アラームが鳴る

これらの異常を認めた場合は、胸郭の動きはスムーズか、患者さんの呼吸が正常か、顔色は良好かなど観察！

日本医療安全調査機構（医療事故調査・支援センター）：医療事故の再発防止に向けた提言第4号 気管切開術後早期の気管切開チューブ逸脱・迷入に係る死亡事例の分析. 2018:p.20 表2. より改変して転載

外見では気管切開チューブは正しく挿入されている

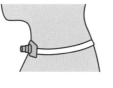

外見では気管切開チューブが浮いている

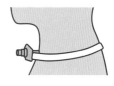

正常

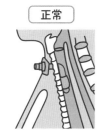

迷入

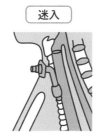

正常

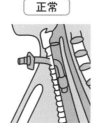

逸脱

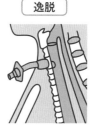

迷入

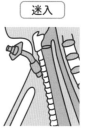

日本医療安全調査機構（医療事故調査・支援センター）：医療事故の再発防止に向けた提言第4号 気管切開術後早期の気管切開チューブ逸脱・迷入に係る死亡事例の分析. 2018：p.21 図6. より改変して転載

気管切開チューブ逸脱・迷入の所見

▶吸引カテーテル挿入時の抵抗がある

▶吸引カテーテルによる吸痰ができない

▶呼気 CO_2 波形は正常の矩形波ではない

▶胸部X線画像で正常の位置にない

▶内視鏡で気管分岐部の確認ができない

▶吸引カテーテル刺激による咳嗽反射がない

日本医療安全調査機構（医療事故調査・支援センター）：医療事故の再発防止に向けた提言第4号　気管切開術後早期の気管切開チューブ逸脱・迷入に係る死亡事例の分析．2018：p.20 表3．より改変して転載

呼気 CO_2 の矩形波

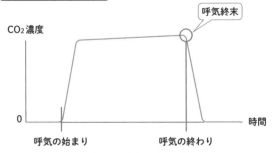

日本医療安全調査機構（医療事故調査・支援センター）：医療事故の再発防止に向けた提言第4号　気管切開術後早期の気管切開チューブ逸脱・迷入に係る死亡事例の分析．2018：p.15 図3．より改変して転載

トラブルを起こさないための予防・観察・注意点

1 気管切開チューブの固定

●気管切開術後、瘻孔が安定化するまでの2週間を早期と呼んでいます（基礎疾患や低栄養状態にある患者さんなどはこれに限らない）。この時期の事故（自己）抜去には十分注意し、気管切開チューブの固定を確実に行う必要があります。

●気管切開チューブの固定には、チューブホルダー、綿ひも、縫合固定などがあります。

●チューブホルダーや綿ひもは、頸部と固定具の隙間に人差し指1本入るくらいのゆるみをもたせて固定しますが、皮膚との摩擦による皮膚損傷や剥離が起こりやすくなります。交換時やケア時には皮膚状態の観察を忘れないようにします。

固定用チューブホルダーの例

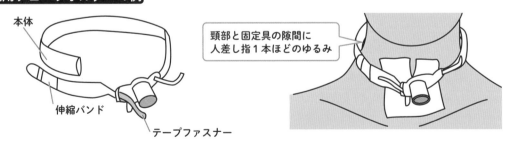

イラストは株式会社高研ホームページ（コーケンカニューレホルダースタンダード資料）を参考に作成

メリット	デメリット	観察・注意点
▶汚染時に容易に交換可 ▶頸部の太さにより長さの調節が可能	▶頻度によりテープファスナーの粘着性が弱くなる	▶テープファスナーの粘着性を確認 ▶頸部の皮膚の状態

綿ひもによる固定の例

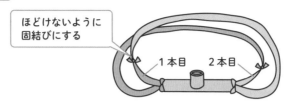

ほどけないように
固結びにする

1本目　2本目

メリット	デメリット	観察・注意点
▶比較的安価	▶2本のひもで固結びをしているため、交換が容易ではない ▶頸部腫脹や肥満患者の場合、ひもが食い込む恐れあり	▶皮膚の剥離や潰瘍の有無を観察。ひもの内側にガーゼを置くなど皮膚を保護するとよい

縫合による固定の例

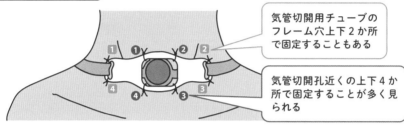

気管切開用チューブの
フレーム穴上下2か所
で固定することもある

気管切開孔近くの上下4か
所で固定することが多く見
られる

メリット	デメリット	観察・注意点
▶気管切開チューブと皮膚を縫合するため、固定は確実に	▶皮膚縫合部の違和感や潰瘍形成の可能性あり ▶Yカットガーゼ（薄いガーゼに切り込みが入ったもの）が挿入しにくい	▶縫合部の皮膚に発赤や潰瘍の有無を観察 ▶Yカットガーゼはカットして使用してもよい

鉄則3　気管切開チューブの閉塞予防のためには加温・加湿

2 加温と加湿

●通常、上気道で加温・加湿された空気が肺胞に届きますが、気管切開チューブを使用している場合、上気道にチューブが挿入されているため、加湿や加温が不十分な空気が下気道に入り、熱や水分が失われ、乾燥した空気が肺胞に届きます。そのため、気管分泌物が粘稠になり、気管切開チューブの閉塞トラブルをまねきます。

転倒・転落

点滴

経鼻胃管・胃瘻カテーテル

各種ドレーン

ストーマ

バスキュラーアクセス

気管切開チューブ

医療機器

人工呼吸器

認知症

片麻痺

退院支援

倫理的問題

先輩ナース
より

★人工鼻フィルタは、患者さんの呼気中の熱と水蒸気が人工鼻の加湿エレメントに蓄積され加湿・加湿されるため、加温加湿器を使用する必要はありません。

★人工鼻を使用している場合で患者さんの分泌物が多いときは、分泌物が噴き出して人工鼻に到達し目詰まりして窒息の原因にもなるため、人工鼻の使用は避け、加温加湿器に変更します。十分な加温、加湿を行いながら、気管分泌物の性状や量の観察を行うことが大切です。

●人工呼吸器を装着している場合は、加温加湿器を使用する場合と人工鼻フィルタを使用する場合があります。早期抜管が見込めないときは加温加湿器を使用し、吸気側終末部の温度モニターが 35 〜 39℃となるように管理します。

●人工呼吸器を使用していない自発呼吸がある患者さんでは、気管切開用マスク（トラキマスク）を使用して高流量システム、低流量システムで酸素投与を行い、蛇管からの水蒸気が出ているかを確認します。

人工鼻フィルタの例

エコサーム®スタンダード HEPA
（写真提供：GVS ジャパン株式会社）

気管切開用マスクの例

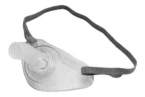

トラキマスク
（写真提供：スミスメディカル・ジャパン株式会社）

気管切開チューブの閉塞時の対応

　気管切開チューブの閉塞が疑われる場合は、救急カートを準備し、すぐに気管挿管や再挿入用の気管切開チューブを整えます。

　チューブの閉塞の原因として、分泌物による閉塞、気管切開チューブが気管壁に当たっている（位置異常など）が挙げられますが、いずれも換気ができなくなるため SpO_2 の低下や呼吸器を装着していれば換気量低下、気道内圧の上昇、$ETCO_2$ 波形の異常、気管吸引時に吸引チューブが挿入できない、などで発見されることが多いです。

　気管切開チューブの閉塞は、気管支ファイバーで解除できるケースもあります。閉塞が解除できればバックバルブマスクで換気を行ったうえ、呼吸状態を観察し、閉塞した原因を探ります。吸引を行っても閉塞が解除できなければ、即時に気管切開チューブの入れ替えが必要となります。

鉄則 4　トラブルは体位変換や移動時に起こりやすい

③ 体位変換、患者移動

●気管切開チューブに人工呼吸器や酸素チューブの蛇管が接続されている場合は、体位変換や患者移動時に蛇管が引っ張られてチューブの逸脱をまねく恐れがあります。2 人で行い、1 人は気管切開チューブを保持するようにします。

●体位によってチューブが圧迫されないよう、枕やクッション、タオル

を使用するなど工夫が必要です。体位変換や患者移動前後は、人工呼吸器が装着されていれば気道内圧、換気量に変化がないかを確認します。SpO$_2$センサーやETCO$_2$センサーなど生体モニターを装着していれば、体位変換による酸素化悪化や換気不良の有無も確認できます。

4 カフ圧の管理・誤嚥予防

●カフがある気管切開チューブを使用しているときは、リークがないようにカフ圧を確認することが必要です。カフ圧を適正な圧で管理しなければカフと気管壁のすきまから流れ込んだ分泌物などにより、不顕性誤嚥を引き起こします。

●カフ圧は、カフ圧計を用いて20〜30cmH$_2$Oで管理し、1日1回ではなく、間歇的に調整します。20cmH$_2$O以下では誤嚥の危険性が高まる[5]といわれています。

●カフ圧が高すぎると気管壁を圧迫し、粘膜下血流が虚血することで粘膜損傷を起こします。カフ圧を確認したときに、すぐにしぼんでしまう、声が漏れるなどのリークが確認されればカフ自体の損傷も考えられるので、チューブの入れ替えなどを考慮する必要があります。

5 患者の精神状態の確認

●発声ができる気管切開チューブを使用していれば、コミュニケーションもとりやすくなりますが、多くは発声できず患者さんのストレスは大きくなります。

●文字盤や筆談、読唇を使いコミュニケーション環境を整えることもケアの1つです。思いが伝わらない、安静をしいられるなどのイライラや、気管吸引の処置時の疼痛など、精神的・身体的に苦痛が大きいことが予想されます。患者さんの疾患や性格を把握し、共感する姿勢をもちながら対応します。

（宮原聡子）

★カフのエア注入は注射器でも可能です。カフ漏れがない程度にエアを注入しますが、注入後は必ずカフ圧計を用いてカフ圧を確認します。

★不安の除去のために、ナースコールを常に手の届くところに置く、睡眠状況や精神状況を把握したうえで薬剤投与の必要性を主治医に相談するなど、患者さんのストレスが軽減できるようにします。

転倒・転落
点滴
経鼻胃管・胃瘻カテーテル
各種ドレーン
ストーマ
バスキュラーアクセス
気管切開チューブ
医療機器
人工呼吸器
認知症
片麻痺
退院支援
倫理的問題

引用・参考文献
1）日本医療機能評価機構医療事故防止事業部：医療事故情報等分析の現況 永久気管孔にフィルムドレッシング材を貼付した事例. 医療事故情報収集等事業第46回報告書（2016年4月〜6月），2016年9月29日 http://www.med-safe.jp/pdf/report_46.pdf（2020.9.29アクセス）
2）鹿野真人：嚥下障害と誤嚥性肺炎. 臨床内科 2019；124（3）：1862-1865.
3）茂呂悦子，浦里博史，鎌田あゆみ，他：気管切開患者の日常生活ケア. 木下佳子，橋本良子，茂呂悦子編，いざというとき困らない！人工呼吸器・気管切開まるわかり，照林社，東京，2019：75-128.
4）医療事故調査・支援センター：医療事故の再発防止に向けた提言第4号 気管切開術後早期の気管切開チューブ逸脱・迷入に係る死亡事例の分析. 日本医療安全調査機構 2018.
5）Rello J, Soñora R, Jubert P, et al. Pneumonia in intubated patients: role of respiratory airway care. *Am J Respir Crit Care Med* 1996; 154: 111-115.
6）荒田晋二，森實雅司：え？知らないの？気管・気管切開チューブ. INTENSIVIST 2019；11（3）：592-601.

病棟でみる頻度 ★ ★ ☆　　緊急度 ★ ★ ☆

8 医療機器のトラブル

① 輸液ポンプ、シリンジポンプ

看護の鉄則

1 用途に応じて輸液ポンプとシリンジポンプを選択する

2 輸液ポンプは高すぎず、シリンジポンプは患者さんと同じ高さにセットする

3 閉塞アラームはルートをクランプしてから解除する

● 医療現場では、多くの医療機器が使用されていますが、知識不足や未熟な操作手技によりトラブルまたはインシデントが発生しています。

● 安全管理は看護師の仕事の1つであり、日常的に行わなければいけません。医療機器を安全に使用するために必要な知識やよくあるトラブルについて理解し、トラブルは未然に防ぎ、起こったときはすぐに対処できるようにします。

先輩ナースより

★輸液ポンプやシリンジポンプのヒヤリ・ハットの原因の調査結果では、ライン・シリンジのセットミスや設定間違い、開始忘れなど、大半がヒューマンエラーでした。

医療現場でのヒヤリ・ハット（輸液ポンプ、シリンジポンプ）

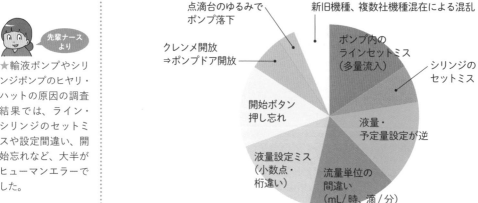

点滴台のゆるみでポンプ落下

新旧機種、複数社機種混在による混乱

クレンメ開放
⇒ポンプドア開放

ポンプ内のラインセットミス（多量流入）

シリンジのセットミス

開始ボタン押し忘れ

液量・予定量設定が逆

液量設定ミス（小数点・桁違い）

流量単位の間違い（mL/時、滴/分）

平成11年度厚生科学研究費補助金（医療技術評価総合研究事業）「医療のリスクマネジメントシステム構築に関する研究」（主任研究者 川村治子）より

鉄則 1　用途に応じて輸液ポンプとシリンジポンプを選択する

輸液ポンプとシリンジポンプの違い

	輸液ポンプ	シリンジポンプ
薬剤/輸液の注入方法	薬剤/輸液ルートを押して、送り出されるため精度が低い	薬剤/輸液をスライダーに固定された押子をモータで押すため精度が高く速度が一定
流量精度	± 10%	± 3%
最低流量	1mL/時	0.1mL/時
気泡アラーム	ある	ない
起こりやすいトラブル	▶流量設定間違い ▶フリーフロー現象（p.203）	▶サイフォニング現象（p.204） ▶ボーラス注入（p.205） ▶プライミング忘れ
気が付きにくいトラブル	血管外漏出 輸液ラインの外れ	閉塞

輸液ポンプの原理と起こりやすいトラブル

- 輸液ポンプは、薬剤を決められた時間・量で正確に注入するために使用します。
- 輸液ポンプで広く採用されている駆動方式は、フィンガーポンプです。輸液セットのチューブを蠕動させて薬剤を注入します。
- フィンガーポンプには滴数制御方式（フルプレス方式）と流量制御方式（ミッドプレス方式）があり、それぞれに特徴があります。
- まず、流量異常や閉塞、気泡アラームが鳴らないように対処することが大切です。それでもアラームが鳴ったときは、輸液セットのクレンメを閉じてから原因を検索し、適切な対処を行います。

★ どちらも同じチューブを長時間使用すると変形により流量誤差を起こすため、24時間ごとに15cmずつ位置をずらすことや定期的にチューブ自体を交換することが必要です。

フィンガーポンプの特徴

	滴数制御方式（フルプレス方式）	流量制御方式（ミッドプレス方式）
点滴回路	汎用輸液セット	専用輸液セット
薬剤の流量精度への影響（ブドウ糖、ビタミンなど）	あり	なし
流量誤差	▶水滴の大きさ ▶点滴筒の傾き ▶水滴の跳ね返り ▶速い点滴の速度などで誤差が起こる	長期間の輸液セット使用によるチューブの変形により誤差が起こる
滴数の設定	設定を間違うと流量精度に影響	該当しない
チューブ変形	しやすい	しにくい
点滴プローブ（液切れ、流量異常検知）	使用は必須	オプションで装着可能
輸血	できない	できる

日常で起こりやすい輸液ポンプのアラーム

アラーム	原因	対処法
流量異常	▶指定以外の輸液セットを使用 ▶輸液セット装着が正しくない ▶輸液ポンプの扉の破損	▶輸液セットのクレンメを閉じ原因を取り除く ▶指定された輸液セットを使用する ▶輸液セットの曲がりに注意、ガイドに沿って適切に装着する ▶輸液セットは交換日を決めておく ▶点滴プローブの装着を正しく行う ▶落下や衝撃を受けた輸液ポンプは使用しない
閉塞	▶輸液セットのクレンメを開け忘れて輸液を開始 ▶輸液セット装着が正しくない ▶輸液セットの折れ曲がり（患者の身体の下敷き、ベッド柵の隙間に挟まったり） ▶血管内留置針が閉塞・屈曲 ▶三方活栓の向きが間違っている	▶輸液セットのクレンメを閉じ、ドアを開けて、チューブクランプを解除し、内圧を上流に逃した後に原因を取り除く ▶クレンメは輸液ポンプよりも下流側にセットする ▶微量流量設定では閉塞警報発生に時間がかかるので、閉塞検知圧を低めに設定する ▶輸液開始前にルートの整理を行う
気泡	▶輸液剤がなくなった ▶輸液セットのエアー抜きができていなかった ▶輸液セットで気泡が発生/混入した ▶本体に輸液セットが正しく装着されていない ▶指定以外の輸液セットの使用 ▶気泡検出器が汚れていた	▶輸液セットのクレンメを閉じ、輸液セットを取り外し、原因を取り除く ▶定期的にルート内に気泡が発生していないか、輸液が空になっていないか確認 ▶輸液セットのエアー抜きを確実に行う ▶気泡検出部に汚れがないか確認 ▶チューブをはじいて気泡を点滴筒内へ追いやる

シリンジポンプの原理と起こりやすいトラブル

● シリンジポンプは、薬剤の性状に影響を受けず、微量な薬剤を正確に注入する場合に使用します。

● 流量精度は輸液ポンプが±10％に対し、シリンジポンプは±3％と精度が高いとされています。しかし、シリンジポンプは気泡アラームがないことや、注入量が微量であるため、閉塞アラームが鳴るまでに時間がかかってしまい、異常の発見までに時間を要することがあるため注意が必要です。

先輩ナースより

★皮下注用のシリンジポンプよりもさらに微量流用を設定できる小型シリンジポンプもあります（最低流量0.05mL/時）。

閉塞検知レベルをM（中等）で作動させた場合のアラームが鳴るめやす

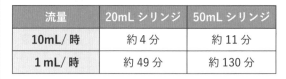

流量	20mLシリンジ	50mLシリンジ
10mL/時	約4分	約11分
1mL/時	約49分	約130分

※閉塞アラームが鳴る時間はアラーム設定や薬剤の粘稠度などによって異なる。

ドクターより

★シリンジポンプは、なかなか閉塞アラームが鳴りません。閉塞ランプの点灯には常に注意が必要です。

転倒・転落

点滴

経鼻胃管・胃瘻カテーテル

各種ドレーン

ストーマ

バスキュラーアクセス

気管切開チューブ

医療機器

人工呼吸器

認知症

片麻痺

退院支援

倫理的問題

鉄則 2　輸液ポンプは高すぎず、シリンジポンプは患者さんと同じ高さにセットする

輸液ポンプで起こりやすいトラブルへの対応

輸液ポンプ使用時に厳守すべき事項

輸液からポンプまでの回路はたるませる。
理由：薬剤交換時に薬液が漏れることがあり、チューブを伝って薬液が機器内部に入り機器の故障の原因になる。たるませることにより機器には入らず途中で落下する。

薬液

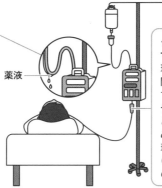

クレンメは機器の下に必ずつける。
理由：使用時にクレンメの開け忘れを閉塞アラームで気づくことができる。
チューブを機器から外すときはクレンメを必ず閉める。
理由：フリーフロー（200mL/分以上）現象の防止

  先輩ナースより

★薬剤の確認は6Rで行います。
Right patient
（正しい患者）
Right drug
（正しい薬剤）
Right purpose
（正しい目的）
Right dose
（正しい用量）
Right route
（正しい用法）
Right time
（正しい時間）

▶投与する輸液剤/薬剤の確認
▶輸液セットの確認（20滴/mLか60滴/mL、専用か汎用輸液セットか）
▶輸液ポンプの位置が適切か
▶輸液セットが輸液ポンプに正しくセットされているか

▶輸液チューブはたるみがあり、クレンメの位置は正しいか
▶接続部位に薬液の漏れはないか
▶三方活栓やクレンメは正しく設置されているか
▶輸液ポンプは正常に動いているか
▶電源コードはコンセントにつながっていて充電できているか

1 フリーフロー現象

●輸液ポンプから輸液セットを外すときにクレンメを閉めずに外すと、200mL/分以上の非常に速い速度で薬液が患者さんに注入される現象です。

●輸液ポンプや輸液バッグを準備するときは、必要以上の高さに取り付けないようにします。また、アラーム対応などで輸液ポンプのドアを開ける場合は、クレンメを必ず閉じます。

AFF機能付き輸液ポンプとルート

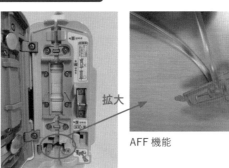

拡大

AFF機能

  先輩ナースより

★最近は、アンチフリーフロー（AFF）機能付き輸液ポンプとルートもあり、特に急速注入が危険な薬剤は活用するとより安全に管理することができます。

2 転倒

●支柱台は足の多いものを使用し、輸液ポンプの設置位置を下げ、重心を低く保ちます。

●輸液ポンプを支柱台の足と同じ方向に設置することで安定性が向上します。使用中は必ず支柱台のロックを行い安全面に配慮します。

支柱台の足と輸液ポンプの設置位置

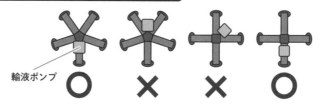

輸液ポンプ ○ × × ○

シリンジポンプで起こりやすいトラブルへの対応

シリンジポンプ使用時に厳守すべき事項

▶投与する薬液の確認
▶シリンジポンプが患者さんと同じ高さにセットされているか
▶押子がきちんとスライダーにセットされているか
▶フランジとスリットに隙間がないか（早送りボタンを押して薬液が出てくるのを確認）
▶接続部位に薬液の漏れはないか
▶三方活栓は開いているか
▶機器の流量は正しく設定されているか
▶シリンジポンプは正常に動いているか
▶電源コードはコンセントにつながっていて充電できているか

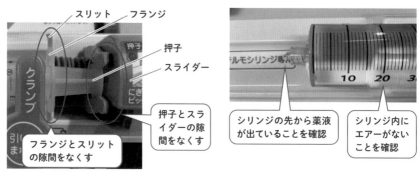

スリット　フランジ

押子

スライダー

押子とスライダーの隙間をなくす

フランジとスリットの隙間をなくす

シリンジの先から薬液が出ていることを確認

シリンジ内にエアーがないことを確認

1 サイフォニング現象

●穿刺部位に対し、シリンジポンプの設置位置が高いほど高低差によってシリンジ内にかかる圧力は陰圧となり、薬剤が急速に注入されてしまう現象のことです。

●押子がスライダーから外れた場合、過大注入されてしまいます。そのため、シリンジポンプの設置位置は重要で、できるだけ患者さんと同じ高さに設置する必要があります。

転倒・転落

点滴

経鼻胃管・胃瘻カテーテル

各種ドレーン

ストーマ

バスキュラーアクセス

気管切開チューブ

医療機器

人工呼吸器

認知症

片麻痺

退院支援

倫理的問題

シリンジポンプの位置

患者さんより高い

スライダー

フック

外れている

押子

落差によって押子が引かれていく

患者さんと同じ高さ

鉄則 3 閉塞アラームはルートをクランプしてから解除する

2 ボーラス注入

- シリンジポンプからの輸液ラインが何らかの理由で閉塞した場合、閉塞している箇所からシリンジまでの内圧が上昇し、圧力を逃がさず閉塞を解除すると薬剤が過大注入されます。

- 閉塞アラームが鳴ったら、患者さんに近いルートを鉗子でクランプする、もしくは三方活栓がある場合は患者さん側をoffにし、減圧してから再開します。

- 閉塞を予防するポイントは、訪室時に輸液ラインの閉塞の有無、閉塞アラームランプが点灯していないか定期的に確認することが重要です。

閉塞を予防するポイント

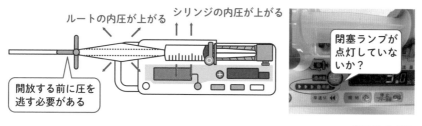

ルートの内圧が上がる　シリンジの内圧が上がる

開放する前に圧を逃す必要がある

閉塞ランプが点灯していないか？

（福井文絵）

参考文献

1）長江祐吾，柏公一，新秀直，他：シリンジポンプにおける閉塞検知にまでにかかる時間の検討．医科器機学 2004；74（10）：602-603.
2）テルモ株式会社：シリンジポンプ・輸液ポンプ取扱説明書
3）医療機器管理指針策定委員会：医療機器安全管理指針Ⅱ－適正使用のための研修－．日本臨床工学技士会，東京，2014：66-78.
4）小川浩之：(第ⅩⅢ章) 輸液ポンプと注入器　輸液ポンプ・シリンジポンプ．臨牀透析 2013；29（7）：1014-1028.
5）小田正美：各種薬剤における滴下制御型輸液ポンプでの注入量の誤差．Clinical Engineering 2013；24（12）：1246-1252.

② モニター心電図、12 誘導心電図

- ●心臓は生命を維持するために重要な臓器であり、電気的活動によって動いています。この電気的活動を非侵襲的に調べることができるのが心電図です。
- ●正しく記録しなければ誤診につながる可能性があり、心電図検査にかかわるトラブルを起こさないための知識を習得することが重要です。

鉄則 1 モニター心電図はⅡ誘導で観察する

ドクターより

★モニター心電図は絶対Ⅱ誘導！ すべての波形が上向きで見やすく、電極の付け間違えの防止にもなります。

- ●モニター心電図は、3つの電極を装着するだけで簡単にモニタリングすることができます。

- ●心電図とは、心臓内の電気の流れを記録したものであり、電気はマイナス電極からプラス電極へ流れます。その2点間の電位差を双極誘導の原理を用いて、Ⅰ、Ⅱ、Ⅲ誘導として記録しています。

- ●モニター心電図の電極を貼る位置のポイントは、赤色と黄色の電極は、筋肉量が少なく、動きによるノイズ（筋電図）が少ない左右の鎖骨下とし、緑色は体動による影響が少ない左肋骨下縁に貼ります。少なくとも 10cm 以上の間隔を空けてください。

- ●Ⅱ誘導は、電気的興奮のベクトル（赤い矢印）の向きが洞房結節から右心房、心室中隔、心室へと伝わる刺激伝導系の経路と同じ方向になります。そのため、P 波、QRS 波、T 波のすべてが陽性波、つまり基線よりも上向きの波形で記録されます。

- ●Ⅰ誘導やⅢ誘導よりも P 波が見やすく、心房細動などの上室性不整脈をとらえやすいため、基本的にモニター心電図はⅡ誘導を表示して観察します。

心電図のベクトルのイメージ

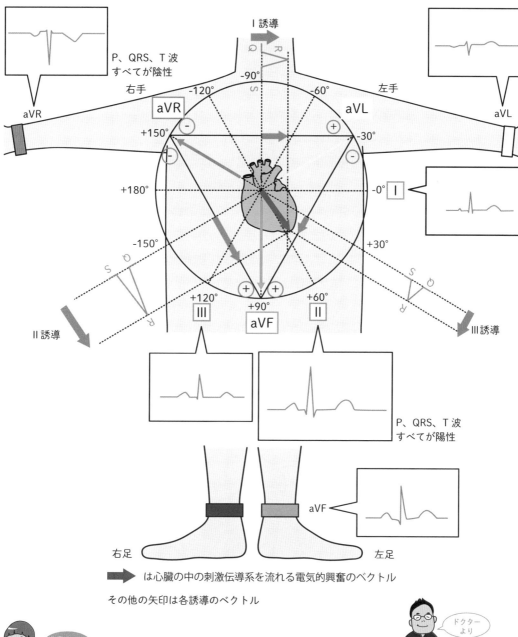

P、QRS、T 波
すべてが陰性

P、QRS、T 波
すべてが陽性

➡️ は心臓の中の刺激伝導系を流れる電気的興奮のベクトル

その他の矢印は各誘導のベクトル

★ II誘導と心臓の電気的興奮は同じ向きなので、心電図上ではすべて基線から上向きの陽性波となります。R 波も大きくて見やすいです。

★ 逆に、aVR は赤い矢印の電気的興奮の向きとほぼ反対のベクトルのため、心電図上ではすべて基線から下向きの陰性波となります。

ドクターより

★ aVF の電極をどちらの足に付けたらいいか迷います。そんなとき、心臓の電気は左向きに流れることをイメージできると覚えやすいです。

転倒・転落

点滴

経鼻胃管・胃瘻カテーテル

各種ドレーン

ストーマ

バスキュラーアクセス

気管切開チューブ

医療機器

人工呼吸器

認知症

片麻痺

退院支援

倫理的問題

鉄則 2　12誘導心電図の電極を貼るときは、まず胸骨角を見つけること

- 12誘導心電図は、12方向の視点で心臓の電気的興奮を観察することができます。そのため、不整脈や心筋梗塞などの虚血性心疾患、心肥大をはじめとする器質的疾患の診断や障害領域の部位、電解質異常、薬物の効果判定などに有用です。

- 12誘導心電図検査で最も注意しなければならないことは、電極の付け間違いです。記録する前に正しく付けられているか確認してください。

- 12誘導心電図の胸部誘導は、まずV1誘導の電極を付ける第4肋間を見つける必要がありますが、第1肋間から順番に探すのは難しいです。そこで、見つけてもらいたいのが胸骨角です。胸骨角は胸骨の上部の骨の盛り上がった部分で、第2肋骨はここに付着しています。胸骨角の辺縁から指を下に滑らせていくと少しくぼんでいるところが第2肋間です。そこから第4肋間を探していくと間違えにくく、正確にV1誘導をつけることができます。

12誘導心電図の電極の位置

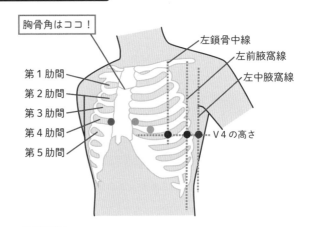

V1誘導	第4肋間胸骨右縁
V2誘導	第4肋間胸骨左縁
V3誘導	V2とV4の中間点
V4誘導	第5肋間と左鎖骨中線の交点
V5誘導	V4と同じ高さの水平線と左前腋窩線の交点
V6誘導	V4と同じ高さの水平線と左中腋窩線の交点

転倒・転落

点滴

経鼻胃管・胃瘻カテーテル

各種ドレーン

ストーマ

バスキュラーアクセス

気管切開チューブ

医療機器

人工呼吸器

認知症

片麻痺

退院支援

倫理的問題

鉄則 3 異常を発見するためには、12誘導心電図の波形の特徴を知ることが重要

● 12誘導心電図の電極が正しく付けられているかどうかは、波形を見ることで確認することができます。

ドクターより

★きちんと心拍を拾うまで調節します。電極がきちんと付けられているかどうかは、ここでもⅡ誘導（すべて波は上向き）とaVR（すべて波は下向き）で確認します。

健常成人で記録された12誘導心電図

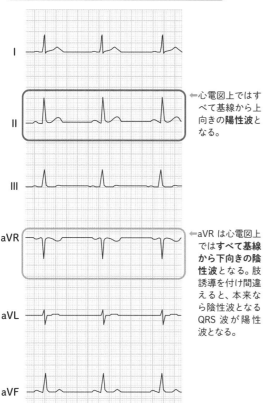

←心電図上ではすべて基線から上向きの**陽性波**となる。

←aVRは心電図上では**すべて基線から下向きの陰性波**となる。肢誘導を付け間違えると、本来なら陰性波となるQRS波が陽性波となる。

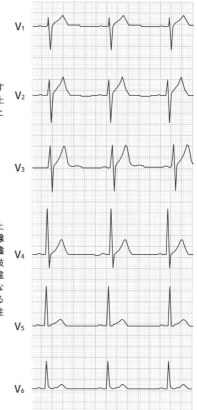

←胸部誘導ではV1誘導は右心室方向からの視点であり、遠ざかる方向であるため、R波が低く、S波が深くなる。

←V6誘導になるにつれて左心室からの視点と変わるため、向かってくる方向となり、高いR波となり、S波が浅くなる。電極を付け間違えると上向きであるはずのQRS波が下向きになる。

12誘導心電図の陽性波と陰性波

	P波	QRS波	T波
陽性波	Ⅰ、Ⅱ、aVF V2～V6	Ⅰ、Ⅱ、aVF V4～V6	Ⅰ、Ⅱ V2～V6
陰性波	aVR	aVR	aVR

きれいな心電図の記録方法

1 アーチファクトの原因を取り除く

● アーチファクトとは、人工産物という意味で一般的にノイズと呼びます。

★緊急で心電図をとる場合、患者さんに何らかの異常が起こっているケースが多く、迅速に波形を記録してもらえると医師（当直医）は大変助かります。

アーチファクトの原因と対策[7]

		原因・対策
心電計自体	▶不規則な雑音がときどき、または連続している 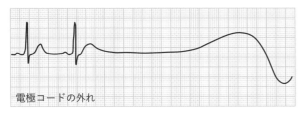 電極コードの外れ	**原因** ▶コードの断線 ▶電極の劣化 ▶電極の外れ ▶電極面と皮膚との接触不良 ▶記録器の作動不良 **対策** ▶コネクタをしっかり差し直す ▶電極を清掃する
患者の生体現象	▶不規則なギザギザしたノイズが連続的に入る ▶基線がゆっくり変動する。呼吸に従って変動する 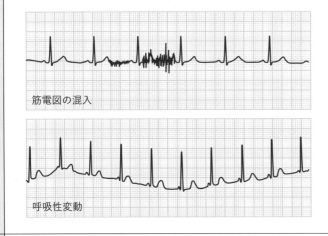 筋電図の混入 呼吸性変動	**原因** ▶筋電図の混入（寒冷、緊張、尿意、けいれんなど） ▶体動による心電図の基線の揺れ（呼吸、不随意運動、体位変換など） **対策** ▶検査について十分に説明し、患者をリラックスさせる ▶不必要な露出は避け、部屋の温度を調整する ▶記録中は会話をしないように説明する ▶手足がベッドの柵に当たらないようにする ▶不随意運動がある場合、体幹に近い部位に電極を貼る
測定環境	▶比較的一定の50Hzまたは60Hzの正弦波が混入する ▶スパイク状のノイズ 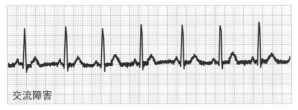 交流障害	**原因** ▶交流障害（静電誘導、電磁誘導、漏れ電流） ▶静電気 **対策** ▶電源コードから患者を遠ざける ▶必要のない電気機器のコンセントを抜く ▶患者の周りで電気機器を使わない ▶アース線を付ける、もしくは3Pコンセントに接続する ▶腕時計、腕輪などの金属製のものを外す

★心電図の電源をコンセントにつないで心電図をとると、50Hzや60Hzの細いノイズが入りやすくなります。バッテリーで作動する心電図なら、あえてコンセントにはつながずに評価すべきです。

転倒・転落

点滴

経鼻胃管・胃瘻カテーテル

各種ドレーン

ストーマ

バスキュラーアクセス

気管切開チューブ

医療機器

人工呼吸器

認知症

片麻痺

退院支援

倫理的問題

アーチファクト以外の注意点と対策

同一部位でとる	▶マーキングをする ▶女性の乳房が大きいときは、上に持ち上げてマーキングする ※急性心筋梗塞の経時的 ST-T 変化、狭心症発作時の ST-T 変化をとらえるために重要
きれいな体表に貼る	▶発汗、皮脂などで汚れている場合は、アルコール綿で拭く ▶体毛の濃い場合は剃毛する
貼る位置	▶やせ型の人は心臓が垂直になる傾向があり、やや下で正中寄りに貼付したほうが波形が大きくなる ▶肥満体型の人は心臓が横向きになる傾向があり電極をやや左寄りの位置にしたほうがより大きな波形が記録できる ▶四肢を切断している場合は、肢誘導を両肩、下腹部側に貼る ▶前胸部に創部があるときは、胸部誘導に近い部位に貼る ▶ドレープやテープの上は避ける
皮膚障害	▶モニター心電図は電極を同一部位に貼付しない ▶毎日取り換え、電極をはがすときは粘着剥離剤などを使う
波の高さ	▶モニター心電図で心拍数と波形の数が合わないときは QRS 波の高さと T 波の高さを確認する ▶同じぐらいの高さであれば、本来の脈拍数の 2 倍が心拍数として表示されている（ダブルカウント）可能性があるため、II 誘導がきれいに表示される位置に貼り替える。もしくは誘導を変更、感度を調整する

★心電図モニターと SpO₂ モニターが同時についていれば、2 つのモニターの心拍数が一致しています。SpO₂ モニターは拍動を評価しているので、心拍数は正確です。時々、心電図モニターが 2 倍の心拍数を示すときがあり、そんなときは、高い T 波を QRS 波として 2 回カウントしていることが多いので、貼る位置を調整してみてください。

（福井文絵）

引用・参考文献

1）池田隆徳：心電図のとり方と読み方の基本 とり方の基本. 池田隆徳編, 心電図の読み方, 診かた, 考え方, レジデントノート増刊 2010；12（2）：10-16
2）渡辺重行, 山口巖：心電図を読むための基本事項. 渡辺重行, 山口巖編, 心電図の読み方パーフェクトマニュアル, 羊土社, 東京, 2017：18, 19, 22.
3）渡辺重行：心電図を読むための基本事項. 渡辺重行, 山口巖編, 心電図の読み方パーフェクトマニュアル, 羊土社, 東京, 2017：26, 27, 30-32, 36.
4）池田隆徳：心電図のとり方と読み方の基本 B）読み方の基本. 池田隆徳編, 心電図の読み方, 診かた, 考え方, レジデントノート増刊 2010；12（2）：17-25.
5）網野真理, 吉岡公一郎：心電図のアーチファクトはどういった場合に生じるのですか? 池田隆徳編, 今さら聞けない心電図, メジカルビュー, 東京, 2010：20-23.
6）安藤恵美子, 星まき子, 岡本イツ子, 他：心電図の基礎知識 心電図の取り方. 宇井進, 山嵜絆監修, カンタン!! 心電図マスターガイド, ハートナーシング 2000 年春季増刊 2000；13（5）：46-63.
7）日本光電ホームページ：記録前に雑音をチェック. きれいな心電図を記録するポイント 標準 12 誘導心電図編. https://www.nihonkohden.co.jp/iryo/point/12lead/check.html（2021.5.1 アクセス）

③ 心臓植込み型電気デバイス（CIED）

看護の鉄則

1. 心臓植込み型電気デバイスの概要を知る
2. ペースメーカーの波形はスパイク波と QRS 波形を見る
3. 注意点を知って、安全に対応する

鉄則 1　心臓植込み型電気デバイスの概要を知る

 先輩ナースより

★心臓植込み型電気デバイス（cardiac implantable electronic device：CIED）の機能は年々進化しており、患者さんも増加しています。

- CIED は主に 3 種類あります。

ペースメーカー（PM） 徐脈性不整脈の治療に使用

- 洞結節とそれを伝える刺激伝導系に異常があると徐脈となり、徐脈が高度になると、めまいや失神を起こします。PM（pacemaker）によって、徐脈を適切な脈拍数に整えます。

植込み型除細動器（ICD） 頻脈性不整脈の治療に使用

- ICD（implantable cardioverter defibrillator）は、電気ショックや頻回ペーシングによって、心室頻拍（VT）や心室細動（VF）を停止させる装置です。3 つの治療を行うことができます。

 先輩ナースより

★ ATP の治療中は苦痛を感じない患者さんもいますが、少し胸がドキドキするという患者さんもいます。
★多くの場合、カルディオバージョンは中程度の不快感を伴い、一瞬胸を強く叩かれているような感じがします。

① 心室頻脈（VT）への治療

抗頻拍ペーシング（antitachycardia pacing：ATP）

- VT に対し、頻拍よりも少し速いリズムでペーシングすることで正常なリズムに戻します。

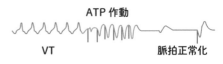
ATP 作動
VT　　　　　脈拍正常化

カルディオバージョン（cardioversion）

- VT が ATP で停止しなかった場合、QRS 波に同期させた弱いショックを加えることで停止させます。

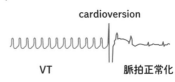
cardioversion
VT　　　　　脈拍正常化

転倒・転落

点滴

経鼻胃管・胃瘻カテーテル

各種ドレーン

ストーマ

バスキュラーアクセス

気管切開チューブ

医療機器

人工呼吸器

認知症

片麻痺

退院支援

倫理的問題

2 心室細動（VF）への治療

- カルディオバージョンより強いショックを加えることで、VFを停止させます。
- 非常に速いVT、またはVFを起こすと意識がもうろうとしたり失神することがあります。そのため、多くの患者さんは痛みなどの不快感はほとんどありませんが、「一瞬、胸の中を蹴り飛ばされたよう」と感じる人もいます。

3 徐脈治療（post shock pacing）

- 設定された心拍数を下回るとペースメーカーとしてはたらきます。
- VTやVFの治療後は、一時的に心停止となり自己の脈拍が再開しないことがあります。それをバックアップする方法として、一時的にペーシングによって脈拍を補助する機能を備えています。これをpost shock pacingといいます。

先輩ナースより

★患者さんは、この治療で救命されたことで安心感を得る一方で、この治療に対して恐怖を感じる人もいるので、精神的なフォローが必要となります。

心臓再同期療法（CRT）

重症な心不全の治療に使用

- 正常な心臓は左右の心室が同時に収縮します。しかし、心不全が進行すると左室の一部分が遅れて収縮し、右室と同時に収縮できなくなります（同期不全：dyssynchrony）。
- CRT（cardiac resynchronization therapy）は右室と左室の両方にリードを留置し、両心室を同時にペーシングすることで、正常な心臓と同じように左右の両心室を同時に収縮させ心不全を治療します。ICD機能（除細動機能）を備えたものをCRT-D（Dは除細動器という意味）、備えていないものをCRT-P（Pはペースメーカーという意味）といいます。

心不全→ p.278

皮下植込み型除細動器（S-ICD）

2016年より保険償還。
わきの下に植込まれた本体と、皮下に留置された1本のリードで作動する植込み型除細動器。

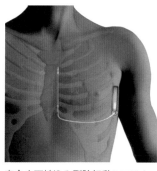

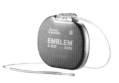

完全皮下植込み型除細動システム
「EMBLEM™ S-ICDシステム」
（写真提供：ボストン・サイエンティフィック ジャパン株式会社）

利点

▶ 本体とリードが心臓や血管に触れないため、血気胸などの合併症の発生率が経静脈ICDよりも少ない。
▶ リードへの直接的な物理的負荷が生じないためリード断線が生じにくい。
▶ 経静脈ICDに比しデバイスシステム抜去が容易。

欠点

▶ 徐脈に対する恒常的なペーシングや抗頻拍ペーシング機能（ATP）がない。
▶ ショック作動後の一時的徐脈に対し、30秒間のデマンド型バックアップペーシングのみしかできない。
▶ 経静脈ICDより電池寿命が短い（製品によっては7.3年もつものもある）。

鉄則 2 ペースメーカーの波形はスパイク波と QRS 波形を見る

●ペースメーカーが心臓に電気刺激を送った印が、心電図に直交するように
上下にまっすぐな波形として現れます。これをスパイクと呼びます。

心房ペーシングの挿入イメージと波形の例

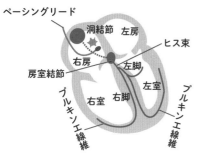

ペーシングリード
洞結節　左房
ヒス束
右房　左脚
房室結節
右室　右脚　左室
プルキンエ線維
プルキンエ線維

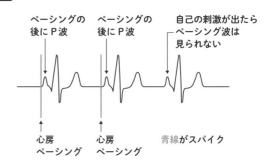

ペーシングの後にP波　ペーシングの後にP波　自己の刺激が出たらペーシング波は見られない

心房ペーシング　心房ペーシング　青線がスパイク

▶心房ペーシングを行うとP波の開始点にスパイクが記録され、心室ペーシングを行うとQRS波の開始点にスパイクが記録される。

心室ペーシングの挿入イメージと波形の例

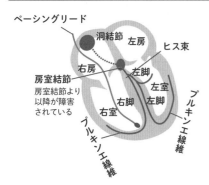

ペーシングリード
洞結節　左房
ヒス束
右房　左脚
房室結節
房室結節より以降が障害されている
右室　右脚　左室
プルキンエ線維
プルキンエ線維

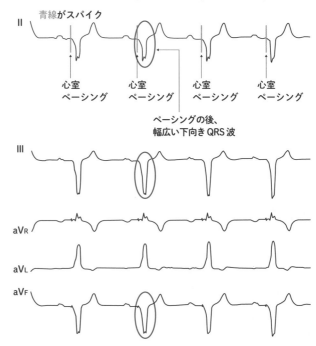

I

II
青線がスパイク
心室ペーシング　心室ペーシング　心室ペーシング　心室ペーシング
ペーシングの後、幅広い下向きQRS波

III

aVR

aVL

aVF

▶心室ペーシングは興奮伝導に脚を介さず、心筋内に直接興奮が伝わる。
▶一般的に心室リードは右心室に留置されているため、ペーシングをすると「右心室→左心室」方向へ刺激が伝わる。
▶左心室の興奮が右心室より遅延するため、II、III、aVF誘導で左脚ブロック類似の幅の広いQRS波形となり、QRS波が下方軸となる。

先輩ナースより

★ペースメーカーを植込んでいる患者さんは、ペースメーカー手帳に、設定されたモード、レートが記載されています。設定と実際の心電図所見を確認することも重要です。

転倒・転落

点滴

経鼻胃管・胃瘻カテーテル

各種ドレーン

ストーマ

バスキュラーアクセス

気管切開チューブ

医療機器

人工呼吸器

認知症

片麻痺

退院支援

倫理的問題

鉄則 3 注意点を知って、安全に対応する

1 電磁干渉

●電磁干渉とは、電界と磁界によって、動作に異常をきたすものです。

▶携帯電話 植込み部から 15cm 離す 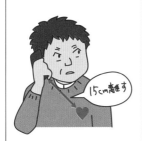	▶電子商品監視機器 （EAS） 出入り口で立ち止まらず中央付近をすみやかに通り過ぎる 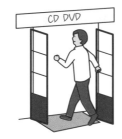	▶シートベルト使用時 ペースメーカー部が圧迫されないようにクッションなどを当てる 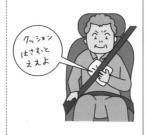
▶IH 調理器・ IH 炊飯器 植込み部を近づけない	▶電気カーペット・ 電気毛布などの 家庭用電気機器 頻繁にスイッチをON/OFF しない	▶ワイヤレスカードシステム 読み取り機から12cm 以上離す	▶電気自動車の 急速充電器 使用しない

ドクターより

★手術時にモノポーラー電気メスを使用する場合は、調整する必要があります。

2 急変時の対応

●心肺蘇生法（cardiopulmonary resuscitation：CPR）の胸骨圧迫は通常どおり実施します。

●ICD が患者さんにショックを行った場合（このとき、患者さんの筋肉が体外式除細動の実施時に認められる状態と同様に収縮する）、CPR実施者は ICD が治療サイクルを完了するまで 30 ～ 60 秒間待機してから体外式除細動を実施することが推奨されています。

●CIED は体外式除細動に耐えうる設計となっていますが、機器が損傷する可能性があるため、直上で体外式除細動は行いません。

ドクターより

★急変時に備えて、常に X 線などで埋め込まれているデバイスの位置は確認しておいてください。

3 MRI 撮影時の対応

●リード先端の発熱および心筋損傷による閾値の上昇、不必要な心筋刺激、不適切なペーシング抑制などが起こるため、MRI は原則禁忌ですが、撮影できるデバイスもあります。

先輩ナースより

★当院で検査を受けるときは循環器内科医とデバイスの業者が立ち会い、検査の前後でデバイスに異常がないか確認しています。

215

MRI 撮影ができる条件

- ▶本体とリードが MRI 対応
- ▶基準を満たした施設
- ▶ CIED 手帳と条件付き MRI 対応カードがある
- ▶植込み後 6 週間以上経過している
- ▶体位は仰臥位に限る
- ▶平熱で体温調整に異常がない
- ▶リード損傷の疑いがない
- ▶遺残リードがない

MRI 撮影できない状況

- ▶条件付き MRI 対応デバイスが左右の胸部以外に植え込まれている
- ▶体内に MRI 対応でない他の機器が植え込まれている

4 電池寿命・電池交換時期

● ペーシングの頻度やショックの回数によって各デバイスの電池寿命は大きく変わるため、定期受診で医師が電池残量をチェックします。

- ▶ PM：10 年程度
- ▶ ICD：7 ～ 11 年程度
- ▶ CRT：PM や ICD よりも少し短め

5 CIED が植込まれているときに注意すべき症状

● 以下のような症状が出現したら受診するように指導します。

- ▶胸痛、呼吸困難、倦怠感、吃逆
- ▶めまい、意識レベルの低下
- ▶浮腫
- ▶植込み部の発赤、腫脹、疼痛
- ▶安静時の脈拍が設定以下・以上

6 患者さんが亡くなったときの対応

● CIED の摘出は強制しませんが、主治医から火葬時に破裂することを家族に説明し、摘出できる場合は摘出することもあります。

● 葬儀の際、家族から葬儀係員に CIED が植込まれていることを伝え、葬儀係員から火葬場係員に申告します。

● 火葬時に CIED は破裂するため、破裂音が起こるまで（30 分以内）窓の開閉は行わないようにします。

（福井文絵）

参考文献

1）日本不整脈デバイス工業会ホームページ
2）谷岡怜：E) デバイス治療（CIEDs）. HEART nursing 2019；132（10）：28-30.
3）安倍治彦：火葬儀時の植込み型心臓デバイス摘出に関する国内の現状. 心電図 2019；39（1）：39-40.
4）宮崎功, 横山健一, 似鳥俊明：条件付き MRI 対応ペースメーカーの最新情報. 検査と技術 2015；43（1）：8-11.
5）安部治彦：完全皮下植込み型除細動器（S-ICD）の現状. 心電図 2017；37（1）：31-33.

転倒・転落

点滴

経鼻胃管・胃瘻カテーテル

各種ドレーン

ストーマ

バスキュラーアクセス

気管切開チューブ

医療機器

人工呼吸器

認知症

片麻痺

退院支援

倫理的問題

 4 ▶ 局所陰圧閉鎖療法（NPWT）

看護の 鉄則

1 局所陰圧閉鎖療法（NPWT）を理解する
2 適切な設定圧で陰圧環境を保つことが重要
3 ドレッシング交換時は創部の肉芽形成の状態や感染徴候を観察する
4 起こりやすいトラブルはリーク、疼痛、出血。発見したらすぐ対処する

鉄則 1 局所陰圧閉鎖療法（NPWT）を理解する

NPWT の目的

● NPWT（negative pressure wound therapy）は創部を密閉して陰圧をかけることで、創傷治癒を促進させる方法です。

● 創部を陰圧（−150 〜 −40mmHg の範囲）で管理することで、湿潤環境を保ち、創部収縮や肉芽形成を促進させ、過剰な滲出液の除去と浮腫を軽減させることができます。

（ドクターより）
★ NPWT は創傷を早く治癒させるはたらきがあると多くの報告があり、よく利用されています。

NPWT のしくみ

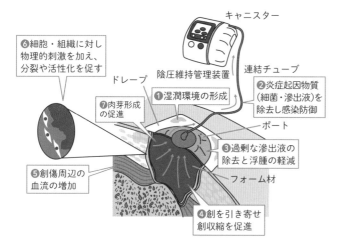

キャニスター

⑥細胞・組織に対し物理的刺激を加え、分裂や活性化を促す

ドレープ

陰圧維持管理装置

⑦肉芽形成の促進

①湿潤環境の形成

連結チューブ

②炎症起因物質（細菌・滲出液）を除去し感染防御

ポート

③過剰な滲出液の除去と浮腫の軽減

フォーム材

⑤創傷周辺の血流の増加

④創を引き寄せ創収縮を促進

（ドクターより）
★医師は NPWT ではなく商品名で呼ぶことが多く、"バック療法""レナシス"などと呼びます。普段の申し送りではバック療法と呼ぶことが多いです。

NPWT で使用される代表的な機器

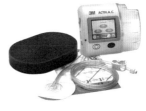

V.A.C®治療システム
（写真提供：ケーシーアイ株式会社）

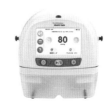

RENASYS® TOUCH 陰圧維持管理装置
（写真提供：スミス・アンド・ネフュー株式会社）

NPWT の適応

ドクター
より

★ NPWT の適応は あくまで難治性創傷 に用いられるため、 比較的長期間の使用 となります。

● 一般的に既存治療に奏効しない、あるいは奏効しないと考えられる難 治性創傷に適応とされています。

● 保険適用期間は、局所陰圧閉鎖処置開始日より 3 週間を標準として算 定することができます。特にこの治療が必要と認められた場合、4 週 間を限度として算定することができます。

鉄則
2 # 適切な設定圧で陰圧環境を保つことが重要

鉄則
3 # ドレッシング交換時は創部の 肉芽形成の状態や感染徴候を観察する

NPWT のケアのポイント

先輩ナース
より

★ リハビリテーショ ンなど患者さんの ADL が向上する時期 は、体位によるリー クやカテーテルの屈 曲や抜去などのトラ ブルが起こりやすい ため注意が必要で す。

1 適正な吸引圧が保たれているか確認する

● 一般的な吸引圧は 120 ～ 140mmHg 程度です。指示された設定吸引圧 であるかを定期的に確認する必要があります。

● 本体の圧設定だけではなく、ドレッシング材の固定具合や創部の陰圧 の程度も合わせて観察します。

● リークアラームが鳴った場合は、リーク箇所にフィルムドレッシング 材を使用しリークポイントを塞ぎます。

ドクター
より

★ 患者さんにとって は早く創傷が治るほ うがいいのですが、 活動が制限されるの で NPWT 導入には 悩みます。

2 48 ～ 72 時間ごとのドレッシング材交換時は創部の観察を行う

● ドレッシング材は一般的に 48 ～ 72 時間ごとに交換します。その際、 創部の肉芽形成の程度や出血、感染、皮膚の発赤やびらんの有無など、 創部の状態を観察します。

● 使用するドレッシング材は、多孔式のスポンジであり創部との接触も 少ないため、交換時の疼痛は少ないといわれていますが、患者さんの 疼痛の程度を客観的に評価し、必要時には予防的な鎮痛薬の使用も考 慮します。

転倒・転落

点滴

経鼻胃管・胃瘻カテーテル

各種ドレーン

ストーマ

バスキュラーアクセス

気管切開チューブ

医療機器

人工呼吸器

認知症

片麻痺

退院支援

倫理的問題

鉄則 4 起こりやすいトラブルはリーク、疼痛、出血。発見したらすぐ対処する

● NPWT 中は、ドレッシング材のはがれなどによるリークや陰圧による疼痛の増強、創部からの出血、外界からの汚染による感染などのトラブルが発生することがあります。

NPWT の代表的なトラブルと対応方法

注意事項	要点や観察事項	対応
リーク	▶ドレープを創部サイズに合わせて的確に貼る ▶「圧」が医師の指示どおりか確認 ▶ドレープのよれやはがれの有無 ▶フォームの状態（膨隆していないか） ▶キャニスター、チューブのコネクターの接続 ▶アラームの有無、リーク率	▶リーク率を確認する ▶リークアラームが鳴ったら医師に報告し、指示でリーク部位にドレープを追加（ポートの上にドレッシング材を貼ると吸引できなくなるため貼らない） ▶リークが持続する場合は、交換が必要
疼痛	▶陰圧や処置によって疼痛が生じることがあるため、定期的な疼痛の評価を行う ▶痛みの程度 ▶感染、消化器穿孔などが起きていないか ▶せん妄の有無などの精神状態 ▶血圧、脈拍など	▶医師に状態を報告し、圧設定の変更や鎮痛薬の使用を検討する ▶ドレープやフォームの交換時は、周囲の皮膚の損傷、創部の新たな損傷や疼痛増強を起こさないようにていねいに行う ▶交換時、鎮痛薬の効果が現れてから実施する
出血	▶デブリードマン*1直後、抗凝固薬、抗血小板薬を投与している患者は特に注意する ▶チューブ、キャニスター内の排液の性状・量 ▶フォーム内の血液の貯留の有無（血餅によるチューブ閉塞の場合、創部に溜まるため）	▶医師に報告し、指示で NPWT を中止する
感染	▶閉鎖環境により感染が増悪する危険がある ▶発熱、創の状態（熱感、腫脹、発赤など）、血液検査（WBC、CRP など） ▶肛門部に近い場合は排泄物での汚染の有無	▶医師に報告し、指示で NPWT を中止する ▶排泄物で汚染されそうな場合や会陰部手術ではフレキシシール*2、一時的ストーマ造設術が必要な場合もある ▶排便のコントロールを行う
潰瘍や褥瘡	▶連結チューブの圧迫で新たな潰瘍や褥瘡が発生する恐れがある ▶連結チューブによる圧迫の有無 ▶皮膚の状態（浮腫や脆弱性など）	▶装着時に連結チューブの接続位置を医師に相談する ▶体位変換時などにチューブによる圧迫がないように配慮する

＊1　デブリードマン：創面切除。壊死組織を除去して創を清浄化する治療法
＊2　フレキシシール：肛門にシリコンチューブを挿入する便失禁管理システム

（福井文絵）

参考文献

1）朝日林太郎，鈴木伸之：CHAPTER2 10形成外科　局所陰圧閉鎖療法. 永井秀雄，佐田尚宏，中村美鈴編，特定行為に役立つ 臨床に活かせる ドレーン＆チューブ管理マニュアル改訂第2版，学研メディカル秀潤社，東京，2019：286-288.
2）KCI AN ACELITY COMPANY：V.A.C.ULTA 型陰圧維持管理装置取扱説明書.
3）スミス・アンド・ネフュー株式会社：RENASYS 創傷治療システム取り扱い説明書.
4）成山真一，岩谷博篤：第8章治療 局所陰圧閉鎖療法. 臨牀透析 2015；31（7）：927-935.
5）佐藤智也，市岡滋：局所陰圧閉鎖療法. 臨床皮膚科 2011；65（5）：121-124.

病棟でみる頻度 ★ ☆ ☆　　緊急度 ★ ★ ★

9

人工呼吸器のトラブル

看護の 鉄則

1 人工呼吸器のアラームメッセージと患者の呼吸状態の両方を確認

2 重要度の高いアラームメッセージが表示された場合は DOPE で確認

3 患者の呼吸状態が悪化している場合はすぐに応援を呼ぶ

4 アラームが鳴る原因を人工呼吸器側と患者側に分けて検索する

5 人工呼吸器のトラブルを予防するためには患者に適したアラーム設定と普段の観察やケアが重要

鉄則 1 人工呼吸器のアラームメッセージと 患者の呼吸状態の両方を確認

人工呼吸器のアラームが鳴るしくみ

先輩ナース より

★モニターに表示されているアラーム内容を確認してください。

ドクター より

★人工呼吸器をうまく使いこなすことは、結果的に早期離脱につながり、患者さんの肺を守ることになります。

● 人工呼吸器には、大きく分けて人工呼吸器の内部の動作状況（電源、配管圧力、マイクロプロセッサー、酸素濃度など）を監視するアラームと、患者さんの呼吸状態（換気量、気道内圧、無呼吸時間など）を監視するアラームがあります。

● あらかじめ設定されたアラームの範囲から逸脱すると、警報機能としてアラームが鳴るしくみになっています。そのため、患者さんの呼吸状態に適したアラームを設定することが重要です。

● アラームの重要度はメーカーによって違いはありますが、一般的に3段階に設定されています。重要度が高い場合は、背景が赤色、中等度・低い場合は背景が黄色で示され、重要度に応じてアラームランプの色や警告音が異なる工夫がされています。

転倒・転落

点滴

経鼻胃管・胃瘻カテーテル

各種ドレーン

ストーマ

バスキュラーアクセス

気管切開チューブ

医療機器

人工呼吸器

認知症

片麻痺

退院支援

倫理的問題

アラームの重要度とメッセージ内容

アラームの重要度	アラームメッセージ
重要度が高い 赤色	無呼吸、呼気分時換気量上限／下限、気道内圧上限、供給ガス圧低下、バッテリー電源圧低下、人工呼吸器本体に問題があるテクニカルエラー　など
重要度が中等度 黄色	呼吸数が多い／少ない、PEEP が高値／低値、酸素供給圧高値／低値、空気供給圧高値／低値、圧補正リミット　など
重要度が低い 黄色	リーク、操作時間超過　など

鉄則 2　重要度の高いアラームメッセージが表示された場合は DOPE で確認

鉄則 3　患者の呼吸状態が悪化している場合はすぐに応援を呼ぶ

重要度が高いアラーム（赤色）の対処方法

● 重要度が高いアラームメッセージの中に、呼気分時換気量下限、供給ガス圧低下、無呼吸、テクニカルエラーなどがあります。

● これらのアラームは、緊急性が非常に高く、患者さんの呼吸や人工呼吸器に何らかの問題が起こっている可能性が高い状態です。そのため、人工呼吸器のアラームメッセージ内容を確認すると同時に、生体監視モニターで、SpO_2 値や **ETCO₂*** 値を確認します。

★

ETCO₂
　End Tidal CO_2 とは呼気終末二酸化炭素分圧のことで、換気が行えているかを知るための指標です。

正常値：35 ～ 45mmHg

この値が低下している場合
▶ 呼吸数が増加している
▶ リークがある
▶ 気管・気切チューブが抜けている

この値が上昇している場合
▶ 1 回換気量、呼吸数が低下している

ドクターより

★ ETCO₂ が出なくなったら気管チューブの事故（自己）抜去となっている可能性があるので、迅速に対応しましょう。

● アラームが鳴るのには、何らかの原因があります。アラームが鳴ってベッドサイドに立ち、「何かおかしい」と感じればすぐにその原因を検索し、対応しなければいけません。

先輩ナースより

★ジャクソンリースには酸素が必要です。BVM に比べ手技が難しいため、事前に手技を習得しておきましょう。BVM は酸素がなくても使用することが可能ですが、SpO_2 値の低下をはじめ患者さんの呼吸状態の問題がある場合は、酸素を接続して使用すること！

ドクターより

★常に DOPE に戻って考えるクセをつけておくと見落としが減るので、研修医にも DOPE は必ず指導しています。DOPE の内容を見てもわかるように、まずは患者側の要因から除外していきます。

●緊急性の高いトラブルには「**気管チューブの位置異常：Displacement**」「**チューブや回路の閉塞：Obstruction**」「**気胸：Pneumothorax**」「**器械の不具合：Equipment failure**」があり、これらの頭文字をとって **DOPE**（ドープ）といいます。トラブルが発生した場合には、すぐにジャクソンリースやバックバルブマスク（BVM）などの用手換気へ切り替え、DOPE に沿って原因を明らかにする必要があります。

DOPE

Displacement	▶気管チューブの位置異常（固定位置が浅いまたは深い）
Obstruction	▶気管チューブの閉塞（分泌物による閉塞、チューブを噛んでいる、屈曲） ▶人工呼吸器回路の閉塞（ベッド柵に挟まることなどによる屈曲や閉塞）
Pneumothorax	▶気胸（高い気道内圧、1回換気量過多、ファイティング、COPD や ARDS などによる病態）
Equipment failure	▶器械の不具合（電源、供給ガス、内部のテクニカルエラーなど）

緊急性が高いトラブルの対応方法

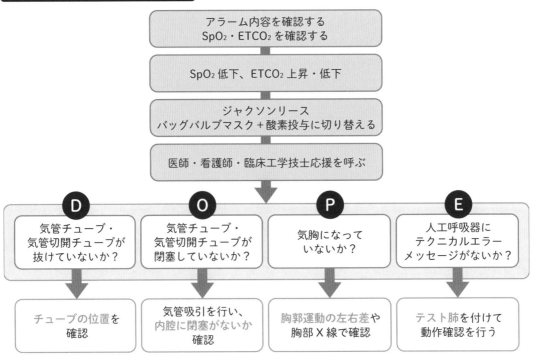

転倒・転落

点滴

経鼻胃管・胃瘻カテーテル

各種ドレーン

ストーマ

バスキュラーアクセス

気管切開チューブ

医療機器

人工呼吸器

認知症

片麻痺

退院支援

倫理的問題

鉄則 4　アラームが鳴る原因を人工呼吸器側と患者側に分けて検索する

分時換気量が低下している場合

1 分時換気量低下とは

●分時換気量とは、患者さんの1分間の呼気換気量がどのくらいであったかを示しています。つまり、呼気1回換気量×呼吸数で表され、分時換気量低下は患者さんの呼気1回換気量または呼吸数が低下していることを意味しています。

●分時換気量下限アラームは、あらかじめ設定された値より低下した場合にアラームとして表示されます。

2 分時換気量が低下する原因

●分時換気量が低下している場合、低換気によって $ETCO_2$ の上昇や SpO_2 が低下している可能性があるため、早急に下記に示している原因について検索することが大切になります。

●分時換気量が低下する原因を考えるときは、人工呼吸器側と患者側の2つに分けて考えると理解しやすくなります。

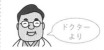

ドクターより

★人工呼吸器側の異常か、患者側の異常か、即座に判断する必要があります。
・患者側→すぐに対応する
・人工呼吸器側→究極的にはバッグを手でもむ（その間に故障を直す、交換するなど）

人工呼吸器側	患者側
▶人工呼吸器回路接続部のゆるみや外れ ▶ウォータートラップのゆるみや亀裂 ▶グラフィックモニターの**リーク波形**★	▶気管チューブ、気管切開チューブの**カフ圧**★の低下 ▶気管チューブ、気管切開チューブの位置が浅くなっている ▶痰の貯留 ▶計画外抜管（事故抜管） ▶鎮静薬使用

★
リーク波形
　人工呼吸器回路やウォータートラップのゆるみやカフ圧の低下によりリークが生じると、グラフィックモニターの換気量波形に特徴的な変化が現れます。

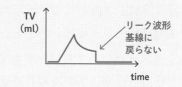

★
カフ圧
　一般的なカフ圧は 20 ～ 30cmH$_2$O とされています。カフ圧は徐々に低下するため、勤務交代時やマウスケアのときなど、定期的なチェックが必要となります。

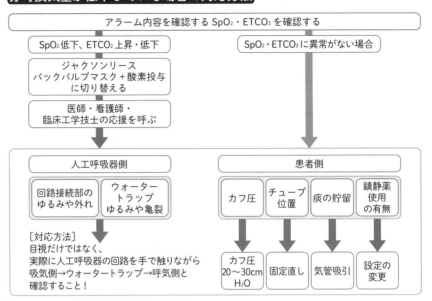

分時換気量が低下している場合の対応方法

アラーム内容を確認する SpO₂・ETCO₂ を確認する

SpO₂低下、ETCO₂上昇・低下 ／ SpO₂・ETCO₂に異常がない場合

ジャクソンリース
バックバルブマスク＋酸素投与
に切り替える

医師・看護師・
臨床工学技士の応援を呼ぶ

人工呼吸器側 ／ 患者側

回路接続部の
ゆるみや外れ ／ ウォーター
トラップ
ゆるみや亀裂

カフ圧 ／ チューブ
位置 ／ 痰の貯留 ／ 鎮静薬
使用
の有無

［対応方法］
目視だけではなく、
実際に人工呼吸器の回路を手で触りながら
吸気側→ウォータートラップ→呼気側と
確認すること！

カフ圧
20〜30cm
H₂O ／ 固定直し ／ 気管吸引 ／ 設定の
変更

気道内圧が低下している場合

1 気道内圧低下とは

● 患者さんの気道内圧は、人工呼吸器の最高気道内圧に表示され、人工
呼吸器回路や患者さんの気道、肺にどれくらいの圧力がかかっている
かを示しています。

● 気道内圧下限アラームは、あらかじめ設定された値より低下した場合
にアラームとして表示されます。

● 患者さんに十分送気されていない可能性があるため、最も注意しなけ
ればならないアラームです。

2 気道内圧が低下する原因

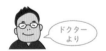

● 気道内圧が低下している場合、分時換気量低下と同様に ETCO₂ の上
昇や SpO₂ が低下している可能性があるため、早急に下記に示してい
る原因について検索することが大切です。

● 気道内圧が低下する原因を考えるときは、人工呼吸器側と患者側の 2
つに分けて考えると理解しやすくなります。

人工呼吸器側	患者側
▶人工呼吸器回路接続部のゆるみや外れ ▶ウォータートラップのゆるみや亀裂 ▶グラフィックモニターのリーク波形 ▶人工呼吸器のテクニカルエラー	▶気管チューブ、気切チューブのカフ圧の低下 ▶気管チューブ、気切チューブの位置が浅くなっている ▶計画外抜管（事故抜管）

転倒・転落

点滴

経鼻胃管・胃瘻カテーテル

各種ドレーン

ストーマ

バスキュラーアクセス

気管切開チューブ

医療機器

人工呼吸器

認知症

片麻痺

退院支援

倫理的問題

気道内圧が低下している場合の対応方法

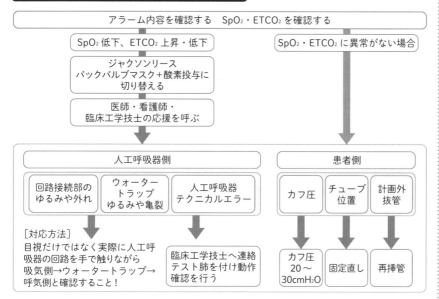

アラーム内容を確認する　SpO₂・ETCO₂ を確認する

| SpO₂ 低下、ETCO₂ 上昇・低下 | SpO₂・ETCO₂ に異常がない場合 |

ジャクソンリース
バックバルブマスク＋酸素投与に
切り替える

医師・看護師・
臨床工学技士の応援を呼ぶ

人工呼吸器側

| 回路接続部の
ゆるみや外れ | ウォーター
トラップ
ゆるみや亀裂 | 人工呼吸器
テクニカルエラー |

[対応方法]
目視だけではなく実際に人工呼吸器の回路を手で触りながら吸気側→ウォータートラップ→呼気側と確認すること！

臨床工学技士へ連絡
テスト肺を付け動作
確認を行う

患者側

| カフ圧 | チューブ
位置 | 計画外
抜管 |

| カフ圧
20～
30cmH₂O | 固定直し | 再挿管 |

気道内圧が高くなっている場合

1 気道内圧上昇とは

●患者さんの気道内圧は、人工呼吸器の最高気道内圧に表示され、人工呼吸器回路や患者さんの気道、肺にどれくらいの圧力がかかっているかを示しています。

●気道内圧上限アラームは、あらかじめ設定された値より高くなった場合にアラームとして表示されます。

●このアラームは、患者さんに過度な圧力がかかっている場合があり、**人工呼吸器関連肺傷害**＊や気胸を起こす可能性があります。また、喘息や慢性閉塞性肺疾患（chronic obstructive pulmonary disease：COPD）などによる気道の狭窄や回路の屈曲、閉塞などにより換気されていない可能性もあります。

★
人工呼吸器関連肺傷害（ventilator-induced lung injury：VILI）
　人工呼吸器を不適切に使用すると急性呼吸促迫症候群（ARDS）に似た肺傷害を起こすことが明らかになっています。

人工呼吸器による肺傷害の種類
▶圧障害（barotrauma）
▶容量障害（volutrauma）
▶ずり応力による障害（atelectrauma）
▶炎症性サイトカインによる障害（biotrauma）
▶酸素毒性

2 気道内圧が高くなる原因

●気道内圧の上昇は、過度な1回換気量が送気されている場合や気管チューブや人工呼吸器回路の屈曲や閉塞の結果起こります。気管チューブや人工

先輩ナースより

★気道内圧上限アラームが鳴った場合、患者さんの気道や肺、人工呼吸器回路のどこに問題があるのかこの値を見るだけではわかりません。

ドクターより

★気道内圧が上昇したときは注意が必要です。肺炎が悪化したら気道内圧は上昇します。低下のときはよいときもありますが、上昇のときはありません。できれば最高気道内圧30cmH₂O 以下で管理したいです。

★気道内圧が上昇する原因を考えるときは、人工呼吸器側と患者側の２つに分けて考えると理解しやすくなります。
★人工鼻を使用する場合は、人工鼻の閉塞にも注意！

呼吸器回路の屈曲・閉塞によって１回換気量が低下している場合、$ETCO_2$ の上昇や SpO_2 が低下している可能性があるため、早急に下記に示している原因について検索することが大切になります。

人工呼吸器側	患者側
▶人工呼吸器回路の屈曲による狭窄や閉塞	▶気管チューブの屈曲による狭窄や閉塞 ▶痰が貯留しファイティングを認める場合 ▶人工呼吸器の設定と患者の呼吸が合っていない場合（**非同調***）

★
非同調
　人工呼吸器の設定と患者さんの自発呼吸努力との間に起こるミスマッチのことです。
　ファイティングは患者さんの呼吸と人工呼吸器設定とのミスマッチで起こる咳嗽のことで、非同調に含まれます。
　非同調は、恐怖やパニック、興奮を引き起こし、場合によっては不穏となってしまうこともあります。これらの状況が続くと呼吸仕事量が増加するだけではなく、鎮静薬の増量、人工呼吸器からの離脱の遅れ、死亡率が増加するといった報告もあります[2]。

気道内圧が高くなっている場合の対応方法

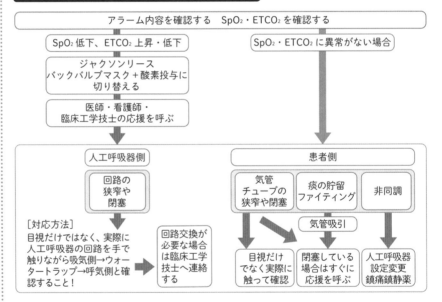

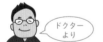

★［分時換気量（成人）のめやす］
男性：４×体表面積（BSA m²) L/ 分
女性：3.5×BSAL/ 分
このとき二酸化炭素が $PaCO_2$ 40mmHg となるのがめやすです。
CO_2 が正常でも「分時換気量 ≧ 13L/ 分」はとても苦しい状況です。

分時換気量が増大している場合

1 分時換気量増大とは

●分時換気量とは、患者さんの１分間の呼気換気量がどのくらいであったかを示しています。つまり、呼気１回換気量×呼吸数で表され、患者さんの呼気１回換気量または呼吸数が増加していることを意味しています。

●分時換気量上限アラームは、あらかじめ設定された値より増加した場合にアラームとして表示されます。

転倒・転落

点滴

経鼻胃管・胃瘻カテーテル

各種ドレーン

ストーマ

バスキュラーアクセス

気管切開チューブ

医療機器

人工呼吸器

認知症

片麻痺

退院支援

倫理的問題

2 分時換気量が増大する原因

● 分時間気量の増大は、呼気1回換気量や自発呼吸数が増えた結果起こります。自発呼吸以外に呼吸数が増える人工呼吸器に関する要因に、**オートトリガー**★という非同調や、人工呼吸器のトリガー感度が鋭敏に設定されていることが考えられます。

★
オートトリガー
　人工呼吸器回路内に貯留した結露のゆれや、人工呼吸器回路や気管チューブからのリーク、高拍出状態の心拍動を自発呼吸ととらえる非同調のことです。

● 呼吸数が増える患者側の要因に気管・気管切開チューブによる疼痛や違和感、呼吸困難感、発熱、術後の麻酔からの覚醒に伴う自発呼吸の増加などが考えられます。

● このような状況に加え、気道内圧上限アラームが鳴っている場合は、ファイティングを起こしていることが多く、早急に下記に示している原因について検索することが大切になります。

人工呼吸器側	患者側
▶人工呼吸器回路接続部やウォータートラップのゆるみや亀裂によるリーク ▶グラフィックモニターのオートトリガー波形、リーク波形 ▶トリガー感度が鋭敏	▶気管チューブ、気管切開チューブによる疼痛や違和感 ▶発熱 ▶術後麻酔からの覚醒 ▶鎮痛鎮静薬量が不十分な場合

分時換気量が増大している場合の対応方法

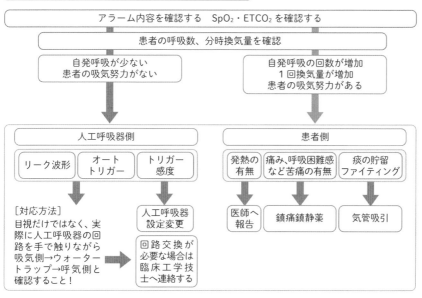

ドクターより

★頻呼吸は患者さんの不安の表れでもみられます。鎮痛/鎮静をアセスメントして、しっかり管理する必要があります。

先輩ナースより

★人工呼吸器側の問題（リーク、オートトリガーなど）で、患者さんの自発呼吸、吸気努力がなくても分時換気量が増加することがあります。
★オートトリガー波形やリーク波形は、人工呼吸器回路やウォータートラップのゆるみや亀裂、カフ圧低下などによるリークや、回路内に結露が貯留すると人工呼吸器が自発呼吸と間違えてとらえてしまい送気することで起こります。

鉄則 5　人工呼吸器のトラブルを予防するためには患者に適したアラーム設定と普段の観察やケアが重要

人工呼吸器のアラーム設定は患者に適した設定にする

● 人工呼吸器のアラーム設定は、一般的な基準はありますがそれぞれの患者さんの状況に合わせて設定する必要があります。一般的なアラーム設定の考え方を下記に示します。

一般的なアラーム設定

気道内圧	上限：患者の最高気道内圧（PIP）+10cmH$_2$O 程度または 30cmH$_2$O を超えない
	下限：患者の通常動作時の PIP の 7 割程度
分時換気量	上限：通常の 1 回換気量、分時換気量の 2 倍程度
	下限：通常の 1 回換気量、分時換気量の 5 割程度
無呼吸	通常 20 秒程度

定期的に人工呼吸器の設定、グラフィックモニターと患者の呼吸状態を確認する

● まず、人工呼吸器設定が指示どおりであるかを確認します。

★筆者の施設では、2時間ごとに人工呼吸器の設定や患者データなどを観察しています。

設定モード別観察ポイント

圧制御換気 （pressure control ventilation：PCV）	1 回換気量の増減の程度
量制御換気 （volume control ventilation：VCV）	最高気道内圧の増減の程度
持続陽圧呼吸 （continuous positive airway pressure：CPAP） 圧支持換気 （pressure support ventilation：PSV） などの自発呼吸モード	1 回換気量、呼吸数の増減の程度

● 患者さんと人工呼吸器の同調性を評価するためのフィジカルアセスメントのポイントは、息の「吸いにくさ」と「吐きにくさ」「自分ではコントロールできない感覚」といった患者さんの主訴を参考にします。

● 「息が吸いにくい」場合は、吸気努力が強くなり、胸鎖乳突筋や斜角筋、

外肋間筋などの呼吸補助筋を使用するため、特に頸部や肋間に変化が現れます。

- 「吐きにくい」場合は、呼気努力が強くなり、腹直筋や内肋間筋などの呼吸補助筋を使用するため、特に腹直筋や肋間に変化が現れます。呼気努力を観察する場合、患者さんの腹部に手を当てることで腹直筋の緊張を感じることができます。

チューブ固定位置を確認する

- 一般的な気管チューブの先端位置は、気管分岐部から 3 〜 5 cm 上方で固定します。
- 気管チューブ位置は X 線で確認し、気管チューブの固定直しを行った場合は必ず聴診を行い、呼吸音の左右差がないかを確認します。
- 体位変換などのケアの後は、気管チューブや人工呼吸器回路の屈曲や引っ張られていないかを確認することも大切です。

カフ圧は定期的に確認する

- カフの適正圧は 20 〜 30cmH$_2$O です。
- 気管チューブのカフの役割は、気管壁とチューブの間で発生するリークを防ぐことです。リークがあると、気管分泌物や逆流してきた消化液によって人工呼吸器関連肺炎（ventilator associated pneumonia：VAP）を発症するリスクが高くなります。また、リークが発生すると低換気による ETCO$_2$ の上昇や SpO$_2$ 低下やミストリガーの原因になります。そのため、勤務交代時やマウスケア前に確認することが大切です。

（豊島美樹）

ドクターより

★いろんな部位の陥凹は努力様呼吸の特徴で、非同調を知ることができる大切なサインです。

★先端位置を決める別の方法としては、左右の鎖骨の付着部位と気管分岐部を結んだ線の真ん中にチューブの先端がくるようにします。

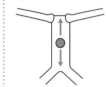

参考文献
1）磨田裕：人工呼吸器のアラームへ正しく対応できますか？患者さんの安全を守るために. 看護学雑誌 2006；70（4）：302-312.
2）SERVO － i ベンチレーターシステム V3.5, ユーザーズマニュアル
3）ディーン R ヘス, ロバート M カマレック：ヘスとカマレックの THE 人工呼吸器ブック 第 2 版. メディカル・サイエンス・インターナショナル, 東京, 2015.

転倒・転落
点滴
経鼻胃管・胃瘻カテーテル
各種ドレーン
ストーマ
バスキュラーアクセス
気管切開チューブ
医療機器
人工呼吸器
認知症
片麻痺
退院支援
倫理的問題

10 対応に難しさを感じる 認知症のある患者

看護の 鉄則

1 認知症看護は「尊厳を守る」ことであり、パーソン・センタード・ケアが基本

2 「認知症＝トラブル」ではなく、認知症の行動・心理症状（BPSD）がトラブルにつながる

3 BPSDとせん妄は要因を除去し、予防することが第一

4 コミュニケーションはびっくりさせず、わかりやすく、その人に合わせて工夫する

5 「アンカリング」を常に意識し、次につながるような終わり方でケアを行う

鉄則 1 認知症看護は「尊厳を守る」ことであり、パーソン・センタード・ケアが基本

●人は尊厳をもって生まれています。尊厳は、尊く、厳かで、冒しがたいものであるといわれています。人は存在そのものに価値があり、誰しも人の存在を冒すことはできません。「人間の尊厳」というのは、簡単にいうと「その人がその人らしくあること」であり、日常生活・社会生活でその人がいつも普通に考え、行っている行動が、当たり前に尊重され、ごく普通の生活を送れていることになります。

●認知症をもつ患者さんに対して、声高にこの「尊厳を守る」ことが大切だといわれるのは、認知症をもつ方の尊厳がそれだけ冒されやすいからです。認知症ケアでは、「パーソン・センタード・ケア」が根底にある理念です。その根幹をなすのが「パーソンフッド」です。

パーソン・センタード・ケアとは

▶英国ブラッドフォード大学のトム・キットウッド教授が認知症ケアのあるべき姿として、認知症ケアの現場で働く人たちに示した理念です。

▶認知症の人に寄り添い、信頼し合うという相互関係のもとで、その人の個性や人生に焦点を当てたケアとして、現在、世界共通の認知症ケアの理念となっています。

パーソンフッドとは

▶「一人の人として、周囲の人や社会とのかかわりを持ち、受け入れられ、尊重され、それを実感している、その人のありさまを示す。人として、相手の気持ちを大事にし、尊敬しあうこと。互いに思いやり、寄り添い、信頼しあう、相互関係を含む概念である。」[1] と説明されています。
▶重要なのは、単にこれらのことがなされているだけではなく、それを本人が実感できていることであり、これこそが「認知症の方の尊厳を守ること」です。

鉄則 2 「認知症＝トラブル」ではなく、認知症の行動・心理症状（BPSD）がトラブルにつながる

- 認知症そのものを問題（トラブル）としてしまっては、問題の本質を見失い、ケアを考えることができなくなり、解決につながりません。
- 認知症が問題なのではなく、認知症があることでうまくいかなくなった状況への反応（behavioral and psychological symptoms of dementia：BPSD）が問題なのです。
- BPSD は認知機能障害のある患者さんに、何らかの不快な要因が加わることによって生じる症状です。放置してしまうと、不穏、乱暴、自傷行為などの強い BPSD に発展していくことになります。

先輩ナースより

★看護師がていねいにアセスメントし、BPSD を誘発する要因を推測して、可能性のあるものを除去していくケアを行うことができれば、BPSD は予防でき、なくすことができる症状です。

認知症の認知機能障害（中核症状）と行動・心理症状（BPSD）

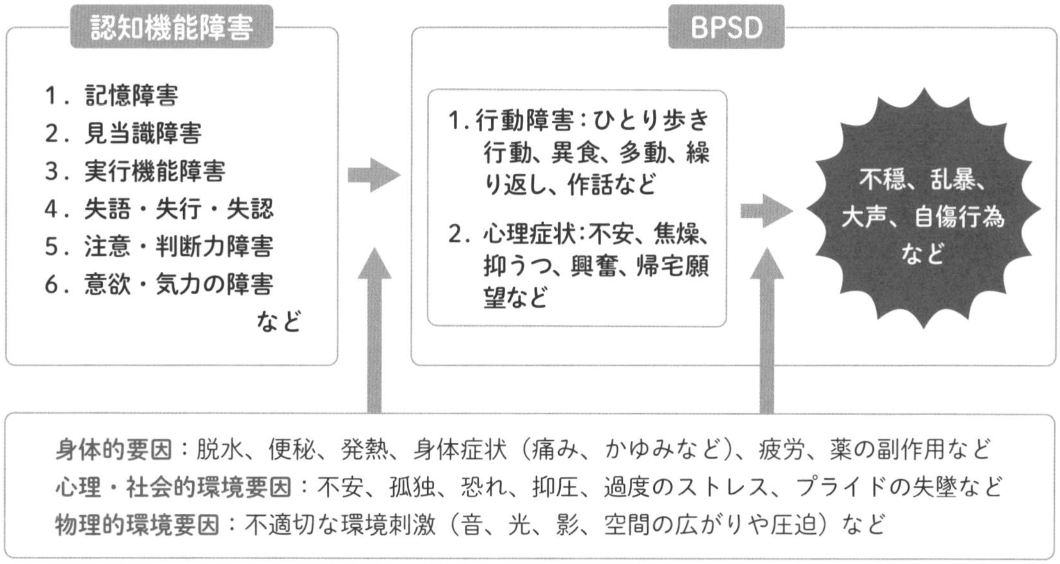

認知機能障害
1．記憶障害
2．見当識障害
3．実行機能障害
4．失語・失行・失認
5．注意・判断力障害
6．意欲・気力の障害
など
BPSD
1. 行動障害：ひとり歩き行動、異食、多動、繰り返し、作話など
2. 心理症状：不安、焦燥、抑うつ、興奮、帰宅願望など
不穏、乱暴、大声、自傷行為など
身体的要因：脱水、便秘、発熱、身体症状（痛み、かゆみなど）、疲労、薬の副作用など
心理・社会的環境要因：不安、孤独、恐れ、抑圧、過度のストレス、プライドの失墜など
物理的環境要因：不適切な環境刺激（音、光、影、空間の広がりや圧迫）など

鉄則 3　BPSDとせん妄は要因を除去し、予防することが第一

せん妄→ p.98

ドクターより

★患者さんの身体に負担がないか、精神に負担がないかをみる必要があります。

★せん妄予防に「抑肝散（よくかんさん）」という漢方薬を処方する医師もいます。

● いわゆる BPSD やせん妄というトラブルが発生したときの対応は、なぜそういう行動をとっているのか、どんな思いをもっているのかを本人に聴くこと、あるいは推測して要因を除去することに尽きます。

● 入院中によくみられる BPSD は、ひとり歩き行動や帰宅願望、興奮や大声、抑うつ、ルート類自己抜去などです。これらの行動や症状がみられたときには、要因について早期にアセスメントし対処する必要があります。

身体状態の苦痛・不快を早期に除去する

疼痛はないか？	▶自分で痛みを表現できる患者さんばかりではない ▶痛みを感じても、それを言葉にできずに苦しんでいる患者さんもいる ▶看護師は観察（表情、行動、バイタルサインなど）で痛みを推測し、積極的に除去していくことが必要 ▶医師と相談し、<u>疼痛コントロールを適切に行うことが重要</u> ▶苦痛表情やいつもと違う様子など、<u>あれ？と感じたら放置しない</u>ことが大切
排泄はできているか？	▶排尿・排便コントロールがうまくできていないと、BPSD やせん妄の要因になってしまう。<u>何日（3日以上）も排便が確認できない状況は要注意</u> ▶腹部状態の観察をし、排泄を助ける。落ち着きがない、イライラしている、うろうろしているなどがあれば、トイレに誘導してみることも必要
身体疾患が悪化していないか？	▶検査データやバイタルサインにも注意し、<u>身体疾患の悪化、合併症（脱水・肺炎・尿路感染・かゆみなど）を早期に発見し対応する</u>。また、<u>既往症の管理が見落とされがちなので注意が必要</u>。これらを見逃すと、BPSD やせん妄を起こしてしまう
薬の影響はないか？	▶使用される薬剤の副作用で BPSD やせん妄が生じることもある ▶認知症ではせん妄を起こしやすいので薬の使用には十分な注意と観察が必要
不快な状況はないか？	▶ルート類が気になることで触ってしまい、何かがわからないので抜いてしまう。<u>気にならないような固定方法を工夫しておくことが必要</u>（見えないようにするなど） ▶<u>身体拘束はできるだけしない、必要最小限にする</u>（身体拘束で安全確保できるという根拠はなく、むしろ BPSD やせん妄が増悪する）

心理的な苦痛・不快を早期に除去する

安心できている？	▶不安や孤独、恐れ、抑圧、過度のストレス、退屈、プライドを傷つけられるなどは、心理的な負担を生じ BPSD の要因になる ▶**リアリティ・オリエンテーション**＊を用いて現状を把握しやすくし、<u>会話を楽しむことで「共にあること」</u>＊の欲求を満たし、無理強いをしないで<u>その人のペースに合わせる</u>ことで負担を軽減する ▶また、子ども扱いしたり、指示的な口調で語りかけたりしないことも重要。<u>その人の習慣をできるだけ維持させてあげること</u>、家族の面会を奨励することも、退屈感・孤独感をもたずに安心して入院生活を送ることができる。大事なのは、<u>思いをしっかり聴くこと</u>

転倒・転落

点滴

経鼻胃管・胃瘻カテーテル

各種ドレーン

ストーマ

バスキュラーアクセス

気管切開チューブ

医療機器

人工呼吸器

認知症

片麻痺

退院支援

倫理的問題

> ⭐
> リアリティ・オリエンテーション
> 　米国の James Folsom 博士が提唱したもので、認知症の方の見当識障害や記憶障害を補う技法です。
> 　かかわるすべての機会において、名前を呼び、今がいつで、ここがどこで、何をしているのか、これから何をするのかなどを会話の中に入れ、患者さんの記憶や見当識を補います。

> ⭐
> 「共にあること」
> 　パーソン・センタード・ケアで、トム・キットウッドが示している、人にある5つの心理的ニーズ（くつろぎ、アイデンティティ、愛着・結びつき、たずさわること、共にあること）の1つ。

入院中、患者さんが安心感をもてる環境をつくる

笑顔で接し、安心を感じてもらえている？	▶にこやかにあいさつし、何でも聞けそうと感じてもらう ▶笑顔はそれだけでもやさしい感情を優位にすることができる ▶わからない場所で、聞くことができる人がいることは安心につながる ▶トイレや風呂・洗面所・食堂など人が生活するうえで基本的に欠かせない場所は最初に案内しておき、何度でも案内する
ベッド周囲はその人らしい空間になっている？	▶時計やカレンダー、普段よく使用していたものやなじみのあるものを周囲に配置することで、少なくともベッド周囲はなじみの空間に近い環境、自分のテリトリーとなり、安心な場所となる ▶居心地がよいと帰宅願望は起こりにくくなる
室内の環境は適切？	▶音、明暗、光、影、空間の広がりや圧迫感などもBPSDの要因になる ▶できるだけその人にとってのよい環境づくりを心がける

鉄則 4 コミュニケーションはびっくりさせず、わかりやすく、その人に合わせて工夫する

話しかけるときは「びっくりさせない」

訪室時	▶ノックをする、名前を呼ぶなどして誰かが来たと知らせて注意をこちらに向けることから始める
接近時	▶視線を合わせてゆっくり近づく ▶笑顔を見せる
体に触れて声をかける場合	▶体幹から少し離れたところから触れていく
目線	▶同じ高さの目線で話しかけるようにする

説明したいことがあるときは「わかりやすく」

環境を整える	▶聞き取りやすい静かな環境 ▶リラックスできる環境
認知機能に合わせた会話の方法	▶重症度によっては簡単な言葉で行う ▶短文で、一度に多くの事柄を話さない ▶文字で伝える　など
理解しやすい話し方	▶表情や声の調子を豊かにつけて話す
具体的に話す	▶実物や写真、絵なども用いて伝える

ケアを行うときは「その人に合わせた方法で」

聴き方	▶積極的に聴く姿勢をもつ ▶言葉だけでなく、感情も聴きとる
関係性を大切にする	▶信頼関係を深めるはたらきかけから始める（「この人は聴いてくれる」という信頼感をもってもらう）
方法を工夫する	▶リアリティ・オリエンテーションを用いて、積極的に今を認識できるように話をし、記憶障害や見当識障害を補う ▶回想法（これまでの人生で楽しかったこと、懐かしい思い出、自慢話などその人の大切な記憶を話してもらう方法）など患者さんが自信を回復できるような内容の話も取り入れる
ケアを行う際は、実況中継のように	▶今から行うことや状況、肯定的な感情言葉を常にかけ続け、反応を確認しながら行うようにする

鉄則 5 「アンカリング」を常に意識し、次につながるような終わり方でケアを行う

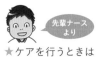

先輩ナースより

★ケアを行うときは患者さんが気持ちよくなることが大切です。

● アンカリングとは行動経済学や神経言語プログラミングで使われている用語です。ここでいうアンカリングとは、外的刺激（視覚的、聴覚的、触覚的）によって起こる反応（快、不快、安心、不安など）を条件付けすることです。つまり、気持ちのいいケア（刺激）を受けることで、ケアをした看護師がアンカー（条件付けされる）となり、患者さんが不安なときにその看護師が目の前に現れただけで安心（反応）がもたらされることなどをいいます。

● ケアや処置のときには、「楽しかった」「気持ちよかった」「うれしかった」などといった、快の感情が残るような終わり方をする（正のアンカリングをする）ことが大切です。

転倒・転落

点滴

経鼻胃管・胃瘻カテーテル

各種ドレーン

ストーマ

バスキュラーアクセス

気管切開チューブ

医療機器

人工呼吸器

認知症

片麻痺

退院支援

倫理的問題

 例　ある便失禁した患者さんのケア場面でのアンカリング

認知症の患者さんで、おむつ内に便が出て気持ちが悪いのですが、言葉で訴えることができません。
看護師が採血に来ました。患者さんの顔はゆがんでおり、落ち着きがありません。

正のアンカリング

表情を読み取り、笑顔で話しかける。

対応　患者さんの表情を見て「どうしましたか?」と声をかけます。
患者さんの動きを見て、もしかして便?　と思い、おむつを確認して排便に気づきました。
「気持ち悪かったですね。早く気づけなくてごめんなさいね」と言っておむつ交換をしました。
最後に笑顔で「気持ちよくなりましたね。笑顔になって私もうれしいです」と声をかけ、採血をしてその場を離れました。

結果　その後、患者さんは、その看護師が来ると自然と快の感情がわき、笑顔を見せるようになり、その看護師のケアはすぐに受け入れるようになりました。

●最後に快の感情をもって終わることで、そのときの感情が穏やかになります。また、患者さんはその看護師を見ただけで無条件に最初に快の感情を優位にするようになり、別の場面においても抵抗なくケアを受け入れる可能性が高くなります。アンカリングは、次につながるケア技術の一種です。正のアンカリングとは逆に、最後に不快な感情を残すことで負のアンカリングになる場合もあります。

●認知症のある患者さんは記憶障害があることが多いです。記憶には海馬が大きく関係しています。海馬の隣にある扁桃体は、快・不快といった情動に関係する器官で、記憶にも関係しています。

●情動を大きく揺さぶる出来事は記憶されやすいといわれています。それは扁桃体が関係しているからです。つまり情動に関係する記憶は、記憶障害がある認知症の患者さんでも残りやすいということです。正のアンカリングによって、快の感情記憶として看護師を結び付けておくことで、その看護師を見ただけで患者さんは安心でき、心地よい状況をつくり出すことができ、かかわりやすくなります。

●清拭やほかのケア、処置の際など、認知症のある患者さんとかかわるすべての場面において、常にこのアンカリングという技術を意識しておくことは、次のケアにつながる大切なポイントです。

（堀　治）

 先輩ナースより

★痛みや不快感を感じたとき、そのままで放置しないことが大切です（痛みや不快なところを触れて心地よい感覚を残すなど）。

 ドクターより

★仕事が忙しいとつい、「認知症だから何を言ってもわからないだろう」と説明を省いたり、乱暴な言葉をかけたりしがちです。認知症でもこちらが話すことを理解できる人はたくさんいます。わかっていることを表現できない認知症の人もいます。認知症に限らず、どんな患者さんにも、やさしくていねいに接することが大事です。

引用文献

1）ヘイゼル・メイ，ポール・エドワーズ，ドーン・ブルッカー著，水野裕監訳：認知症と共に生きる人たちのためのパーソン・センタードなケアプランニング．クリエイツかもがわ，京都，2016：20.

参考文献

1）水野裕：実践パーソン・センタード・ケア―認知症をもつ人たちの支援のために．ワールドプランニング，東京，2011：15.
2）ウナ・ホールデン，ロバート・ウッズ著，川島みどり訳：痴呆老人のアセスメントとケア―リアリティ・オリエンテーションによるアプローチ．医学書院，東京，1994.
3）小島通代・吉本武史編：ナースだからできる5分間カウンセリング．医学書院，東京，1999.
4）中島紀惠子監修・編集：認知症の人びとの看護　第3版．医歯薬出版，東京，2017.

病棟でみる頻度 ★ ★ ☆

11 対応に難しさを感じる 片麻痺のある患者

看護の 鉄則

1 片麻痺の程度から介助の必要性を評価する

2 評価した内容をもとに、残存機能を最大限引き出せるようにケアを行う

3 患者さんのやる気や能動性を引き出す

鉄則 1 片麻痺の程度から介助の必要性を評価する

● 私たちは寝返り、歩行、食事、着衣、排泄動作といった日常生活動作を幼いころから長い年月をかけて学習してきました。しかし、脳卒中などにより片麻痺を生じると、今までと同じようには動作が行えず、新たに動作を再獲得しなければなりません。

● 身体を動かすための運動指令は、脳の前頭葉にある一次運動野から軸索を伸ばして、内包や脳幹腹側の大脳脚を通り、延髄下部で対側に交叉します。したがって右の大脳からの運動指令は最終的に左の手足に、左の大脳からの運動指令は右の手足に伝わるため、片麻痺は障害された脳とは対側に出現します。

● 片麻痺のある患者さんを目の前にすると、つい手を出してしまいがちですが、まずは患者さんが基本的日常生活動作を1人でできるのか、一部介助すればできるのか、介助を要するのかを評価し、どのような支援が必要か計画を立てることが重要です。

後遺症に応じた日常生活行動の再獲得

● 片麻痺だけでなく、脳の障害された部位や程度によって感覚障害や言語・思考・記憶・行為・学習・注意などの機能に障害をきたす高次脳機能障害の症状も呈します。例えば、注意障害を起こすと、注意力が

先輩ナースより

★日常生活動作の評価法として Barthel Index（BI）と機能的自立度評価法（functional independence measure：FIM）があります。BI は自立・部分介助・全介助の3段階評価で比較的簡易に評価可能ですが、認知面に関する評価がありません。FIM は介助量に応じて7段階で評価し、認知項目も含みます。

低下したり、集中力が続かない、疲れやすいため途中で止めてしまう症状があるため、リハビリテーションでは集中できる環境づくりや行動を習慣化させることが大切です。高次脳機能障害は目に見えないため、患者さん自身自覚することが難しいだけでなく、他人にも理解されにくいこともあり、社会生活や日常生活に大きく影響をきたすため、後遺症に応じた看護が必要です。大脳を前後左右に分け、それぞれの部位に起こる高次脳機能障害を示しました。

●右麻痺とともに出現することの多い**失語症**では、患者さんは自分の思いを伝えることができなかったり、また医療者の言っていることが理解できていないこともあり、コミュニケーション方法の工夫が必要となります。

●左麻痺とともに出現することの多い**半側空間無視**では、患者さんの左側の空間を認識できないため、患者さんが左側へ意識を向けられるようなかかわりが必要となります。

★麻痺側とは反対側の脳が司る高次脳機能が障害されることに注意しましょう。
★どうしても麻痺している手足に注目してしまいますが、食物や唾液をきちんと飲み込めているかも大切なポイントです。

障害部位と高次脳機能障害のイメージ

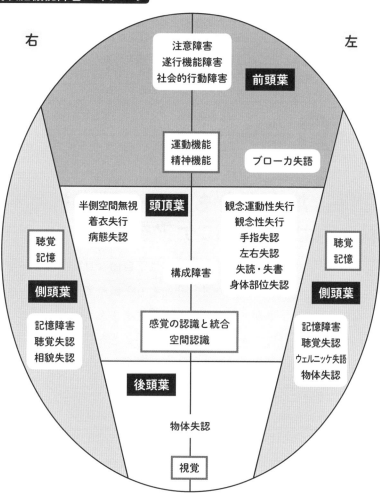

片麻痺患者で多くみられる看護問題

嚥下障害	▶麻痺によって摂食・嚥下障害をきたしていることも多いため、患者の嚥下機能の評価を行い、患者に合った口腔ケアや間接訓練・直接訓練などの援助方法の検討が必要である
便秘	▶片麻痺や治療のための安静により腸蠕動が減弱し便秘をきたすことがある ▶怒責は頭蓋内圧が上昇するため、排便コントロールが重要である
身体可動性障害	▶片麻痺により運動能力の低下を認めた場合、適切にケアを行わないと循環障害や拘縮などを引き起こすことがある ▶患者は片麻痺により新たに動作を獲得していくため、セラピストと情報を共有し、訓練内容が病棟内での生活に活かせるよう援助方法を看護師間で統一する計画が必要となる
セルフケア不足	▶片麻痺により食事、排泄、更衣、入浴などセルフケア不足が生じる ▶患者のバイタルサインや安静度を確認しながら、セルフケア不足を補う計画が必要である
ボディイメージ混乱	▶片麻痺により今までと身体機能が大きく変化する。その身体的変化に対し、受け入れられず混乱することがある。自尊感情を高めるようなかかわりが必要である
転倒・転落リスク状態	▶片麻痺や高次脳機能障害によって転倒・転落のリスクが高まる ▶定期的にアセスメントを行い、必要な対策の検討が必要である
皮膚統合性障害	▶麻痺による不動、また感覚障害も伴うと褥瘡の発生リスクが高まる
排尿障害	▶神経の障害によって、蓄尿障害、排尿障害をきたすことがある。尿路感染症や腎機能障害のリスクが高まるため、排尿日誌をつけるなど患者の排尿パターンや残尿の有無を把握し、治療の必要性を検討する
言語的コミュニケーション障害	▶片麻痺とともに出現することの多い構音障害、失語症などによりコミュニケーションを図る能力が低下・遅延・消失している可能性がある。患者に合わせたコミュニケーション方法の検討が必要である

先輩ナース
より

★片麻痺患者で多くみられる看護問題を挙げましたが、基本はしっかり患者さんから情報を収集し、アセスメントを行い、看護問題を導き出すことが大切です。

鉄則 2 評価した内容をもとに、残存機能を最大限引き出せるようにケアを行う

★患者さんとともに考え、見守りながら支援することが大切です。

● 片麻痺を生じると、患者さんは不自由な身体に「できない」と感じてあきらめてしまったり、介助者も手伝ってしまうことが多いのではないでしょうか。しかし、片麻痺患者さんへのケアで重要なのは、患者さん自身にできることとできないことを認識してもらい、介助者はどのようにすればできるようになるかを一緒に探していくことです。

● 起き上がり動作1つにしても、動作全体でみれば1人ではできないかもしれませんが、促せば麻痺側の上肢を非麻痺側で持つことや、顔を横に向ける動作は1人でできるかもしれません。片麻痺のある患者さんには、できることを見つけ、患者さんがすることを見守るのも大切な看護です。

転倒・転落

点滴

経鼻胃管・胃瘻カテーテル

各種ドレーン

ストーマ

バスキュラーアクセス

気管切開チューブ

医療機器

人工呼吸器

認知症

片麻痺

退院支援

倫理的問題

鉄則 3 患者さんのやる気や能動性を引き出す

- 1つの動作のなかにもたくさんの動作が組み合わさっているため、介助者はできるだけ小さな手助けで、目的の動作を達成するために誘導することが患者さんの自立を促し、「できる」という達成感につながります。
- 患者さんが自分でできる部分は自分でできるように声をかけ、できる方法を医師やセラピストとともに個別に考えることが重要です。

★できたときにはフィードバックを行い、患者さんのやる気や能動性を引き出せるように支援しましょう。

介助方法①：端座位

- 非麻痺側のベッドサイドにて端座位をとると、患者さんは自分でベッド柵を把持して起き上がり、身体を倒れないように保持することができます。
- 意識障害のある患者さんの場合は、バイタルサインで異常がないことを確認後、離床します。非麻痺側より介助し、頭部を寝返る方向へ向け、胸の上で腕を組んでもらいます。麻痺側の膝を立て、介助者は患者さんの肩と膝を持ち、側臥位にします。患者さんの肩と両膝の下に手を入れ、殿部を軸にして端座位にします。

★急性期脳卒中患者さんの初回離床では血圧の低下、神経症状の悪化に注意が必要です。ベッドのギャッチアップは30度、60度、90度と、次に端座位、車椅子、立位と段階的に負荷をかけていきます。

端座位 ※斜線は麻痺側を示す

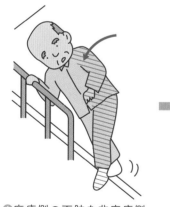 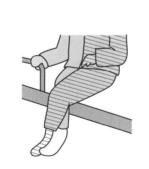 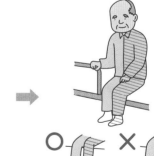

❶麻痺側の下肢を非麻痺側の下肢ですくい、非麻痺側の手でベッド柵をつかみ上体をひねりながら両下肢をベッド下に垂らす。

❷右側臥位から右肘でベッドを押しながら起き上がる。

❸ベッド柵につかまり、しっかり足底を床に着けて端座位をとる。

このとき、患者さんに、しっかり足底が床に着いているか目視で確認してもらうことが大切です。麻痺側は感覚障害を伴っていることも多く、足底が床に着いていない状態で立ち上がろうとすると転倒などのリスクがあります。

介助方法②：ベッドから車椅子への移乗

●ベッドと車椅子の高さを揃え、患者さんになるべく車椅子に近い位置まで殿部を寄せてもらうと移動距離が短くなり、介助者と患者さんの負担を小さくすることができます。

車椅子への移乗 ※斜線は麻痺側を示す

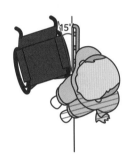
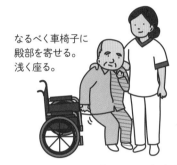

なるべく車椅子に殿部を寄せる。浅く座る。

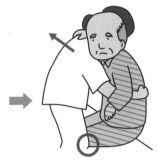

❶車椅子は、非麻痺側においてベッドに対し15度ぐらいの角度をつけて準備する。患者はベッドに浅く座ってもらい、殿部を車椅子へ向ける（やや斜めに座ることになる）。足の向きも損傷予防のために移動方向へ向ける。

❷患者におじぎをするように前傾姿勢をとってもらい、上向きでなく矢印方向へ引き上げる。介助者の足で患者の麻痺側下肢が崩れないよう固定する。

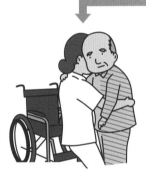
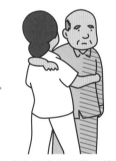
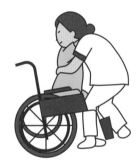

❸患者には非麻痺側に体重をかけるように説明して立位になってもらう。

❹非麻痺側下肢を軸に方向転換してもらう。

❺介助者の下肢で患者の麻痺側の下肢を支えながら、ゆっくり座ってもらう。車椅子に座った際、骨盤が後傾しないようにクッションなどで姿勢の調整を行う。

下肢の向きと足の位置

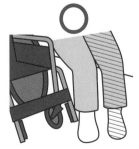

○

下肢を移動方向へ向けておく。

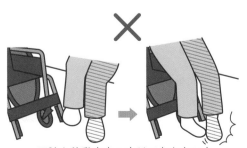

×

下肢を移動方向へ向けておかないと、足がクロスして損傷する恐れがある。

転倒・転落

点滴

経鼻胃管・胃瘻カテーテル

各種ドレーン

ストーマ

バスキュラーアクセス

気管切開チューブ

医療機器

人工呼吸器

認知症

片麻痺

退院支援

倫理的問題

移動を楽にする補助用具

意識障害や麻痺が強い患者さんの場合、スラインディングシートやスライディンググローブなどで体位変換や移乗介助を行う方法もあります。持ち上げずに移動させることができ、皮膚の保護、看護師の負担軽減にもつながります。

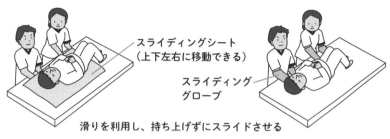

スライディングシート
（上下左右に移動できる）

スライディンググローブ

滑りを利用し、持ち上げずにスライドさせる

介助方法③：車椅子からベッドへの移乗

- 車椅子は非麻痺側にベッドに対し斜めにつけ、患者さんの非麻痺側がベッド柵かベッドに手を置ける位置に車椅子を置きます。あとは、ベッドから車椅子に移乗する方法と一緒です。

ベッドに手をつく場合の位置・向き

移乗先に殿部が置けるスペースを確保して手を置きます。手の向きは手関節をひねらないように注意を！

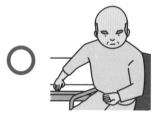

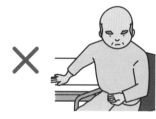

★車椅子のアームレストは、外したり持ち上げられるタイプもあります。

介助方法④：更衣

- 更衣動作中、麻痺側に転倒する危険性があるため、介助者は患者さんの麻痺側に位置します。
- 原則、着衣は麻痺側から、脱衣は非麻痺側から行ってください。着脱しやすいのはかぶりのゆったりしたものですが、肩関節の痛みや関節可動域に制限のある場合は前開きのものを選択してもよいです。下衣（ズボン）の着脱は重心移動を必要とするためバランスを崩して転倒しないように注意します。

★点滴は麻痺側に行ってはいけません。漏れたりしても異常に気がつきにくいためです。

かぶりの上衣の着脱 ※斜線は麻痺側を示す

着る

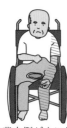 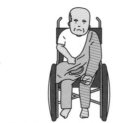 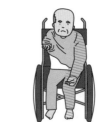

❶シャツの背中側が上になるように、非麻痺側上肢でシャツを持って、先に麻痺側上肢の袖を通す。

❷非麻痺側上肢に袖を通す。

❸非麻痺側上肢にてシャツをまとめて持ち、頭を通す。シャツを引き下げ、全体を整える。

脱ぐ

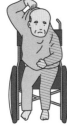 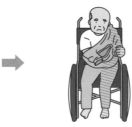 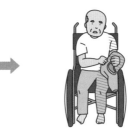

❶非麻痺側上肢にてシャツの襟もと後ろ側を持ち、顎を引き、頭を引き抜く。

❷非麻痺側の袖口を非麻痺側上肢で引っ張りながら、肘を抜く。そのまま非麻痺側上肢を抜く。

❸非麻痺側上肢で、麻痺側上肢を抜く。

前開きの上衣の着脱 ※斜線は麻痺側を示す

着る

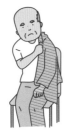 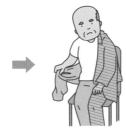 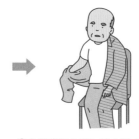

❶非麻痺側上肢でシャツを持って、先に麻痺側上肢の袖を通す。

❷引き上げたシャツを背中に回して、非麻痺側に持ってくる。

❸非麻痺側上肢に袖を通す。非麻痺側の手でボタンを留め、全体を整える。

脱ぐ

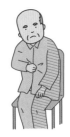 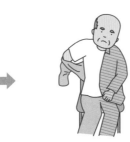 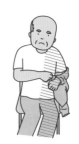

❶非麻痺側の手でボタンを外す。

❷非麻痺側上肢で身頃を持って、非麻痺側の肩、上肢とずらしながら抜いていく。

❸非麻痺側にて麻痺側の身頃を持ち、麻痺側上肢を抜く。

下衣（ズボン）の着脱 ※斜線は麻痺側を示す

ベッド上での着脱方法

＊バランスを崩したり、殿部が前方へ滑るのを防ぐため、ベッドの背上げや足上げを利用します。

着る

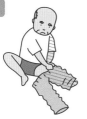 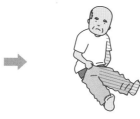 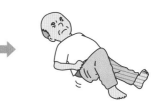

❶ベッド上長座位にて、ズボンを麻痺側下肢の膝あたりまで通す。

❷非麻痺側下肢へズボンを通し、大腿部まで引き上げる。

❸仰臥位にてヒップアップしズボンを引き上げる。麻痺側のズボンが上がらない場合は介助者がズボンを上げる。

脱ぐ

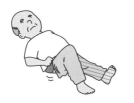 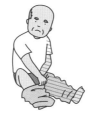 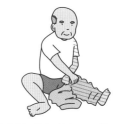

❶仰臥位にて非麻痺側の膝を立て、ズボンを殿部まで下げる。

❷ベッド上長座位となり、非麻痺側下肢をズボンから抜く。

❸麻痺側下肢をズボンから抜く。

車椅子上での着脱方法

着る

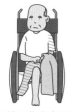 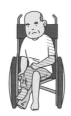 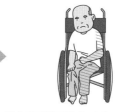

❶麻痺側下肢を非麻痺側大腿の上に乗せ、足を組んだような姿勢をとってもらう。

❷非麻痺側上肢にてズボンを裾までひとまとめにして麻痺側下肢からズボンを通す。麻痺側下肢を床へ下ろす。

❸非麻痺側下肢をズボンに通す。両大腿までズボンを上げておき、立位が可能であれば立位になって、立位が困難であればヒップアップしてズボンを腰まで持ち上げる。麻痺側下肢のズボンが上がらない場合は介助者が上げる。

脱ぐ

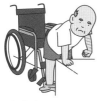 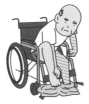 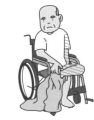

❶殿部を左右交互に重心移動しながら非麻痺側上肢でズボンを大腿部まで下ろす。手すりを持って、立位になり、ズボンを足元まで下げる。

❷車椅子に座り、非麻痺側下肢をズボンから抜く。

❸麻痺側下肢を非麻痺側大腿の上に乗せ、麻痺側のズボンを脱ぐ。

転倒・転落

点滴

経鼻胃管・胃瘻カテーテル

各種ドレーン

ストーマ

バスキュラーアクセス

気管切開チューブ

医療機器

人工呼吸器

認知症

片麻痺

退院支援

倫理的問題

243

介助方法⑤：食事をとるとき

食事をとるときの介助方法の詳細は、「摂食嚥下障害」p.136〜137をご参照ください。

1 座位保持が確立している場合

- ●ベッドから離れて座位で食べられるようにします。座位をとる際は、車椅子の場合でも足底を床に着くようにすると、姿勢が安定し、バランス感覚が刺激されます。

食事の基本姿勢

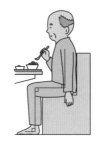

椅子にしっかり腰かけて、テーブルの高さは肘が90度に曲がる程度、テーブルとおなかの間には握りこぶし1個分。股関節、膝関節は直角にして、足底はしっかり床に着ける。

先輩ナースより

★車椅子で食事している患者さんを見ると、足がフットレストに乗ったままのことがよくあります。姿勢が安定するよう床に着けてください。

2 利き手に麻痺がある場合

- ●患者さんや介助者は非麻痺側で食事をとらせる場面を目にしますが、患者さんの麻痺側は使用しないと麻痺の改善がみられず、やがては拘縮などをきたします。
- ●麻痺が強くなければ疲労のない範囲で、自助具や滑り止めマットなどを利用して、麻痺側の使用を促してください。

3 半側空間無視がある場合

- ●麻痺側の食事を認識できないこともあるため、食べ物の位置が認知できる配置にすることや、配膳時に患者さんにお膳の食器の数を確認して認識できていない食事へ意識を促す工夫が必要です。

（土田紗弥香）

先輩ナースより

★患者さんの半側空間無視の程度を観察し、少しずつ視空間領域を広げていくかかわりが大切です。

参考文献
1）神奈川県総合リハビリテーション事業団リハビリテーション看護研究会：実践！リハビリテーション看護 脳卒中を中心に. 照林社, 東京, 2010.
2）大河内由紀：ベッド⇔車椅子移乗. リハビリナース 2016；9（6）：26-34.
3）飯田祥, 黒田智也, 久松正樹, 他：離床への不安を自信に変える脳卒中急性期における看護ケアとリハビリテーション完全ガイド. 慧文社, 東京, 2015.
4）百田武司, 森山美知子：エビデンスに基づく脳神経看護ケア関連図. 中央法規出版, 東京, 2015.

12 対応に難しさを感じる 急性期病院における退院支援

看護の 鉄則

1 退院支援は入院時から始まっている

2 患者・家族、在宅チーム（ケアマネジャー、訪問看護師等）から入院前の生活情報を得る

3 退院支援スクリーニングを行い、退院支援計画を立案する

4 本人の思いを尊重し、できる限り家族の生活も維持できる支援を調整する

5 退院前カンファレンスを開催し、切れ目のない退院支援を行う

●退院支援とは、患者さんが自分の病気や障害を理解し、退院後も必要な医療・看護を受けながら、どこで療養するのか、どのような生活を送るのかを自己決定する支援です。

退院支援はなぜ必要？

●超高齢時代の到来により、今後、要介護・要支援高齢者、認知症高齢者、単身あるいは夫婦のみの高齢者世帯の大幅な増加が見込まれています。2025 年には団塊の世代が 75 歳以上（後期高齢者）になり、地域医療構想に基づく病床の機能分化・連携の影響も相まって、地域において、医療や介護を必要とする高齢者がより一層増加します。

●高齢社会においては、病気や加齢による変化に伴い、入院して治療したとしても、完治せず、退院後の生活のしづらさを抱えながら暮らす、ということが当然起こり得ます。そのような高齢者が、住み慣れた地域で療養などを受けながら暮らし続けることができる社会を実現していくために、地域全体で「治す医療」から「生活を支える医療」への転換を図り、本人やその家族の気持ちを最大限に尊重し、医療と介護、病院と地域が連携のうえ、本人の暮らしが継続できるような入退院支援を行うことが必要となります。

先輩ナースより

★患者さんは「どのように生きたいか」「どう生ききりたいか」という思いをもっています。病棟看護師はその患者さんと家族の思いに焦点を当て、退院支援を進めていく必要があります。

地域包括ケアシステム

- ●少子高齢化に伴い、療養病床数の不足などさまざまな問題が予測されることから、厚生労働省は「病院完結型」から地域全体で治し、支える「地域完結型」を推奨しています。
- ●在宅医療・介護の充実が図られ、ネットワーク化が進み、「地域包括ケアシステム」の整備が 2025 年をめどに進められています。

地域包括ケアシステムのイメージ

高齢者が住み慣れた地域で自分らしい暮らしを続けることができるよう、
医療・介護・介護予防・住まい・生活支援などのサービスを地域内でサポートし合う体制。

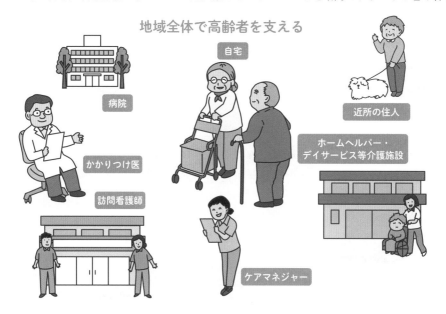

地域全体で高齢者を支える

病院

かかりつけ医

訪問看護師

自宅

ケアマネジャー

近所の住人

ホームヘルパー・デイサービス等介護施設

- ●**2040 年**★には、介護、福祉における人手不足、社会保障の増大が懸念されており、「地域包括ケアシステム」が重要視され、より「地域完結型」の医療となります。これらの社会的背景からも、限られた入院日数の中で退院支援を進めていくことは、病棟看護師にとって、今後さらに重要となります。

★
2040 年問題
　団塊ジュニア世代（1971 〜 1974 年生まれ）が 65 歳以上となり、高齢化がピークに達すると予測されています。

転倒・転落

点滴

経鼻胃管・胃瘻カテーテル

各種ドレーン

ストーマ

バスキュラーアクセス

気管切開チューブ

医療機器

人工呼吸器

認知症

片麻痺

退院支援

倫理的問題

退院支援の進め方

● 退院支援加算1の場合、入院後3日以内にスクリーニングを行い、7日以内には退院支援カンファレンスの実施と退院支援計画を作成し、退院調整、転院調整を行います。ここでは、主に退院調整について述べていきます。

★退院調整とは、患者さんの自己決定を実現するために、患者さん・家族の意向をふまえて、環境・人・物・経済的問題などを社会的保障制度や社会資源につなぐなどのマネジメントの過程です。「退院支援」という過程の一部に「退院調整」があります。

急性期病院における退院支援の流れ

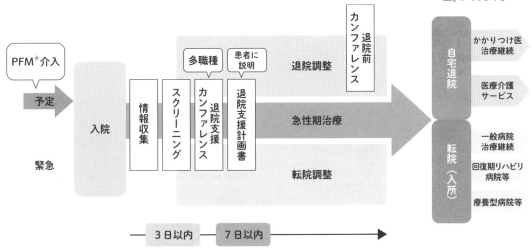

© 大阪市立総合医療センター

鉄則 1 退院支援は入院時から始まっている

● 昨今、平均在院日数は短くなる傾向にあり、特に急性期病院では数日から2週間程度の入院期間で退院となります。

● 医療が高度化し、医療依存の高い患者さんが増える傾向にあることと、支援が必要な独居高齢者の増加もあり、入院時から退院支援を行う必要があります。

● 予定入院患者に関しては、入院前に看護師が問診を行い、あらかじめ情報を把握し、入院前から退院支援に携わる（**PFM***）施設が増えてきています。

★
PFM（patient flow management）
　外来の時点から患者さんの入退院を支援します。医師や看護師らの負担軽減、平均在院日数の短縮による診療単価の向上、医療スタッフのモチベーション向上などが期待されます。

鉄則 2 患者・家族、在宅チーム（ケアマネジャー、訪問看護師等）から入院前の生活情報を得る

★在宅チームがかかわっている場合、早く在宅での情報を得ることがポイントです。

● 患者さんや家族への聞き取りや、在宅チームがかかわっている患者さんについては、在宅チームから提供される「入院時情報提供書」「看護情報提供書」なども活用し、入院までの経緯、背景、本人・家族の入院に対する思いや希望、病状認識、在宅での支援状況について情報収集します。

● 必要時には**ケアマネジャー**★や訪問看護師に連絡し、直接情報を聞くことで重要な情報を得ることができます。「患者さんがどのような暮らしを希望しているのか」を把握することが最も重要な情報となります。

情報収集項目

①家族状況・介護体制	□ 家族構成、家族の中で決定権をもっているのは誰か？ □ 家族関係、家族の居住地、日中夜間の家族状況、家族の価値観・考え方 □ キーパーソン、誰が介護を行っていたか、介護は困難ではなかったか、経済状況
②居住環境	□ 住宅環境（一戸建て、マンション、何階か、段差や手すりの有無、エレベーターの有無） □ トイレ（和式・洋式）、浴室の有無 □ 部屋の間取り、清潔さ、住宅内の動線、通院までの動線
③入院前の医療・生活状況・保険・医療・福祉制度	□ かかりつけ医、退院後の通院施設 □ 生活リズム、自分でできること □ 保険の種類、仕事内容、近所付き合い、友達、日課 □ 介護保険申請の有無、**介護度**★、ケアマネジャーの有無、在宅サービスの利用状況
④患者・家族の意向と心構え	□ 病状をどう理解しているか □ 退院後はどこに帰りたいか □ 今後どのような生活を送りたいか □ どこで、どう生きたいか、どう逝きたいか □ 性格や特徴、考え方、大事にしていること、習慣 □ 認知症の有無、程度

★
ケアマネジャー（介護支援専門員）
　介護を必要とする人が介護保険サービスを受けられるように、ケアプランの作成やサービス事業所との調整を行う、介護保険に関するスペシャリストです。

★
介護度（要介護状態等区分）
　要介護認定、要支援認定で判定される介護の必要性の程度を表します。要支援1、2、要介護1〜5で区分します。

転倒・転落

点滴

経鼻胃管・
胃瘻カテーテル

各種ドレーン

ストーマ

バスキュラー
アクセス

気管切開
チューブ

医療機器

人工呼吸器

認知症

片麻痺

退院支援

倫理的問題

鉄則 3 退院支援スクリーニングを行い、退院支援計画を立案する

● チェック項目を用いスクリーニングを実施し、どれか1つでもチェックがつけば退院支援が必要かアセスメントします。

● **退院支援カンファレンス**★で、**MSW**★などの医療チームで情報を共有し、医療・看護上の視点だけでなく、在宅での生活・ケアの視点からも課題を抽出し、本人の希望する暮らしを実現するため、退院支援計画を立案します。患者さんの状態は日々変化するため、退院支援カンファレンスを通じて退院支援の見直しを行うことも重要です。

● 退院調整が必要となると、在宅チームとともに退院調整を進めていきます。

退院支援スクリーニングチェック項目

□ 悪性腫瘍、認知症または誤嚥性肺炎等の急性呼吸器感染症
□ 緊急入院
□ 要介護認定　未申請
□ 被虐待、またはその疑いがある
□ 医療保険未加入者または生活困窮者である
□ 入院前に比べ ADL が低下し、退院後の生活様式の再編が必要。または必要と推測される
□ 排泄に介助を要する
□ 同居者の有無にかかわらず、必要な介護または養育が十分でない
□ 退院後に医療処置を要する
□ 入退院を繰り返している

© 大阪市立総合医療センター

⭐

退院支援カンファレンス
　退院支援計画書を立案するためのカンファレンス。週2日など、定期的に開催し、入院3日以内にスクリーニングのうえ、7日以内に退院支援カンファレンスができるように設定しています。

⭐

MSW（medical social worker）：医療ソーシャルワーカー
　患者さんや家族のニーズを見つけだし、問題の解決を図るため関係機関や医療機関と調整・連携を行います。主に病院での入院相談や退院援助、療養中のニーズの発掘と解決、地域への社会復帰を支援します。

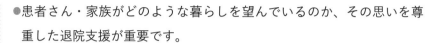

鉄則 4　本人の思いを尊重し、できる限り家族の生活も維持できる支援を調整する

★病院は主に検査・治療する場であり、患者さんにとっては非日常です。退院後も在宅での療養が継続することを十分理解しておくことが大切です。

- 患者さん・家族がどのような暮らしを望んでいるのか、その思いを尊重した退院支援が重要です。

- 本人の思いを尊重することが一番ですが、家族が負担を抱えすぎると退院後の生活が破綻してしまうこともあります。家族の仕事の状況や、育児や要介護者の有無など生活環境を把握し、家族の生活リズムをできるだけ崩さないように、必要な支援を検討することが大切です。そのためにも医療チームと在宅チームで協働して、退院調整を図る必要があります。

- 急性期病院では医療ニーズ、看護ニーズの高い患者さんが多く、特に訪問看護や在宅医療との連携が重要となります。短期間での退院となるため、「自宅に帰ることができそうだが、独居で日常生活を送るのには少し不安といった患者さん」には予防的に訪問看護との連携を検討することも大切です。

★診療報酬の見直しの際に変更になることがあります。そのほかにも診療・介護報酬がありますが、算定要件や施設基準を必ず確認してください。

- 訪問看護の導入においては、介護保険と医療保険のどちらを適用するかで利用回数が変わるため、そのしくみを知っておく必要があります。介護ニーズが低く、医療、看護ニーズがある患者さんについては医療保険で導入することで、退院直後の利用回数を確保できます。

- 患者さんの情報をカンファレンスなどで在宅チームと共有することで、退院時共同指導料等算定できる診療・介護報酬があります。

特別訪問看護指示書について

★カンファレンスなどで、医師にこのような制度について情報提供することで退院支援が進むことがあります。

- 主治医が、診療に基づき、急性増悪などによる一時的に頻回（週4日以上）の訪問看護を行う必要性を認め、訪問看護ステーションに対して交付する指示書です。

- 介護ニーズよりも医療・看護ニーズの優先度が高いADLが自立している患者さんに介護保険を申請して予防介護の認定が出ても、少ない限度額の枠内では訪問看護のサービスを十分提供できないことが起こってきます。退院後の生活に少し不安がある、病気の自己管理に自信がないという患者さんに対しては、特別訪問看護指示書の活用を推奨します。

- これは訪問看護の医療保険が適用される際の限度回数や、介護保険の

単位数の上限に関係なく14日に限って医療保険で訪問看護を頻回に利用できるしくみです。退院直後の在宅での療養生活を訪問看護で支援し、医療現場から在宅へ安全で安心な生活につないでいくことができます。

先輩ナースより

★気管切開カニューレを使用している患者さんや真皮を超える褥瘡の状態のある患者さんに対しては、特別訪問看護指示書を月2回交付することが可能です。

医療保険・介護保険の訪問看護の対象者　※2021年3月現在

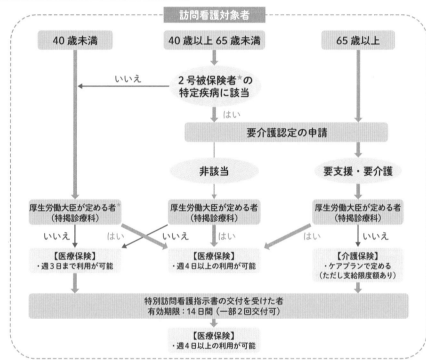

大阪府福祉部高齢介護室介護支援課：大阪府入退院支援の手引き. 2018：38. より引用
http://www.pref.osaka.lg.jp/attach/29443/00309358/nyuutaiinnshiennnotebiki.pdf(2021.1.12 アクセス)

2号被保険者の特定疾病
▶末期がん、関節リウマチ、筋萎縮性側索硬化症、後縦靱帯骨化症、骨折を伴う骨粗鬆症、初老期における認知症、進行性核上性麻痺、大脳皮質基底核病変およびパーキンソン病、脊柱管狭窄症、早老症、多系統萎縮症、糖尿病性神経障害・糖尿病性腎症および網膜症、脳血管疾患、閉塞性動脈硬化症、慢性閉塞性肺疾患、両側の膝関節または股関節に著しい変形を伴う変形性関節症

厚生労働大臣が定める者
▶末期の悪性腫瘍、多発性硬化症、重症筋無力症、筋萎縮性側索硬化症、脊髄小脳変性症、進行性筋ジストロフィー、パーキンソン病関連疾患、多系統萎縮症、スモン、ハンチントン病、プリオン病、亜急性硬化症全脳炎、ライムゾーム病、副腎白質ジストロフィー、脊髄性筋萎縮症、慢性炎症性脱髄性多発神経炎、後天性免疫不全症候群、頸髄損傷、人工呼吸器を使用している状態

急性期病院における入退院時支援の主な診療・介護報酬 ※2021年3月現在

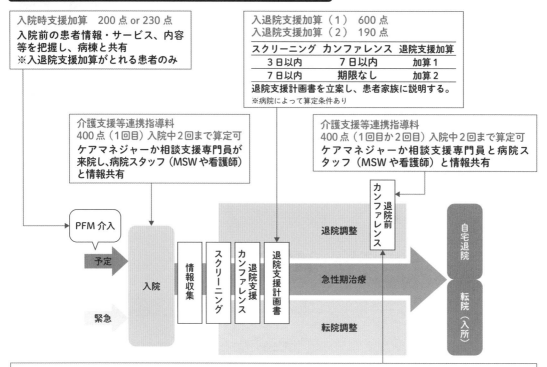

入院時支援加算 200点 or 230点
入院前の患者情報・サービス、内容等を把握し、病棟と共有
※入退院支援加算がとれる患者のみ

入退院支援加算（1） 600点
入退院支援加算（2） 190点

スクリーニング	カンファレンス	退院支援加算
3日以内	7日以内	加算1
7日以内	期限なし	加算2

退院支援計画書を立案し、患者家族に説明する。
※病院によって算定条件あり

介護支援等連携指導料
400点（1回目）入院中2回まで算定可
ケアマネジャーか相談支援専門員が来院し、病院スタッフ（MSWや看護師）と情報共有

介護支援等連携指導料
400点（1回目か2回目）入院中2回まで算定可
ケアマネジャーか相談支援専門員と病院スタッフ（MSWや看護師）と情報共有

PFM介入
予定 / 緊急 → 入院 → 情報収集 → スクリーニング → カンファレンス → 退院支援計画書 → 退院調整 / 急性期治療 / 転院調整 → 退院前カンファレンス → 自宅退院 / 転院（入所）

退院時共同指導料 400点 ※ビデオ会議でも可（ただし3者以上加算の場合は2者が来院していること）
病院の医師、看護師、薬剤師、管理栄養士、理学療法士、作業療法士、言語聴覚士、MSWのいずれかと、地域の診療所医師か看護師、訪問看護師、薬剤師、管理栄養士、理学療法士、作業療法士、言語聴覚士、MSWのいずれか

医師同士の加算 300点
病院医師と診療所の医師

3者以上の加算 2000点 ※介護連携指導と同一算定不可
病院医師か看護師と、地域の3者以上（診療所の医師か看護師、歯科医か歯科衛生士、薬剤師、訪問看護師、理学療法士、作業療法士、言語聴覚士、ケアマネジャー、相談支援専門員のいずれか3者以上）

鉄則 5 退院前カンファレンスを開催し、切れ目のない退院支援を行う

★退院後の生活にかかわる人の役割分担を確認するとともに、退院前に確認が必要なことも明らかにし、安心できる退院後の生活につなぎます。当院では退院前に患者宅を訪問し療養環境を確認する「退院前訪問指導」や「退院後訪問指導」も行っています。

- 入院しても、早期に住み慣れた地域で療養や生活を継続できるように、医療チームと在宅チームが協働しながら制度を最大限活用していくことが、地域包括ケアでは非常に重要な機能となります。

- 退院前には在宅チームと医療チームが集まり、自宅退院に向けた支援について確認する「退院前カンファレンス」を行い、情報交換を行うことで切れ目のない退院支援をめざします。退院前カンファレンスはMSW、病棟師長、病棟担当看護師、外来看護師、地域各サービス担当など包括的な支援を計画するために情報を共有すること、顔の見える関係づくりが重要で、「誰に参加してもらうか」がポイントです。

- 自宅退院が困難な状態の患者さんについては、地域包括ケア病院、療養病

院、回復期リハビリ病院など、状態や家族の利便性なども視野に入れた転院を検討することも必要です。

退院支援の実際

●退院支援は、必ず患者本人がどのように思っているのか確認したうえで進めることが重要です。患者さん・家族が自宅でどのように生活していたのか、在宅サービスの利用状況など情報を把握し、在宅チームと医療チームで情報を共有しながら必要な支援を検討していきます。その要となるのは病棟看護師であり、日々患者さん・家族から情報収集し、多職種や在宅チームとの橋渡しとなるよう調整することが、退院支援を進めるうえで重要なポイントとなります。

ドクターより

★病院の地域連携室は、日ごろから、地域包括ケア病院、療養型病院、回復期リハビリ病院、介護施設などと連携を深めておくことが大事です。

先輩ナースより

★さまざまな制度や社会資源に関するサポートについての知識を深めることが重要です。

事例❶ 医療依存度が高い患者の退院支援

患者： Aさん　50歳代　男性（会社役員）

疾患： 大腸がん　腹膜播種　小腸ストーマ造設　（生命予後は約3か月）

家族構成： 妻、娘2人（社会人と大学生）と4人暮らし
近所に妹夫婦が住んでいる

症状： 腹膜播種による腸閉塞、
小腸ストーマから2000〜3000mL/日の排液流出あり
疼痛、悪心・嘔吐、食欲不振あり
小腸ストーマ周囲の皮膚障害あり。日常生活は自立

医療行為： CVポート造設、高カロリー輸液による補液が必要。
疼痛コントロールのため、医療用麻薬の持続注射が必要

本人の意思： 自宅退院して仕事の整理をしたい。最期は家族に迷惑をかけたくない。

家族の思い： 自宅退院に対する不安は強いが、自宅で家族との時間をもちたい。

問題点

▶高カロリー輸液管理、医療用麻薬の持続注射など医療依存度が高く、Aさんと家族の思いを実現するためには退院調整が必要。

支援内容

▶Aさんと家族の思いを医療チームで共有し、必要な支援を検討した。

▶医療保険での訪問看護導入、訪問診療について情報提供し、Aさん、家族と話し合いながら自宅療養環境を整えた。

▶退院前カンファレンス（病院医師、病棟看護師、在宅医師、訪問看護師、Aさん、妻）を開催し、退院後の生活で考えられる具体的な問題点と解決策について検討、共有を図った。

▶退院前には、医療機器（携帯用輸液ポンプ、シリンジポンプ）の取り扱い説明、ストーマ管理、日常生活における注意点など退院指導を行った。

事例❷ 独居で医療行為が必要な患者の退院支援

患者： Bさん　70歳代　男性

疾患： 直腸穿孔

家族構成： 独居。近所にサポートしてもらえる人もいない

自宅環境： アパート2階。風呂なし、湯沸かし器なし。コンロあり

症状： 直腸穿孔手術後、正中創感染あり。短切ドレーン挿入中
術後ADLの低下あり。階段の昇降は介助が必要

医療行為： 毎日正中創の洗浄施行。ガーゼ交換
本人は創洗浄の手技はできない

本人の意思： すぐにでも退院して自宅に戻って過ごしたい

医師の考え： 正中創の洗浄という医療処置があるため、転院して治療を継続の方針

看護師・MSWの考え： 医療処置を自宅で実施できる支援を検討し、自宅退院できないか考えている

問題点

▶ Bさんの自宅退院への思いに対して、医療チーム間で相違がある。
独居で周囲のサポートがなく、医療処置があるため退院調整が必要。

支援内容

▶ 退院支援カンファレンスで訪問看護を導入することで、Bさんの希望に沿うことができないか検討。

▶ 医師も交えたカンファレンスを設定した。その場にMSWと訪問看護師に同席してもらい、自宅で実施できる創洗浄方法について検討し、医師も含め、自宅退院の方針で意思統一を図ることができた。

▶ 退院前にガーゼ交換やトラブル発生時の対応について、患者指導を行った。

▶ 特別訪問看護指示書を用いて退院後2週間の訪問看護導入を行い、4日／週の訪問看護を実施。

▶ 訪問看護のサポートで自宅で創洗浄を実施し、指導も行い、退院後にBさんが手技を獲得できた。

▶ 訪問看護のサポートのもと、日常生活を送ることで自転車に乗れるまでADLが回復した。

転倒・転落

点滴

経鼻胃管・胃瘻カテーテル

各種ドレーン

ストーマ

バスキュラーアクセス

気管切開チューブ

医療機器

人工呼吸器

認知症

片麻痺

退院支援

倫理的問題

事例❸ 家族が自宅退院を拒否するケースの退院支援

患者： Cさん　70歳代　女性

疾患： 脳梗塞

家族構成： 娘、娘の夫、孫。要介護1

自宅環境： 2階建て、1階が住居スペース。トイレは1階にあり

症状： 認知機能の低下あり。左片麻痺あり
今回の入院で認知機能はさらに低下
セルフケアはほとんどできていない。リハビリテーションでADLは徐々に拡大中

医療行為： なし

本人の意思： 自宅で過ごしたい

家族の思い： セルフケアはほとんどできないこと、面会中はベッド上臥位で過ごしている場面しか見ていないため、自宅での介護はできない。また、日中は家族が仕事で不在になるため、転院を希望

問題点

▶ Cさんと家族との思いに相違がある。

支援内容

▶ Cさん、家族からそれぞれの思いを中心に情報収集を行う。

▶ 介護保険の再認定を行い、現状にあった介護サービスの導入を検討する。

▶ デイサービス、訪問リハビリテーションを導入し、日中の家族不在時の対応を検討、家族とも話し合う。

▶ 家族にCさんがリハビリしている姿を見てもらい、実際のADLを確認してもらう。

▶ ケアマネジャー、訪問看護師、デイサービス、MSW、病棟医師、病棟看護師、娘、娘の夫で退院前カンファレンスを実施。

▶ 家族に対して、自宅での生活と支援に対するイメージができるように情報提供を行った。

▶ Cさんの実際のADLと介護サービスの情報提供を行い、自宅退院への家族の不安を聞き、対応することで、家族も自宅退院を受け入れることができた。

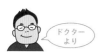
ドクターより

★僕も家に帰ればただの人。家族に介護を理解してもらうのは、とても大変です。1つ1つ具体的に、自宅での療養をイメージできる方向づけがとてもいいですね。大変ですが、カンファレンスを重ねることで、より問題点も具体的にみえてきます。

（濱中秀人）

参考文献

1）宇都宮宏子監修，坂井志麻編：退院支援ガイドブック．学研メディカル秀潤社，東京，2015.
2）宇都宮宏子，山田雅子編：看護がつながる在宅療養移行支援．日本看護協会出版会，東京，2014.
3）錦織法子：患者生活を見据えた入退院支援・調整について教えてください！－地域の視点から．救急医学 2019；43（10）：1289-1293.
4）高橋弘枝監修：二人三脚の看護管理．日総研出版，名古屋，2017：80-87.
5）大阪府：大阪府入退院支援の手引き．2018：30-37.

13 対応に難しさを感じる
倫理的問題のある患者

看護の鉄則

1 臨床現場で感じるモヤモヤした気持ち（ジレンマ）について、多職種を交えたカンファレンスで共有する

2 倫理的視点と臨床倫理の視点から課題を整理してみる

3 アドバンス・ケア・プランニング（ACP）に取り組む

鉄則 1 臨床現場で感じるモヤモヤした気持ち（ジレンマ）について、多職種を交えたカンファレンスで共有する

臨床で倫理的ジレンマを感じたとき、どうする？

● 臨床現場の日常的な出来事において、「本当にこれでよいのか？」「どちらを選択することが患者さんにとって最善なのか？」などと感じることが多くあります。

例えば・・・

夜間せん妄があり転倒してしまった患者さんに、転倒予防のため、患者さんのベッドサイドに離床センサーを使用しました。患者さんはこの状態に「監視されているようで窮屈な思いをしている、こんなもの外してほしい」と希望しています。このとき、患者さんに安全な入院環境を提供したいと望む医療者と、苦痛のない入院環境を提供してほしいと望む患者さんとの間に価値の対立が生じています。

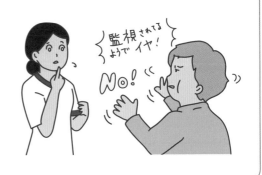

監視されてるようでイヤ！

NO!

転倒・転落

点滴

経鼻胃管・胃瘻カテーテル

各種ドレーン

ストーマ

バスキュラーアクセス

気管切開チューブ

医療機器

人工呼吸器

認知症

片麻痺

退院支援

倫理的問題

● 「患者さんの安全を守ることは大事なことだけれど、それによって、患者さんを監視されているような気持ちにさせていることは本当によいことなのか？」などと、白黒つけ難い「モヤモヤとした気持ち（以下ジレンマ）」を感じたことはないでしょうか。この "ジレンマ" を感じることが、倫理の取り組みの第一歩になります。

● まずは、このジレンマを言葉にして、身近な医療チームメンバーに伝えます。ジレンマは、最初から倫理的な視点をもって言語化することは難しいため、「このままでよいのか」と思う点を言葉にし、そのまま発信していけばよいのです。それが、話し合いの場のきっかけをつくり出すことにつながります。この先は先輩ナースの力を借りて、ここにどんな倫理的な課題があるのか、医療チームとして今後どう対応していけばよいのか課題を共有し、多職種で意見を出し合っていきます。

先輩ナースより

★ 話し合いの場では、参加者全員が多様な意見を出していけるよう、発言者の意見を否定せず、まずはしっかり聞くことが大切です。それが倫理的な課題を解決させる、よりよいケアにつながります。

なぜ、倫理について考えなければならないの？

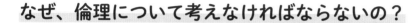

● 看護師は「看護職の倫理綱領」[1]に示される規範に基づき、行動することが求められています。その本文1には「看護職は、人間の生命、人間としての尊厳及び権利を尊重する」と書かれています。また、「看護職は、いかなる場でも人間の生命、人間としての尊厳及び権利を尊重し、常に温かな人間的配慮をもってその人らしい健康な生活の実現に貢献するよう努める」とあります。私たち看護師は使命として、人間の尊厳を守り抜くこと、簡単にいえば「人が人として大切にされていると思えること」をケアの中で提供していくことが求められています。

● 例に挙げた、転倒の恐れがある患者さんの場合、ベッドサイドに離床センサーを使用され「監視されているようで窮屈な思いをしている」と苦痛を訴えました。このことに対して医療者は、一方的に医療者が考える「安全」を押しつけるのではなく、患者さんの声に耳を傾け、つらさを受け止め、「安全」と「患者さんの自律」が両立できるような方法を皆で検討し、対応していくことが、「人が人として大切にされていると思える」ケアにつながっていきます。

● 看護師が行っているすべての診療やケアには、①患者の意思、②医学的妥当性、③社会的妥当性の3つの因子が関係しています。これらの因子を満たしている領域が、日々行う診療やケアです。ジレンマを感じるとき、3因子のいずれかに課題が生じている可能性があります。

鉄則 2
倫理的視点と臨床倫理の視点から課題を整理してみる

臨床倫理の3視点を活用してみよう

- 臨床倫理は「その患者の意思や希望を医学的にも社会的にも妥当な範囲でできるだけ尊重し、実現すること」と定義できます[2]。ジレンマを感じたとき、臨床倫理の3視点を用いて、倫理的視点に基づいて課題を整理してみるのもよいでしょう。

視点1：患者の意思

- 患者さんの意思の表出には、以下の4点が重要です。
  - ❶医療者からの十分な情報提供
  - ❷十分な理解力・判断能力（意思決定能力）がある
  - ❸考えるための十分な時間がある
  - ❹自分の意思をしっかりと医療者に伝えることができる
- 医療者は、一方的に「情報を伝えた」というだけに留まらず、患者さんが意思を表出できるよう、患者さん側の状況に配慮したかたちで情報提供を行います。ケア一般に不可欠の要素である「コミュニケーションのプロセスを通して進める」ことがポイントです。

先輩ナースより

★患者さんがしっかりとした意思表示ができない場合、家族など、患者さんのことをよく理解している代理意思決定者によって患者さんの意思に近い意思を推定するプロセスが求められます。患者さんの推定意思には、患者さんが元気だったころの治療方針に対する言動や、患者さんの価値観が重要になってきます。

意思決定のプロセス

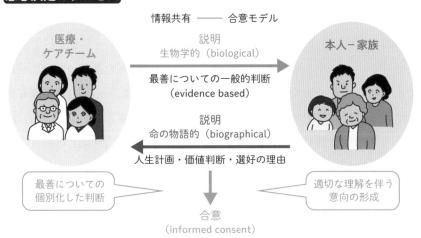

情報共有 ―― 合意モデル

医療・ケアチーム

説明
生物学的（biological）

最善についての一般的判断
（evidence based）

本人－家族

説明
命の物語的（biographical）

人生計画・価値判断・選好の理由

最善についての
個別化した判断

適切な理解を伴う
意向の形成

合意
（informed consent）

臨床倫理ネットワーク日本：臨床倫理プロジェクト　臨床倫理オンラインセミナー〔2020年7月改訂版〕　意思決定プロセス．より転載
http://clinicalethics.ne.jp/cleth-prj/cleth_online/part1-3/now.html（2021.4.1 アクセス）

視点2：医学的妥当性

● 医学的介入によって、患者さんに期待される利益が不利益よりも大きいと判断される場合には、その介入は医学的妥当性があるということになります。いかなる介入であっても、患者さんの死期を確実に早める行為は、医学的妥当性を欠くことになります。しかし、終末期の患者さんに対して行われる医療行為について「これ以上、治療を重ねても患者さんの意識は戻ることがない。この治療は最善の治療をしていると言えるのだろうか」など、疑問に感じることはないでしょうか。

● 終末期は、さまざまな倫理的課題を含んでいます。このような場面において、治療方針を決定していく場合には、多職種で倫理カンファレンスを行い、コンセンサスをとったうえで、プロセスの透明性をもって治療を進めていくことが必要です。

視点3：社会的妥当性

● 社会的妥当性には「社会的フレームからのアプローチ」と「社会的良識・通念からのアプローチ」があります。

● 社会的フレームとは、対象となる診療やケアが、保険診療として認められているかどうかです。保険診療外であっても、しかるべき手順で承認された先進医療や臨床研究、治験、未承認薬などの使用については、社会的妥当性は担保されていると考えられます。

● 社会良識・通念では、医療者は一般的に世間が狭い業種であるともいわれています。そこで、普通の人（非医療者）はどう考えるのだろうという視点が重要です。

鉄則3　アドバンス・ケア・プランニング（ACP）に取り組む

● 2018年に「人生の最終段階における医療・ケアの決定プロセスに関するガイドライン」の改訂[3]が厚生労働省から発表されました。改訂概要の1つに「心身の状態の変化に応じて、本人の意思は変化しうるものであり、医療・ケアの方針や、どのような生き方を望むかなどを、本人が家族と医療・ケアチームと事前に繰り返し話し合いをすること（＝ advance care planning：ACPの取り組み）」の重要性を強調しています。これは、「がん」といった、特定の専門領域に限ったことで

転倒・転落

点滴

経鼻胃管・胃瘻カテーテル

各種ドレーン

ストーマ

バスキュラーアクセス

気管切開チューブ

医療機器

人工呼吸器

認知症

片麻痺

退院支援

倫理的問題

はなく、患者さん・家族の誰もが「生と死」について考え、さまざまな選択や決定を迫られる場面で求められます。このような機会に看護師はエンド・オブ・ライフケアの局面として意識し、積極的に患者さん・家族にとって最善の選択ができるようにかかわることが必要です。

●看護師は、「看護者の倫理綱領」[1] に示される規範に基づき、積極的ACP に取り組む必要があり、倫理的ジレンマを最小限にするためにも、ACP のプロセスをていねいに進めることが推奨されます。

●ACP は、単に今後の医療的処置をどうするのかを決定するだけではありません。話し合いのプロセスの中で、患者さん自身が自分の人生観・価値観に気づき、その人らしい意思決定ができるよう、看護師は患者さん・家族の伴奏者となって支援していくことが大切です。

先輩ナースより

★ ELNEC という終末期ケアに関する教育プログラムがあります。

ACP の話し合いはいつするの？

●一般に、生命の危機がある病気にかかり、人生の最終段階について考え始める時期に行うことが望ましいと考えられています[4]。

先輩ナースより

★病院においては、意思決定支援が行われるタイミングでACP の話し合いをするタイミングにもなります。

★ ACP の話し合いを進めるには、患者さんの状況を考慮する必要があり、決して強制されることではありません。

ACP の実践（いつ行うのか）

```
疾病の          疾病の          治療の          終末期の
診断・告知       再発・進行       変更・中止       話し合い
```

患者・家族がさまざまな選択や決定を迫られる場面

治療の選択、撤退、療養場所の選択など
大事なことを決める分岐点が多い。意向は変化していく

ドクターより

★高齢で食べられない患者さんの栄養管理について、「ACP で、末梢点滴を 500mL だけ行うことが決まった」と報告がありました。私はおかしいと思いました。
栄養療法の適応があるのか？が重要です。適応があるのなら経鼻胃管、続いて胃瘻でしょう。適応がないなら、「何もしない」でしょう。ACP をいろいろな部門で相談するのはいいことですが、医学的に間違っていないかを常に前提とすべきです。

ACP ではどのようにコミュニケーションをとればよいの？

●当院では、ACP のシステムを倫理コンサルテーションチームのメンバーが中心となってつくりました。現在は、予後 1 年未満と予測される進行がんの患者さんを中心に、下記の点をふまえ ACP を推進しています。

▶記録方法を統一：電子カルテで時系列に参照できる ACP シートの活用（病棟〜外来〜地域が時系列で情報共有することができる）
▶患者カンファレンス（病棟）の開催
▶地域との協働：退院前カンファレンス

★ ACP は、病院のみで医療者と患者さん・家族が話し合うのではなく、地域包括ケアシステムの中で、患者さん・家族と医療・ケアの専門家がチームを組んでプロセスをふんでいくことが必要であるといわれています。その連携により、患者さんの生活全体を幅広く、時間経過の中でも途切れることなくケアをつなぐことができ、患者さん・家族への質の高いケアの提供につながります。

ACP シートの例

【場面】 □日時（カレンダー）　時間（選択） ☑場所（病棟・外来・その他選択） ☑場面（ベッドサイド訪問 検温時　　　　） ☑対話をした人 　☑患者本人・その他（関係を入力） 　□医療者側（氏名入力）（職種を選択：医師・看護師・薬剤師・MSW・理学療法士・栄養士・その他） 【病気や治療、療養に対する気がかり、気持ち】 治療は難しいと言われたが、あきらめられない（妻の負担にはなりたくない）。できる限り妻と一緒に過ごしたい。最期は緩和ケア病棟かなとも思っている。 【本来もっている価値観や信念、死生観、こうありたくない、こうしてほしくない願い】 妻を置いて死ぬわけにはいかない。 【病気や予後の理解】 抗がん剤をするのは難しいと言われた。	【もしものとき、誰に自分の意思を代弁してほしいか（代理意思決定者）】 【急変時ケア計画書作成やリビング・ウィルに関する思いや意向】 【家族の考え】（関係□□□□□） 【その他】

✓ ACP シートには、患者さん・家族と以下の内容が話し合われたことが記されます。
✓ ACP シートを活用することにより、多くのナースが「どのような話をすればいいのかわかり、話がしやすくなった」「時系列で患者の意向がみえるようになった」などの評価が得られています。
✓ 看護師は、患者さんに「もしものとき」の話など聞きにくい質問をする際は、相手の心構えができているか準備状態を確認してから、話を進めるようにします。
✓ ACP シートを活用する際、一度に全部話をすることは患者さんにとっても医療者にとっても大変です。話し合える範囲で、少しずつ積み重ねていきましょう。

事例❶ 意思決定が難しい認知症の患者と家族への支援

　Aさん　80歳代　女性

数年前、認知症の診断（要介護2：デイサービス・ヘルパーのサポートを受けている）
現在、娘夫婦と3人暮らし（意思決定のキーパーソンは同居している娘夫婦）。食事
摂取量低下をきっかけに検査を受け、胃がんと診断されました。

❶がんの治療選択場面から介入開始

　がんは遠隔転移しており、手術は不可能。食事摂取量低下以外に症状はなく、今後は、化学
療法を行うかどうかの検討をすることとなりました。外来医師からの依頼を受け、患者さん・家
族の面談同席許可を得て、看護師が診断時から介入を開始することになりました。

❷Aさんの意思決定能力を確認する

　化学療法についてのメリット・デメリットについて、専門医から説明を受けました（無治療
だと予後1年は難しい）。Aさんは、医師の顔をしっかりみて話を聞いていましたが、医師から
Aさんに病気の理解や治療の意向を聞かれても「まだ、家に帰れないの？　早く家に帰りたい」
と繰り返すのみで、質問に対する返答が難しい状況でした。

　意思決定力を評価するうえで、Appelbaumらの概念では
①自分の選択を表明する能力
②治療の意思決定に関連する重要な情報を理解できる能力
③自分自身の状況を、その意思決定において、将来的に起こりうる結果に関する情報の重要
　性を認識する能力
④関連情報をもとに論理的な過程で治療の選択を比較考察するような論理的に考えられる能
　力の4つに分類し、評価します[3]。Aさんはこの4つとも欠如している可能性が高いことが
　わかりました。

　意思確認が困難な場合、家族とともに本人の意思と最善について考えていきます。それには、
まず家族の気がかりに応じることから話し合いを始めていきました。

❸家族の病状理解や気がかりを確認する

　医師の説明後、診察室を出て、Aさんと娘夫婦と個室で面談を行いました。

　先生からの説明を聞いて、どう思われますか？

　まだ、帰れないの？（と繰り返すのみ）

　（病状や治療のメリット・デメリットについて医師の話に理解を示したうえで）
がんが進行していて、手術ができないことは悔しい。何としても長生きしてほしいと
思っているので、抗がん剤をしてください。

　（Aさんは）先日、他院で点滴をしてもらったときも、"家に帰りたい"と訴え、点滴
を何度も抜こうとしていた。抗がん剤をして長生きしてほしい気持ちはあるが、きち
んと治療を受けられるのか心配。無理やり治療をさせても可哀想だと思うけど…

転倒・転落

点滴

経鼻胃管・胃瘻カテーテル

各種ドレーン

ストーマ

バスキュラーアクセス

気管切開チューブ

医療機器

人工呼吸器

認知症

片麻痺

退院支援

倫理的問題

❹倫理的課題を整理する

　Aさんの意向が確認できない状態で、このまま化学療法を開始する方向になってもよいでしょうか。娘夫婦の意向も対立しています。Aさんなら、どう考えるのでしょう。臨床倫理の3視点を用いて整理していきます。

患者の意思

　Aさんは、認知症により理解力や判断力が低下しており、意思決定能力が乏しいと評価できます。しかし、医師に治療の意向を聞かれ、「家に帰りたい」と訴えを繰り返すことに、Aさんの何らかの意思を感じとることもできます。何がAさんの自律尊重となるのでしょうか。

医学的妥当性

　医学的な側面からは、化学療法をすることにより延命できる可能性もありますが、認知症のため、自己管理ができないことから、治療による異常の早期発見に影響が出るなど安全性での問題も考えられ、サポートする家族の負担も増える可能性があります。また、副作用や治療による生活の変化により、AさんのQOLを低下させる可能性もあります。

社会的妥当性

　認知症の人の意思決定支援の基本原則において、本人の意思の尊重、本人の意思決定能力への配慮、本人に意思確認が難しい場合には、推定意思を確認し、それを尊重することが記されています。家族の思いも理解できますが、化学療法をするかどうか、家族の意向だけに留まらず、Aさんの推定意思を考えていけるよう、家族にAさんの推定意思、QOLもふまえて、Aさんにとって最善の選択とは何かを考える必要があります。

❺Aさんの意思の推定を探る・家族の苦悩に寄り添う

　その後、家族と話し合いを重ねました。家族の気持ちに寄り添い、それぞれの葛藤を十分受けとめていきました。そして、少しずつAさんの推定意思を考えてもらえるよう「このようなとき、Aさんならどのように考えられると思いますか」と投げかけました。家族から、Aさんの価値観、Aさんの兄弟ががんで亡くなったときに語られたAさんの死生観などを語ってもらう中で、

　母は、昔から食べることがとても好きな人。今も、楽しみながら食べることができているし、治療の影響で食べられなくなる可能性があることは、母にとって本意ではないと思う。病気になって治療生活にしばられたくないと話していたし、治療をせず、できるだけ母らしく今の暮らしが続くことが一番かもしれない。

と推定意思を表明され、化学療法は行わないことになりました。

❻地域と情報を共有する

　家族が推定意思のもと、化学療法をしないと決定した後も、患者さんの病状の変化などがあれば、家族はこの選択が最善なのか悩むこともあります。その場合、自宅での生活をサポートするスタッフが、その時の最善を話し合うことができるよう、家族の同意を得たうえで、担当ケアマネジャーにも、病院における家族の病状理解や代理意思決定された内容を情報提供しました。

事例❷ がんの進行に伴い、痛みが増強し、症状コントロールのため入院してきた患者と2年目看護師との対話

 Bさん　70歳代　男性

> 看護師CはACPの話し合いのタイミング（治療の中止の時期であること）をとらえ、【患者さんの病状理解】や、治療をあきらめられない背景である【患者さんの価値観】【希望】について、ていねいに患者さんの語りを傾聴し、患者さんの思いを支持します。そのうえで、【患者さんの心の準備状態】を確認し、【もしものときのこと】の話をしました。

医師はBさんに対し、これまで行ってきた化学療法は効果が乏しくなっており、身体にも負担になってきているため、今後は緩和医療に切り替えていきましょうと説明をしました。

看護師Cは、入院初日のBさんの担当となり、Bさんの痛みが少しでも早く緩和するよう、痛みの状態を観察・アセスメントし、レスキュードーズをうまく使い、Bさんは痛みが緩和し、夜間良眠できるようになりました。

入院4日目、Cは再びBさんの担当になりました。Bさんは、医師から今後は緩和医療へと説明を受けていますが、化学療法をあきらめきれない様子であると同僚から聞きました。Cは、Bさんの痛みの状態とともに、医師からの説明をどのように受けとめているのか気になりながらベッドサイドに向かいました。Bさんの痛みが緩和し、苦痛なく過ごせていることを確認したうえで、話を切り出しました。

 Bさんの痛みが楽になって本当によかったです。夜も眠れるようになってよかった。Bさんが今後も苦痛なく過ごしていけるよう、これからもお手伝いさせていただきます。

 ありがとう。家にいるとき、痛みがどんどん強くなり出したから、いろいろ不安でね…。このまま死んでしまうのかと思った。

 死んでしまうかと思うほどの痛みだったんですね。つらい経験でしたね。
（この後、しばらくBさんの痛みの経験を聴き、そのつらさを受けとめた後）
Bさん、先日、今後の治療のことについて先生とお話をされたようですね。もしろしければ、どのような話だったか、詳しく教えていただけますか。

 がんを治そうと思って今まで治療を頑張ってきたけれど、先生からはもう抗がん剤をするのは難しいと言われた。何か他の治療がないか先生に聞いたけれど、難しいと言われた。（つらくても治療を頑張ってきた経緯を話し）ここで、がんを治すための治療をあきらめたくない。

 これまで治療を頑張ってこられたことがよくわかりました。あきらめたくないと思うのですね…。いろいろつらいこともあったようですが、この間、あきらめずに治療をやってこられた、Bさんの支えになっていたことは何だったんですか。

転倒・転落

点滴

経鼻胃管・胃瘻カテーテル

各種ドレーン

ストーマ

バスキュラーアクセス

気管切開チューブ

医療機器

人工呼吸器

認知症

片麻痺

退院支援

倫理的問題

私が死んだら、妻がひとりになってしまうから、妻を置いて死ぬわけにはいかないという思いで頑張ってきた。元気になって、妻を支えていかないといけないと思って…。それに、妻に負担をかけて、妻が倒れてしまったら、妻に申し訳ない。そうならないよう、治療をあきらめるわけにはいかない。

奥様が支えてくださっているんですね。だから、治療を頑張ってこられたんですね。希望どおり、治療が続けられるとよいですね。

だけど、先生からは、これからは緩和の治療でと言われているし、もう、難しいかもしれないな…。

Bさんが希望する治療ができればよいなと思っています。でも、今回、先生から今後は緩和医療にという話も出ていて、Bさんは万が一のことも、少しお考えになったりされているんですか。もし、よろしければ差し支えない範囲でお気持ちをお聞かせいただけますか。

がんとわかったときから今まで、万が一のことは、いつもどこかで考えてきた。治療は続けたいと思いながら、最期は苦しみたくないから緩和ケア病棟かなとか…。今は、できるだけ長く、妻と一緒に今までどおりの生活をしたいと思っている。まだまだ、その時ではないと思って頑張りたい。

　Bさんが語ったことをACPシートに記録に残し、ACPカンファレンスでも、チームメンバー（病棟看護師・MSW・緩和ケアチーム）と情報を共有しました。

　Bさんは、引き続き看護師と対話をするようになりました。思うように身体が回復しないことへのつらさを表出する中で、化学療法をすることは、今の身体の状態では耐えられないと、後日Bさん自身が判断されました。その後、Bさんは自分のことを一番理解してくれていると感じる妻を代理意思決定者とし、妻も了承されました。

　カンファレンスでは、Bさんが苦痛なく、できるだけ長く妻と一緒に自宅で過ごせるよう、在宅医療チームの介入が検討され、Bさんは、それを受け入れました。在宅医療チームには、ACPシートでBさんの意向が申し送られ、引き続きACPシートを活用し情報を共有していくことになりました。

（奥野陽子）

引用・参考文献
1）日本看護協会：看護職の倫理綱領．2021.
　　https://www.nurse.or.jp/home/publication/pdf/rinri/code_of_ethics.pdf（2021.5.1 アクセス）
2）坂本すが監修，兼児敏浩編著：患者・家族の意思決定，現場の判断を支える"やさしい"臨床倫理フレームワーク．メディカ出版，大阪，2018：13.
3）厚生労働省：人生の最終段階における医療・ケアの決定プロセスに関するガイドライン（平成30年3月改訂）．
　　https://www.mhlw.go.jp/file/04-Houdouhappyou-10802000-Iseikyoku-Shidouka/0000197701.pdf（2021.5.1 アクセス）
4）木澤義之：アドバンス・ケア・プランニング（ACP）とは何か．看護管理 2020；30（2）：114-115.
5）厚生労働省：認知症の人の日常生活・社会生活における意思決定支援ガイドライン．2016.
　　https://www.mhlw.go.jp/file/06-Seisakujouhou-12300000-Roukenkyoku/0000212396.pdf（2021.4.1 アクセス）

PART

3

緊急入院で
よくみる疾患

どの科でも
みる可能性
あり

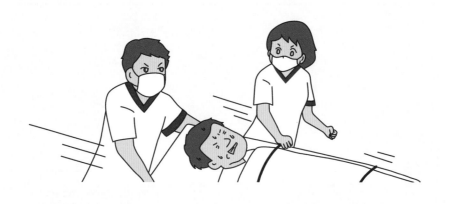

緊急入院の患者さんは、昼夜問わずやってきます。

予定入院患者より病状が重いことも多く、

入院後にさらに重症化する恐れもあり、

「重症化のサインを見逃さない」看護師の観察、

アセスメントが重要となります。

緊急入院の際の看護師の役割は、

患者さん・家族のケアなど多岐にわたりますが、

PART 3 では緊急入院の患者さんに多い

10 疾患の病態や治療、

観察とアセスメントに焦点を当て、

看護の鉄則としてまとめました。

緊急度と重症化のリスク ★ ★ ☆

1 肺炎と誤嚥性肺炎

死因上位の常連！
高齢者の肺炎は典型的な症状が出にくいので注意

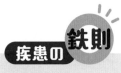

疾患の鉄則

肺炎の種類によって原因菌、治療が異なる

看護の鉄則

1 緊急入院となる肺炎患者の重症化を見逃さない
2 呼吸困難を緩和し、体力の消耗を最小限に抑える
3 誤嚥性肺炎のメカニズムを知って食事ケアに活かす
4 肺炎は予防が要！　ワクチン接種と生活習慣を見直す

疾患の鉄則　肺炎の種類によって原因菌、治療が異なる

- 肺炎とは鼻や口から入った病原体が肺内で増殖し、肺実質で炎症を起こすことです。
- 肺炎の種類によって原因となる菌が異なるため、肺炎に罹った場所や病原体によって分類されており、原因菌を推定した抗菌薬を選択し治療が行われます。
- 黄色ブドウ球菌や緑膿菌などの耐性菌が原因となりやすい人工呼吸器関連肺炎（ventilator-associated pneumonia：**VAP**）や院内肺炎（hospital-acquired pneumonia：**HAP**）では、死亡率も高く予後不良です。

鉄則 1　緊急入院となる肺炎患者の重症化を見逃さない

重症化しやすい肺炎の分類と特徴

- 緊急入院となる肺炎は、市中肺炎（community-acquired pneumonia：

肺炎と
誤嚥性肺炎

心不全

心筋梗塞

脳梗塞

急性胆管炎・
胆嚢炎

急性胃腸炎

イレウス

消化管出血

腎不全

大腿骨頸部骨折、
腰椎圧迫骨折

CAP）と医療・介護関連肺炎（nursing and healthcare-associated pneumonia：**NHCAP**）ですが、入院後48時間以内に発症した肺炎はCAPに含まれます。在宅や介護施設で療養する慢性疾患を抱えた高齢者が増加していることから、予後不良になりうることを念頭に重症化を防ぐことがきわめて重要です。

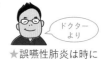

★誤嚥性肺炎は時にとても治療に難渋します。咳の弱い人、高齢者は夜間寝ているときに不顕性誤嚥、唾液などの微量誤嚥といった、少量の誤嚥を繰り返している可能性が高く、普段から咳などの様子をみておく必要があります。

肺炎の原因と症状

● CAPでは、肺炎球菌、インフルエンザ菌、マイコプラズマの順に多く、NHCAPでは、高齢者の誤嚥性肺炎の原因となる口腔内の嫌気性菌やレンサ球菌が重要となります。

肺炎に罹った場所による分類

肺炎区分	略語	特徴
市中肺炎	CAP	▶医療機関の外で基礎疾患のない（あっても軽い）人が罹る肺炎 ▶入院後48時間以内に発症した肺炎 ▶死亡率6.3％
院内肺炎	HAP	▶入院後48時間以上経った人が新しく罹った肺炎 ▶死亡率30.4％
医療・介護関連肺炎	NHCAP	▶介護施設で療養中の人、退院後90日以内の人、介護が必要な高齢者、血管内治療通院中の人が罹る肺炎 ▶CAPとHAPの間に位置する肺炎 ▶死亡率15.5％
人工呼吸器関連肺炎	VAP	▶人工呼吸器管理中の人に合併する肺炎 ▶HAPに含まれる ▶死亡率32.4％

日本呼吸器学会成人肺炎診療ガイドライン2017作成委員会編：成人肺炎診療ガイドライン2017. 日本呼吸器学会，東京，2017：2-34. を参考に作成

病原体による分類

肺炎区分	主な原因菌	特徴
細菌性肺炎	肺炎球菌、インフルエンザ菌、黄色ブドウ球菌、クレブシェラ　など	湿性咳嗽、膿性痰、肺炎球菌で鉄さび色の痰、クレブシェラはオレンジ色でゼリー状の痰が特徴的、重症化しやすい
非定型肺炎	肺炎マイコプラズマ、クラミジアなど	乾性咳嗽、喀痰を認めないことが多い、β-ラクタム系抗菌薬は無効
ウイルス性肺炎	インフルエンザウイルス　など	風邪に続き、高熱、全身倦怠感など

長寿科学振興財団：健康長寿ネット（肺炎の種類と特徴）. を参考に作成
https://www.tyojyu.or.jp/net/byouki/haien/syurui.html（2020.9.21アクセス）

先輩ナース より

★胸水が溜まると胸痛が消失することがあります。

●肺炎の主な症状は、発熱、咳嗽、喀痰、呼吸困難などで、胸膜まで炎症が及ぶと胸痛や胸水を伴います。

●高齢者では、発熱や典型的な呼吸器症状が現れず、失禁、食欲低下、なんとなく元気がないうちに重症化することもあり、普段と少し違うと感じたときは注意が必要です。

●肺炎アセスメントのコツをおさえましょう。

・肺に水が溜まるため裏側の胸郭の動きが低下（左右で比べる）。

・聴診では、粘稠な痰の貯留によって粗い断続性ラ音の水泡音や肺炎は音が伝わりやすく、呼気でも呼吸音が聴取される（気管支呼吸変化）。

・滲出液や痰で気管支が満たされると呼吸音が減弱・消失し、聞こえにくくなる。

●CAPで最も多い**肺炎球菌**は、肺胞領域に病変をつくり、胸部X線では**エアーブロンコグラム**（気管支透亮像）を伴う浸潤陰影がみられます。

★
エアーブロンコグラム（air bronchogram）
　肺炎では肺胞内に炎症細胞浸潤を生じ、気管支内腔には空気が残り画像では枝状に黒く見える。正常な肺は空気で満たされているので、気管支の陰影は見えない。

X線	CT
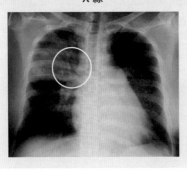	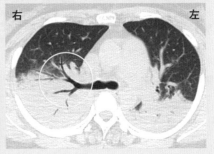

●肺炎球菌は、鼻咽頭の常在菌として成人5〜10％、小児20〜40％が保菌[1]しており、体力や免疫力の低下した高齢者では、風邪やインフルエンザに続いて肺炎を発症する可能性があります。

●鼻咽頭と耳の距離が近いことから**中耳炎**、さらに奥に進むと**髄膜炎**、血流に乗って全身に回ると**敗血症**といった**肺炎球菌感染症**を引き起こすこともあります。

肺炎の重症度の判定

- 問診、診察所見、血液検査、画像診断と合わせて総合的に行われ、敗血症の有無（qSOFA）と重症度を評価し治療場所を決定します。
- 英国胸部学会の CURB-65 やそれを基に作成された日本呼吸器学会の A-DROP システムを活用することで、重症度に適した治療場所を選択できます[2]。

qSOFA → p.10

CURB-65 [2]

各項目を 1 点とし、スコアの合計 0 − 1 点：外来加療、2 点：一般病棟入院、3 点以上は ICU 入院と、治療場所を決定できる。
- ▶ Confusion：意識障害、見当識障害あり
- ▶ Uremia：BUN 20mg/dL 以上（原著では > 7 mmol/L）
- ▶ Respiratory rate：呼吸数 30 回 / 分以上
- ▶ Blood pressure：収縮期血圧 90mmHg 以下、あるいは拡張期血圧 60mmHg 以下
- ▶ 65 over：年齢 65 歳以上

ドクターより
★ CURB-65 は世界で広く用いられています。

先輩ナースより
★ CURB-65 のよい点は、パルスオキシメーターがなくても患者さんの呼吸数で判断できるところです。CURB-65 を日本人用に改訂したものが A-DROP になります。

A-DROP システム [2]

1. A（Age：年齢）：男性 70 歳以上、女性 75 歳以上
2. D（Dehydration：脱水）：BUN：21mg/dL 以上または脱水がある
3. R（Respiration：呼吸）：SpO$_2$：90%以下（PaO$_2$：60Torr 以下）
4. O（Orientation：意識）：意識障害あり
5. P（Pressure：血圧）：収縮期血圧 90mmHg 以下

※ショックがあれば 1 項目のみでも超重症とする

該当数	0	1〜2	3	4〜5
重症度	軽症	中等症	重症	超重症
治療場所	外来	外来 or 入院	入院	ICU

肺炎の治療

- 原因菌をターゲットにした抗菌薬の選択が重要であり、喀痰検査や血液培養検査が行われます。その他、迅速検査の尿中抗原、喀痰抗原、咽頭ぬぐい液抗原検査では、短時間で結果がわかります。
- いずれの検査も、原因菌の特定には、良質な検体を採取することが重要です。痰が出ないときは、指示により去痰薬や気管支拡張薬の入ったネブライザー吸入を行います。自分で意識して痰を出せない場合は、口腔ケア後に気管吸引キットを用いて採取することもあります[3]。
- 喀痰の肉眼的分類では Miller & Jones 分類、顕微鏡的分類では、白血球の数と唾液に多い口腔粘膜由来の扁平上皮細胞の数でみる Geckler 分類を用いて評価します[4]。

先輩ナースより
★痰は睡眠中に気管支に溜まりやすく、起床時に採取すると効果的です。朝起きたら歯を磨き、口腔内の清潔と喉を潤した後、大きく息を吸って、口を開け「ハーッ」と、おなかに力を入れながら強い咳を数回して痰を出すよう説明します[3]。

271

●良質な喀痰は、肉眼的に膿性痰（P1 ～ 3）で、顕微鏡的に上皮細胞が
少なく（唾液が少ない）白血球が多い（病原菌がいる）Group 4 ～ 5
の痰が理想とされています。

Miller & Jones 分類

M1	唾液、完全な粘液性
M2	粘液性だが少量の膿性痰含む
P1	膿性痰が 1/3 以下
P2	膿性痰が 1/3 ～ 2/3
P3	膿性痰が 2/3 以上

Geckler 分類

	扁平上皮細胞	白血球	判定
Group 1	> 25	< 10	－
Group 2	> 25	10 ～ 25	－
Group 3	> 25	> 25	－
Group 4	10 ～ 25	> 25	＋
Group 5	< 10	> 25	＋＋
Group 6	> 25	> 25	－～＋＋

ドクター
より

★ Geckler 分類はシ
ンプルでわかりやす
く、よく用いられま
す。ポイントは、
①上皮細胞が少ない
②白血球が多い
この２つを満たせば
肺炎の原因からの痰
と考えて"良質な痰
培養"とします。

日本呼吸器学会咳嗽・喀痰の診療ガイドライン 2019 作成委員会編：咳嗽・喀痰の診療ガイドライン
2019. 日本呼吸器学会, 東京, 2019：24. より引用

●通常、微生物検査の結果を待たずに、患者背景や総合的な所見から原因
菌を推測し、抗菌薬を選択したエンピリック（経験的）治療が開始されます。
その後、検査結果をもとに適切な標的治療へと変更していきます。

鉄則 2 呼吸困難を緩和し、体力の消耗を最小限に抑える

呼吸困難の緩和

呼吸数増加→ p.30
頻脈→ p.56

胸痛→ p.62

●肺炎は、炎症が広範囲になるほど酸素化が悪化するため、呼吸困難の増悪に
注意が必要です。指示に従って酸素吸入を行い、呼吸数増加、頻脈、努力
呼吸の有無を観察し、呼吸状態悪化の兆候を早期に発見することが重要です。
●胸痛を伴う場合は、呼吸が浅くなって痰を出すための咳嗽がうまくで
きなくなります。指示に応じて鎮痛薬や去痰薬を与薬し、安楽な呼吸
ができるよう日常生活の援助を行います。
●NHCAP で繰り返す誤嚥性肺炎では、呼吸状態悪化に備えて、気管挿
管するかどうか、といった意思決定支援も重要になります。

体力の消耗を最小限にする

- 肺炎からの回復には、高タンパク・高エネルギー・高ビタミン食が必要です。高齢者の肺炎では、発症前から経口摂取量が低下していることが多く、体力低下に加えて、発熱によって水分が失われ、脱水になりやすい状態です。また、脱水によって痰が粘稠となり、咳嗽してもなかなか痰を出すことができず体力を消耗します。

- 入院が必要な肺炎では、点滴加療が行われるため、水分出納のバランスをチェックし、医師の指示の範囲内で気道分泌物の喀出を促すためにも水分補給を行います。経口摂取ができない場合は、必要に応じて経管栄養や中心静脈栄養が必要な場合もあります。

- 高齢者では、もともと食事の摂取量が少なく、たくさん食べることに苦痛を感じる人もいます。肺炎の急性期は、栄養の確保と心身の安静を保つことで、酸素とエネルギーの消費を最小限に抑えることが重要です。

★正常なときの安静時の呼吸で消費されるカロリーは、1日でわずか約70kcalです。呼吸不全がきつくなると、その10倍の700kcal/日にまで消費カロリーが増加します。

★栄養士と連携し、少ない量でも栄養価の高い食種や補食について、患者さんに合わせて検討することが大切です。

鉄則3 誤嚥性肺炎のメカニズムを知って食事ケアに活かす

誤嚥性肺炎の好発部位

- 誤嚥とは、食べ物や唾液などが誤って気管に入ってしまうことです。

- 誤嚥性肺炎は、飲食物の誤嚥（**顕性誤嚥**）や睡眠中に唾液が気管に流れ込むこと（**不顕性誤嚥**）で細菌が繁殖し、肺で炎症が起こることで発症します。

- 通常は食事中に誤嚥してしまうため、気管支の構造上太くて角度が急な右気管支に入りやすく、右肺の肺底部で発症しやすいことが特徴です。もちろん、左肺の肺底部に落ちることもあり、誤嚥性肺炎では両下肺野（背側の横隔膜の裏）の聴診が大切です。

★右肺は左肺よりも大きく、肺炎になると大変です。誤嚥性肺炎は右肺に起こりやすいので治療に難渋します。

聴診→ p.32

気管分岐部の角度

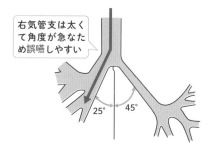

右気管支は太くて角度が急なため誤嚥しやすい

25° 45°

心不全

心筋梗塞

脳梗塞

急性胆管炎・胆嚢炎

急性胃腸炎

イレウス

消化管出血

腎不全

大腿骨頸部骨折、腰椎圧迫骨折

誤嚥性肺炎を起こしやすい患者の特徴

ドクター
より

★誤嚥性肺炎を起こしている人は「ダミ声」の場合が多いです。

- ●健康な人では、万が一飲食物が気管に入っても咳込んで出すことができます。しかし、高齢者、脳血管障害の既往のある人、神経筋疾患、寝たきり状態では、嚥下機能や咳反射が低下しており、誤嚥に注意が必要です。
- ●嚥下障害を疑う症状には、食事中にむせる、常に喉がゴロゴロ鳴っている、唾液が飲み込めない、食事に時間がかかる、痰が多く汚い、声質の変化[5]（ガラガラ声になる）などがあります。
- ●睡眠薬を使用している場合、意識レベルの低下によって誤嚥する可能性があり、必ず覚醒状況を確認してから食事を始めることが大切です。

誤嚥をきたしやすい病態

脳・神経疾患	脳血管性障害、中枢性変性疾患、パーキンソン病、認知症
寝たきり状態	原因疾患を問わず
口腔の異常	歯の噛み合わせ障害（義歯不適合を含む）、口内乾燥、口腔内悪性腫瘍
胃食道疾患	食道憩室、アカラシア、強皮症、悪性腫瘍、胃食道逆流、胃切除後
医原性	鎮静薬、睡眠薬、抗コリン薬など口内乾燥をきたす薬剤、経管栄養

日本呼吸器学会 医療・介護関連肺炎（NHCAP）診療ガイドライン作成委員会編：医療・介護関連肺炎診療ガイドライン. 日本呼吸器学会，東京，2011：33. より一部改変して転載

誤嚥性肺炎を予防する食事のポイント

詳しくは、PART1「摂食嚥下障害」p.127参照

先輩ナースより

★食事は、落ち着いてゆっくり食べられるような環境調整も大切です。テレビを見ながらだったり、人の出入りの多い場所などでは、食事に集中できず摂取量が減ったり、むせたりすることがあります。

- ●覚醒状況を確認し、食事に集中できる環境を整え、窒息リスクのある患者さんの食事は必ず見守りを行います。
- ●丸飲み、かき込み、早食いの人は窒息のリスクが高いです。小スプーンを利用し、小皿に小分けするなど一度にたくさん食べないよう注意します。
- ●噛む力が弱かったり、口腔内の乾燥や義歯を外した状態で摂取したりすると咀嚼が不十分となり、結局は丸飲みになってしまいます。食べやすいよう食事の形態を検討し、食事前後の口腔ケアや食事のときには義歯を忘れず装着します。

肺炎と誤嚥性肺炎

心不全

心筋梗塞

脳梗塞

急性胆管炎・胆嚢炎

急性胃腸炎

イレウス

消化管出血

腎不全

大腿骨頸部骨折、腰椎圧迫骨折

誤嚥性肺炎の事例

70 歳代　男性

▶ 脳梗塞後遺症による左不全麻痺あり、最近なんとなく元気がなく自宅での転倒をきっかけに食欲不振となり受診となった。

▶ 意識障害なし、体温 37.2℃、血圧：110/78、呼吸数：25 回 / 分、脈拍：110 回 / 分、SpO₂:90％、背側下肺野で呼吸音減弱あり右＜左、水泡音（粗い断続性ラ音）を聴取した。血液データ：BUN 22.8mg/dL

▶ 画像検査により誤嚥性肺炎と診断され、入院となった。

事例の解説

▶ 脳血管障害は誤嚥をきたしやすい病態であり、なんとなく元気がなく食欲が低下したという情報は重要な誤嚥のサインとなる。

▶ 右下肺野の呼吸音減弱、肺雑音の聴取、バイタルサインの変化から誤嚥が疑われ、画像診断の結果から誤嚥性肺炎と診断された。qSOFA は 1 点で敗血症の疑いはなし、A-DROP は 3 点（年齢、SpO₂、BUN）で入院加療となった。

胸部 X 線画像

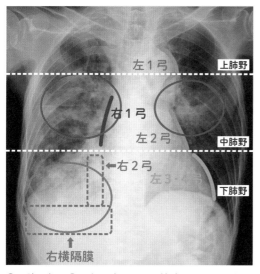

○の肺門部、●の右下肺野に浸潤性陰影を認め、右 2弓・右横隔膜の線が不明瞭になっており（シルエットサインは陽性）誤嚥性肺炎が疑われる。

胸部 CT 画像

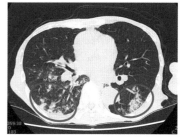

荷重変化として背側優位な浸潤性陰影を両側に認め、中枢部からの気管支肥厚所見も合わせ誤嚥性肺炎が考えられる。

▶ このケースでは、口腔内の嫌気性菌を想定して β - ラクタマーゼ阻害剤配合ペニシリン系抗菌薬（一般名：スルバクタム / アンピシリン）による点滴加療が行われ、去痰困難に対して去痰薬の内服とネブライザー吸入が行われた。また、左不全麻痺があることから、言語聴覚士が介入し、段階的に食事の量や形態を変更していった。

▶ 高齢者では、誤嚥性肺炎をきっかけとした認知機能や ADL（activities of daily living：日常生活動作）の低下を予防し、QOL（quality of life：生活の質）を維持するためにも早期離床を進めることが大切である。

鉄則 **4**

肺炎は予防が要！
ワクチン接種と生活習慣を見直す

ワクチン接種による予防

● ワクチンを接種することで、万が一感染した場合も重症化を防ぐことができます。

● 季節型インフルエンザはインフルエンザウイルスによって発症し、毎年流行する型が違います。特に高齢者や基礎疾患のある人は重症化しやすく、毎年流行前の 10 ～ 12 月上旬までにワクチンの接種を推奨しています。

● 肺炎球菌ワクチンは、厚生労働省の助成により、2014 年より 65 歳以上、60 ～ 65 歳未満の基礎疾患（心臓・呼吸器・腎臓・ヒト免疫不全などの疾患で身体障害者 1 級に相当）を有する人を対象に、ニューモバックス®NP の定期接種が開始されました。

先輩ナース より

★過去に接種歴のある人は費用補助の対象にはなりませんが、主治医と相談のうえ 5 年以上の間隔があれば再接種することができます。

生活習慣の見直し

1 栄養管理

● 栄養不足は免疫力の低下をまねき、肺炎に罹りやすくなります。食事制限のある人は医師の指示に従い、日ごろから栄養バランスのよい食事摂取を心がけ、栄養状態を良好に保つことが大切です。

● 望ましい「食生活指針」について、厚生労働省と農林水産省が共同で示した「食事バランスガイド」を参考にすると、何をどのくらい食べたらよいかイメージしやすいです。

2 口腔ケア

● 誤嚥性肺炎の原因菌は口腔内常在菌が多く、肺炎予防には口腔内を清潔に保つことが大切です。口腔内の汚れには、食物残渣と細菌塊（バイオフィルム）があり、後者は非常に粘着力が強く、歯ブラシを用いなければ含嗽で除去することはできません。

● 食べ物を噛めば噛むほど唾液は分泌されますが、歯の欠損や歯周病、入れ歯が合っていないと十分に噛むことができず、唾液の分泌不足をまねきます。唾液には、消化吸収を助け、口腔内の自浄作用や抗菌作用があるため、しっかり噛むことができるよう歯の治療や入れ歯の調

ドクター より

★口腔内をきれいに保ち、きれいな唾液を分泌することが大事です。
★誤嚥性肺炎の予防として「唾液を減らす」薬が投与される場合がありますが、間違いだと思います。唾液には多くのはたらきがあります。「唾液をきれいにする」方法を考えましょう。

整も大切です。

3 標準予防策

●肺炎の感染経路は、主に感染者の咳やくしゃみに含まれる病原微生物を吸い込んでしまうことで感染する「**飛沫感染**」が多く、ドアノブなどに付着している病原微生物を触れた手を介して体内に入ることで感染する「**接触感染**」にも注意が必要です。

●日常生活における指導では、人混みを避け、外出時にはマスクを装着、外出から帰宅したら手洗い、うがいを行い、細菌やウイルスを体内に入れないことが大切です。

4 その他

●喫煙者は禁煙すること、免疫力が低下しないよう睡眠・休息をとり、適度な運動によって身体活動性を維持することも大切です。

●神経伝達物資の1つであるサブスタンPは、嚥下反射や咳反射に重要な役割を果たしています。ACE阻害薬は、このサブスタンPの分解を抑制することで、嚥下機能を改善する効果があることが知られており、咳反射が弱い場合、医師の指示により処方されることがあります。

(藤原美紀)

引用文献

1）日本呼吸器学会成人肺炎診療ガイドライン2017作成委員会：成人肺炎診療ガイドライン2017. 日本呼吸器学会，東京，2017：2-34, 52.
2）日本呼吸器学会市中肺炎診療ガイドライン作成委員会編：成人市中肺炎診療ガイドライン. 日本呼吸器学会，東京，2007：12.
3）藤原美紀：おまけの豆知識　喀痰検査で痰が出ない…. どうする？　西口幸雄監修，久保健太郎，他編著，先輩ナースが書いた看護のトリセツ，照林社，東京，2019：99.
4）日本呼吸器学会咳嗽・喀痰の診療ガイドライン2019作成委員会：咳嗽・喀痰の診療ガイドライン2019. 日本呼吸器学会，東京，2019：24-26.
5）日本呼吸器学会市中肺炎診療ガイドライン作成委員会編：成人市中肺炎診療ガイドライン. 日本呼吸器学会，東京，2007：72.

参考文献

1）長尾大志：まるごと図解　呼吸の見かた. 照林社，東京，2016：90-97.
2）厚生労働省ホームページ：「食事バランスガイド」について.
https://www.mhlw.go.jp/bunya/kenkou/eiyou-syokuji.html（2021.3.20アクセス）
3）長寿科学振興財団：健康長寿ネット　肺炎の種類と特徴.
https://www.tyojyu.or.jp/net/byouki/haien/syurui.html（2020.9.21アクセス）
4）迫田綾子編：図解 ナース必携 誤嚥を防ぐポジショニングと食事ケア－食事のはじめからおわりまで. 三輪書店，東京，2013.
5）河野茂，石田直，門田淳一，他：ストップ肺炎　医療従事者／冊子用. 日本呼吸器学会，東京，2014.

心不全

心筋梗塞

脳梗塞

急性胆管炎・胆嚢炎

急性胃腸炎

イレウス

消化管出血

腎不全

大腿骨頸部骨折・腰椎圧迫骨折

緊急度と重症化のリスク ★ ★ ★

心不全

多様な原因で心臓に負担がかかり、繰り返すことで生命にかかわる

疾患の 鉄則

心不全は心臓のポンプ機能の低下

看護の 鉄則

1 心不全の急性増悪の治療は、クリニカルシナリオ（CS）で覚える

2 体重増加、血圧低下、心電図波形の変化時は医師に報告する

3 再入院を予防するために、多職種と連携した早期からの退院指導が重要

 ## 心不全は心臓のポンプ機能の低下

- 心不全とは、種々の原因により心臓のポンプ機能が低下し、主要臓器の酸素需要量に見合うだけの血液量を絶対的または相対的に拍出できない状態です。肺または体静脈系にうっ血をきたし、日常生活機能に障害を生じます。

- 心不全はあらゆる心臓疾患の末期像であり、心不全をきたす原因疾患は、虚血性心疾患・弁膜症・高血圧症・心筋症・不整脈などの心疾患、感染症、代謝性疾患、アルコール中毒などさまざまです。

- 心不全の臨床症状は、呼吸困難（労作時の息切れ・起座呼吸・発作性の夜間呼吸困難）、易疲労感、下肢の浮腫、四肢冷感、腹部膨満感などです。

心不全の分類

- 心不全は発症形式から、急性心不全、慢性心不全、慢性心不全の急性増悪の3つに分かれます。

肺炎と誤嚥性肺炎

心不全

心筋梗塞

脳梗塞

急性胆管炎・胆嚢炎

急性胃腸炎

イレウス

消化管出血

腎不全

大腿骨頸部骨折、腰椎圧迫骨折

	状態	原因
急性心不全	急性の疾患により急激に心臓のポンプ機能が低下している状態	▶急性心筋梗塞 ▶急性心筋炎 ▶高血圧　など
慢性心不全	基礎疾患により心臓のポンプ機能が低下している状態	▶虚血性心疾患 ▶拡張型心筋症 ▶心房細動 ▶弁膜症（大動脈弁狭窄症や逆流、僧帽弁狭窄症や逆流） ▶先天性心疾患（心房中隔欠損症など）
慢性心不全の急性増悪	もともとの心不全が急激に悪化している状態	▶塩分・飲水過多 ▶感染症 ▶内服中断 ▶過労 ▶新たな不整脈や心筋虚血など

左室駆出率（LVEF）は正常か？

● LVEF（left ventricular ejection fraction）とは心機能のうち心室収縮機能の代表的な指標で、心拍ごとに心臓が拍出する血液量（1回拍出量）を拡張期の左室容量で割ることで算出し、心疾患の状態・予後を把握することができます。

● 正常は 50％以上、軽度低下は 40 〜 49％、低下は 40％未満です。

● LVEF による心不全の分類があり、HFrEF（heart failure with reduced ejection fraction）とは LVEF が低下した心不全（40％未満）で、HFpEF（heart failure with preserved ejection fraction）は LVEF が保たれた心不全（50％以上）です。

★ HFrEF は心臓の収縮不全が主体、HFpEF は拡張不全が主体と定義されています。

★ LVEF 20％前後の人は体がとてもつらい状態なので、急変などに備えておく必要があります。

鉄則 1　心不全の急性増悪の治療は、クリニカルシナリオ（CS）で覚える

● 心不全の急性増悪時の収縮期血圧によって、クリニカルシナリオ（CS）に基づいた治療が開始されます[1]。

● CS とは、急性増悪で来院したときの収縮期血圧を参考に心不全の病態を分類し、来院直後の治療方針を決定するものです。一般病棟への緊急入院は CS1、CS2 が多いです。

● 緊急入院時はバイタルサイン、SpO_2 値、呼吸困難や浮腫の有無を確認します。酸素療法、薬剤投与用の末梢静脈路、正確な尿量を確認するための尿道留置カテーテルの準備を行います。

急性心不全に対する初期対応におけるクリニカルシナリオ（CS）分類

CS 分類					
分類	CS1	CS2	CS3	CS4	CS5
主病態	肺水腫	全身性浮腫	低灌流	急性冠症候群	右心機能不全
収縮期血圧	> 140mmHg	100 〜 140mmHg	< 100mmHg	―	―
病態生理	▶充満圧上昇による急性発症 ▶血管性要因が関与 ▶全身性浮腫は軽度 ▶体液量が正常または低下している場合もある	▶慢性の充満圧 / 静脈圧 / 肺動脈圧上昇による緩徐な発症 ▶臓器障害 / 腎・肝障害 / 貧血 / 低アルブミン血症 ▶肺水腫は軽度	▶発症様式は急性あるいは緩徐 ▶全身性浮腫 / 肺水腫は軽度 ▶低血圧 / ショックの有無により2つの病型あり	▶急性心不全の症状・徴候 ▶トロポニン単独の上昇ではCS4 に分類しない	▶発症様式は急性あるいは緩徐 ▶肺水腫なし ▶右室機能障害 ▶全身的静脈うっ血徴候

Mebazaa A, Gheorghiade M, Piña IL, et al. Practical recommendations for prehospital and early in-hospital management of patients presenting with acute heart failure syndromes. *Crit Care Med* 2008; 36: S129-S139.

★ NPPV で呼吸器系に陽圧をかけると、虚脱した肺胞が再度拡張し、換気が改善する、心臓に戻る静脈還流を減らし右室の前負荷が軽減するなどの効果があります。

★心不全の治療中は常に電解質に注意しています。低カリウム血症、低ナトリウム血症がよくみられます。

★陽圧換気を行う場合、空気が漏れないようにとマスクをきつく固定すると、皮膚損傷を起こすことがあります。皮膚保護剤を使用して皮膚の保護とマスクフィッティングを行いましょう。

●病棟入院後の主な治療は、酸素療法、薬物療法、安静療法、食事療法、運動療法になります。

●酸素療法は、呼吸困難の改善、臓器虚血の改善が目的です。肺うっ血が強い場合は非侵襲的陽圧換気療法（NPPV）が開始されます。

●薬物療法は病態に応じて、硝酸薬、利尿薬、血管拡張薬、強心薬などが使用されます。

●心負荷軽減のために入院当初は臥床安静になることが多いため、安静度を確認します。薬物療法で状態が改善すると、酸素投与量を減量し、安静度を拡大していき、リハビリテーションが開始されます。

●体液貯留を予防するため、塩分制限や水分制限などの食事療法も行われます。患者さんや家族に必要性を説明し協力を得ます。

CS1 は高血圧と肺水腫、治療は陽圧換気と硝酸薬

●CS1 は高血圧性心臓病により、肺水腫として発症するタイプが多いです。

●治療は陽圧換気（CPAP・NPPV 治療、ASV 治療）による酸素化改善と、硝酸薬、血管拡張薬による血圧管理が重要です。

肺炎と
誤嚥性肺炎

心不全

心筋梗塞

脳梗塞

急性胆管炎・
胆嚢炎

急性胃腸炎

イレウス

消化管出血

腎不全

大腿骨頸部骨折、
腰椎圧迫骨折

陽圧換気の方法

CPAP (continuous positive airway pressure) 持続陽圧呼吸療法	PEEP（呼気終末陽圧）による酸素化、心負荷の軽減、呼吸仕事量軽減
NPPV (non-invasive positive pressure) 非侵襲的陽圧換気療法	CPAP に加え、PS による換気不全の改善
ASV (adaptive servo ventilation) 二相式気道陽圧呼吸療法	NPPV の一種。呼吸パターンに合わせ送気する小型のマスク式人工呼吸器

CS2 は体液貯留、治療は利尿薬と血管拡張薬

● CS2 は体液貯留が主体の心不全が多く、うっ血に対して利尿薬、血管拡張薬の治療が必要となります。

各治療のポイント

1 酸素療法

● 心不全では 6 割近くの患者さんが肺水腫を伴っているため、早期の酸素化改善が予後改善の鍵となります。

● SpO₂ は低酸素血症のめやすとなる 90％以上を維持できているか（末梢冷感がある場合は SpO₂ 値が正しく測定できているか）、呼吸困難、咳嗽、呼吸状態（頻呼吸・努力呼吸の有無、呼吸音など）を観察します。

2 薬物療法

● 薬剤の作用機序を確認し、尿量・体重の増減、浮腫の有無、血圧の変動の有無、ふらつき・倦怠感の有無などを観察します。

● 病状が安定すれば、注射薬から内服薬へ移行するため、薬剤変更後に症状の増悪がないか継続して確認します。

● 血管拡張薬や強心薬などをシリンジポンプで微量投与している場合、側管から抗菌薬などの薬剤投与をすると急速投与となり、血圧の変動、不整脈を引き起こす恐れがあるため単独ルートとします。

● 利尿薬は副作用として低カリウム血症、低ナトリウム血症、脱水、不整脈などがあるため、心電図モニターで波形の変化や脈拍の変動の有無を観察することが大切です。

● ACE 阻害薬、ARB、β 遮断薬を内服中は、血圧低下によるふらつきやめまいが出現することがあります。患者さんには起床時など急な立ち上がりに注意するよう促し、転倒・転落を予防します。

★心不全の患者さんでは、肺うっ血のため起座呼吸のほうが楽になることが多いです。ベッドをギャッジアップし、オーバーテーブルに枕を置いて、体位を補助します。患者さんや家族は、臥床したほうが呼吸が楽になると思っていることもあるので、知識を提供することも大切です。

★血管拡張薬のハンプは配合禁忌薬が多いため、基本的に単独ルートにします。末梢静脈路からの投与も可能です。

★低カリウム血症には常に注意し、できれば K 4.0mEq/L 以上を目標に管理しています。心室性不整脈があるときはマグネシウムの値にも注意！ 心筋細胞の膜の安定化に必要で、2.0mg/dL 以上を目標にしています。

心不全の薬物療法

薬剤の種類（注射）		薬剤名（主な商品名）と主な作用機序	副作用
強心薬	カテコラミン	ドブタミン塩酸塩（ドブトレックス®、ドブポン®） 強心作用→心拍出量増加	不整脈、血圧低下、虚血増悪
	PDE 阻害薬	ミルリノン（ミルリーラ®） 血管拡張作用＋強心作用	血圧低下
血管拡張薬	硝酸薬	ニトログリセリン（ミリスロール®、ミオコール®） 血管拡張作用	頭痛、めまい、悪心・嘔吐
		硝酸イソソルビド（ニトロール®） 血管拡張作用＋虚血発作予防	血圧低下、めまい、ショック
		ハンプ 血管拡張作用＋利尿作用	初回投与時は血圧低下に注意

薬剤の種類（内服）	薬剤名（主な商品名）	主な作用機序
利尿薬	フロセミド（ラシックス®） アゾセミド（ダイアート®） トリクロルメチアジド（フルイトラン®） トルバプタン（サムスカ®）	身体に貯留した余分な水分を体外に排出し、うっ血に基づく呼吸困難、浮腫等の症状軽減
アンギオテンシン変換酵素（ACE）阻害薬	エナラプリルマレイン酸塩（レニベース®） イミダプリル塩酸塩（タナトリル®） カプトプリル（カプトリル®） テモカプリル塩酸塩	血管を拡張しホルモンバランスを整え、水分の貯留を防止し心臓の負担を軽くする
アンギオテンシン受容体拮抗薬（ARB）	カンデサルタン シレキセチル（ブロプレス®） テルミサルタン（ミカルディス®） ロサルタンカリウム（ニューロタン®） オルメサルタン メドキソミル（オルメテック®） バルサルタン（ディオバン®） アジルサルタン（アジルバ®）	血管を拡張しホルモンバランスを整え、水分の貯留を防止し心臓の負担を軽くする心血管保護作用
抗アルドステロン薬	スピロノラクトン（アルダクトン®） エプレレノン（セララ®）	左室リモデリング改善により心不全予後改善効果
β遮断薬	ビソプロロールフマル酸塩（メインテート®） カルベジロール（アーチスト®）	交感神経作用抑制により心保護作用、心不全悪化防止効果
ジギタリス	ジゴキシン（ジゴシン®、ハーフジゴキシン®） メチルジゴキシン（ラニラピッド®）	心筋収縮力を強め、心臓のはたらきを改善
経口強心薬	ドカルパミン（タナドーパ®） ピモベンダン（アカルディ®）	心筋収縮力を強め、心臓のはたらきを改善

3 食事療法

●減塩食が基本となるため薄味となるうえに、心不全や肝うっ血などで食欲減退が起こることもあります。必要時は栄養士に相談して、ゼリーなどの栄養補助食品を併用します。

●水分管理（飲水制限）は患者さんの管理能力に合わせて、飲水量を記載してもらい自己管理にするのか、看護師が1日分または必要時に配るのか考慮します。

ドクターより

★昔は、カテコラミンといえばドーパミン（DOA）でしたが、近年は
①不整脈の出現
②感染症の悪化
③利尿効果はない
などの理由で使用されなくなり、ドブタミン（DOB）を第1選択薬としています。これは心臓外科手術後も同様です。

★サムスカ®は、Naが低いとき使用しやすい水利尿の薬剤です。ラシックス®やハンプはNa利尿なのでNaが低下します。Na値によって組み合わせて使用しています。

★ラシックス®はKも低下するので、ラシックス®／アルダクトン®はセットで用いることが多いです。アルダクトン®はK値を上昇させます。

先輩ナースより

★肺炎契機の心不全患者さんの場合、入院前に誤嚥することはなかったか確認し、食事・飲水形態の変更や嚥下リハビリテーションの依頼などを行い、誤嚥性肺炎の予防に努めます。

肺炎と誤嚥性肺炎

心不全

心筋梗塞

脳梗塞

急性胆管炎・胆嚢炎

急性胃腸炎

イレウス

消化管出血

腎不全

大腿骨頸部骨折、腰椎圧迫骨折

鉄則 2　体重増加、血圧低下、心電図波形の変化時は医師に報告する

体重増加

- 飲水量は守れているのに、1日で0.5kg、3〜5日で0.8kg以上の体重増加を認めるときは心不全増悪への注意が必要です。
- 普段の血圧からの増減、尿量減少（0.5mL/体重kg/時以下、400mL/日以下など）、24回/分以上の頻呼吸の有無、喘鳴・湿性咳嗽の出現、顔面・下腿浮腫の有無を同時に観察します。
- 注射薬・内服薬の増減の有無、食事摂取量、便秘の有無をアセスメントし、医師へ報告します。

★心不全の患者さんでは体重と尿量は治療評価の大切な指標になります。体重は朝食前など一定の時間に測定して記録します。

薬剤開始時の血圧低下

- ハンプ開始後は血圧低下が起こる場合があります。血圧や尿量を観察し、収縮期血圧が90mmHgを下回る場合は、医師へ報告します。
- ACE阻害薬、β遮断薬、抗アルドステロン薬は、降圧目的ではなく心不全再発予防のために投与されている場合があります。収縮期血圧が90mmHg前後でも内服を継続する場合も多いため、低血圧の患者さんでは服用のめやすを確認しておきます。

★ハンプは少量でも効果が期待できるので、0.0125〜0.025μg/kg/分で投与します。血圧低下もきつくない印象です。

突然の心電図波形の変化

- 洞調律から心房細動（AF）への変化や頻脈・除脈の持続、動悸・胸痛の出現があれば、何らかの原因で心臓に負担がかかっている可能性があります。
- 心電図波形を記録し、12誘導心電図の実施、バイタルサイン測定を行い、自覚症状の有無を確認し、医師へ報告します。

★心不全の患者さんは、入院後も何らかの原因で心不全が急性増悪する可能性があります。体重増加、血圧低下、心電図波形の変化時以外にも、意識レベルの変化など患者さんがいつもと違うと感じたら、バイタルサインを測定し、躊躇せず医師に相談しましょう。

頻脈・徐脈→ p.56
胸痛→ p.62
心電図→ p.206

心房細動（AF）の例

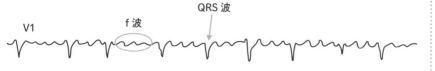

心房細動の特徴はP波がなく、基線上にギザギザとしたf波が出現。
R-R間隔が不整、心拍数が110回/分以上、40回/分以下は注意が必要

鉄則 3　再入院を予防するために、多職種と連携した早期からの退院指導が重要

心血管疾患から心不全への臨床経過

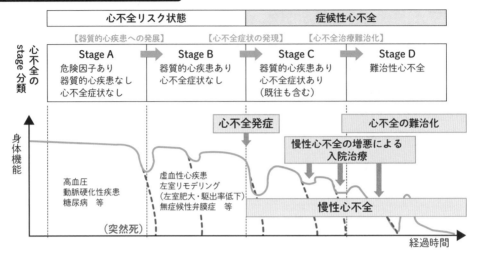

厚生労働省 第4回心血管疾患に係るワーキンググループ：資料2 心血管疾患の医療提供体制のイメージ（平成29年5月19日）．より一部改変して引用
(2013 ACCF/AHA guideline for the management of heart failure. a report of the American College of Cardiology Foundation/American Heart Association Task Force on practice guidelines. *Circulation* 2013；128：e240-327.)
https://www.mhlw.go.jp/file/05-Shingikai-10901000-Kenkoukyoku-Soumuka/0000165484.pdf（2021.3.1 アクセス）

★患者さんは治療して症状が改善すると、入院前と同じ状態まで回復したと思いがちです。急性増悪を繰り返すたびに心機能が低下していくこと、完治する疾患ではないことを本人、家族に伝え、理解してもらうことが大切です。

★塩分制限は非常に難しいです。何か月にもわたって少しずつ塩分の量を減らしていくしかありません。ごく少量ずつ減らせば味に慣れやすいです。

- 心不全は急性増悪を繰り返すことが特徴です。慢性心不全の患者さんでは、急性増悪を回避すること、急性増悪した場合は、その影響を最小限にとどめることが重要です。

- 心不全では、治療により一定の水準まで改善するために、自己管理が適切に行えず、再入院を繰り返すという負のスパイラルに陥り、難治性心不全に移行する場合があります。

- 心不全の急性増悪の要因は、塩分・水分制限の不徹底（33%）、感染症（20%）、過労（12%）となっており[3]、入院中から退院後の自己管理の確立が患者さんの予後を左右します。

- 心不全では75歳以上の後期高齢者が約70%（平成26年）を占めており、今後も心不全患者さんは増加していくと推察されます。高齢化により認知機能の低下、独居、老老介護などの社会的問題も加わり、症状の変化に気づきにくくなり、自己管理が困難になるなどの課題があります。

- 看護師は入院早期から患者さんの入院前の生活状況の情報収集をすることが重要です。水分・内服の管理は誰が、どのような方法で行っているか、キーパーソンは誰かなど、本人、家族から情報収集を行います。

入院中に薬剤師、栄養士、理学療法士など多職種と連携し退院指導を開始します。

●退院が決定すれば、医師に退院後の目標体重と飲水量の確認を行い、パンフレットなどを活用して、具体的で、持続可能な自己管理の方法を指導します。

●入院中から患者さん自身で血圧、体重、飲水量、浮腫や息切れなどの症状の有無を記載してもらい、退院後の受診行動のめやすを説明します。

●退院後の症状増悪では外来受診日までがまんせず、早期にかかりつけ医を受診するよう指導します。

●本人・家族だけでなく、必要であれば退院後に活用する社会資源のスタッフ（ケアマネジャー、ヘルパーなど）にも退院指導や情報提供を実施し、地域連携を推進します。

●難治性心不全ステージでは、今後の治療方針などアドバンス・ケア・プランニング（advance care planning：ACP）を進めることも重要です。症状に応じて、緩和ケアを導入するなど患者さんの QOL を重視した心不全治療を、患者さん・家族とともに検討します。

（榎田貴子、植村　桜）

★病態と治療、患者さんの背景は複雑ですが、入院中、患者さんの傍らで症状の変化をいち早く発見し、介入できるのは看護師です。看護師は、医師や多職種との連携を強化し、病院と生活の場をつなぐ橋渡し役として患者さんや家族の支援を行うことが大切です。

ACP → p.259

引用文献

1）Mebazaa A, Gheorghiade M, Piña IL, et al. Practical recommendations for prehospital and early in-hospital management of patients presenting with acute heart failure syndromes. *Crit Care Med* 2008; 36 (l Suppl): S129-S139.
2）厚生労働省 第 4 回心血管疾患に係るワーキンググループ：資料 2 心血管疾患の医療提供体制のイメージ（平成 29 年 5 月 19 日）．https://www.mhlw.go.jp/file/05-Shingikai-10901000-Kenkoukyoku-Soumuka/0000165484.pdf（2021.3.1 アクセス）
3）林亜希子，眞茅みゆき：心不全患者の自己管理．Fluid Management Renaissance 2016；6（2）：115.

参考文献

1）日本循環器学会，日本心不全学会，日本胸部外科学会，他：急性・慢性心不全診療ガイドライン（2017 改訂版）．2018. https://www.j-circ.or.jp/old/guideline/pdf/JCS2017_tsutsui_h.pdf（2021.4.1 アクセス）
2）厚生労働省健康局：平成 29 年 5 月 19 日「第 4 回心血管疾患に係るワーキンググループ」資料 2 心血管疾患の医療提供体制のイメージ．https://www.mhlw.go.jp/stf/shingi2/0000165487.html（2021.4.1 アクセス）
3）岡田明子，眞茅みゆき：なぜ急性増悪するのか？リスクと対処を知って実践につなげよう！ナースがわかる＆はなせる心不全まるわかり BOOK．HEART nursing 2016 年春季増刊 2016；34-42.

肺炎と誤嚥性肺炎

心不全

心筋梗塞

脳梗塞

急性胆管炎・胆嚢炎

急性胃腸炎

イレウス

消化管出血

腎不全

大腿骨頸部骨折、腰椎圧迫骨折

緊急度と重症化のリスク ★ ★ ★

3 心筋梗塞

3大死因の1つ！
心筋の壊死は血流が止まって20分で始まるため、迅速な対応が必要

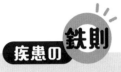

疾患の 鉄則

胸痛だけが症状ではない

看護の 鉄則

1 心筋梗塞を疑ったら、すぐに12誘導心電図を評価する

2 初期治療は MONA（モナ）と覚える

3 梗塞部位によって起こりうる合併症をおさえる

4 心臓リハビリテーションは早期かつ積極的に開始する

5 社会復帰に向けての退院支援、再発予防が大切

疾患の 鉄則　胸痛だけが症状ではない

胸痛→ p.62

★締めつけられる感じや、胃・歯・背中や肩の痛み、倦怠感を訴える人もいます。
★ NRS（p.110）では「今までで一番強い痛みを10としたら今はどのくらいの痛みですか?」と聞きます。

● 心筋梗塞とは、動脈硬化が進行した冠（状）動脈が、血栓によって閉塞し、閉塞部位より先の心筋に血液が流れなくなった結果、心筋が壊死に陥った状態をいいます。

● 発症後72時間以内を急性心筋梗塞（acute myocardial infarction：AMI）、72時間〜30日を亜急性心筋梗塞（recent myocardial infarction：RMI）、それ以降を陳旧性心筋梗塞（old myocardial infarction：OMI）といいます。

● 心筋梗塞はニトログリセリンが効かず、30分以上持続する前胸部の強烈な痛みが特徴です。しかし、糖尿病の既往がある人や高齢者では痛みの感受性が低下し、すべての人が胸痛を訴えるわけではありません。

● 痛みの強さの評価は NRS（Numerical Rating Scale）の0〜10の11段階のスケールを使います。どのような痛みがどのくらいの強さで、いつからその症状が始まったのか聴取する必要があります。

肺炎と誤嚥性肺炎

心不全

心筋梗塞

脳梗塞

急性胆管炎・胆嚢炎

急性胃腸炎

イレウス

消化管出血

腎不全

大腿骨頸部骨折、腰椎圧迫骨折

鉄則 1 心筋梗塞を疑ったら、すぐに12誘導心電図を評価する

● 心筋梗塞では、ショックによる顔面蒼白、冷汗、呼吸困難、血圧低下、致死的不整脈が起こる可能性があり、迅速な対応が求められます。

● 心筋梗塞の症状は多様であり、男性は冷汗、女性は悪心・嘔吐など性差があるといわれています。"何かおかしい！"と思ったら、まずは12誘導心電図をとって評価をしましょう。

> ドクターより
> ★心筋梗塞の治療はスピードが命！ まずは疑う。疑ったら心電図をとることが大事です。
>
> ショック→ p.18
> 12誘導心電図
> → p.206

心筋梗塞の診断

● ST上昇型心筋梗塞を STEMI（ST elevation myocardial infarction）といいます。心筋全層の壊死をきたした状態で、閉塞した血管をただちに開通することが重要です。非ST上昇型心筋梗塞は NSTEMI（non ST elevation myocardial infarction）といい、心内膜下の壊死にとどまった状態です。

冠（状）動脈の AHA 分類

> 先輩ナースより
> ★アメリカ心臓協会（AHA）は、主要な冠動脈を♯1～15に分類しており、医療の現場ではこの番号で病変部位を示すことが多いです。

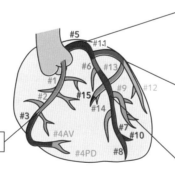

LMT：左冠動脈主幹部（#5）
前壁領域を還流する

LCX：左回旋枝（#11～#15）
側壁・後壁領域を還流する

LAD：左前下行枝（#6～#10）
前壁領域を還流する

RCA：右冠動脈（#1～#4）
下壁領域を還流する

下壁領域	前壁領域	側壁・後壁領域
＃1　右冠動脈（近位部）	＃5　左冠動脈主幹部（LMT）	＃11　左回旋枝（近位部）
＃2　右冠動脈（中央部）	＃6　左前下行枝（近位部）	＃12　鈍縁枝（OM）
＃3　右冠動脈（末端部）	＃7　左前下行枝（中央部）	＃13　左回旋枝（末端部）
＃4　AV 房室結節動脈…二手に分かれて上にいく	＃8　左前下行枝（末端部）	＃14　後側壁枝（PL）
＃4　PD 後下行枝…二手に分かれて下降する	＃9　第1対角枝（D1）	＃15　後下行枝（PD）
	＃10　第2対角枝（D2）	

梗塞部位による心電図変化

梗塞部位	梗塞波形が出現する誘導												主な閉塞枝
	I	II	III	aVR	aVL	aVF	V1	V2	V3	V4	V5	V6	
前壁中隔							○	○	○	○			左前下行枝
広範前壁	○				○		○	○	○	○	○	△	左前下行枝（近位）
純後壁							＊	＊					左回旋枝
高位側壁	○				○								左回旋枝
下壁		○	○			○							右冠動脈

○：梗塞波形がみられる　△：ときにみられる
＊mirror image による ST 下降、R 波増高、T 波増高

mirror image：梗塞部位と反対側（後壁であれば前壁）の波形のこと。反対側なので波形も反対になる（ST 上昇であれば ST 低下）。

心電図の経時的変化

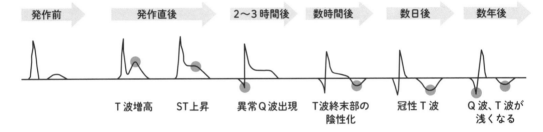

発作前　発作直後　2〜3 時間後　数時間後　数日後　数年後

T 波増高　　ST 上昇　　異常 Q 波出現　　T 波終末部の陰性化　　冠性 T 波　　Q 波、T 波が浅くなる

ドクターより

★ AMI は最初の数時間の推移が非常に大切です。発症後は半日〜1 日経過するまで 3 時間ごとに採血と心電図評価を行います。

● 診断や治療の効果判定には**心筋マーカー**＊も有用です。心筋マーカーではピークアウトを確認します。ピークアウトとは心筋マーカーの上昇がピーク（最高値 / 最悪値）を脱した状態であり、心筋の障害過程（心筋梗塞）の終息を意味します。

● 心筋梗塞の合併症には、僧帽弁閉鎖不全（乳頭筋断裂）、自然壁破裂、心室中隔穿孔、心室瘤、壁在血栓、心膜炎があります。胸部 X 線では、心拡大や肺うっ血、胸水の貯留など心不全の所見がないか評価します。

急性冠症候群（ACS）の診断の流れ

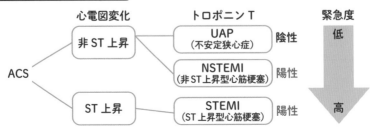

心電図変化　　トロポニン T　　緊急度

ACS ─ 非 ST 上昇 ─ UAP（不安定狭心症）　陰性　　低
　　　　　　　　　 ─ NSTEMI（非 ST 上昇型心筋梗塞）　陽性
　　 ─ ST 上昇 ─ STEMI（ST 上昇型心筋梗塞）　陽性　　高

肺炎と誤嚥性肺炎

心不全

心筋梗塞

脳梗塞

急性胆管炎・胆嚢炎

急性膵腸炎

イレウス

消化管出血

腎不全

大腿骨頸部骨折、腰椎圧迫骨折

★

主な心筋マーカー

❶**トロポニン T**：心筋細胞に特徴的に存在する収縮タンパク、他の心筋マーカーより特異性が高いため早期心筋障害が疑われるケースでは第 1 選択として用いられることが多いです。発症後 3 ～ 6 時間で上昇、12 ～ 18 時間でピークに達します。

❷**ミオグロビン**：心筋損傷後数時間で迅速に血中に逸脱するため筋肉損傷の早期診断指標として有用です。発症後 1 時間で上昇、6 ～ 10 時間でピークに達します。

❸**クレアチンキナーゼ（CK-MB）**：筋細胞に多く含まれる酵素、MM（骨格筋型）、BB（脳型）、MB（心筋型）があり心筋に多くみられる CK-MB は診断に広く用いられます。発症後 4 ～ 8 時間で上昇、12 ～ 24 時間後にピークに達します。

❹**H-FABP**：骨格筋や心筋細胞質に存在する小分子タンパクで心筋に比較的豊富に存在します。心筋虚血によって心筋細胞が障害されると迅速に血中に逸脱されるためミオグロビンと同等に早期診断指標として有用です。発症後 1 ～ 2 時間で上昇、5 ～ 10 時間でピークに達します。

心臓の機能を評価するためには心臓エコー検査が重要

心臓の壁運動異常（アシナジー asynergy）、左室駆出率（LVEF）の評価、心内膜液貯留の有無や心室内血栓、僧帽弁逆流など心筋梗塞に合併する病態を知るために心臓エコー（超音波）検査を行います。

壁運動異常（asynergy）

冠動脈支配域に合致した壁運動異常があるか、心内膜の動きだけでなく、壁厚の変化や線維化、瘢痕化、菲薄化などを観察します。どの部位がどの程度の壁運動異常なのか確認することが大切です。低収縮は hypokinesis（ヒポキネシズ）、無収縮は akinesis（アキネシズ）、奇異性の収縮は dyskinesis（ディスキネシズ）と表現されます。

左室駆出率（LVEF）

左室に溜まった血液をどの程度送り出すことができたかを表します。心機能を評価するために大切な項目です。正常値は 60％前後、50％以下は収縮不全とされます。

ドクターより

★ hypokinesis は英語の発音ではヒポキネシズなのですが、ドイツ語風にハイポカイネシスと呼ぶ人もいます。

経胸壁心エコーのイメージ

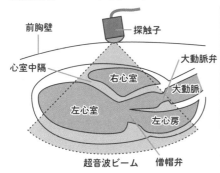

前胸壁　探触子　大動脈弁　心室中隔　右心室　大動脈　左心室　左心房　超音波ビーム　僧帽弁

傍胸骨長軸像の例

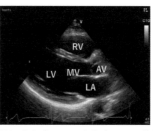

RV：右心室　LV：左心室　LA：左心房
AV：大動脈弁　MV：僧帽弁

鉄則 2　初期治療は MONA と覚える
（モ　ナ）

（ドクター より）

★心機能が低下しているときは、SpO$_2$ > 93％を目標に酸素を投与します。心筋はとても多くの酸素を消費するためです。

（先輩ナース より）

★鎮痛薬といえばロキソプロフェンのイメージが強いですが、AMI の患者さんにジクロフェナクやロキソプロフェンなどの非ステロイド性抗炎症薬（NSAIDs）の使用は原則禁止です。血管収縮作用があるため、心負荷が増大します。NSAIDs を使用することで死亡率が上昇し、心不全や急性腎障害を発症する確率が高くなります。

心筋梗塞の治療は発症 12 時間以内がポイント

●心筋梗塞の初期治療では MONA = M：モルヒネ、O：酸素療法、N：ニトログリセリン、A：アスピリンが使用されます。

心筋梗塞の初期治療

M（モルヒネなどの鎮痛薬の使用）	▶痛みの緩和目的と強い痛みにより心負荷を増大しないために使用する
O（経鼻カニューレで酸素投与を開始）	▶低酸素血症は不整脈や心虚血を増悪させるため、自覚症状がなくても 24 〜 48 時間は投与する ▶SpO$_2$ 94％以上に保てなければリザーバーマスク 10L まで増量、場合によっては気管挿管 ▶低酸素血症ではない場合のルーチンの酸素投与は推奨されていない
N（ニトログリセリンの舌下またはスプレー）	▶冠攣縮を否定するためと前負荷、後負荷の軽減目的で使用する ▶血管拡張作用により血圧低下するため大動脈弁狭窄症の既往がある場合や収縮期血圧 90mmHg 以下の場合は使用禁止
A（アスピリン 2 錠を噛み砕いて服用）	▶血小板凝集の抑制目的で使用する。出血傾向に注意する ▶アスピリン喘息がある場合は投与禁止

再灌流療法

●STEMI の治療では、再灌流療法が行われます。再灌流療法とは、閉塞した冠動脈を再開通させる治療法です。

●NSTEMI の場合は冠動脈造影（coronary angiography：CAG）を実施し、必要であれば再灌流療法を行います。

（先輩ナース より）

★緊急で心臓のカテーテル検査（CAG）や治療（PCI）に出棟する患者さんでは内服薬の確認が事後になることもあります。メトホルミンの内服があれば、医師へ報告し情報共有しましょう（乳酸アシドーシス→ p.74）。

1 PCI（経皮的冠動脈インターベンション）
percutaneous coronary intervention

●バルーンやステントを使用し閉塞・狭窄部位を開通させる治療です。

●患者さんの病院到着から治療開始までの時間は 90 分以内を目標とします。発症後 120 分以内に治療を行うことができれば、予後はよいとされています。

●発症から 12 時間以内であれば原則、心筋壊死を最小限にとどめる目的で再灌流療法を行います。12 時間以上でも胸痛の持続やショック、

心不全を呈する場合には再灌流療法を検討します。

心不全→ p.278

2 血栓溶解療法

● 発症早期でかつ PCI が困難な場合に血栓溶解療法を検討します。

● 血栓溶解薬を静脈内投与する方法と、カテーテルで直接冠動脈に注入する方法があります。

● 脳出血、脳梗塞の既往や大動脈解離など出血リスクの高い患者さんには禁忌であるため注意が必要です。

3 CABG（冠動脈バイパス術）

coronary artery bypass grafting

● CAG を行い、3 枝病変や LMT 病変など PCI が困難な症例では開胸手術の適応となります。

> ### 造影剤アレルギーや気管支喘息の既往に注意！

　CAG や PCI では造影剤を使用します。喘息患者さんでは副作用出現のリスクが高く、急性副作用発症の危険性低減を目的とした前投薬（ステロイド）が推奨されます。

　従来は造影剤投与直前に静注することが一般的でしたが、理想は造影剤投与 6 時間以上前に投与することが望ましいとされています。造影剤使用の 13 時間前、7 時間前、1 時間前にステロイドを内服（プレドニゾロン 30mg ／日）するか、造影剤使用 12 時間前、2 時間前にメチルプレドニゾロンを内服する、または造影剤使用 1 時間前にジフェンヒドラミンを内服・静注・筋注します。

薬物療法

1 血管拡張薬(ニコランジル)・硝酸薬(ニトログリセリン、一硝酸イソソルビドなど)

● 冠動脈拡張作用により心筋への血液供給を増加させる作用があります。

2 Ca 拮抗薬 (ベニジピン塩酸塩など)

● カルシウムは血管の筋肉（平滑筋）に作用し、血管を収縮させるため、その作用を遮断することで血管拡張を促します。

3 抗凝固薬 (未分画ヘパリン)

● 血管内の凝固制御系を促進する作用があります。

● PCI 後 48 時間まで投与します。

ドクターより

★ PCI 後は造影剤腎症に注意します。造影剤は浸透圧が比較的高く、排泄されるときに浸透圧利尿がみられるため、尿量フォローは必須です。一時的に尿量が増えて安心していると、脱水で痛い目に遭います。
★ CABG も、リスクの高い症例は人工心肺を用いない OPCAB（off-pump CABG；オプキャブ）と呼ばれるバイパス術を行います。心臓を止めないので、術後の患者さんの負担が軽減します。

先輩ナースより

★喘息の既往があるときは、最終発作がいつだったのか確認しましょう。やむを得ず造影剤を使用する場合は患者さんや家族に十分な説明が必要です。

肺炎と誤嚥性肺炎

心不全

心筋梗塞

脳梗塞

胆嚢炎　急性胆管炎・

急性胃腸炎

イレウス

消化管出血

腎不全

大腿骨頸部骨折、腰椎圧迫骨折

> **PCI 後の冠動脈閉塞を防ぐ抗血栓療法**

　心筋梗塞の発症には血栓形成が大きくかかわっています。血栓形成は最初に血小板が凝集することから始まるため、抗血小板薬の服用が不可欠となります。また PCI 後の合併症の 1 つに冠動脈閉塞があり、PCI 後の冠動脈閉塞を予防するために抗血小板薬を 2 剤併用することが推奨されています（double antiplatelet therapy：DAPT）。

　代表的な抗血小板薬としてアスピリン（バイアスピリン®）とクロピドグレル硫酸塩（クロピドグレル）もしくはプラスグレル塩酸塩（エフィエント®）の組み合わせが多いです。

4 ACE 阻害薬 （エナラプリルマレイン酸塩など）

●心筋肥大や線維化を防止して心機能を維持する作用があり、梗塞範囲が広い症例、EF 40％以下、心不全徴候が明らかな症例に有効です。低血圧に注意が必要ですが、血圧低下がなければ積極的に投与します。

5 β遮断薬 （カルベジロール、ビソプロロールフマル酸塩など）

●心臓の収縮力を弱めて心臓を休ませる作用があり、心保護目的に発症後 24 時間以内に投与されます。

急性期は安静が必要！

●発症後 24 時間は、心仕事量や心筋酸素消費量を減少させ、心負荷を最小限にするため絶対安静とします。

●心筋マーカーのピークアウトを確認し 12 誘導心電図、自覚症状の改善があれば医師の指示に従って、段階的に離床を進めます。

●安静度の拡大に応じて血圧の変動、脈拍の増加、不整脈の出現、胸部症状の有無、その他の自覚症状の有無を観察します。

●1 つの動作の後すぐに次の動作を行うと二重に心負荷がかかり（二重負荷）、虚血を誘発します。食直後の運動や入浴などの二重負荷を避け、いったん 30 分程度の休憩を挟むように指導します。

●排便時の怒責は血圧上昇や脈拍が増加し、心負荷がかかり心筋虚血を誘発するため、便通のコントロールも大切です。

★心臓のポンプ機能の維持に過度な降圧を避けるため、個人差はありますが、収縮期血圧が 90mmHg 以下となる場合は、医師へ報告し指示を確認します。

★ CABG 術前の浣腸で虚血を引き起こし、胸痛出現、ST 上昇した患者さんがいました。術前の浣腸は注意が必要です。現在は事前の排便コントロールを行い、浣腸はしないことが多いです。

肺炎と
誤嚥性肺炎

心不全

心筋梗塞

脳梗塞

急性胆管炎・
胆嚢炎

急性胃腸炎

イレウス

消化管出血

腎不全

大腿骨頸部骨折・
腰椎圧迫骨折

鉄則 3 梗塞部位によって起こりうる合併症をおさえる

前壁中隔梗塞（LAD領域）で起こる合併症

1 心不全

- 20〜60％の頻度で起こります。心筋の壊死が広範囲に及ぶと十分な心拍出量が得られず心原性ショックに陥り、急性死亡の原因となります。
- 心臓エコー（超音波）検査でEFを評価し、収縮不全や心不全症状が出現している場合には心不全治療が行われます。

心不全→ p.278

心原性ショック
→ p.25

2 不整脈：心室頻拍（VT）、心室細動（VF）、心室性期外収縮（PVC）

- PVCは90％の頻度で起こります。
- VTはVFを併発する可能性があり、VFを合併すると突然死に至る確率がきわめて高くなるため迅速な対応が求められます。

3 心破裂（心タンポナーデ）

- 心筋梗塞で死亡する要因の1つが左室破裂です。発症後1〜4日以内に起こりやすく、大出血では救命率が低くなります。
- 急な血圧低下や呼吸困難が出現しますが、出血量が少ないとショックにならない場合もあるため注意が必要です。

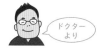

★ AMI後の心破裂はとても怖いです。高齢者、高血圧、女性、初回AMIのときに起こりやすく注意が必要です。

★前壁中隔梗塞ではその他、心室中隔穿孔、血栓・塞栓症が起こることもあります。

広範囲の下壁梗塞、後壁梗塞（LCX領域）で起こる合併症

乳頭筋断裂（僧帽弁閉鎖不全症）

- 乳頭筋は僧帽弁の開閉に関与しているため、梗塞が乳頭筋まで及ぶと断裂が起き機能しなくなるため閉鎖不全が起こります。

下壁梗塞（RCA領域）で起こる合併症

不整脈（房室ブロック・洞性徐脈）

- RCA領域が房室結節を灌流しているために起こります。
- 一時的にペースメーカーを要することもあります。

★僧帽弁閉鎖不全症が生じると、聴診上逆流性雑音が収縮期に増強するので注意です。

★下壁梗塞と不整脈はセットで、心電図上、Ⅱ、Ⅲ、aVFに変化がみられます。かなりきつい徐脈となり、医療者がドキドキします。

ペースメーカー
→ p.212

鉄則 4　心臓リハビリテーションは早期かつ積極的に開始する

★院内リハビリテーションでは、モニタリング下で患者さんが少ししんどいと感じるペースを保持しての歩行訓練や、自転車エルゴメーターなどを行います。

- ●心筋梗塞後の心臓は壊死組織があり、心機能の低下が考えられます。心機能の向上と体力の回復、退院後の不安の軽減を目的に、医師の指示に従って段階的に心臓リハビリテーション（心リハ）を実施します。
- ●心リハは患者さん自身が実践する治療法です。心血管疾患の患者さんの身体的・心理的・社会的・職業的状態を改善し、基礎にある動脈硬化や心不全の病態の進行を抑制あるいは軽減し、再発・再入院・死亡を減少させ、快適で活動的な生活を実現することをめざして、多職種チームが共働して実践する包括的プログラムです。
- ●心リハの実施期間は急性期、回復期、維持期に分類され、時期によって目標や介入方法も異なります。

心臓リハビリテーションの目標と介入方法

分類	急性期	回復期	維持期
期間	入院中： 2週～1か月目	社会復帰まで： 1～5か月目	社会復帰後： 5か月目～
目標	▶日常生活への復帰	▶社会生活への復帰 ▶新しい生活習慣の獲得	▶社会生活の維持 ▶再発予防
介入方法	▶安静度の拡大 ▶運動負荷試験 ▶院内リハビリテーション ▶退院指導	▶外来リハビリテーション ▶通院時の自己管理指導	▶通院時の自己管理指導

鉄則 5　社会復帰に向けての退院支援、再発予防が大切

退院支援→ p.245

退院支援で大切なのはアドヒアランス

- ●アドヒアランスとは、患者さんが治療方針の決定に積極的に参加し、その決定に従って治療を受けることを意味します。自宅での生活状況を情報収集し、冠危険因子について評価し、個別性のある退院指導を行うことが大切です。
- ●冠危険因子には、高脂血症・高血圧・糖尿病・肥満・喫煙・運動不足・ストレス・飲酒があります。患者さんと家族が冠危険因子を理解し、再発を予防することが大切です。

●薬剤師や栄養士、理学療法士などの多職種との協働、社会資源の活用
や地域との連携も重要です。

退院指導のポイント

栄養指導	▶食塩6g以下で濃い味付けを控える（醤油の代わりにポン酢を使用する、出汁をしっかりとるなど、栄養士とともに指導する） ▶コレステロールの多い食品、動物性脂肪を控える ▶青魚、きのこ類、海藻類、食物繊維の多い食品を積極的に摂る ▶外食・間食・夜食は控え、バランスのよい食事を心がける（自炊が難しい場合は配食サービスの提案などを検討する）
禁煙	▶喫煙は百害あって一利なし、禁煙外来を紹介し、禁煙を勧める
運動療法	▶過度な運動は避ける ▶退院後1か月は重労働を控える ▶軽い運動（ウォーキングなど）を習慣にする
服薬指導	▶入院前の管理方法を確認する ▶生活スタイルに合わせた服薬方法（分3を分2または分1にするなど）を検討する ▶理解度に応じて一包化処方にするなど、自己管理しやすいように工夫する ▶継続的な内服の必要性について説明する
生活指導	▶脱衣所は温める ▶入浴時間は10分以内とし、シャワー浴か半身浴を推奨（特にEF40％以下の低心機能の患者さんは心負荷に注意） ▶風呂のお湯の温度は38〜40℃に設定する ▶外出時は防寒具を着用し温度差を避ける ▶水分補給をこまめにして脱水予防 （心不全で水分制限がある場合は制限内での水分補給を指導する） ▶二重負荷を避ける ▶便通コントロールの必要性について説明する
ストレス緩和	▶ストレスをためない ▶十分な休息と睡眠をとる
外来受診	▶胸痛が出現したときは、いつ、どのくらい持続したかを記録し早めに外来受診することを説明する

（松田　恵、植村　桜）

引用・参考文献

1）国立循環器病研究センター循環器病情報サービスホームページ：循環器病あれこれ 心臓リハビリテーション―その目的・内容・効果―.
http://www.ncvc.go.jp/cvdinfo/pamphlet/heart/pamph128.html（2021.3.1 アクセス）
2）新東京病院看護部編著：本当に大切なことが1冊でわかる循環器 第2版. 照林社, 東京, 2020：75.
3）吉田俊子, 池亀俊美編：ナースのための心臓リハビリテーション完全ガイド. メディカ出版, 大阪, 2009.
4）赤石誠監修：くすりのはたらきと使用ポイントがよくわかる！ナース必携！循環器の薬剤ガイド150. HEART nursing 2015年春季増刊 2015.
5）兵庫医科大学病院看護部編：循環器ナースのケア超早わかりマップ―治療・看護がスイスイ理解！メディカ出版, 大阪, 2008.
6）日本医学放射線学会：ヨード造影剤ならびにガドリニウム造影剤の急性副作用発症の危険性低減を目的としたステロイド前投薬に関する提言（2008年11月改訂版）.
http://www.radiology.jp/member_info/safty/20181115.html（2021.3.1 アクセス）

肺炎と誤嚥性肺炎

心不全

心筋梗塞

脳梗塞

急性胆管炎・胆嚢炎

急性胃腸炎

イレウス

消化管出血

腎不全

大腿骨頸部骨折、腰椎圧迫骨折

緊急度と重症化のリスク ★★★

4 脳梗塞

突然の神経症状は脳梗塞を疑い、
1分1秒でも早く専門医へつなげる

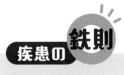

疾患の 鉄則

TIME IS BRAIN　── 脳梗塞は時間との闘い ──

看護の 鉄則

1 脳梗塞の病型は主に3つ。病型ごとの注意点をおさえる

2 症状のキーワードは FAST! F（顔）A（腕）S（話し方）T（時間）

3 治療の第1選択は、発症から4.5時間以内に行う血栓溶解療法と血栓回収療法

4 脳梗塞は再発率が高く、再発予防指導が重要

疾患の 鉄則
TIME IS BRAIN
── 脳梗塞は時間との闘い ──

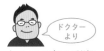
ドクター
より

★ペナンブラは脳梗
塞が完成していない
状態なので、治療で
食い止められるかも
しれないエリアです。
そのため血圧管理と
脱水予防は必須で、
すぐに開始します。
血圧は上げすぎな
い、かつ下げすぎな
いという微妙なコン
トロールが必要です。

●脳組織は絶え間ない酸素とブドウ糖の供給によって正常に機能します。脳梗塞は、何らかの原因で脳動脈が狭窄・閉塞を起こし、その脳動脈が灌流している脳組織・脳細胞への血流が低下し、虚血状態となり、やがては壊死する疾患です。

●脳動脈が狭窄・閉塞して血流が途絶えると、壊死した部位が担っていた神経機能が失われ、さまざまな症状（意識障害や麻痺など）を引き起こします。しかし脳の主幹動脈が閉塞して起こる大きな脳梗塞では、閉塞した時点では脳細胞はすべて壊死（＝脳梗塞）しておらず、ただちに脳血流を再開させることで、壊死（脳梗塞）の範囲を最小限にとどめ、機能障害を最小限にすることが期待できます。この今にも血流が滞り虚血となりそうな領域をペナンブラといいます。

●大きな脳梗塞のときはまず、このペナンブラの脳細胞が壊死しないように治療を開始します。1分間脳血流が途絶えると脳細胞は190万個失われるといわれ、早期に脳梗塞を発見し、治療につなげることが患者さんの障害

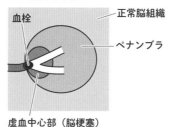

ペナンブラのイメージ

▼血管閉塞直後

血栓
正常脳組織
ペナンブラ
虚血中心部（脳梗塞）

▼虚血が続いた場合

脳梗塞の範囲が
拡大

を最小限に抑え、機能予後を左右することとなります。

●小さな脳梗塞は発症した時点で脳梗塞が完成していることもありますが、発症後数日は症状が悪くなる場合があり、早期発見・早期治療が大切です。

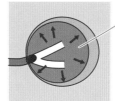

先輩ナースより

★ペナンブラが救済できるか否かで患者さんの予後が大きく変わります。

鉄則1　脳梗塞の病型は主に３つ。病型ごとの注意点をおさえる

アテローム血栓性脳梗塞

●睡眠中など安静時に発症し、起床後に症状に気づくことが多いです。入院中であれば、夜勤の巡視時や朝の観察時に「何かおかしい!?」と気づくことが大切です。発症後は段階的に症状の悪化を認めることも多いです。上肢の麻痺であれば、入院時にスムーズに挙げることができていた腕が、「よいしょ」と持ち上げることに努力が必要となり、次第に持ち上げることができなくなることがあります。構音障害であれば、聞き取りやすかった言葉が、「あれ？　聞き取りにくい？」と感じるようになり、次第に「何て言っているかわからない」と悪化をたどることがあります。

●自分の担当患者さんが、受け持ちを開始したときと症状の変化がないか、変化があったときは何時までは異常がなかったと言えるように、しっかり観察する必要があります。

先輩ナースより

★症状の悪化があれば、脳血流を維持するため患者さんを水平位にして、すぐにドクターコールをしてください。

★特に受け持ち開始時に看護記録と症状が違うようであれば、前勤務者とともに患者さんの状態の悪化なのかどうかを一緒に確認することが大切です。

心原性脳塞栓症

●活動時に突然の運動麻痺や意識障害などで発症し、短時間で症状が完成するのが特徴です。心臓からとんできた血栓によって突然症状をきたすため、側副血行路の発達が悪く、広範囲の大きな脳梗塞になりやすいです。

肺炎と誤嚥性肺炎

心不全

心筋梗塞

脳梗塞

急性胆管炎・胆嚢炎

急性胃腸炎

イレウス

消化管出血

腎不全

大腿骨頸部骨折、腰椎圧迫骨折

●症状の早期発見により rt-PA（recombinant tissue-type plasminogen activator：遺伝子組み換え組織型プラスミノゲン・アクティベータ）などの治療適応となり、症状の劇的な改善が期待できます。症状出現時にはすぐにドクターコールすることが大切です。

ラクナ梗塞

●脳の太い血管から枝分かれし、脳の深部に向かって伸びる穿通枝と呼ばれる細い血管に発症する小さな脳梗塞（直径 1.5cm 未満）です。
●意識障害を伴うことはなく、発症時の症状（片麻痺、感覚障害）は軽症のことが多いですが、1〜2日の間に症状が増悪することもあるため注意が必要です。
●ラクナ梗塞の1つ1つは軽症でも、再発を繰り返したり、多発することで嚥下障害や血管性認知症の原因となるので注意が必要です。

脳梗塞の病型

	アテローム血栓性脳梗塞	心原性脳塞栓症	ラクナ梗塞
原因	頭蓋内外の動脈硬化による閉塞や狭窄。血管の内腔が細くなり、そこに血栓がへばりついたり、はがれて脳動脈を閉塞する 血栓（主に血小板） アテローム	心臓内血栓や心臓を経由する塞栓子による脳動脈の閉塞 心臓からの血栓（赤血球とフィブリン）	高血圧が原因となり穿通枝動脈に細動脈硬化が生じ閉塞する。塞栓性に生じることもある
危険因子	高血圧、糖尿病、脂質異常症、喫煙、大量飲酒	心疾患（特に非弁膜性心房細動）	高血圧
機序	**血栓性***、**塞栓性***、**血行力学性***	塞栓性	血栓性、塞栓性
看護のポイント	▶安静時の発症が多い（起床時に症状に気づくことが多い） ▶発症後、階段状に症状の悪化を認めることが多いため、症状の変化に注意が必要 ▶症状が血圧依存性に動揺することがある。特に座位・端座位のときに血圧低下と症状の悪化を認めることがあるため、離床やリハビリテーション時に注意が必要 ▶一過性脳虚血発作（TIA）が脳梗塞の前兆としてみられることがある	▶3つの病型の中で最も重篤。危険因子のある患者や、内視鏡治療や手術のために抗凝固薬を休薬している場合は脳梗塞の発症に注意が必要 ▶活動時に突然発症し、短時間で症状が完成。早期発見により rt-PA 静注療法や機械的血栓回収療法の対象になることが多いため、症状出現時はすぐにドクターコールする ▶**出血性梗塞***に移行しやすいため、症状の悪化に注意	▶細い脳動脈穿通枝に起こる直径 1.5cm 未満の小さな脳梗塞のため軽症のことが多い ▶再発を繰り返すことで血管性認知症やパーキンソン症候群の原因となるため、再発予防指導が重要！

肺炎と
誤嚥性肺炎

心不全

心筋梗塞

脳梗塞

急性胆管炎・
胆嚢炎

急性胃腸炎

イレウス

消化管出血

腎不全

大腿骨頸部骨折、
腰椎圧迫骨折

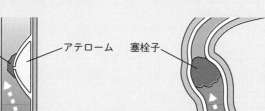

血栓性
血管の内腔がアテロームにより徐々に狭窄し、血栓により閉塞する。

血栓　　アテローム

塞栓性
心臓から血栓がとんできて突然血管を閉塞する。

塞栓子

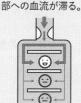

血行力学性
脳血管の狭窄・閉塞に加えて、脱水や血圧低下により脳血管の末梢部への血流が滞る。

正常時　　循環血液量
　　　　　低下時

出血性梗塞
　突然の血管閉塞に対し、生体反応により閉塞した血管が再開通することもある。早期であれば症状は改善するが、脳梗塞により脆弱になった血管に再び血液が流入すると梗塞部位に出血を生じることがある。出血量によっては症状がさらに悪化するため注意が必要。

鉄則 2　症状のキーワードは FAST！ F（顔：Face）A（腕：Arm） S（話し方：Speech）T（時間：Time）

脳梗塞の主な症状

- 脳梗塞は、虚血した部位および大きさに応じて、多様な症状を呈します。
- 脳卒中データバンク 2015 の病型別にみた初発神経症状の頻度によると、すべての病型で最もよくみられる症状は運動麻痺です。運動麻痺以外では、**構音障害**★、**意識障害**★、**失語**★、感覚障害（しびれ・感覚鈍麻など）が多くみられる症状です。
- 脳梗塞の部位が小脳の場合には、悪心・嘔吐やめまいなどの症状を認めることもあります。

構音障害
　発音、抑揚、スピードなどが障害され意図したとおりに話せない。
意識障害
　覚醒度と認識機能の両方が正常に保たれた状態を意識清明といい、どちらか一方または両方とも障害された場合を意識障害という。
失語
　読む・書く・話す・聞くなどの言語機能が失われた状態。流暢に話せない運動性失語や言語の理解ができず会話が噛み合わない感覚性失語などがある。

- 脳卒中の代表的なトリアージツールとして、シンシナティ病院前脳卒中スケール（Cincinnati Prehospital Stroke Scale：CPSS）などがあります。

先輩ナースより

★脳梗塞では基本的に血圧が低下することはなく、左記の症状を呈している場合には脳梗塞や脳出血を第一に疑い、発症時刻を確認してただちにドクターコールする必要があります。

意識障害→ p.46

シンシナティ病院前脳卒中スケール（CPSS）

❶顔面の弛緩
☐正常　顔面の両側が左右対称に動く
☐異常　顔面の動きが左右非対称

正常　　異常

❷腕の動揺
☐正常　両側の腕が同様に動き、水平を保持できる
☐異常　一方の腕が上がらないか、保持できない

正常　　異常

❸言語の動揺
☐正常　不明瞭な発語はなく、正確に言葉を話す
☐異常　不明瞭な発語、単語を間違える、
　　　　あるいはまったくしゃべれない

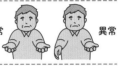

3徴候のうち1つでも異常なら、脳卒中の可能性は72%

脳動脈灌流域と主な症状

●脳梗塞は閉塞した脳動脈によってさまざまな神経症状をきたします。

脳の主な動脈

❶前大脳動脈（ACA）
❷中大脳動脈（MCA）
❸前交通動脈（Acom）
❹内頸動脈（ICA）
❺後交通動脈（Pcom）
❻後大脳動脈（PCA）
❼小脳動脈
　├上小脳動脈（SCA）
　├前下小脳動脈（AICA）
　└後下小脳動脈（PICA）
❽脳底動脈（BA）
❾椎骨動脈（VA）

脳の主幹動脈が血液を送る領域（灌流域）

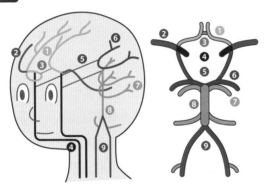

［矢状断］
前大脳動脈
中大脳動脈
前方循環
後大脳動脈
小脳動脈（上小脳動脈、前下小脳動脈、
後下小脳動脈）
椎骨動脈、脳底動脈
後方循環

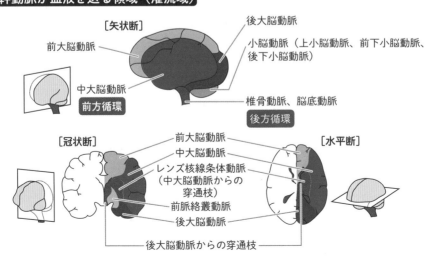

［冠状断］
前大脳動脈
中大脳動脈
レンズ核線条体動脈
（中大脳動脈からの
穿通枝）
前脈絡叢動脈
後大脳動脈
［水平断］
後大脳動脈からの穿通枝

肺炎と誤嚥性肺炎

心不全

心筋梗塞

脳梗塞

急性胆管炎・胆嚢炎

急性胃腸炎

イレウス

消化管出血

腎不全

大腿骨頸部骨折、腰椎圧迫骨折

前大脳動脈（ACA） が閉塞すると…

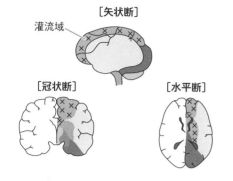

主な症状	
▶片麻痺・感覚障害（下肢に強い） ▶記憶障害 ▶注意障害	▶遂行機能障害 ▶社会的行動障害

中大脳動脈（MCA） が閉塞すると…

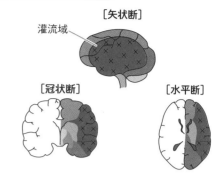

主な症状	
▶片麻痺・感覚障害 ▶失語（優位半球［主に左］の障害） ▶共同偏視 ▶失行・失認	▶Gerstmann 症候群（手指失認、左右失認、失算、失書［左頭頂側頭葉の障害])

後大脳動脈（PCA） が閉塞すると…

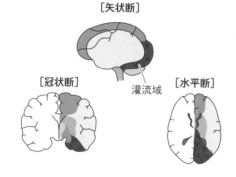

主な症状
▶同名性半盲 ▶四分盲 ▶皮質盲（両側の障害）

後下小脳動脈（PICA） が閉塞すると…

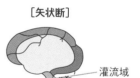

主な症状
▶ Wallenberg 症候群（延髄外側の障害） ▶失調（小脳の障害） ▶めまい（小脳の障害）

鉄則3 治療の第1選択は、発症から4.5時間以内に行う血栓溶解療法と血栓回収療法

●脳梗塞は病歴（起床後突然左上肢の脱力自覚など）と神経症状（片麻痺、失語、構音障害など）から強く疑うことが一番大切です。

●CTは脳梗塞と脳出血の鑑別に、MRIは脳梗塞の部位や範囲、主幹動脈の狭窄・閉塞の病態把握に有用です。そこから治療方針を決定します。

ドクターより

★脳梗塞の治療は一刻を争います。まず疑って検査することが大事です。

来院から治療の流れの例

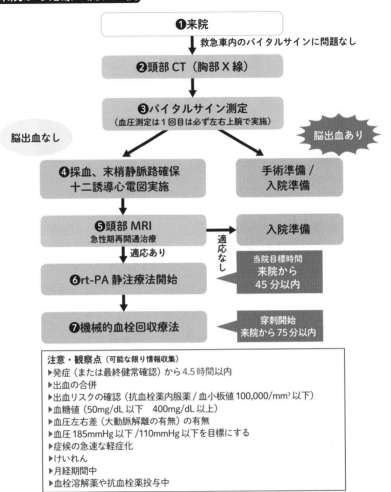

先輩ナース より

★血圧測定1回目に必ず左右上腕で実施するのは、収縮期血圧20〜30mmHg以上左右差があるときは、大動脈解離や鎖骨下動脈狭窄または閉塞の可能性があるためです。

★脳卒中治療ガイドライン2015［追補2019］」でも、「遺伝子組み換え組織プラスミノゲン・アクティベータ（rt-PA、アルテプラーゼ）の静脈内投与は発症から4.5時間以内に治療可能な虚血性脳血管障害で慎重に適応判断された患者さんに対して強く勧められる」[1]と推奨されており、発症後4.5時間以内であっても治療開始が早いほど良好な転帰が期待できるといわれています。

遺伝子組み換え組織型 プラスミノゲン・アクティベータ（rt-PA）静注療法

●発症後4.5時間以内の脳梗塞に対し、rt-PAを0.6mg/kg静脈投与することで閉塞血管の血栓を溶解する治療法です。早期再開通によりペナンブラを虚血壊死から救うことができれば、症状の改善がみられる可能性があります。

●出血性合併症のリスクがあるため、慎重に適応を判断し、患者さんや家族と十分に話し合うことが重要です。

機械的血栓回収療法

●rt-PA静注療法が適応外、またはrt-PA静注療法に引き続き血流の再

開を図る目的に、ステントトリーバーや吸引型カテーテルを用いて、直接閉塞した脳動脈内の血栓を回収する治療法です。

薬物療法

1 抗血小板療法と抗凝固療法

● 血管を閉塞させる血栓には、血小板が集まってできる血小板血栓と、凝固系が亢進してできるフィブリン血栓とがあります。血小板血栓ができないようにするためには**抗血小板薬**★を、フィブリン血栓ができないようにするためには**抗凝固薬**★を使います。

> ★
> **主な抗血小板薬**：オザグレルナトリウム、クロピドグレル硫酸塩、シロスタゾール、アスピリンなど
> **主な抗凝固薬**：ヘパリンナトリウム、アルガトロバン、ワーファリン、DOACなど

● 脳梗塞急性期は、血栓の増大や新たな血栓の形成により脳梗塞が増悪・再発することがあります。症状の改善目的というよりも、症状増悪・再発予防目的で、抗血小板薬、抗凝固薬が使用されます。

● 抗血小板薬と抗凝固薬は脳梗塞の病型により使い分けを行ったり、両方使用されます。

● 慢性期でも長期的に再発予防の目的に使用される薬剤であるため、患者さんへ薬剤の知識を高めてもらうことや服薬指導は重要となります。

2 脳保護療法（エダラボン）

● 脳梗塞が生じると、脳組織を傷害し、梗塞巣の拡大をまねくフリーラジカルが発生します。脳保護薬はフリーラジカルを消去する作用があり、脳梗塞に陥る範囲を減らす目的で使用されます。

● すでに脳梗塞に陥った部位を修復するものではないため、発症後早期に投与を開始すると効果が高く、発症24時間以内に投与開始し、投与期間は14日以内とされています。

● rt-PA静注療法開始直前に投与すると、その後の頭蓋内出血合併症を抑制することが明らかにされています。

● 腎機能障害がなければ、病型に関係なく使用できるため、脳梗塞と診断がついたらすぐに投与を開始します。

★脳卒中治療ガイドライン2015［追補2019］」では、治療時間についても臨床症状と画像診断に基づく治療適応を判断すれば、発症後24時間までに血管内治療を開始することが勧められています。

★フリーラジカルはもともと体内に存在するものですが、脳梗塞を起こすと脳細胞内で過剰に産生され、脳細胞にダメージを与えます。

★脳卒中は緊急で対応することが多く優先順位の組み立てが大変ですが、エダラボンはフリーラジカルによって梗塞巣を拡大させない目的なので、すぐに投与する必要があります。

脳梗塞の治療経過

臨床病型	発症経過日数					
	4.5 時間以内		4.5 時間〜 24 時間		24 時間以降 〜 14 病日	14 病日以降
	再開通療法 適応あり	再開通療法 適応なし	再開通療法 適応あり	再開通療法 適応なし		
アテローム 血栓性脳梗塞	rt-PA 静注療法、機械的血栓回収療法	抗血小板療法＋抗凝固療法	機械的血栓回収療法	抗血小板療法＋抗凝固療法		抗血小板療法（内服）
心原生脳塞栓症		抗凝固療法（出血性梗塞のリスクが高いときはなし）		抗凝固療法（出血性梗塞のリスクが高いときはなし）		抗凝固療法（経口抗凝固薬に移行）
ラクナ梗塞	抗血小板療法（点滴静注と内服）					抗血小板療法（内服）
全病型	発症 24 時間以内の場合は脳保護療法（エダラボン）					
	急性期リハビリテーション					回復期・維持期リハビリテーション

鉄則 4 脳梗塞は再発率が高く、再発予防指導が重要

★危険因子の管理は、長年の生活習慣を変容させる必要があり、簡単なことではありません。一方的に指導を行うのでなく、まずは患者さんの疾患の理解や生活習慣を把握し、改善するべき点を一緒に考え、患者さんが行動できるように具体的な方法を提示しましょう。

- 脳梗塞は再発率が高く、血管性認知症の発症や要介護状態の原因になりうるため、再発予防は患者さんの健康寿命を延ばすうえで重要です。
- 脳梗塞の再発予防には、危険因子（高血圧、糖尿病、脂質異常症、肥満、喫煙、多量飲酒、運動不足など）の管理と服薬管理が大切です。
- 十分な血圧コントロールを行い、出血時の対処が容易な処置・小手術（抜歯・白内障手術など）の施行時は、抗血小板薬内服続行が勧められます。

脳梗塞慢性期の治療

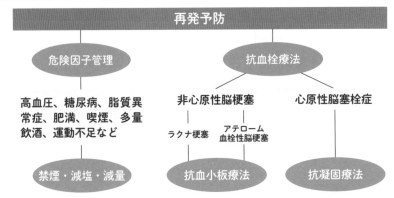

危険因子の管理❶ 血圧

●高血圧は脳梗塞と脳出血の最大の危険因子といわれ、血圧が高いほど脳卒中の発症率は高くなるため、血圧管理は予防にきわめて有効といえます。家庭血圧での測定や食事指導、運動、禁煙といった生活指導、服薬指導が重要となります。

★「脳卒中ガイドライン 2015（追補 2019）」では、脳梗塞再発予防に降圧療法が強く勧められています。

食事指導の ポイント	▶食塩 6 g／日未満（レモンや香辛料などを利用、しょうゆやソースは直接かけない、減塩や塩分控えめ食品を選ぶ、麺類はスープを残す） ▶野菜・果物を積極的に摂取 ▶飽和脂肪酸（乳製品や肉など動物性脂肪に含まれる）やコレステロールの摂取を控える

降圧目標

	診察室血圧 （mmHg）	家庭血圧 （mmHg）
75 歳未満成人[*1] 脳血管障害患者（両側頸動脈狭窄や脳主幹動脈閉塞なし） 冠動脈疾患患者 CKD 患者（タンパク尿陽性）[*2] 糖尿病患者 抗血栓薬服用中	< 130/80	<125/75
75 歳以上の高齢者[*3] 脳血管障害患者（両側頸動脈狭窄や脳主幹動脈閉塞あり、または未評価） CKD 患者（タンパク尿陰性）	<140/90	<135/85

降圧目標を達成する過程ならびに達成後も過降圧の危険性に注意する。過降圧は、到達血圧のレベルだけでなく、降圧幅や降圧速度、個人の病態によっても異なるので個別に判断する。

日本高血圧学会高血圧治療ガイドライン作成委員会編：高血圧治療ガイドライン 2019. ライフサイエンス出版，東京，2019：53. より転載

＊1　未治療で診察室血圧 130-139/80-89mmHg の場合は、低・中等リスク患者では生活習慣の修正を開始または強化し、高リスク患者ではおおむね 1 か月以上の生活習慣の修正にて降圧しなければ、降圧薬治療の開始を含めて、最終的に 130/80mmHg 未満を目指す。すでに降圧薬治療中で 130-139/80-89mmHg の場合は、低・中等リスク患者では生活習慣の修正を強化し、高リスク患者では降圧薬治療の強化を含めて、最終的に 130/80mmHg 未満を目指す。
＊2　随時尿で 0.15g/gCr 以上をタンパク尿陽性とする。
＊3　併存疾患などによって一般に降圧目標が 130/80mmHg 未満とされる場合、75 歳以上でも忍容性があれば個別に判断して 130/80mmHg 未満を目指す。

家庭血圧の測定方法
▶朝：起床後 1 時間以内、排尿後、朝の服薬前、朝食前、座位にて 1 ～ 2 分の安静後
▶晩：就寝前、座位にて 1 ～ 2 分の安静後　▶1 機会原則 2 回測定し、その平均値を用いる。

危険因子の管理❷ 糖尿病

●糖尿病は脳梗塞発症のリスクを 2 ～ 3 倍高くする危険因子です。

★「脳卒中ガイドライン 2015［追補 2019］」では、血圧コントロールと併せて、厳格に血糖コントロールを行うよう推奨しています。

目標	血糖正常化をめざす際の日標	合併症予防のための日標	治療強化が困難な際の目標
HbA1c（%）	6.0 未満	7.0 未満	8.0 未満

＊治療目標は年齢、罹病期間、臓器障害、低血糖の危険性、サポート体制などを考慮して個別に設定する。

危険因子の管理❸ 脂質異常症

- 高コレステロール血症は脳梗塞の危険因子です。空腹時採血にて LDL コレステロール 120mg/dL 未満、HDL コレステロール 40mg/dL 以上、トリグリセライド 150mg/dL 未満を目標とします。
- 食事は、肉の脂身、動物脂（牛脂、ラード、バター）、乳製品の摂取を抑え、魚・大豆・野菜・海藻・きのこの摂取を増やすようにします。

危険因子の管理❹ 肥満

- 毎日決まった時刻に体重測定を行うように指導します。
- 肥満の原因を患者さんとともに考え、例えば外食を減らす、ゆっくり 20 分かけて食事をとる、茶碗は小さいものを使うなど個々に目標設定を行います。

危険因子の管理❺ 喫煙

- 喫煙が脳血管疾患の危険因子であることを伝え、禁煙指導を行います。
- 依存性の観点から、禁煙支援プログラムを受けられる禁煙外来や行政のサービスの紹介を行います。

危険因子の管理❻ 多量飲酒

- 1 日平均純アルコールで約 60g を超えると多量飲酒とされます。
- 厚生労働省から出されている健康政策である「健康日本 21」では、1 日平均純アルコール 20g 程度が節度ある適度な飲酒とされています（ビール［アルコール 5 ％］500mL まで、日本酒［アルコール 15 ％］1 合 180mL 程度）。

（土田紗弥香）

引用文献

1）日本脳卒中学会，脳卒中ガイドライン委員会編：脳卒中治療ガイドライン 2015［追補 2019］. 協和企画，東京，2019.

参考文献

1）飯田祥，黒田智也，久松正樹，他：離床への不安を自信に変える 脳卒中急性期における看護ケアとリハビリテーション完全ガイド. 慧文社，東京，2015.
2）小林祥泰編：脳卒中データバンク 2015. 中山書店，東京，2015.
3）日本高血圧学会：高血圧治療ガイドライン 2019. ライフサイエンス出版，東京，2019.

緊急度と重症化のリスク ★ ★ ☆

5 急性胆管炎・胆嚢炎

手術、内視鏡、IVR など
治療は多種多様

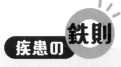

疾患の 鉄則

胆嚢炎に比べて胆管炎は重症化しやすく、死亡率が高い

看護の 鉄則

1 治療の基本は、胆管炎は胆管ドレナージ、胆嚢炎は胆嚢摘出術

2 胆道ドレナージには内視鏡的ドレナージと経皮的ドレナージがある

3 内視鏡的胆管ドレナージ（EBD）後は内視鏡的逆行性膵胆管造影（ERCP）後膵炎に要注意

4 胆道ドレナージは外瘻術と内瘻術で注意すべき点が異なる

疾患の 鉄則 胆嚢炎に比べて胆管炎は重症化しやすく、死亡率が高い

● 胆道感染症は、胆道を感染部位とする感染症で、胆管炎と胆嚢炎があります。ともに何らかの原因で胆汁の流れが滞り（うっ滞）、細菌感染が起こり発症します。

● 胆道とは、肝臓でつくられた胆汁が十二指腸に流れるまでの道で、胆管と胆嚢管からなります。胆嚢は、肝臓でつくられた胆汁を一時的に溜めておき、濃縮させるはたらきがあります。食事をすると胆嚢から濃縮された胆汁が絞り出されて十二指腸に流れ込み、食物（主に脂肪）の消化吸収を行います。

胆管と胆嚢管とその周囲臓器

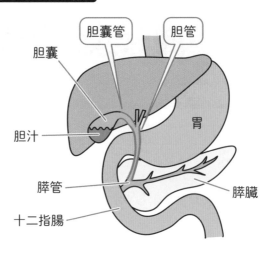

急性胆管炎

- 胆管炎とは、胆管が胆石や腫瘍、炎症などによって狭窄・閉塞することで胆汁の流れが滞り、うっ滞した胆汁の中に十二指腸内の腸内細菌が逆流、胆汁中の細菌が増殖することで感染、炎症を引き起こし発症します。

1 原因

- 総胆管結石が 60.3％と多くを占め、次いで悪性腫瘍 15.6％、胆管狭窄解除のためのステント閉塞 11.0％となっています[1]。

2 症状

- 発熱、右上腹部痛、黄疸が胆管炎の特徴的な症状で、シャルコー3徴と呼ばれています。しかしすべての症状を満たすのは約50～70％とされており、症状が1つ、あるいは2つの場合も少なくありません。
- 重症胆管炎では、発熱、右上腹部痛、黄疸に加えて、ショック（血圧低下）と意識障害を伴い、この5つの症状を合わせてレイノルズ5徴と呼ばれています。しかし重症胆管炎においても5徴すべてを満たすのは、10％未満にすぎないとされています。

3 重症化

- 急性胆管炎は、胆道内圧上昇に伴い、胆汁内の細菌が血中へ移行しやすく、敗血症性ショックとなることも少なくありません。重症胆管炎は急性閉塞性化膿性胆管炎（acute obstructive suppurative cholangitis：AOSC）と

発熱→ p.4
腹痛→ p.68
ショック→ p.18

ドクターより

★重症胆管炎の治療は胆管の減圧が第一です。重症胆管炎ではすぐにショックとなります。このショックに対しては、ただちに処置を行わなければ高率に死に至るため、特に心疾患のある患者さんは要注意です。私の母もこれによる心不全で死亡しました。

もいい、ただちに緊急胆道ドレナージを行わなければ死亡することもあります。

●重症化の頻度は 11.6％、死亡率は 2.7 ～ 10％と報告されています[1]。

肺炎と
誤嚥性肺炎

心不全

心筋梗塞

脳梗塞

急性胆管炎・胆嚢炎

急性胃腸炎

イレウス

消化管出血

腎不全

大腿骨頸部骨折、腰椎圧迫骨折

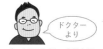

ドクターより

★ AOSC は、ICU 入室が必要となることも多く、意識障害を伴う腹痛は危険です。

急性胆嚢炎

●急性胆嚢炎の約 90％は胆嚢の出入口である胆嚢管が胆石で閉塞し、胆嚢内の胆汁が絞り出されずに胆嚢が膨れ上がり、胆嚢粘膜障害から炎症が生じます。またうっ滞した胆汁に細菌が感染することもあります。

●胆石がなくても胆嚢炎を引き起こす、無石性胆嚢炎も約 10％あります。

1 原因

●急性胆嚢炎の 85 ～ 95％は胆石によるものです。

●無石性胆嚢炎は急性胆嚢炎の 3.7 ～ 14％を占め、手術、外傷、長期の ICU 滞在、感染症、熱傷や経静脈栄養などが危険因子とされています[1]。

2 症状

●急性胆嚢炎の症状として、発熱、上腹部痛（右季肋部・心窩部痛）、悪心・嘔吐があります。

●右季肋部の圧痛を圧迫したまま深呼吸をすると、痛みが強くて深呼吸ができない状態をマーフィー徴候といい、胆嚢炎に特徴的な症状です。

発熱→ p.4
腹痛→ p.68
悪心・嘔吐→ p.76

3 重症化

●急性胆嚢炎の死亡率は 1％未満と、予後は良好とされています。

●頻度は低いですが、急速に症状が増悪する急性胆嚢炎もあり、その頻度は報告によって異なりますが 1 ～ 17％[1] です。

重症化する急性胆嚢炎

胆嚢捻転症	胆嚢頸部が捻転することで血流が途絶えて、胆嚢壁が壊死するため、緊急手術が必要となる
気腫性胆嚢炎	ガス産生菌が起因菌であり穿孔することが多い。腹腔内膿瘍、汎発性腹膜炎、敗血症など致死的な合併症を起こし、きわめて急激な臨床経過となる
壊疽性胆嚢炎	胆嚢壁が壊死して穿孔し、腹膜炎を合併する。腹痛の増強を認める

鉄則 1 治療の基本は、胆管炎は胆管ドレナージ、胆嚢炎は胆嚢摘出術

★急性胆管炎・急性胆嚢炎の治療は「急性胆管炎・急性胆嚢炎診療ガイドライン」に基づいて行われます。このガイドラインは2005年に日本から世界に先駆けて発表され、2007年に「Tokyo Guidelines（東京ガイドライン）」として世界に発表されました。2018年に発表された第3版が最新版になり、本稿もこのガイドラインを参考にしています。

★麻薬性鎮痛薬（モルヒネなど）と非麻薬性鎮痛薬（ペンタゾシンなど）は、十二指腸乳頭部のOddi括約筋の収縮作用があり胆道内圧が上昇する可能性があるため、慎重な投与が必要です。

初期治療

●急性胆管炎または急性胆嚢炎の診断が確定したら、血圧、脈拍、尿量の厳重なモニタリングのうえで、十分な輸液、抗菌薬投与、鎮痛薬投与などの初期治療を開始します。
●緊急ドレナージに対応できるように、絶食を原則とします。
●ショックなどの重症化を認める場合は、昇圧剤、人工呼吸器管理などの集中治療とともに緊急胆道ドレナージを検討します。

急性胆管炎

●急性胆管炎の治療の基本は、抗菌薬と胆管ドレナージです。
●胆管炎が軽快したら、原因である結石の除去や腫瘍に対する治療を行います。

急性胆嚢炎

●急性胆嚢炎治療の基本は、手術による胆嚢摘出です。
●患者さんの併存疾患や全身状態を評価し、手術のリスクが高い場合には、抗菌薬や胆嚢ドレナージを先に行い、全身状態を改善させてから手術を行うことがあります。

鉄則 2 胆道ドレナージには内視鏡的ドレナージと経皮的ドレナージがある

●胆管炎の場合は胆管ドレナージ、胆嚢炎の場合は胆嚢ドレナージがあります。どちらも内視鏡的ドレナージと経皮的ドレナージの2つのアプローチがあります。

内視鏡的ドレナージ

1 ERCP（内視鏡的逆行性膵胆管造影）
endoscopic retrograde cholangiopancreatography

●上部消化管内視鏡を十二指腸まで挿入し、十二指腸乳頭に細いチュー

ブを差し込み、造影剤を流しながら X 線撮影を行います。

● 内視鏡的胆道ドレナージはすべて ERCP とともに行います。

治療のフローチャート

急性胆管炎

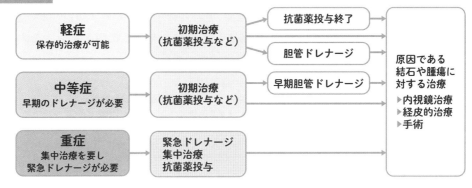

急性胆囊炎

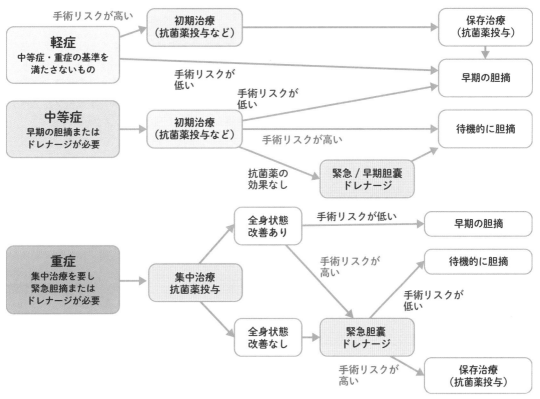

急性胆管炎・胆囊炎診療ガイドライン改訂出版委員会：急性胆管炎・胆囊炎診療ガイドライン 2018 第 3 版．医学図書出版，東京，2018：54，192-194．より一部改変して転載

肺炎と
誤嚥性肺炎

心不全

心筋梗塞

脳梗塞

急性胆管炎・
胆囊炎

急性胃腸炎

イレウス

消化管出血

腎不全

大腿骨頸部骨折、
腰椎圧迫骨折

★胆嚢炎に対する内視鏡的ドレナージは、ガイドラインにおいて「治療内視鏡のエキスパートがいる施設では考慮してよい」と記載されています。行っている施設は限られているため、ここでは内視鏡的胆嚢ドレナージ以外の方法を紹介します。

★ EBS は ERBD（endoscopic retrograde biliary drainage：内視鏡的逆行性胆道ドレナージ）ともいいます。

② EBD（内視鏡的胆道ドレナージ）endoscopic biliary drainage

- 急性胆管炎に対する最も標準的な治療方法です。

- EBD は他のドレナージ法に比べて低侵襲であり、偶発症の発生頻度も低いため第1選択とされています。

- 経鼻的に胆管内にチューブを留置して、胆汁を体外に排出する**内視鏡的経鼻胆道ドレナージ**（endoscopic nasobiliary drainage：**ENBD**）と胆管内にステントを留置して、胆汁を十二指腸へ排出する**内視鏡的胆道ステント留置**（endoscopic biliary stenting：**EBS**）があります。

> ★
> **EST（内視鏡的乳頭括約筋切開術：endoscopic sphincterotomy）**
> 　急性胆管炎は ERCP と EBD が標準治療ですが、それに加えて EST を行うことがあります。EST は内視鏡を用いて電気メスで、胆管の出口である十二指腸乳頭を切り開くことをいいます。総胆管結石であれば結石を除去したり、EBD でステントを留置する場合であれば、膵管が閉塞することによる膵炎を予防する目的で行われます。ただし出血の偶発症が起こる可能性があるため、抗血栓薬を内服中の患者さんは禁忌となり、代替法として、十二指腸乳頭をバルーンで拡張する EPBD（内視鏡的乳頭バルーン拡張術：endoscopic papillary balloon dilation）が行われます。

ENBD と EBS の使い分けは？

★ ENBD のチューブが抜けると、医療者のテンションはかなり下がります。患者さんが触って抜くことがないよう対策が必須です。

　ガイドラインではどちらを用いてもよいとされています[1]。感染胆汁で粘稠度が高い排液の場合には EBS では早期にステント閉塞をきたすことがありますが、ENBD では閉塞時にも洗浄による開通が可能なため、ENBD のほうが閉塞による再処置のリスクが低いです。しかし ENBD は鼻にチューブが入った状態であるため患者さんの不快感が強く、自己抜去のリスクがあります。

経皮的ドレナージ

① PTCD（経皮経肝胆管ドレナージ）

percutaneous transhepatic cholangio drainage

- 超音波ガイド下で経皮的に肝内胆管を穿刺しドレナージチューブを留置する方法です。

- 急性胆管炎の治療の第1選択は EBD ですが、PTCD は EBD が困難な場合（悪性腫瘍による十二指腸狭窄で十二指腸乳頭まで内視鏡が到達できないなど）に、EBD の代替的治療として行われています。

- 血管が豊富な肝臓を穿刺してドレナージを行うため出血のリスクが高く、凝固異常がある場合や抗血栓薬を内服している場合には不適応とされています（ただし緊急時はその限りではありません）。

肺炎と誤嚥性肺炎

心不全

心筋梗塞

脳梗塞

急性胆管炎・胆嚢炎

急性胃腸炎

イレウス

消化管出血

腎不全

大腿骨頸部骨折、腰椎圧迫骨折

2 PTGBD（経皮経肝胆嚢ドレナージ）

percutaneous transhepatic gallbladder drainage

●超音波ガイド下で経皮的に肝臓を介して胆嚢を穿刺しドレナージチューブを留置する方法です。

●急性胆嚢炎の標準的治療は胆嚢摘出術ですが、手術のリスクが高い場合などに行われます。

胆道ドレナージの全体像

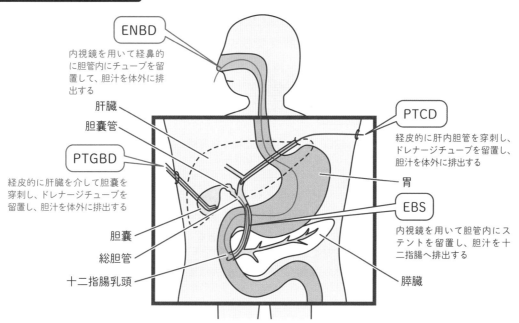

ENBD
内視鏡を用いて経鼻的に胆管内にチューブを留置して、胆汁を体外に排出する

肝臓
胆嚢管
PTGBD
経皮的に肝臓を介して胆嚢を穿刺し、ドレナージチューブを留置し、胆汁を体外に排出する

胆嚢
総胆管
十二指腸乳頭

PTCD
経皮的に肝内胆管を穿刺し、ドレナージチューブを留置し、胆汁を体外に排出する

胃

EBS
内視鏡を用いて胆管内にステントを留置し、胆汁を十二指腸へ排出する

膵臓

鉄則 3 内視鏡的胆道ドレナージ（EBD）後は内視鏡的逆行性膵胆管造影（ERCP）後膵炎に要注意

●EBD を行う際には ERCP を行いますが、ERCP の偶発症として、ERCP 後膵炎（post-ERCP pancreatitis：PEP）が問題となります。

●ERCP 関連の手技を行うと、PEP の発生率が 1 ％前後あるとされています。重症急性膵炎の発症は約 0.1 ％ですが、重症化した場合は約 10 ％の死亡率とされています[2]。

●PEP は、十二指腸乳頭に細いチューブを差し込む刺激や造影剤を膵管内に注入することによって乳頭浮腫や乳頭括約筋がけいれん性に収縮し、膵管口が閉塞、さらには膵液の流出障害が起こり、膵管内圧が上昇することで起こると考えられています。

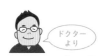
ドクターより

★ PEP は、他の原因の膵炎と違って、このくらいの時期 / タイミングで起こりそうだとある程度想像できます。治療を早期に開始でき、重症化の防止にもつながります。

先輩ナース
より

★ ERCP 2～6時間後の採血で血中膵酵素がそこまで上昇していなくても、発熱や腹痛が続いていれば翌朝の採血で上昇し、膵炎と診断されることもあります。採血結果だけでなく、バイタルサイン、身体所見も大切です。
また、身体所見がない人でも、採血結果で炎症や血中膵酵素が異常高値で、PEPになっていることもあります。

PEPの症状

- PEPは通常 ERCP 後2～4時間以内、遅くとも24時間以内に発症します。
- ERCP 後の強い腹痛は PEP の可能性が高い[2]とガイドラインにも記載があり、重要な症状です。ERCP 後の新たな腹痛、あるいは腹痛の増強があれば医師への報告が必要です。
- 一般的に ERCP 終了後2～6時間後には血液検査を行い、血中膵酵素（血中アミラーゼ、血中リパーゼなど）の上昇がないかをチェックします。
- 病態としては急性膵炎であり、腹痛や血液検査以外に発熱、背部痛、尿量低下などの身体所見にも気をつける必要があります。

PEPの診断基準 3項目中2項目が該当し、穿孔、出血、感染などの他の偶発症の合併を除外できるとき

❶ **上腹部に ERCP 後 24 時間以上続く自発痛と圧痛がある**
（前からあるときは疼痛の増強がある）

❷ **血中膵酵素**
（血中アミラーゼ、血中リパーゼなど）の上昇が ERCP 後 24 時間以後も続いている（前値が異常高値のときはさらに上昇している）

❸ **画像で膵臓に急性膵炎に伴う異常がある**
（前から異常のときはさらに増強している）

急性胆管炎・胆嚢炎診療ガイドライン改訂出版委員会：急性胆管炎・胆嚢炎診療ガイドライン 2018 第3版. 医学図書出版, 東京, 2018：58. より引用

PEPの治療

◼1 十分な輸液と血圧、脈拍、尿量のモニタリング

- 急性膵炎では、全身性の強い炎症により血管透過性が亢進し、血管内脱水、ショックが引き起こされます。そのため発症早期より十分な輸液を行い、最低 0.5mL/kg/ 時の尿量を確保し、循環動態のモニタリングを行います。
- 尿量が十分に確保できるようになるまでの輸液には、リンゲル液（ラクテック®）などの細胞外液補充液を用います。

◼2 抗菌薬

- 軽症例では必要性は不明とされていますが、重症例では膵膿瘍などの感染性合併症を予防するために投与が必要とされています。

肺炎と
誤嚥性肺炎

心不全

心筋梗塞

脳梗塞

急性胆管炎・
胆嚢炎

急性胃腸炎

イレウス

消化管出血

腎不全

大腿骨頸部骨折、
腰椎圧迫骨折

③ タンパク分解酵素阻害薬 (ガベキサートメシル酸塩、ナファモスタットメシル酸塩など)

●急性膵炎に対するタンパク分解酵素阻害薬は、急性膵炎の増悪に関与している膵酵素の活性化を抑制するとされています。そのためわが国では急性膵炎に対してタンパク分解酵素阻害薬の経静脈的投与が広く行われていますが、生命予後や合併症発生に対する明らかな改善効果は証明されていません[3]。

④ 疼痛コントロール

●急性膵炎の疼痛は、激しく持続的のため、十分な鎮痛が必要です。
●どの薬剤が有用であるか結論は出ていませんが、非麻薬性鎮痛薬のペンタゾシン（ソセゴン®）やブプレノルフィン（レペタン®）でも Oddi 括約筋収縮作用による病態悪化を認めず有効であったと報告されています[3]。疼痛が非常に強い場合には、モルヒネなどの麻薬性鎮痛薬を使用することもあります。

鉄則 4　胆道ドレナージは外瘻術と内瘻術で注意すべき点が異なる

●外瘻術ではチューブの閉塞や脱落がないか、しっかりと固定されているかなどのチューブの管理が必要となります。
●内瘻術ではチューブ自体の管理は必要ありませんが、体内で閉塞や脱落していることがあり、症状や検査データなどからそれらを推測する必要があります。

外瘻術と内瘻術

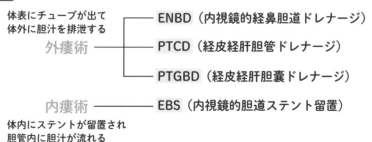

体表にチューブが出て体外に胆汁を排泄する
外瘻術 ─── ENBD（内視鏡的経鼻胆道ドレナージ）
　　　　　 ── PTCD（経皮経肝胆管ドレナージ）
　　　　　 ── PTGBD（経皮経肝胆嚢ドレナージ）

内瘻術 ─────── EBS（内視鏡的胆道ステント留置）
体内にステントが留置され
胆管内に胆汁が流れる

外瘻術 内視鏡的経鼻胆道ドレナージ（ENBD）の注意点

1 排液の性状、量

● ENBD から排出される胆汁の性状は、感染や出血などの異常がなければ、肝臓で産生された胆汁がそのまま排出されるため黄金色で、量は500mL/ 日程度です。

●胆管炎で胆汁が感染している場合には、濁った胆汁や緑色の胆汁となります。

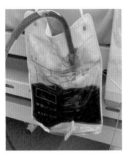
正常の胆汁

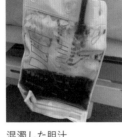
混濁した胆汁

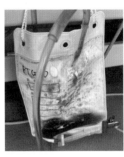
緑色の胆汁

●ドレナージの処置に伴い胆道出血をきたした場合には赤色となり、凝血塊で閉塞する恐れがあります。

●胆管内に入っていた ENBD のチューブ先端が腸管内まで逸脱した場合には、腸液が混じるため薄い胆汁となり、量も増えます。

2 チューブの閉塞

● ENBD は細くて長いため、ねじれや折れ曲がりによって容易に閉塞します。

ENBD チューブの例

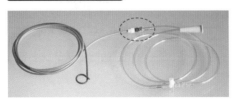

Flexima™ ENBD カテーテル
（写真提供：ボストン・サイエンティフィック ジャパン株式会社）

●感染した粘稠な胆汁や胆道出血による凝血塊などで閉塞することもあります。

●排液が粘稠な感染胆汁の場合には、毎日チューブを生理食塩水で洗浄し、閉塞の有無の確認や、閉塞の予防を行います。

ドクターより

★私が研修医のころは、胆汁の色は何色が本当なのかわかりませんでした。本当の色は茶色と言われても、バッグに溜まっているのは緑色だったり、細菌感染や酸化されて変化した色の胆汁を知るのは、かなり時間がかかりました。

先輩ナースより

★ ENBD 排液が急に増加したときは、腸管内への逸脱を疑いましょう。
★ ENBD チューブの接続部（白と赤の部分）の締め具合がゆるいとチューブが外れてしまいますが、きつすぎると排液が流れなくなってしまいます。

③ チューブの自己抜去

● 特に留置直後、鎮静からの覚醒前や夜間の就寝中にチューブを自己抜去することがあります。高齢者や認知症の患者さんでは特に注意が必要です。

● 患者さんがチューブを自己抜去することがないように、十分に説明し必要性をよく理解してもらうことが重要です。

● 留置直後の覚醒前の自己抜去のリスクが高い場合には、事前に身体拘束の必要性を説明し同意を得たうえで、一時的な身体拘束を行う場合もあります。

④ チューブの逸脱

● 胆管内に入っていた ENBD のチューブ先端が腸管内に抜けることです。

● チューブをベッド柵に引っ掛けたり、歩行時に誤って踏んでしまうなどで、チューブが引っ張られて逸脱することがあります（引っ張られなくても自然に抜けることもあります）。

● 鼻や頬でしっかりとテープ固定し、もう1か所寝衣などで固定し、引っ張られても容易に抜けないように固定しておきます。

● 逸脱が疑われた場合には、腹部 X 線撮影を行い、チューブの位置を確認するためすみやかに医師に報告します。

先輩ナースより

★ ENBD のチューブは体外に出ている部分が長いため、歩行時に踏まないためにも、チューブが床を引きずらないように袋の中にしまっておきます。

ENBD チューブ逸脱の X 線写真

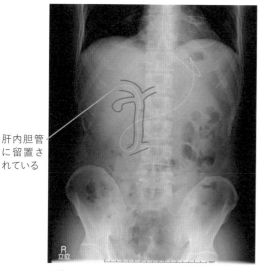

肝内胆管に留置されている

正常

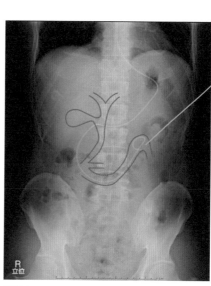

十二指腸に逸脱している

逸脱している

肺炎と誤嚥性肺炎

心不全

心筋梗塞

脳梗塞

急性胆管炎・胆囊炎

急性胃腸炎

イレウス

消化管出血

腎不全

大腿骨頸部骨折、腰椎圧迫骨折

外瘻術 経皮経肝胆管ドレナージ（PTCD）、経皮経肝胆嚢ドレナージ（PTGBD）の注意点

1 排液の性状、量

PTCD

- PTCD の排液の性状は、ENBD の場合と同様です。
- ENBD とは異なり、胆管内に入っているチューブが腸管内に逸脱することはないため、腸液混じりの排液が排出されることはありません。

PTGBD

- PTGBD の排液の性状は、胆嚢管が閉塞しているかどうかによって変わります。
- 胆嚢管が閉塞していなければ、肝臓で産生された胆汁が胆嚢内に流れるため、透き通った黄金色の排液が PTGBD から排出されます。量は肝臓での胆汁の産生量が 500 〜 600mL/ 日であり、胆管側にも流れるためそれよりも少ない 200 〜 400mL/ 日となります。
- 胆嚢管が閉塞している場合は、肝臓で産生された胆汁が胆嚢内に流れないため、膿性や透明っぽい排液が PTGBD から排出されます。量は 0 〜 100mL/ 日程度で炎症の改善とともに減少します。

PTGBD の排液

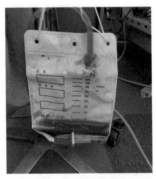

炎症が強い時期の膿性の排液

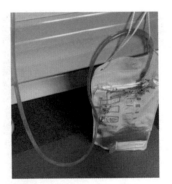

透明っぽい排液へ変化

2 出血

- PTCD も PTGBD も肝臓を介して挿入するため、肝内の肝動脈や門脈を穿刺する危険性があります。特に留置直後は管内の排液が血性になっていないか、挿入部から出血していないかなどを観察する必要があります。
- 軽度であれば自然止血されることも多いですが、数日経過しても止血しない場合や、血圧低下などバイタルサインに異常をきたす場合には

IVR（画像下治療：interventional radiology）や開腹による止血が必要なこともあるため、すみやかに医師に報告します。

3 チューブの逸脱

● 胆管内あるいは胆嚢内に留置していたチューブの先端が腹腔内に逸脱することがあります。

● 瘻孔が完成されていない時期（留置後約2週間）に起こると腹腔内に胆汁が漏れて、胆汁性腹膜炎となり重症化することがあります。特に留置直後は体動で逸脱する危険性が高いため、数時間〜1日程度のベッド上安静が指示されることがあります。

● PTCDは右肋間あるいは心窩部から、PTGBDは右肋間から挿入しますが、右肋間から穿刺した場合には、肝臓の呼吸性変動によってチューブがたわむことにより逸脱が起こりやすいです。

● 体内でチューブがたわんで逸脱している場合は体表からは確認できません。排液量の減少や停止は逸脱の可能性が考えられるため、医師に報告します。逸脱が疑われた場合はチューブからの造影検査でチューブ位置を確認します。

肝臓の呼吸性変動によるチューブ逸脱のイメージ

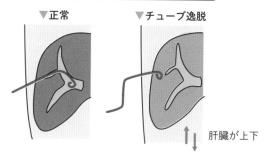

▼正常　　▼チューブ逸脱

↑↓ 肝臓が上下

内瘻術 内視鏡的胆道ステント留置（EBS）の注意点

1 排液の性状、量

● 内瘻術であるEBSは、胆汁は十二指腸内に排出されるため、排液の性状や量を直接観察することはできません。

2 チューブの閉塞・逸脱

● EBSは体内のステントであり、体表にチューブが出ているわけではありません。そのため直接的にチューブ管理をすることはできません。しか

先輩ナースより

★ベッド上安静の指示があるときは、尿道留置カテーテルを留置する場合があります。

先輩ナースより

★胆管内にチューブを留置しているため、通常チューブ内は胆汁で満たされていますが、胆管と十二指腸は交通しているため、十二指腸内の空気が胆管内に流入することがあります。チューブ内に空気が入っていることは異常ではありません。ただしチューブ内の空気が極端に多い場合は、チューブが胆管内から十二指腸に逸脱している可能性があります。

肺炎と誤嚥性肺炎

心不全

心筋梗塞

脳梗塞

急性胆管炎・胆嚢炎

急性胃腸炎

イレウス

消化管出血

腎不全

大腿骨頸部骨折、腰椎圧迫骨折

し体内でチューブの閉塞や逸脱などが起こることがあります。症状や検査データから閉塞や逸脱が生じていないかを推測する必要があります。

● 急性胆管炎の場合に EBS が行われますが、ステントの閉塞や逸脱が起こった場合、急性胆管炎が再燃、増悪、あるいは改善しないということが起こります。

● 急性胆管炎の症状である発熱や右上腹部痛、黄疸、血液検査で炎症反応（WBC、CRP）、ビリルビンなどの数値の経過をみていく必要があります。閉塞や逸脱が起これば、これらの数値が改善しません。

プラスチックステントの場合	金属ステントの場合	ステント in ステント
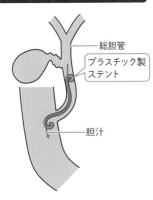	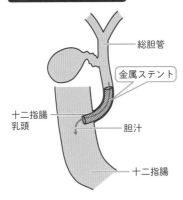	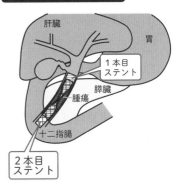

利点：閉塞したら交換ができる

欠点：プラスチックステントは内腔が細いため閉塞しやすい

長期留置が必要な場合は、通常 3 〜 4 か月程度で交換が必要となる。

利点：内径が大きいため閉塞しにくい

欠点：抜去ができない

閉塞してしまったときは…

ERCP 下でクリーニングあるいはステント in ステント（金属ステントの内腔にさらにステントを追加）で対応する。

（藤原早苗）

引用文献

1）急性胆管炎・胆嚢炎診療ガイドライン改訂出版委員会：急性胆管炎・胆嚢炎診療ガイドライン 2018 第3版. 医学図書出版，東京，2018：24, 27, 28, 32, 151.
2）厚生労働省難治性膵疾患調査研究班・日本膵臓学会：ERCP 後膵炎ガイドライン 2015. 膵臓 2015；30 (4)：558, 562.
3）急性膵炎診療ガイドライン 2015 改訂出版委員会編：急性膵炎診療ガイドライン 2015 第4版. 金原出版，東京，2015：130, 135.

肺炎と誤嚥性肺炎

心不全

心筋梗塞

脳梗塞

急性胆管炎・胆嚢炎

急性胃腸炎

イレウス

消化管出血

腎不全

大腿骨頸部骨折、腰椎圧迫骨折

6 急性胃腸炎

多種多様な疾患が潜んでいる症候群。
重症化サインを見逃さない！

疾患の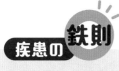鉄則

急性胃腸炎の病因はさまざまだが、感染性によるものが多い

看護の鉄則

1 病状を把握し、重症化のサインを見逃さない

2 アセスメントで脱水のサインを見逃さない

3 輸液療法を評価し、患者さんの状態をアセスメントする

4 感染予防を徹底し、2次感染は起こさない

5 下痢、嘔吐、腹痛による症状緩和を行い、患者さんの苦痛を最小限にする

疾患の鉄則 急性胃腸炎の病因はさまざまだが、感染性によるものが多い

- 急性胃腸炎とは、胃および腸に急性炎症を生じた状態の総称で、嘔気、嘔吐、腹痛、下痢時に発熱や血便などの症状を生じる症候群です。

- 急性胃腸炎の病因はさまざまです。大きく分けて感染性のものと非感染性のものがありますが、なかでもウイルス性をはじめとした感染症によるものが多く、一般的に急性胃腸炎というと感染性胃腸炎を指すことが多いです。

- 感染性胃腸炎は、原因病原体にはウイルス、細菌、寄生虫などがあります。食品や水を介して感染する食中毒の多くは細菌性です。人やペットから接触感染することもあります。夏季には細菌性胃腸炎が、冬から春にかけてはウイルス性胃腸炎が多く発生する傾向にあります。

- 非感染性の胃腸炎には薬剤性、アレルギー性、毒物摂取、心因性、暴飲暴食によるものなどがあります。

ドクターより

★「急性胃腸炎」は非常に多くのケースで付けられる病名ですが、さまざまな病態が含まれています。問診が非常に重要です。

鉄則 1　病状を把握し、重症化のサインを見逃さない

急性胃腸炎の診断には、患者情報が重要

- 感染性胃腸炎を引き起こす病原体の潜伏期間は、数時間から2日以内と短いものから、1週間前後の比較的長い期間、また1週間以上の長期間となるものもあります。

- 潜伏期間の短いものでは患者自身が食中毒の原因に気づくことが多いですが、潜伏期間が長期間の場合はその原因が何であったか本人が覚えていないことも多く、問診では潜伏期間を考慮して、前日から1週間程度の食事内容を確認します。

- 推定原因の食品について、加熱不十分な肉または生の肉、生鮮魚介類、生ガキ、鶏卵などを具体的に尋ねます。それらに加えて、薬剤使用歴、ペット飼育状態（鳥類や爬虫類は、腸炎の原因菌を保有）、海外渡航歴（赤痢、コレラなど）、基礎疾患、患者周囲に同症状の人がいないか、といった情報も聴取します。詳しい問診により診断を絞り込み、その後に必要な検査を選択します。

感染性胃腸炎の主な病原体と特徴

潜伏期間	原因菌（潜伏期間）	原因物質	特徴
短期間 <2日間	ブドウ球菌（1〜5時間）	調理者の手	おにぎり、弁当摂取後
	ノロウイルス（3〜40時間）	カキ・二枚貝	ヒトヒト感染　家族、施設内同症状あり
	サルモネラ（8〜48時間）	鶏卵・牛肉	夏期に多発
	腸炎ビブリオ（1日以内）	魚介類	夏期に多発
	細菌性赤痢菌（1〜5日）	食品・水	海外渡航歴
	コレラ菌（1〜5日）	魚介類・水	米のとぎ汁様下痢
比較的長い期間 2日〜1週間	ロタウイルス（2〜3日）	水・食物・糞便	冬期に多発、白色便
	カンピロバクター（2〜10日）	鶏肉・牛レバー	夏期に多発、冬期もあり
	エルシニア（3〜7日）	豚肉・水	ペット飼育
	クリプトスポリジウム（3〜10日）	食品・水	海外渡航歴
	腸管出血性大腸菌（4〜8日）	牛肉・牛レバー	高頻度に血便
長期間 1週間以上	チフス・パラチフス（10〜14日間）	食品・水	海外渡航歴
	ランブル鞭毛虫（1〜4週）	食品・水	日和見
	赤痢アメーバ（2〜3週）	性感染症・水	海外渡航歴

治療は脱水に対する補液、対症療法

●治療は軽症から中等症であれば一般的には自然治癒傾向が高いため、脱水に対する補液療法など対症療法が中心となります。

●対症療法には経口補液と輸液療法、食事療法、乳酸菌などの薬物療法があります。抗菌薬の使用に関しては、耐性菌の増加、副作用、薬物性腸炎の出現など逆に有害となる場合もあるため、病因と病状により適応が判断されます。

●細菌による感染性胃腸炎が疑われ、下痢以外に発熱や腹痛が強い場合には、便培養を提出後に初期治療として抗菌薬を投与、病因菌が確定された時点で、抗菌薬の適応を再度検討します。

★治療はまず、「胃腸を休める」ために点滴が行われます。

死に至る重篤な状態になることもある

●急性胃腸炎の主な症状は、下痢、嘔気、嘔吐、腹痛、発熱による脱水症状です。下痢はほとんどの患者さんにみられます。便の性状は、サルモネラ菌、腸管出血性大腸菌などは血便となる頻度が高く、コレラ、ロタウイルスなどは白色の水様下痢が特徴です。

●病原体により腸管外合併症があります。多くは軽症ですが、まれに細菌感染による敗血症、高度の脱水や電解質異常、**溶血性尿毒症症候群**★などが生じ、死に至る重篤な状態になることがあります。血便がみられたり、バイタルサインが大きく崩れたり、尿量が著しく減少したりしている場合は、医師に報告し、モニタリングを含めた慎重な対応が必要になります。

★急性胃腸炎患者の看護では、まず、①病因が判明しているのか、②感染対策が必要か、③さらに重症化のサインがないかを確認しましょう！

> ★
> **溶血性尿毒症症候群** （hemolytic uremic syndrome：HUS）
> 血小板減少、溶血性貧血、急性腎障害を3徴候とする疾患。

急性胃腸炎の重症化のサイン

▶血圧低下、38℃以上の発熱、悪寒戦慄など菌血症が疑われる場合
▶重度の下痢（10回/日以上）があり脱水状態
▶血便がある

急性胃腸炎が重症化しそうな患者

▶1歳未満の乳幼児、高齢者で比較的症状が重い患者
▶菌血症のリスクが高い場合（HIV感染者、悪性リンパ腫、ステロイド、免疫抑制剤投与中など細胞性免疫不全者）
▶合併症のリスクが高い患者（50歳以上、人工血管、人工弁、人工関節など）

肺炎と誤嚥性肺炎

心不全

心筋梗塞

脳梗塞

急性胆管炎・胆嚢炎

急性胃腸炎

イレウス

消化管出血

腎不全

大腿骨頸部骨折、腰椎圧迫骨折

感染性胃腸炎の主な病原体と症状

感染症法類型	原因菌	下痢以外の特徴的な症状	腸管外合併症
3類	細菌性赤痢菌 コレラ菌 チフス・パラチフスA菌 腸管出血性大腸菌	発熱・血便（低頻度） 腹痛・白色便・けいれん 発熱・血便（中頻度）・バラ疹 腹痛・微熱・血便（高頻度）	関節炎 肝脾腫、胆石 溶血性尿毒症症候群
4類	ボツリヌス菌	嘔吐	眼症状、球麻痺、呼吸筋麻痺
5類	赤痢アメーバ ランブル鞭毛虫 クリプトスポリジウム カンピロバクター サルモネラ 腸炎ビブリオ エルシニア ブドウ球菌 ノロウイルス ロタウイルス	腹痛・血便（イチゴゼリー状便） 嘔吐・腹痛 嘔吐・腹痛・関節痛 腹痛・発熱・血便（高頻度） 腹痛・発熱・血便（中頻度） 嘔吐・腹痛・発熱・血便（低頻度） 腹痛・発熱 嘔吐・腹痛・発熱 嘔吐・腹痛・発熱・筋肉痛 嘔吐・腹痛・発熱・白色便	肝膿瘍 胆嚢炎、胆管炎 虫垂炎、ギランバレー症候群、関節炎、ライター症候群 関節炎、感染性大動脈炎 心内膜炎、骨髄炎 心筋伝導障害 虫垂炎、発疹、関節炎、肝膿瘍、甲状腺炎

※感染症法類型：「感染症の予防及び感染症の患者さんに対する医療に関する法律（感染症法）」に基づき都道府県知事や保健所などへ届け出が必要となる疾患の類型

鉄則 2 アセスメントで脱水のサインを見逃さない

脱水の存在を疑う

- 急性胃腸炎では下痢、嘔吐によって電解質を含む消化液を失い、消化器症状により経口摂取が困難となるため、体外からの水分摂取量が減少し、脱水となります。
- 小児、高齢者や重篤な基礎疾患のある患者さんでは、脱水が高度になれば生命に危機を及ぼし、死亡することもあります。

脱水の分類と原因

分類	原因
水分欠乏性脱水（高張性脱水） 水分摂取不足もしくは喪失によって体液中の水分が不足して起こる	▶水分摂取不足 ▶発熱での不感蒸泄増加 ▶尿量増加（高血糖や尿崩症など）
ナトリウム（Na）欠乏性脱水（低張性脱水） Naが水分よりも多く、欠乏やNa摂取障害により起こる	▶消化液の喪失（下痢・嘔吐・消化液の吸引） ▶皮膚からの喪失（発汗・出血・創部の滲出液） ▶利尿薬の使用による喪失
混合性脱水（等張性脱水） 水分とNaが同時に失われる状態	▶水分摂取不足 ▶下痢・嘔吐などいずれの原因でも生じる

脱水の重症度をアセスメント

- 脱水の状態を判断するには、血液検査データより、むしろ症状、身体所見、バイタルサイン、尿量などの患者情報が重要です。
- 脱水の重症度を判断するうえで、看護師の役割は重要です。指示の輸液を早期に実施するとともに、輸液開始後の尿量の増加、血圧の安定、意識レベルの改善などの観察内容から十分な輸液が行えているかどうか、医師と情報共有しながら脱水の状態を再評価する必要があります。

脱水の重症度

所見	軽度	中等度	重度
体重減少（％）	2％減	6％減	7～14％減
意識障害	軽度	嗜眠・興奮	昏睡
血圧	正常	低下	高度低下
脈拍	正常	増加	高度増加
わきの下	湿潤	乾燥	高度乾燥
皮膚のツルゴール	軽度低下	低下	高度低下
粘膜乾燥	軽度	中等度	高度
尿量	減少	乏尿＜400mL/日	無尿＜100mL/日

脱水症状の観察と重症度の評価ポイント

1）脱水の原因となっている胃腸炎症状	▶下痢の回数・量 ▶嘔吐の回数・量 ▶発熱・発汗の有無 ▶食事摂取量・飲水量
2）脱水重症度の評価	▶バイタルサイン、尿量：乏尿は1日尿量400mL未満、体重：5％の体重減少 ▶意識レベル・せん妄の有無：意識の変容は最も危険な脱水のサイン ▶皮膚、粘膜の状態、口腔粘膜の乾燥：口唇のカサカサ、落ち窪んだ眼 ▶皮膚のツルゴール（→ p.41）低下の有無：つまんだ皮膚が元に戻らない。正常ならすぐに戻る ▶脱水症状の聴取：口渇、倦怠感、脱力感、悪心・嘔吐、頭痛、立ちくらみ、食欲不振、けいれん

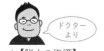

★【脱水の指標】
- ヘマトクリット↑
- 総タンパク／アルブミン値↑
- BUN↑
- 尿酸値の上昇↑

過去の値と比べて変化があるかどうか、その推移が大切です。

★5％の体重減少がみられるような脱水は危険です。尿の回数が極端に減り（≦3回/日）、入院加療のうえ点滴が必要となります。

★小児の場合、泣いても涙が出ないなども大切な脱水の所見です。

★その他、脱水の症状として「耳鳴り」を訴える人が多いです。

★患者さんには脱水症状が出たらすぐ知らせるように説明します。

★高齢の患者さんは脱水の自覚症状に乏しい場合があります。症状の問診だけでなく視診、触診での症状観察を十分に行います。

肺炎と誤嚥性肺炎

心不全

心筋梗塞

脳梗塞

急性胆管炎・胆嚢炎

急性胃腸炎

イレウス

消化管出血

腎不全

大腿骨頚部骨折、腰椎圧迫骨折

下痢の問診ポイント

　下痢は回数だけではなく性状（泥状もしくは液状・水様かなど）を問診し、おむつなどで計測可能な場合は量を計測します。計測できない場合は問診で回数とともに量を推測できるように聞き取り、可能な場合は観便を行い評価しましょう。

　患者さんが10回と表現していても性状や1回の量を訪ねることで「もろもろの便がちょっとずつ10回」「おしっこのようなシャーシャーの便が10回」と表現が変わります。飲水量も推測できるように「コップで何杯くらい」「ペットボトル何本」というように聞き取ります。できるだけ具体的に聞き取り、IN-OUTの評価をすることが重要です。

　下痢により尿量計測が困難な場合は尿道留置カテーテルの留置も検討します。入院患者さんは入院前から胃腸炎による症状で脱水となっている可能性があります。入院後はもちろん、入院前の最終排尿時間、下痢回数を問診で聞き取ります。

★飲水の内容は下痢を助長させないように冷たいもの、乳製品、炭酸飲料などの刺激物を避けて、少量ずつ頻回に摂取するよう指導します。可能であればコンビニエンスストアや薬局などで経口補水液、スポーツ飲料の購入を勧めます。

脱水の治療

1 経口による水分摂取

●意識清明でごく軽度の脱水では、経口から口渇に合わせて水分を飲水してもらいます。嘔吐があるときには、嘔吐した後しばらくして、あるいは制吐薬を投与した後などに少量の飲水より開始します。

2 輸液

●経口摂取ができない、意識障害があるとき、または中等度から重度の脱水があるときは点滴による輸液療法を開始します。

●血液検査、尿量、循環動態の状況に合わせて、輸液内容と量が決定されます。水分の必要量は体重や年齢、基礎疾患により個人差があるため注意が必要です。

●脱水に伴い血圧の低下がみられるときには初期輸液を行います。初期輸液は、生理食塩水などの細胞外液を使用して急速に行います。その後、輸液に伴い循環動態が安定した後は維持輸液へと移行します。

★急性胃腸炎の患者さんを看護する際は、①脱水の存在を疑う、②適切な輸液療法を実施する、③輸液療法の評価は不足だけではなく過剰にも注意することが重要です。看護師が患者さんの症状、身体所見をアセスメントし医師と情報共有することが重症化の予防につながります。

急性胃腸炎による脱水時の輸液療法

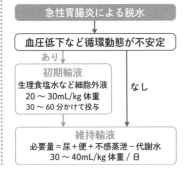

脱水の程度	体重減少	水分喪失量 （輸液量）
軽度	体重の2%	1〜2L
中等度	体重の6%	2〜4L

肺炎と誤嚥性肺炎

心不全

心筋梗塞

脳梗塞

急性胆管炎・胆嚢炎

急性胃腸炎

イレウス

消化管出血

腎不全

大腿骨頸部骨折、腰椎圧迫骨折

> **脱水の症候からの輸液量の求め方**

成人1日の水分喪失量＝尿＋便＋不感蒸泄－代謝水

不感蒸泄（mL）＝15mL ×体重（kg）

代謝水（mL）＝ 5 mL ×体重（kg）

▶代謝水とは栄養素が体内で代謝されて生じる水。食事量による影響を受ける。

▶腎機能が正常で異常喪失（下痢や嘔吐、出血など）がないときの維持輸液量は、水分投与量として、30 ～ 40mL/kg 体重 / 日

成人1日の電解質喪失量

Na（ナトリウム）　1.0 ～ 2.0mEq/kg 体重 / 日

K（カリウム）　　　0.5 ～ 1.0mEq/kg 体重 / 日

体重 60kg の成人の場合

① 1 日水分喪失量　1300 ～ 2100mL/ 日

＝尿（500 ～ 1300）mL ＋便 200mL（普通便）＋不感蒸泄 900mL（上記式）－代謝水 300mL

② 1 日電解質喪失量 Na 70mEq、K 50mEq

▶体重 60kg の成人の水分、電解質それぞれの 1 日喪失量を補充するには、 3 号液 500mL が 4 本＝ 2000mL が必要となる。ソルデム 3A（Na 35mEq/L、K 20mEq/L）。

▶求めた輸液量に異常喪失（下痢、嘔吐、出血、大量発汗など）があれば、実測あるいは推定した水分量を加味して最終輸液量を決定する。

鉄則 3　輸液療法を評価し、患者さんの状態をアセスメントする

●脱水は、水分バランスだけでなく、電解質バランスも崩れていることも少なくありません。さらに、高度の脱水は急性腎障害をきたすことがあります。一方、治療の際の急激な輸液療法は、水分、電解質バランスを崩す原因となり、心不全や不整脈、脳浮腫を生じさせる可能性があります。これらを念頭において、患者さんの状態を観察、評価する必要があります。

急性腎障害→ p.347
心不全→ p.278

先輩ナースより

●輸液療法を実施しても尿が出ない（無尿）、あるいは少ない（乏尿）場合、より慎重なアセスメントが必要です。"尿が出ない"原因が、"輸液不足による脱水の持続"ではなく、高度脱水からくる急激な腎機能低下、つまり急性腎不全や、心機能の低下（心不全）など、臓器不全による可能性もあります。

★"尿が出ない"＝"輸液量が不足している"、と思い込んで、輸液が継続、増量されていることに安心しているといった状態は非常に危険です。

●無尿・乏尿の状態で安易に大量の輸液を行うと、心不全を誘発、あるいは増悪させる恐れがあります。輸液の不足だけではなく、過剰になっていないか、といった視点ももちつつ、継続的にアセスメントを行う必要があります。

★特に高齢者や心臓や腎臓、肝臓などに基礎疾患のある患者さんに大量の輸液を行うときは、モニター装着を医師に相談するなど、慎重な対応が必要です。

鉄則 4 感染予防を徹底し、 2次感染は起こさない

原因菌が確定していない場合も 感染対策を十分に行う

- 急性胃腸炎の原因としては感染性胃腸炎が最多です。感染性と診断されている場合はもちろん、原因が不明であっても、急性胃腸炎の患者さんが入院する場合は感染対策を行う必要があります。

- ノロウイルス、ロタウイルスなどの感染力の強い病原微生物の場合は個室隔離することが望ましいです。

- 患者さんの感染症に応じて、標準予防策に加えて感染経路別予防策を追加する必要があります。おむつ、便失禁処理や吐物の処理には接触予防策を実施します。

- 接触予防策が必要な感染症としてノロウイルス、ロタウイルスなどがあります。院内の感染予防基準を確認して対応します。

- 入院患者さんの集団発生を防ぐためには、手洗いの徹底により、患者さん・医療者が他の人へと運ばないことが大切です。入院患者さんとの接触の前後で石けんと流水での手洗いを徹底します。

CD腸炎→ p.8
- アルコールによる手の消毒は、クロストリジウム・ディフィシル（CD）腸炎には無効です。特に排泄物の処理には気をつけましょう。

2次感染を防ぐ感染対策のポイント（標準予防策に追加すること）

隔離	原則個室隔離（室内トイレを使用） 隔離解除基準：症状消失後72時間経過 ※もともと下痢が続く患者の場合、迅速検査2回陰性確認で解除とする
手洗い	流水と石けんで手洗いを行う
環境	次亜塩素酸ナトリウムによる除菌清掃依頼
マスク ガウン エプロン	ビニールエプロン（ガウン）、マスク、手袋を着用 マスク：入室時に着用 エプロン：ベッド柵に白衣が触れる場合 袖ありガウン：腕まで接触する場合（体位変換など） 便・吐物を扱う場合は接触度に応じ、エプロン、袖ありガウンのどちらかを必ず着用する
汚染物の洗浄	付着物を除去後、0.05～0.06％の次亜塩素酸ナトリウムで30分以上つけおきしてから洗濯
清潔	シャワー浴とし最後に実施・使用後物品を0.05～0.06％の次亜塩素酸ナトリウムで清拭する
便・嘔吐物での汚染された場所の処理	便・吐物が乾燥するとウイルスが空気中に漂い、それが口に入って感染することがあるため、すみやかに処理する必要がある 手袋・エプロン・マスク着用のうえ、紙タオルで水分・固形物を拭い取り、ビニール袋に入れる（あらかじめビニールの口を開いて準備しておく）。密封し感染性廃棄箱に廃棄する

© 大阪市立総合医療センター

肺炎と誤嚥性肺炎

心不全

心筋梗塞

脳梗塞

急性胆管炎・胆嚢炎

急性胃腸炎

イレウス

消化管出血

腎不全

大腿骨頸部骨折・腰椎圧迫骨折

鉄則 5 下痢、嘔吐、腹痛による症状緩和を行い、患者さんの苦痛を最小限にする

●脱水に伴う脱力感や、頻回な下痢や嘔吐、腹痛による夜間不眠などのため、体力を消耗していることがあります。ベッドサイドの整理整頓や生活動作を援助することも必要です。

●感染性胃腸炎の場合、止痢薬の使用は腸管内容物を停滞させ、原因菌の吸収を助長、排泄を遅延させることがあり、原則禁止となります。患者さんへ止痢薬が使用できない理由を伝え、理解してもらうことが重要です。

悪心・嘔吐→ p.76
腹痛→ p.68

下痢による皮膚障害への対応

●下痢便は多くの場合消化酵素を含んでいます。水溶性の下痢が持続すると、排便の乱れが生じることで肛門が不潔になりやすく、その刺激から肛門周囲炎や痔疾患になりやすくなるため、肛門部洗浄など局所ケアを行う必要があります。

●温水洗浄便座による頻回の洗浄は皮膚損傷の原因となります。排便ごとに洗浄はせず、１日で１～２回程度にし、トイレットペーパーで押さえるように拭くこと、掻痒感や疼痛があれば知らせるように説明します。必要に応じて、ワセリンやアズノールなどで皮膚を保護することも必要です。

●おむつでの失禁の場合は、排便後はすぐに知らせるように説明し、軟便パットの紹介をして皮膚損傷のリスクを軽減させます。

（堀井昭子）

参考文献

1）倉岡賢治：IN-OUT（水分出納）の解釈の仕方. 久保健太郎，濱中秀人，徳野実和，他編，先輩ナースが書いた看護のトリセツ，照林社，東京，2019：11-12.
2）日本消化器病学会監修，「消化病診療（第2版）」編集委員会編：消化器診療. 医学書院，東京，2014.
3）日本感染症学会，日本化学療法学会，JAID/JSC 感染症治療ガイド・ガイドライン作成委員会，他：JAID/JSC 感染症治療ガイドライン 2015―腸管感染症―.
http://www.chemotherapy.or.jp/guideline/jaidjsc-kansenshochiryo_choukan.html（2021.3.1 アクセス）
4）富松昌彦，川野良子編：消化器疾患ベストナーシング. 学研メディカル秀潤社，東京，2009.
5）厚生労働省：感染症法に基づく医師の届け出のお願い.
https://www.mhlw.go.jp/stf/seisakunitsuite/bunya/kenkou_iryou/kenkou/kekkaku-kansenshou/kekkaku-kansenshou11/01.html#list03（2021.3.1 アクセス）
6）厚生労働省：ノロウイルスに関する Q&A.
https://www.mhlw.go.jp/stf/seisakunitsuite/bunya/kenkou_iryou/shokuhin/syokuchu/kanren/yobou/040204-1.html（2021.3.1 アクセス）
7）清水敬樹編：ICU 実践ハンドブック―病態ごとの治療・管理の進め方. 羊土社，東京，2019.

緊急度と重症化のリスク ★ ★ ☆

7 イレウス

再発率が高く緊急入院が多い
絞扼性イレウスは緊急手術を要する

疾患の 鉄則

絞扼性イレウスを見逃さない

看護の 鉄則

1 バイタルサインの異常、持続性の強い腹痛、硬いおなかは絞扼性イレウスのサイン

2 保存的治療は絶飲食と減圧チューブ＋α

3 看護師の役割は観察、減圧チューブ管理、輸液管理

4 イレウスは再発率が高く、退院指導は看護師の腕の見せどころ

疾患の 鉄則　絞扼性イレウスを見逃さない

イレウスには麻痺性の機能的イレウスと
閉塞性の機械的イレウスがある

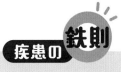

先輩ナース
より

★一般的にはイレウ
ス＝腸閉塞と書かれ
ていますが、麻痺性
のもの（いわゆる機
能的イレウス）をイレ
ウス、閉塞によるも
の（いわゆる機械的
イレウス）を腸閉塞
と区別して、閉塞に
よるものをイレウス
とは呼ばない[1]とい
う意見もあります。

●イレウスとは何らかの原因で腸管内容の通過障害をきたした状態であ
り、原因によって機能的イレウスと機械的イレウスに分類されます。

●機能的イレウスはいわゆる麻痺性イレウスで、何らかの原因で腸蠕動
が低下することで起こります。開腹手術後や腹膜炎、腸炎などの場合
によくみられます。

●機械的イレウスは何らかの原因で腸管が狭窄、閉塞することで起こり
ます。原因は癒着や腫瘍によるものが多いです。

イレウスの分類

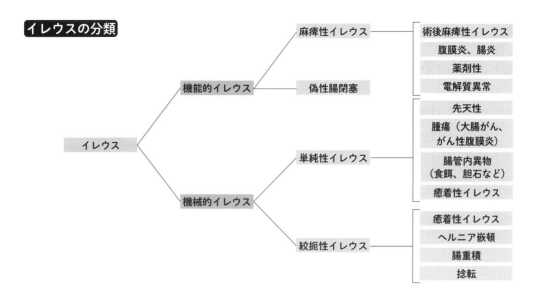

```
                                          ┌─ 麻痺性イレウス ──┬─ 術後麻痺性イレウス
                                          │                    ├─ 腹膜炎、腸炎
                        ┌─ 機能的イレウス ─┤                    ├─ 薬剤性
                        │                  └─ 偽性腸閉塞          └─ 電解質異常
                        │
                        │                                      ┌─ 先天性
     イレウス ──────────┤                                      ├─ 腫瘍（大腸がん、
                        │                  ┌─ 単純性イレウス ──┤    がん性腹膜炎）
                        │                  │                    ├─ 腸管内異物
                        └─ 機械的イレウス ─┤                    │  （食餌、胆石など）
                                           │                    └─ 癒着性イレウス
                                           │
                                           │                    ┌─ 癒着性イレウス
                                           └─ 絞扼性イレウス ──┤─ ヘルニア嵌頓
                                                                ├─ 腸重積
                                                                └─ 捻転
```

機械的の中でも血行障害を伴う絞扼性イレウスは死亡率が高く、緊急手術が原則

● 機械的イレウスは、さらに血行障害を伴わない単純性イレウスと血行障害を伴う絞扼性イレウスに分けられます。

● イレウス治療においては絞扼性イレウスになっていないかどうかを診断することが非常に重要になります。絞扼性イレウスは腸管壊死や穿孔から腹膜炎や敗血症をきたし重症化する可能性が高く、緊急手術が必要になり、死亡率も 7.4％ [2)] と高率です。

絞扼性イレウスの病態

Ⅰ期	絞扼の原因（ヘルニアなど）はあるが血行障害には至っていない状態
Ⅱ期	静脈閉塞によるうっ血期で、腸管や腸間膜の浮腫・拡張、静脈閉塞に伴う腸間膜虚血などが起こる
Ⅲ期	静脈還流が阻害されて、動脈血が流入できない阻血期
Ⅳ期	ショックや多臓器不全に至る状態

★緊急入院時には絞扼性イレウスとわからなかったものが、経時的に病期が進行していくこともあるので、病棟で患者さんをみる看護師はそのサインを見逃さないことが重要です。

★Ⅲ期の阻血期になると腸管壊死をきたすため、それまでに見つけることが重要とされています。

絞扼性イレウスの例

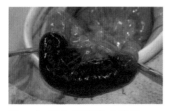

黒っぽい部分が壊死した腸管

肺炎と誤嚥性肺炎

心不全

心筋梗塞

脳梗塞

急性胆管炎・胆嚢炎

急性胃腸炎

イレウス

消化管出血

腎不全

大腿骨頸部骨折、腰椎圧迫骨折

鉄則 1

バイタルサインの異常、持続性の強い腹痛、硬いおなかは絞扼性イレウスのサイン

絞扼性イレウスでは呼吸・循環動態が不安定になることが多くバイタルサイン測定が重要

- 絞扼性イレウスを見逃さないために、絞扼性イレウスが疑われる身体所見を知っておく必要があります。

頻脈→ p.56

- 絞扼性イレウスでは頻脈、血圧低下、頻呼吸など呼吸・循環動態が不安定になることが多いです。そのため絞扼性イレウスになっていないかの把握にはバイタルサイン測定は非常に重要です。

腹痛→ p.68

- 単純性のイレウスや麻痺性イレウスでは間欠的な腹痛のことが多いですが、絞扼性イレウスになると持続的で強い腹痛になることが多いです。ただし絞扼性イレウスであってもⅠ期では痛みが出ないことが多くⅢ期でようやく痛みが出てくることもあるため、強い腹痛でなければ絞扼性イレウスを除外できるというわけでもありません。

腹膜刺激症状は絞扼性イレウスの重要な所見

ドクターより

★腹痛の所見を正しくとることがきわめて重要です。「腹膜炎を伴っているかどうか」が決め手で、腹痛の所見がまったく異なります。血液検査のデータはその後に参考にします。

- 腹膜炎の症状である腹膜刺激症状も絞扼性イレウスでは重要な所見です。腹膜刺激症状には筋性防御（おなかが硬くなる）や反跳痛（おなかを押さえたときよりも離したときに飛び上がるような痛み）があります。

- 腸蠕動音は麻痺性イレウスでは減弱、閉塞性イレウスでは金属音、絞扼性イレウスでは減弱と書かれた文献が多いです。しかし絞扼性イレウスは初期では亢進し、病期が進行すると減弱してくるため、他の腹部所見と併せて判断する必要があります。

絞扼性イレウスの症状の比較

分類		機序	発症	腹痛	腹膜刺激症状	発熱	腸蠕動音
機械的イレウス		単純性イレウス	比較的緩徐	間欠性 圧痛は少ない	軽度	少ない	亢進
		絞扼性イレウス	急激	持続性 圧痛が強い	高度	多い	減弱
機能的イレウス		麻痺性イレウス	比較的緩徐	間欠性	軽度	少ない	減弱

亀井佑梨, 日月亜紀子：イレウスで手術するのはどのようなとき？ 西口幸雄, 久保健太郎編著, 消化器ナースのギモン, 照林社, 東京, 2017：51. より一部改変して転載

肺炎と誤嚥性肺炎

心不全

心筋梗塞

脳梗塞

急性胆管炎・胆嚢炎

急性胃腸炎

イレウス

消化管出血

腎不全

大腿骨頭部骨折、腰椎圧迫骨折

●血液検査では白血球高値、アシドーシス進行（pH 低下、BE 低下）、LDH 高値、CPK 高値などが一般的な指標になります。

●イレウスの診断には腹部 X 線検査が最も一般的ですが、絞扼性かどうかを判定するには造影 CT と超音波検査が中心になります。

鉄則 2　保存的治療は絶飲食と減圧チューブ＋α

単純性の癒着性イレウス、麻痺性イレウスでは保存的治療が第 1 選択。絶飲食と減圧チューブで改善することが多い

●癒着による単純性イレウスや麻痺性イレウスでは保存的治療が第 1 選択になります。

●保存的治療はイレウスが軽度であれば絶飲食のみで改善する場合もありますが、腸管の拡張が高度であれば減圧チューブ（経鼻胃管、イレウス管）を挿入し腸管の減圧を図ります。

●保存的治療を 1 週間程度行っても改善がみられない場合、腫瘍や腸重積、ヘルニアなど明らかな通過障害の原因がある場合、頻回にイレウスを繰り返す場合などでは手術が適応になります。

●イレウスの保存的治療の基本は絶飲食と減圧チューブによる腸管の減圧ですが、患者さんの病態やリスクによって＋αの治療が行われることもあり、これらについて詳しく解説していきます。

1 絶飲食

●単純性イレウスでは絶飲食と胃管の挿入で 65％は改善する [3] と報告されており、イレウスが改善し減圧チューブを抜去した時点で水分から経口摂取を開始して、段階的に食事形態を上げていくというのが一般的な考え方です。

●一方で減圧チューブを留置しても絶飲食にする必要はない [4] とする報告もあります。ただし、この報告は減圧チューブ留置下でも食事をとってもよいというわけではなく、下剤や消化剤などを加えた液体を飲用させることで、絶飲食群よりも保存的治療で治癒した率が高かったというものです。

●イレウス治療においては絶飲食は必要という考え方が一般的ですが、必要ないという意見もあり、飲水は許可される場合もあります。

★減圧チューブを抜去する前に、チューブを留置したままクランプした状態で食事を開始し、それでもイレウスが再燃しないことを確認したうえで減圧チューブを抜去することもあります。

★私は水分、ジュース類、あめ玉、ガムは可としています。

先輩ナース
より

★欧米ではイレウス
管はあまり使われず、
経鼻胃管で改善しない場合は早期に手術
を行う方針となって
いるようです。

2 減圧チューブ

●減圧チューブには経鼻胃管とイレウス管があります。経鼻胃管は胃内容のみを排出しますが、イレウス管は小腸に留置するので、拡張した腸管を直接減圧することができ、減圧効果が高いと考えられています。

●軽度のイレウスや比較的上部の狭窄の場合には経鼻胃管、小腸の拡張が著明な重度のイレウスの場合や、経鼻胃管を留置しても改善がみられない場合にはイレウス管が選ばれます。

経鼻胃管の挿入イメージ

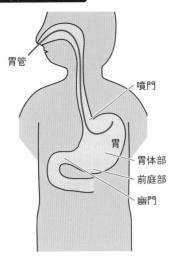

胃管
噴門
胃
胃体部
前庭部
幽門

イレウス管の挿入イメージ

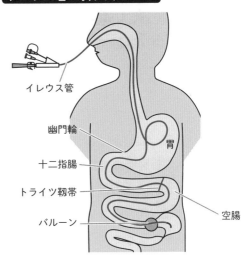

イレウス管
幽門輪
十二指腸
トライツ靭帯
バルーン
胃
空腸

イレウス管の例

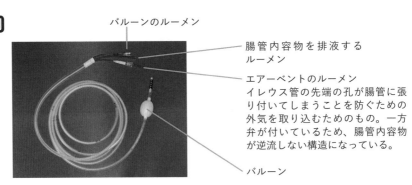

バルーンのルーメン

腸管内容物を排液する
ルーメン

エアーベントのルーメン
イレウス管の先端の孔が腸管に張り付いてしまうことを防ぐための外気を取り込むためのもの。一方弁が付いているため、腸管内容物が逆流しない構造になっている。

バルーン

＋αは輸液、抗菌薬、大建中湯

先輩ナース
より

★イレウスが長期間
になるような場合は
手術を行うので、
PPNを行うことが多
いです。

1 輸液

●一般的に絶飲食となるため、輸液で水分と栄養を補う必要があります。絶食が短期間の場合は末梢静脈栄養（peripheral parenteral nutrition：PPN）、2週間を超えることが想定される場合は中心静脈

栄養（total parenteral nutrition：TPN）を行います。

●嘔吐や減圧チューブからの排液が多い場合には、脱水や電解質異常を
きたす恐れがあり細胞外液補充液（生理食塩液やラクテック®など）
で補充します。

2 抗菌薬

●発熱や炎症反応の上昇がみられる場合には抗菌薬の投与を行います。
発熱や炎症反応の上昇がなくても、**バクテリアル・トランスロケーショ
ン**★予防のために予防的に投与する場合があります。

●単純性イレウスであってもバクテリアル・トランスロケーションによ
る敗血症をきたし重篤化したという症例報告[5-8]もあります。死亡率
も 1.4% [2]と決して低くはありません。

★

バクテリアル・トランスロケーション
　腸内細菌は腸管粘膜のバリア機能で血液中には侵入できないのですが、何らかの原
因で粘膜のバリア機能の破綻や全身の免疫能の低下、腸内細菌の異常増殖などによっ
て、腸内細菌が血液中に侵入することをいいます。イレウスの場合は腸内細菌の異常
増殖が原因と考えられています。

3 大建中湯
（だいけんちゅうとう）

●大建中湯は、イレウス予防としてよく使用される漢方薬です。消化管
運動機能改善作用や腸管血流改善作用、抗炎症作用などがあり、手術
の回避や再発率の低下に有効であると考えられています。

●減圧チューブから投与する場合もあります。大建中湯を水やお湯で溶
かして減圧チューブから注入します。その際すぐにチューブを開放し
てしまうと排液バッグに出ていってしまうため、30 分〜 1 時間程度
クランプします。

★イレウスの場合、
バクテリアル・トラ
ンスロケーションの
ほかにも、嘔吐によ
る誤嚥性肺炎などで
も発熱や炎症反応の
上昇をきたすことが
あります。

★イレウス管をクラン
プする場合は、イレ
ウス管に付属するク
ランプ以外の場所を
鉗子などでクランプ
してはいけません。バ
ルーンに通じるルー
メンが閉塞し、バルー
ンの収縮、膨張不能
の原因となります。
★イレウス管本体で
はなく排液バッグの
チューブであれば、
鉗子でのクランプも可
能です。ただし、鉗
子の重みによる事故
抜去や接続部の外れ
には注意が必要です。

鉄則 3 看護師の役割は観察、減圧チューブ管理、輸液管理

保存的治療中も絞扼性イレウスに注意

●緊急入院して状態が安定するまでの間の看護師の役割は、観察、減圧
チューブの管理、輸液管理の 3 つです。

肺炎と誤嚥性肺炎

心不全

心筋梗塞

脳梗塞

急性胆管炎・胆嚢炎

急性胃腸炎

イレウス

消化管出血

腎不全

大腿骨頚部骨折、腰椎圧迫骨折

ドクター
より

★腹痛の観察が最も
大事です。

先輩ナース
より

★金属音は、腸管の
閉塞部を腸内容物が
通過しようとしたと
きの音が「カンカン」
「キンキン」「コロコ
ロ」などのような音
が聞こえます。明ら
かな金属っぽい音と
いうのは珍しいです
が、普段より高い音
といった感じです。

先輩ナース
より

★減圧チューブの排
液や尿量の事前指
示（イレウス管排液
○ mL 以上でラク
テック 500mL など）
が出ている場合も多
いです。
★留置中の不快感を
軽減できる有効な方
法があればよいので
すが、今のところそ
のような論文は見当
たりません。

1 観察

●最も大事なのは絞扼性イレウスになっていないかどうかを観察するこ
とです。入院時は単純性のイレウスと思われたものが徐々に絞扼をき
たすこともあります。頻脈、血圧低下、頻呼吸や持続する強い腹痛、
圧痛、筋性防御など腹膜炎の症状がみられる場合には絞扼性イレウス
を疑い早急に医師に報告します。

イレウスの観察ポイント

バイタルサイン	▶絞扼性イレウスになると頻脈、血圧低下、頻呼吸などをきたす
発熱	▶絞扼性イレウスで腹膜炎や敗血症になると当然発熱する ▶単純性イレウスでバクテリアル・トランスロケーションや、嘔吐やイレウス管挿入時などに誤嚥性肺炎になっても発熱をきたす
悪心・嘔吐	▶腸管内に溜まった腸液が口側に逆流すると悪心・嘔吐が起こる
腹痛	▶単純性や麻痺性のイレウスでは間欠的な腹痛 ▶強く持続性の腹痛、圧痛、筋性防御などがあれば絞扼性イレウスが疑われる
腸蠕動音	▶麻痺性イレウスでは腸蠕動音は減弱・消失 ▶閉塞性イレウスでは金属音 ▶絞扼性イレウスは初期では亢進、時間が経つと減弱・消失
排ガス・排便	▶肛門側にガスや便が流れないため、排ガス・排便が停止する
尿量	▶嘔吐や減圧チューブ（経鼻胃管やイレウス管）の排液が多いと脱水になりやすい

2 減圧チューブ管理

●嘔吐や減圧チューブの排液量が多いと脱水や電解質異常になることが
あります。嘔吐や減圧チューブの排液量が多い、または尿量が少ない
場合には医師に報告し、輸液の追加などを検討する必要があります。

●経鼻胃管やイレウス管は、鼻から喉を通る太いチューブのため不快感が強
く、事故抜去が多いチューブです。各勤務で固定位置を確認し、鼻翼・鼻
中隔や鼻の下と頬部のテープ固定をしっかりと行います。

●イレウス管の先端にはバルーンがあり、これを膨らませることで腸内
で固定されます。そして腸蠕動によって閉塞部位の近くまで到達する
しくみです。通常、胃内でたわみをつくってイレウス管がきちんと先
進できるようにします。このような場合は鼻で固定しても大丈夫なの
ですが、胃内でたわみがない場合は鼻で固定してしまうと先進ができ
なくなってしまうため、鼻では固定せず 20 ～ 30cm のゆとりをもた
せて頬で固定します。

肺炎と誤嚥性肺炎

心不全

心筋梗塞

脳梗塞

急性胆管炎・胆嚢炎

急性胃腸炎

イレウス

消化管出血

腎不全

大腿骨頸部骨折・腰椎圧迫骨折

減圧チューブからの造影検査

　狭窄や閉塞の有無を確認する目的で行います。造影剤はガストログラフィンを使用することが多く、ガストログラフィンは高浸透圧で腸管内の水分を引き込むことで腸管浮腫を軽減し、腸蠕動を促進する作用もあり、検査することだけではなくイレウスの治療にもなります。副作用として下痢をきたすことが多いです。ヨードを含むためヨード過敏症の方には使用できません。また午前中に造影検査をして減圧チューブをクランプし、夕方にX線撮影するような指示が出ることもあると思います。時間をおいて造影剤が大腸まで流れていることを確認できれば、閉塞していないということがわかります。

③ 輸液管理

●イレウスでは一般的に絶飲食を伴うためPPNやTPNを行います。
●PPNを行う場合は静脈炎を起こしやすく、またカテーテル感染のリスクも高いため、末梢静脈カテーテル挿入部の発赤や痛み、発熱などにも注意します。
●TPNもカテーテル感染のリスクは高いため、同様に発熱には注意します。カテーテル感染を起こさないような清潔管理も重要です。

★ PPN、TPNの管理や注意点については「低栄養」(→ p.115)の項目を参照してください。

鉄則 4　イレウスは再発率が高く、退院指導は看護師の腕の見せどころ

●イレウスは再発率が高いことで有名です。イレウス解除の手術で原因を取り除いても再発率は 6.7%[2] ～ 41%[9] と報告されています。保存的治療では原因を取り除いているわけではないので、さらに再発率は高くなります。そのため再発を防ぐための退院指導が重要になります。

消化の悪い食事に気をつけるだけではなく、歯や食べ方にも注意

●消化が悪い食事は避けるほうがよいといわれています。癒着で腸管狭窄をきたしているところに消化の悪い食品が閉塞することがあるためです。
●具体的にはこんにゃく、しらたき、コンブ、ワカメ、シイタケ、餅、柿などが原因になる[10] と報告されています。
●咀嚼、歯牙欠損、早食い、丸飲みなども原因になる[11] と報告されており、食べ方指導も必要です。

★行き過ぎた制限は患者さんのQOLを下げてしまう可能性があります。控えるほうがよい食品であっても、量を少なめにしてゆっくりとよく噛んで食べれば大丈夫ということを説明し、再発を恐がりすぎないように指導することも重要です。

漢方薬は飲みづらいため、飲み方にも配慮を

● 大建中湯はイレウス予防の重要な薬ですが、飲みづらいため、退院すると勝手に中止してしまうことも多いです。重要性をしっかりと説明して理解してもらうことも必要です。

● 漢方薬は味が口に合わず飲みづらいという患者さんもいます。1回2包飲むことが多く量が多いのも、患者さんが飲みづらい原因です。水やお湯に溶かして飲んだり、どうしても飲めない場合は何かに混ぜて飲むマスキングという方法も有効です。

★マスキングは文献的にはココアが有効（小児の場合ですが）[12]というものがありますが、われわれが独自で行った調査では味噌汁が大建中湯の味がマスキングされて有効でした。

イレウス再発時の対応

● イレウスは再発率が高く、重症化することもしばしばあります。イレウスが疑われるような症状（腹痛、悪心・嘔吐、腹部膨満、排ガス・排便の停止など）が出現した場合には、早期に受診してもらうように説明しましょう。

（久保健太郎）

引用文献

1）急性腹症診療ガイドライン出版委員会編：急性腹症ガイドライン 2015. 医学書院，東京，2015.
2）恩田昌彦，高崎秀明，古川清憲，他：イレウス全国集計 21,899 例の概要. 日本腹部救急医学会雑誌 2000；20（5）：629-636.
3）布施暁一，八木義弘：癒着性イレウスに対する保存的治療と手術適応. 消化器外科 1996；19：1803-1809.
4）Chen SC, Lee CC, Yen ZS, et al. Specific oral medications decrease the need for surgery in adhesive partial small-bowel obstruction. *Surgery* 2006; 139: 312-316.
5）川北雄太，石山智敏，神宮彰，他：Bacterial translocation による敗血症が疑われた単純性イレウスの2例. 日本臨床外科学会雑誌 2013；74（10）：2796-2802.
6）神山博彦，市川亮介，有馬秀英，他：菌血症の原因として Bacterial translocation の関与が疑われた癒着性イレウスの1例. 日本腹部救急医学会雑誌 2013；33（8）：1367-1371.
7）安田里司，蜂須賀崇，頼木領，他：単純性イレウスの経過中に発症し，bacterial translocation が示唆された敗血症性ショックの1例. 日本臨床外科学会雑誌 2010；71（10）：2522-2526.
8）八木斎和，河合純，高橋清嗣，他：敗血症性ショックの原因として bacterial translocation が考えられた癒着性イレウスの1例. 臨床雑誌外科 2006；68（11）：1338-1341.
9）Fevang BTS, Fevang J, Lieet SA, et al. Long-term prognosis after operation for adhesive small bowel obstruction. *Ann Surg* 2004; 240: 193-201.
10）沼謙司，石橋治昭：食餌性イレウスの1例. 診断と治療 2006；94（11）：2145-2148.
11）白井量久，服部龍夫，小林陽一郎，他：食餌性イレウスの2例：本邦報告 55 例の考察，日本腹部救急医学会雑誌 1999；19（7）：901-904.
12）武井克己：服薬の工夫（特集 日常診療に活かす小児の漢方）. 小児科診療 2014；77（8）：1005-1009.

肺炎と
誤嚥性肺炎

心不全

心筋梗塞

脳梗塞

急性胆管炎・
胆嚢炎

急性胃腸炎

イレウス

消化管出血

腎不全

大腿骨頭部骨折、
腰椎圧迫骨折

8 消化管出血

出血の部位と量によって、
病気の種類や緊急度はさまざま

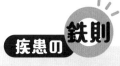 **疾患の 鉄則**

消化管出血は上部のほうが頻度も死亡率も高い

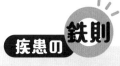 **看護の 鉄則**

1 吐血、下血、血便の色と性状は、原因を特定するポイント
2 消化管出血の初期に血圧は低下しない
3 治療は内視鏡的止血術が基本
4 吐血、下血、血便を観察し、出血性ショックの徴候を見逃さない

疾患の 鉄則 消化管出血は上部のほうが
頻度も死亡率も高い

●消化管出血には上部消化管出血、下部消化管出血があります。

上部消化管と下部消化管

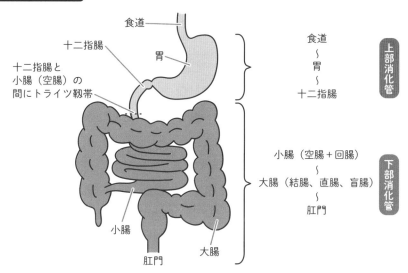

食道
十二指腸
胃
十二指腸と
小腸（空腸）の
間にトライツ靱帯

食道
〜
胃
〜
十二指腸　上部消化管

小腸（空腸＋回腸）
〜
大腸（結腸、直腸、盲腸）
〜
肛門　下部消化管

小腸　大腸
肛門

上部消化管出血の原因

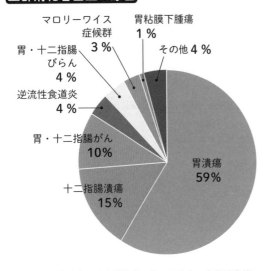

飯野勢，三上達也，五十嵐崇徳，他：日本人の上部消化管出血患者における内視鏡治療適応を予測する新スコアの有用性. 日本消化器内視鏡学会雑誌 2017；59（8）：1665. より引用

▶上部消化管出血は全消化管出血のうち 75％を占め、死亡率は 6～15％。
▶上部消化管出血を起こす原因疾患は消化性潰瘍（胃潰瘍・十二指腸潰瘍）が多い。

下部消化管出血の原因

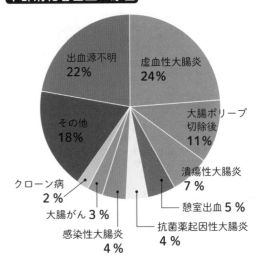

小林清典，大岡正平，川岸加奈，他：下部消化管出血に対する診断アルゴリズム. 消化器内視鏡 2015；27（10）：1609. より引用

▶下部消化管出血は全消化管出血の 20～30％を占め、死亡率は約 4％と上部に比べると低い。

鉄則 **1**

吐血、下血、血便の色と性状は、原因を特定するポイント

★鮮血便の場合は、下部消化管出血が多いですが、上部消化管出血でも鮮血便となることがあります。上部消化管出血の 14％ が鮮血便であったと報告されています。

●消化管出血は消化管内に出血が起こっている状態で、それが口から排出されれば吐血、肛門から排出されれば下血や血便として症候が現れます。

●排出された吐血、下血、血便の色や性状を観察することで、おおよその出血部位を推定して治療につなげていくことが重要になります。

吐血の特徴

●吐血は上部消化管（食道、胃、十二指腸）からの出血が口から排出されたものです。気管支や肺からの出血も口から排出されますが、それは喀血と呼び、区別します。

●吐血と喀血の判別は簡単ではありませんが、一般的には吐血は胃液と混合されることが多いため、暗赤色や茶色～褐色、黒色、コーヒー残渣様となり、喀血は咳などと一緒に起こり、鮮血で泡立っています。

●食道静脈瘤破裂など上部消化管からの大量出血のときには、鮮血が大量に吐血されることもあります。

下血の特徴

- 主に上部消化管（食道、胃、十二指腸）から出血し、胃酸と血液が反応して黒く変性した粘性のある便を指します。

血便の特徴

- 下部消化管（小腸、大腸）から出血した赤みのある便を指します。

出血の性状と主な出血部位

症候	色・性状	主な出血部位	主な疾患
吐血	鮮血	食道	食道静脈瘤、マロリーワイス症候群
	暗赤色	胃、十二指腸	胃・十二指腸潰瘍、急性胃粘膜病変（AGML）、胃がん
	コーヒー残渣様	胃、十二指腸	AGML、胃がん
下血	黒色便・タール便	食道、胃、十二指腸、小腸	胃・十二指腸潰瘍、AGML、胃がん、クローン病
血便	鮮血	直腸、肛門	大腸憩室、痔核、直腸がん
	暗赤色	小腸、大腸	大腸憩室、虚血性腸炎、大腸がん、潰瘍性大腸炎、クローン病

鉄則 2 消化管出血の初期に血圧は低下しない

- 消化管出血の死亡率は10％と高く、ショックに陥ることも少なくありません。
- 消化管出血において緊急度が高いのは出血性ショックであり、ショックの徴候を見逃さないことが重要です。
- 「ショック＝低血圧」ではない点に注意が必要です。消化管出血の際も、出血の初期には代償されるため早期には血圧は低下せず、血圧は鋭敏な指標とはなりません。
- 外傷による出血を対象とした ATLS（advanced trauma life support）のショック分類[1]によると、出血量が循環血液量の30％程度までは血圧低下をきたさないとされています。
- 血圧よりも脈拍や呼吸数、意識、尿量などが先に変化します。血圧だけに頼るのではなく、バイタルサインや意識レベル、表情など患者さんの全身状態を注意して観察することが大切です。

ショック→ p.18

★循環血液量は体重の 約1/13で、50kgの患者さんの場合、50 ÷ 13=3.8kg=3.8L（3800mL）となります。3800mL の30％は1140mLになるので、1Lを超えるような出血がみられなければ、血圧は低下しないということです。

肺炎と誤嚥性肺炎

心不全

心筋梗塞

脳梗塞

急性胆管炎・胆嚢炎

急性胃腸炎

イレウス

消化管出血

腎不全

大腿骨頸部骨折、腰椎圧迫骨折

ATLS（advanced trauma life support）のショック分類

	Class 1	Class 2	Class 3	Class 4
出血量（%）	< 15	15 〜 30	30 〜 40	>40
脈拍	< 100	100 〜 120	120 〜 140	>140
血圧	正常	正常	低下	大幅に低下
脈圧	正常または低下	低下	低下	低下
呼吸数	14 〜 20	20 〜 30	30 〜 40	>35
精神状態	少し気になる	やや不安	不安、混乱	混乱、無気力
尿量（mL/ 時）	>30	20 〜 30	5 〜 15	無尿

Mutschler M, Paffrath T, Wölfl C, et al. The ATLS® classification of hypovolaemic shock: a well established teaching tool on the edge? *Injury* 2014; 45 (Suppl 3): S35-S38.

鉄則 3 治療は内視鏡的止血術が基本

●消化管出血の治療の基本は内視鏡で出血部位を特定し、内視鏡的に止血術を行うことです。

消化管出血の初期対応

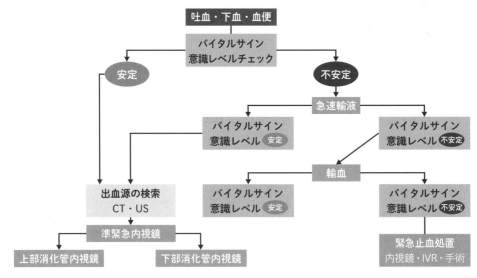

US（ultrasonography）：超音波検査、IVR：（interventional radiology）：画像下治療

内視鏡的止血術の種類

●内視鏡的止血術には結紮術、硬化療法、クリッピング、焼灼術があります。

肺炎と誤嚥性肺炎

心不全

心筋梗塞

脳梗塞

急性胆管炎・胆嚢炎

急性胃腸炎

イレウス

消化管出血

腎不全

大腿骨頸部骨折、腰椎圧迫骨折

内視鏡的止血術の種類と適応

食道静脈瘤破裂　の場合 ── 内視鏡的静脈瘤結紮術（EVL）
　　　　　　　　　　　　　　　内視鏡的硬化療法（EIS）

マロリーワイス症候群
や　潰瘍出血　などの場合 ── クリッピング術、焼灼術

腫瘍からの出血　の場合 ── 焼灼術

憩室出血　の場合 ──────── クリッピング術

マロリーワイス症候群→ p.78

1 EVL（内視鏡的静脈瘤結紮術）endoscopic variceal ligation

● 内視鏡下に静脈瘤の根元をリング（小さな輪ゴムのようなもの）で縛り止血します。

● 手技が比較的簡便なので、緊急時に実施することが多いですが、EIS（内視鏡的硬化療法）と比べて再出血のリスクが高いといわれています。

2 EIS（内視鏡的硬化療法）endoscopic injection sclerotherapy

● 内視鏡透視下に静脈瘤内や静脈瘤周囲の静脈内に硬化剤を注入し止血します。

● EVL と比べ手技が難しく、時間と人手と資材を要するため、緊急時は EVL でいったん止血し、後日 EIS を行います。

3 焼灼術

● 内視鏡下で出血部を焼灼します。

4 クリッピング術

● 内視鏡下で出血部にクリップをかけて止血します。

EVL のイメージ

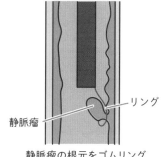

リング

静脈瘤

静脈瘤の根元をゴムリングで縛って壊死させる

EIS のイメージ

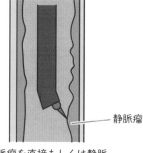

静脈瘤

静脈瘤を直接もしくは静脈瘤のまわりを穿刺し、硬化剤を注入して瘤を固める

クリッピング術のイメージ

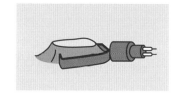

出血している露出血管と周囲の粘膜をクリップでつまんで圧迫する。クリップは数日〜数週間で便とともに体外へ排出される

輸液

- 出血性ショックのような循環動態が不安定な状態で内視鏡を行うことは死亡リスクが上昇するため、まずは急速輸液（細胞外液1～2Lを急速投与する）で循環動態の安定化を図ります。
- 出血性ショックでは血管内から血液が失われている状態、つまり循環血液量減少性ショックの状態であるため、輸液は血管内に留まる細胞外液を用います。

輸血

- 急速輸液をしても循環動態が改善しない場合、または一時的に改善しても再び不安定となる場合は輸血が必要になります。
- 出血性ショックで全身状態が不安定な場合だけではなく、出血によって貧血が進行しヘモグロビンが7g/dLを下回った場合には、死亡率や再出血率、入院中合併症を低下させるため[2]ヘモグロビン7～9g/dLを目標に赤血球輸液を行います。

その他の治療

1 S-Bチューブによる圧迫止血

- 食道静脈瘤破裂ですぐに内視鏡ができない施設や、出血性ショックで内視鏡のリスクが高い場合などの応急処置として行われます。
- 胃内に挿入したバルーンで食道静脈瘤への血流を止めるとともに、食道内のバルーンで直接食道静脈瘤を圧迫することで止血します。

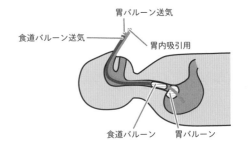

S-Bチューブによる止血のイメージ

胃バルーン送気
食道バルーン送気
胃内吸引用
食道バルーン
胃バルーン

2 IVR（画像下治療）interventional radiology

- 動脈からの消化管出血で、内視鏡による止血が困難な場合に選択されます。
- 血管造影で出血部位を特定し、出血部の血管に塞栓物質（ゼラチンスポンジ、プラチナコイル、プラスチック粒子、液体塞栓物など）を詰めることにより止血を図ります。

肺炎と
誤嚥性肺炎

心不全

心筋梗塞

脳梗塞

急性胆管炎・
胆嚢炎

急性胃腸炎

イレウス

消化管出血

腎不全

大腿骨頸部骨折・
腰椎圧迫骨折

3 緊急手術

●内視鏡的止血術、IVR でも止血が困難な場合に選択されます。

●ほかに、何度も再出血する患者さんや出血性ショックで輸血に反応しない患者さんなどでも緊急手術となることがあります。

鉄則 4 吐血、下血、血便を観察し、出血性ショックの徴候を見逃さない

定期的なバイタルサインのチェック

●出血性ショックへの移行に注意し、定期的なバイタルサイン測定を行います。

●吐血、下血、血便時には必ずバイタルサイン測定を行い、全身状態の変化に注意します。

●収縮期血圧 100mmHg 未満、脈拍 100/ 分以上となる場合には医師に報告します。

●上部消化管出血患者さんのリスクを層別化するためのスコアとして GBS（Glasgow-Blatchford score）[3] と RS（Rockall score）[4] があります。どちらもバイタルサインや血液データなどでリスクを判定します。

> **GBS（点数が高いほど高リスク）**
> 収縮期血圧（mmHg）が 100 ～ 109 で 1 点、90 ～ 99 が 2 点、90 未満が 3 点、脈拍（/ 分）は 100 以上で 1 点

> **RS（点数が高いほど高リスク）**
> 収縮期血圧（mmHg）が 100 未満で 2 点、脈拍が 100 以上で 1 点

吐血、下血、血便の観察

●吐血、下血、血便の色や性状、量を観察し、医師に報告します。

●色や性状の変化も重要な情報です。出血から時間が経過する（出血が止まり、血液が消化管内に滞在する時間が長い）ことにより消化液と血液が反応し、色や性状が変化します。

先輩ナースより

★色や性状の変化は、出血が持続しているのか、治ってきているのかの評価をするうえで重要です。

例 胃潰瘍からの出血による吐血の場合

潰瘍からの出血が止まり吐血に至るまで胃内に停滞する時間が長いと…

最初は…

鮮血 ➡ 鮮血 から 暗赤色 ➡ さらに時間が経つと… コーヒー残渣様

末梢静脈路確保、輸液・輸血の投与

● 出血性ショックが疑われるような症例では、大量輸液や輸血が必要です。太めの末梢静脈カテーテル（18 〜 20G）を 2 本確保します。

問診

● 患者さんが普段内服している薬剤、既往歴、治療歴などの問診により、消化管出血の原因を推測できます。

先輩ナースより

★出血を観察するときや、止血に難渋するときの治療のためにも、問診はとても重要です。

ドクターより

★寝たきり状態の患者さんには、急性出血性直腸潰瘍という大量出血をきたす病気もあります。治療は側臥位をとることです。頭に入れておきましょう。

問診すべき内容

内服薬	
NSAIDs 副腎皮質ステロイド	胃、十二指腸潰瘍形成リスクが高い
抗血栓薬（抗血小板薬、抗凝固薬）	胃、十二指腸潰瘍形成リスクが高い。止血しづらい
鉄剤	▶ヘモグロビン値に影響し、貧血の評価に注意が必要 ▶便が黒色になるため下血の評価がしづらい
既往歴	
肝硬変	食道静脈瘤の形成リスクが高い
消化性潰瘍、腫瘍、痔核	病変からの出血リスクが高い
脳梗塞、心筋梗塞	抗血栓薬を内服している可能性が高い
緑内障、前立腺肥大症、心疾患、イレウス	内視鏡治療時に使用する鎮痙薬（ブチルスコポラミン）の禁忌疾患。内視鏡治療が必要な場合には、事前に把握しておく必要がある
治療歴	
内視鏡治療後（ポリープ切除後など）	治療部位から出血を起こしやすい

（谷口夏美）

引用文献

1 ）Mutschler M, Paffrath T, Wölfl C, et al. The ATLS® classification of hypovolaemic shock: a well established teaching tool on the edge? *Injury* 2014; 45 (Suppl 3): S35-S38.
2 ）Villanueva C, Colomo A, Bosch A, et al. Transfusion strategies for acute upper gastrointestinal bleeding. *N Engl J Med* 2013; 368: 11-21.
3 ）Blatchford O, Murray WR, Blatchford M. A risk score to predict need for treatment for upper-gastrointestinal haemorrhage. *Lancet* 2000; 356: 1318-1321.
4 ）Rockall TA, Logan RF, Devlin HB, et al. Selection of patients for early discharge or outpatient care after acute upper gastrointestinal haemorrhage. National Audit of Acute Upper Gastrointestinal Haemorrhage. *Lancet* 1996; 347: 1138-1140.

肺炎と誤嚥性肺炎

心不全

心筋梗塞

脳梗塞

急性胆管炎・胆嚢炎

急性胃腸炎

イレウス

消化管出血

腎不全

大腿骨頸部骨折、腰椎圧迫骨折

緊急度と重症化のリスク ★★☆

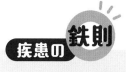

9 腎不全

重症化するまで自覚症状に乏しい疾患
腎臓は身体を守る、肝"腎"要の臓器

疾患の 鉄則

腎不全は急性腎障害（AKI）と慢性腎臓病（CKD）に分類される

看護の 鉄則

1 尿の異常と浮腫が腎不全のサイン
2 緊急入院時には病態の把握と体液コントロール、腎代替療法
3 看護師の役割は全身状態の観察と IN-OUT バランスの確認
4 生活指導が看護の最重要ポイント

疾患の 鉄則　腎不全は急性腎障害（AKI）と慢性腎臓病（CKD）に分類される

急性腎障害（AKI）

- AKI（acute kidney injury）は腎機能が急激に低下する病態であり、2016 年に発表された AKI ガイドライン 2016 において KDIGO（Kidney Disease Improving Global Outcomes）基準を用いて診断することを提案しています。

- AKI はさまざまな原因によって起こり、その原因を取り除くことで腎機能が改善する可能性があります。しかし、近年報告された疫学的観察研究において、AKI の発症が慢性腎臓病（chronic kidney disease：CKD）の新規発症あるいは増悪と有意な関連を示すことが複数報告されています[1]。

 先輩ナースより

★腎不全とは腎機能が低下している病態のことをいい、その経過によって急性か慢性かに分けられます。
★ AKI は何らかの原因で短期間に腎機能が急速に低下した状態の総称で、CKD は慢性に経過するすべての腎臓病を意味します。腎機能障害をより理解しやすく、より早期に発見するために概念化・提唱されたものです。

KDIGO 診療ガイドラインによる AKI 診断基準と病期分類

定義	① 48 時間以内の血清 Cr の 0.3mg/dL 以上の上昇 ② 7 日以内の血清 Cr のベースラインに対する 1.5 倍以上の上昇 ③ 尿量 0.5mL/kg/ 時未満の 6 時間以上の持続	
	血清 Cr	尿量
Stage 1	0.3mg/dL 以上の上昇　or 1.5 倍以上の上昇	0.5mL/kg/ 時未満が 6 時間以上持続
Stage 2	2 倍以上の上昇	0.5mL/kg/ 時未満が 12 時間以上持続
Stage 3	3 倍以上の上昇 4 mg/dL 以上　or 腎代替療法の開始	0.5mL/kg/ 時未満が 24 時間以上持続 無尿が 12 時間以上持続

※定義①〜③のいずれかを満たすことで AKI と診断される
※ステージングでは、複数の項目に該当する場合には重症度の高いものを選択する

院内発症 AKI と院外発症 AKI の違い

	発症時ステージ KDIGO 分類	AKI の原因	生命予後
院内発症 AKI	Stage 3	▶腎虚血 ▶腎毒性物質 ▶敗血症	悪い
院外発症 AKI	Stage 1	▶脱水 ▶感染症 ▶妊娠 / 出産	よい

ドクターより

★ 尿量の低下は、6 時間間隔で評価されます。つまり、6 時間ごとの尿量の推移が大切で、その変化に気づき、6 時間以内に適切な輸液が行われると敗血症に伴う AKI も防げるとされています。そのため、尿量の報告は 6 の倍数が評価しやすいです（6 時間尿量、12 時間尿量、1 日尿量など）。

- KDIGO 診断基準は血清クレアチニン（serum creatinine：sCr）および尿量に基づいており、腎障害の原因や障害部位、発症場所や発症様式などは問われていません[2]。

- Cr 値と尿量を加えた重症度分類のほうがより正確に生命予後と腎予後を反映しており、さらに Cr 値の変化が 0.3mg/dL という小さい変化でも腎機能の低下の始まりとなり、6 時間ごとの尿量評価が腎機能の変化を早期にとらえるきっかけとなります。

- 敗血症、多臓器不全に急激な腎障害を合併した場合には生命予後が著しく悪化するといわれており、また院外発生 AKI に比べて院内発生 AKI のほうが予後不良であることがわかっています。

- AKI の重症度が高いほど、また頻度が多いほど、生命予後、腎予後が不良となることからも、AKI の原因を早期に特定し、治療することが重要です。

- AKI は障害部位により、腎前性・腎性・腎後性に分類されます。

AKIの分類

右腎　左腎

腎前性 腎臓へ送られる血液が少ない
主な原因：脱水・心不全・薬剤性など

腎性 腎臓そのものの障害
主な原因：薬剤性・敗血症など

尿管

腎後性 尿路系の閉塞
主な原因：悪性腫瘍、後腹膜線維症、
前立腺疾患など

膀胱

1 腎前性 AKI

● 脱水や嘔吐、下痢、出血などにより体液量が低下し、腎臓への血流（腎還流）が低下することが原因となります。

● 体液量が増加していても、心不全、ネフローゼ症候群、肝硬変では有効循環血漿量が低下し、腎還流が低下することがあります。

2 腎性 AKI

● 腎臓そのものに障害があることが原因となり、血管性、糸球体性、尿細管間質性に細分化されます。

代表的な腎性 AKI

血管性では…血管炎や悪性高血圧

糸球体性では…急性糸球体腎炎、ループス腎炎、微小変形型ネフローゼ症候群

尿細管間質性では…急性間質性腎炎、尿細管壊死

● 急性間質性腎炎では薬剤性によるものやシェーグレン症候群、尿細管壊死では虚血性によるものや、薬剤性、横紋筋融解症などの内因性による腎毒性によるものなどが挙げられます。

3 腎後性 AKI

● 両側の尿管閉塞や、前立腺がん・前立腺肥大による尿道の狭窄、悪性腫瘍の腹膜播種などによって、尿路が閉塞または狭窄されることが原因となります。

慢性腎臓病（CKD）

● CKD（chronic kidney disease）は、何らかの原因で数か月から数年かけて徐々に腎機能が低下していく病態です。

先輩ナースより

★ 腎臓は「沈黙の臓器」とも呼ばれ、腎機能が高度に低下しない限り、自覚症状は出現しにくいことが特徴です。症状がなかったとしても定期的な通院が必要になります。症状がある場合はすでに病状が進行しており、緊急で腎代替療法を開始せざるをえないこともあります。

肺炎と誤嚥性肺炎

心不全

心筋梗塞

脳梗塞

急性胆管炎・胆嚢炎

急性胃腸炎

イレウス

消化管出血

腎不全

大腿骨頸部骨折、腰椎圧迫骨折

- CKD の重症度は、原疾患（cause:C）、腎機能（GFR［糸球体濾過量］：G）、タンパク尿・アルブミン尿（albuminuria：A）に基づく CGA 分類で評価します。
- 診断基準、およびステージ分類で重要な指標となるのが GFR です。GFR は糸球体の老廃物を尿へ排泄する能力を示しており、値が低いほど腎臓のはたらきが悪くなります。

ドクターより

★ CKD の有無は、造影剤の影響であったり、術後の腎機能障害の発生の予測がある程度できるため、正確に把握しておく必要があります。

CKD の定義

定義	①尿異常、画像診断、血液、病理で腎障害の存在が明らか。特に 0.15g/gCr 以上のタンパク尿（30mg/gCr 以上のアルブミン尿）の存在が重要 ② GFR（糸球体濾過量）< 60mL/ 分 /1.73 m² ※① ②のいずれか、または両方が 3 か月以上持続することで CKD と診断される

日本腎臓学会編：CKD 診療ガイド 2012. 東京医学社，東京，2012：1. より引用

CKD の重症度分類

タンパク尿　右へいくほど悪化 →

原疾患	タンパク尿区分		A1	A2	A3
糖尿病	尿アルブミン定量（mg/ 日）		正常	微量アルブミン尿	顕性アルブミン尿
	尿アルブミン /Cr 比（mg/gCr）		30 未満	30 ～ 299	300 以上
高血圧・腎炎・多発性嚢胞腎・移植腎・不明・その他	尿タンパク定量（g/ 日） 尿タンパク /Cr 比（g/gCr）		正常	軽度タンパク尿	高度タンパク尿
			0.15 未満	0.15 ～ 0.49	0.50 以上
GFR 区分 （mL/ 分 /1.73m²）	G1	正常または高値	≧ 90	低	軽	中
	G2	正常または軽度低下	60 ～ 89	低	軽	中
	G3a	軽度～中等度低下	45 ～ 59	軽	中	高
	G3b	中等度～高度低下	30 ～ 44	中	高	高
	G4	高度低下	15 ～ 29	高	高	高
	G5	末期腎不全（ESRD）	< 15	高	高	高

腎機能　下へいくほど悪化

重症度は原疾患・GFR 区分・タンパク尿区分を合わせたステージにより評価する。CKD の重症度は死亡、末期腎不全、心血管死発症のリスクを緑 ■ のステージを基準に、黄 ■、オレンジ ■、赤 ■ の順にステージが上昇するほどリスクは上昇する。
（KDIGO CKD guideline 2012 を日本人用に改変）
日本腎臓学会編：CKD 診療ガイド 2012. 東京医学社，東京，2012：3. より一部改変して転載

★
尿タンパク /Cr 比
　尿タンパクとともに尿クレアチニンを測定することで、1 日の尿タンパクの排泄量と相関するとされる。尿の濃縮、希釈の影響を受けにくいため 24 時間蓄尿を行わなくても、随時尿で評価できます。尿アルブミン /Cr 比も同様。

CKD の重症度分類の見方

　GFR が低く、尿タンパクが多いほど重症度は上がり、重症度を色分けしてリスクを示しています。
　例えば GFR が 30 ～ 44mL/ 分 /1.73m² の GFR 区分で G3b であり、軽度タンパク尿の尿タンパク区分で A2 であるとき、縦軸と横軸で交わる死亡リスクが高い赤ゾーンになり、疾患を合わせて「慢性腎炎 G3bA2」などと表記することになります。

肺炎と
誤嚥性肺炎

心不全

心筋梗塞

脳梗塞

急性胆管炎・
胆嚢炎

急性胃腸炎

イレウス

消化管出血

腎不全

大腿骨頚部骨折、
腰椎圧迫骨折

- CKD になると腎機能の回復は見込めず、食事療法や血圧のコントロールなどで、いかに CKD の進行を遅らせ、腎代替療法への移行を遅らせるかが焦点となります。
- 腎性貧血や二次性副甲状腺機能亢進症による骨病変といった、合併症に対する治療も重要です。

鉄則 1 尿の異常と浮腫が腎不全のサイン

- 腎不全の症状は、腎臓の本来のはたらきができなくなることによるものです。
- 腎臓は血液を濾過し、不要な塩分、水分、老廃物を尿として排泄することで、体液量や電解質の恒常性を維持する役割のほか、造血ホルモンを産生することで内分泌機能も担っています。腎機能が低下することで、体液過剰、電解質異常、貧血が生じ、生命に危険を及ぼす重篤な状態になります。
- 初期段階ではほとんど自覚症状がないため、気づかないうちに進行します。ただし、腎不全の初期でもタンパク尿や血尿といった尿異常や下腿浮腫などは確認できる場合があり、こういった所見を見逃さないことが重要です。
- 尿の異常では、AKI では尿量の減少（乏尿・無尿）が認められますが、CKD ではむしろ尿の濃縮力低下のために多尿となることが多いです。腎不全が進行すると、尿量が減少していきます。また尿が白く濁ったり泡立ちやすくなることや、血尿の有無も観察ポイントとなります。

先輩ナースより

★腎臓の濾過機能が低下することで、タンパク質が尿中に多く混じると、尿が白く濁ったり、泡立ちが目立つようになります。赤血球が尿中に混じると血尿や褐色尿など濃い色味の尿が出ます。

腎不全と浮腫

糸球体障害による腎臓における Na 排泄障害と、ネフローゼなどでの循環血漿量減少による RAA（レニン・アンジオテンシン・アルドステロン）系亢進→ Na 再吸収亢進→ Na 貯留により生じます。一般に腎前性の要因となる脱水・出血などでは体液量が減少しており浮腫を生じることは少なく、腎性 AKI としては、急性糸球体腎炎などで Na 排泄低下により浮腫を生じます。CKD の原因として糖尿病性腎症、ループス腎炎、アミロイド腎、間質性腎炎など多岐にわたりますが、糖尿病性腎症が最も浮腫をきたしやすい[3] といわれています。

【腎臓のはたらきと機能低下による症状】

【老廃物の排泄】この機能が低下・障害されると… ➡ 尿毒素の貯留（尿毒症）

▶ 尿毒素が貯留すると下記の症状がみられる。
　消化器症状…嘔気、食欲低下
　皮膚症状…皮膚の色素沈着、掻痒感
　精神・神経症状…記憶力・思考力の低下、怒りっぽくなる、不眠

★ 尿毒素の貯留とは、尿素窒素（BUN）≧ 70mg/dL が 1 つのめやすです。血液透析（HD）のない日の BUN が 70 以下となるように HD の効率を考えます。

【水分・ミネラルバランスの調節】この機能が低下・障害されると… ➡ 水分の貯留（浮腫）

▶ 身体に水分が貯留することで各臓器に浮腫をきたし、腎機能障害では下肢の浮腫、上眼瞼の浮腫がみられる。また肺に水分貯留が起こると呼吸困難、起座呼吸などの肺水腫の症状がみられる。

【電解質バランスの調節】この機能が低下・障害されると… ➡ 電解質異常

▶ 高カリウム血症 ……… 無症状のことが多いが、重度であれば不整脈を引き起こし、心停止に至る可能性もある。
▶ 高リン血症 …………… 随伴する低カルシウム血症による手指・口唇のしびれ、けいれん、関節痛、掻痒感
▶ 高マグネシウム血症 …… 嘔気、嘔吐、倦怠感、傾眠

【酸塩基の調節】この機能が低下・障害されると… ➡ 代謝性アシドーシス

▶ 腎機能が低下し、血中のアルカリが失われることで血液が酸性に傾く。呼吸や電解質の異常が起こり、重症化すると生命に危険を及ぼす。

【エリスロポエチンの分泌】この機能が低下・障害されると… ➡ 腎性貧血

▶ 造血刺激ホルモン（エリスロポエチン）の分泌低下によって貧血が起こる。
▶ 尿毒素による易出血や、食欲が低下するなどの理由で貧血が助長されることもある。

【レニンの分泌】この機能が低下・障害されると… ➡ 血圧上昇

▶ 高血圧のほとんどの原因は、尿量が減少し、塩分・水分が貯留されることによる。レニンの過剰な分泌によって血圧が高くなることがみられる。

【ビタミン D の活性化】この機能が低下・障害されると… ➡ カルシウム代謝異常

▶ 活性型ビタミン D は、腸管からカルシウムの吸収を促進し、骨を丈夫にするはたらきがある。腎臓でビタミン D が活性化されないために腸管からのカルシウム吸収が低下して、血液中のカルシウムが不足し、骨がもろくなり骨折しやすくなる。

鉄則 2 緊急入院時には病態の把握と体液コントロール、腎代替療法

急性腎障害（AKI）と慢性腎臓病（CKD）の各ステージによって治療方針が異なる

● AKI と CKD では腎障害を起こした期間が異なるため、腎機能の回復の見込みが異なります。

肺炎と誤嚥性肺炎

心不全

心筋梗塞

脳梗塞

急性胆管炎・胆嚢炎

急性胃腸炎

イレウス

消化管出血

腎不全

大腿骨頸部骨折、腰椎圧迫骨折

- 緊急入院時には病状が悪化、進行していることが多く、CKD に AKI が合併しているケースもあります。このため、CKD の病態であっても、脱水がないか、新規薬剤の使用がないか、尿路の狭窄や閉塞はないかといった確認を網羅する必要があります。そのうえで、原疾患に対する治療や症状への対処療法を行い、体液コントロールをしながら、腎機能が高度に悪化している場合は、腎代替療法の導入を検討・開始する必要があります。

- 腎代替療法には、大きく分けて血液透析・腹膜透析・腎移植の 3 つがあります。緊急時には、血管内カテーテルを挿入しての血液透析が選択されます。

先輩ナースより

★腎代替療法の導入が必要である場合、身体的苦痛のほかに、不安や葛藤を抱え、精神的苦痛も大きくなります。スムーズに治療が導入できるように、患者さんが腎代替療法を受容し、今後の生活の見通しとイメージができるようにかかわる必要があります。

血液透析→ p.183

AKI の治療

- AKI は重篤で生命を脅かす危険もあります。集中治療室での治療となることもあり、早急な対応が必要となります。腎代替療法の必要性を検討しながら、原疾患の検索および治療を行っていきます。

- AKI の治療は、①原因に対するものと、②腎不全から回復するまでの腎不全期の管理からなります。

AKI 治療のフローチャート[4]

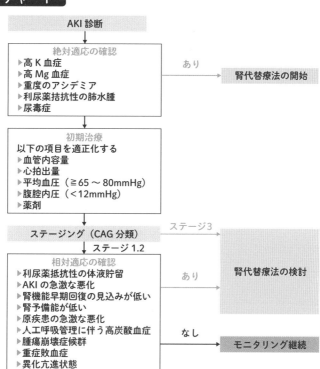

1 原因に対する治療

腎前性 AKI

●体液欠乏であればすぐに輸液投与を行い、循環血液量を増加させ、腎血流量を維持します。出血であれば可能な限り止血を行い、必要に応じて輸血をします。

腎性 AKI

●血管性では、高血圧や狭窄の場合に血圧のコントロールや狭窄部の拡張、血管炎の場合にはステロイド薬や免疫抑制剤の使用や、原因となる抗体などの除去を目的とした**血漿交換療法**★を行います。

●糸球体性では、ステロイド薬を用いた治療を行います。尿細管間質性では、間質性腎炎の場合は原因薬剤の中止やステロイド薬を用いた治療を行い、急性尿細管壊死の場合は原因薬剤の中止や感染のコントロールを行い、腎機能の回復を待つ必要があります。

> ★
> **血漿交換療法**
> 血液から血漿成分を除去し、新鮮凍結血漿、あるいはアルブミン製剤に置き換える治療方法。

腎後性 AKI

●尿路閉塞となっている部位を特定してその原因を除去し、必要に応じてカテーテルの挿入を行うことで、閉塞を解除します。

2 腎不全期の管理

●原疾患の治療や自然経過により腎機能が回復するまでの期間は、腎機能回復の妨げになる薬剤などを避けて適切な輸液、栄養管理を行い、腎臓に悪影響を及ぼさないよう管理することが重要となります。

●AKI では発症期→乏尿期→利尿期→回復期という流れで経過し、その時期に応じて食事療法、薬物療法を行っていきます。食事療法や薬物療法でも体液コントロールが図れず、腎機能改善が見込めない場合は透析療法が開始されます。

●AKI の大規模研究である RENAL study や VA/NIH trial において、血液浄化療法（continuous renal replacement therapy：CRRT）を必要とした日数はそれぞれ 12.2 日、13.1 日（中央値）と、CRRT を開始してから 10 〜 14 日間で腎機能の回復がみられ、CRRT から離脱できていると報告されています。血液透析開始後、腎機能の回復や尿量が認められるまでに 2 週間前後必要で、4 週間を超えても腎機能の回復が得られないときは、腎予後は不良となります。

ドクターより

★急性腎障害の回復のターニングポイントは2週間と4週間。このどちらかまでに回復してほしいです。

CKD の治療

- CKD の治療は、腎代替療法が必要となる末期腎不全（ESRD）への進行を阻止する、あるいは進行の時間を遅らせることと、CKD の進行とともに生じる心血管障害のリスクを軽減することです。

- 心血管障害の発症および死亡リスクは、G1 + G2 の患者さんに比して、G4 では 1.76、G5 で 2.29 とステージの進行とともにそのリスクは増大しており、腎機能低下の抑制ばかりでなく CVD（心血管疾患）リスクに対する治療、管理も重要な課題となります[5]。

- CKD を進行させる共通のしくみはさまざまな因子から構成されており、そのステージに応じて総合的に治療を行っていきます。

- 生活習慣の管理としては、①体重：BMI < 25 未満、②禁煙、③塩分制限：1 日 3 ～ 6 g、④タンパク質制限（G3 以降）が必要となります。生活習慣病に対する管理としては、血圧管理や血糖値管理が必要です。また、各ステージに合わせた栄養管理も重要となります。

CKD の治療ポイント

CKD の進展予防（悪化予防）	CVD の発症予防
▶タンパク質制限 ▶代謝性アシドーシスの治療 　　→ HCO$_3$$^-$ 21mmol/L より低下 　　したら治療開始 ▶リン吸着療法（死亡の低下） ▶尿酸低下療法（腎予後の改善）	▶カリウム値 4.0 ～ 5.5 未満で管理 ▶塩分制限　1 日 3 ～ 6 g 未満に制限
CKD の進展予防と CVD の発症予防に共通する治療	▶高血圧治療（p.305 参照）　▶脂質低下療法 ▶MetS の改善　　　　　　　▶禁煙

CVD：Cardio-Vascular Disease（心血管疾患）、MetS：Metabolic syndrome（メタボリックシンドローム）

CKD の血圧管理目標

		目標管理血圧 （75 歳未満）	目標管理血圧 （75 歳以上）
糖尿病なし	タンパク尿なし	140/90mmHg 未満	150/90mmHg 未満
	タンパク尿あり	130/80mmHg 未満	
糖尿病あり			

※収縮期血圧は、CKD の全死亡の増加と心血管イベントの増加がみられるため、110mmHg 未満とはしない

肺炎と誤嚥性肺炎

心不全

心筋梗塞

脳梗塞

急性胆管炎・胆嚢炎

急性胃腸炎

イレウス

消化管出血

腎不全

大腿骨頚部骨折、腰椎圧迫骨折

先輩ナースより

★緊急入院で入院してくる場合はすでにステージが進行していることが多く、腎代替療法の準備や開始を回避することができない病態に至っていることのほうが多いです。腎不全症候が存在する場合で、保存的治療に抵抗性がある場合や生命の危険がある場合は腎代替療法が導入されます。

先輩ナースより

★腎機能が低下すると、余分な塩分と水分の排泄ができなくなって血液量は増加し、血圧が上昇します。高血圧になると腎臓への負担がさらに増え、ますます腎機能が低下するといった悪循環となります。したがって、腎機能の保持のためにも血圧をコントロールすることはとても大切です。

鉄則 3　看護師の役割は全身状態の観察と IN-OUT バランスの確認

体液量をコントロールし、尿毒症症状の悪化や重篤な合併症に注意

- 腎不全患者さんの看護としては、全身状態の観察を行い、異常の早期発見のための適切なフィジカルアセスメントが必要です。
- バイタルサインを測定し、尿量と飲水量のバランスが偏っていないかチェックし、浮腫の有無と程度を観察します。
- 可能な限り毎日同条件で体重測定を行うことで、体液量過多になっていないかの判断のめやすとなります。
- 尿毒症症状、肺水腫、高カリウム血症、代謝性アシドーシスなど、生命に危険を及ぼす合併症出現の有無を中心に患者さんの観察を行い、尿毒症症状との関連で食事摂取量、意識状態などに注意します。
- 肺水腫は主として水分・ナトリウムの蓄積によって起きるため、肺水腫出現以前に体重の増加がみられることが多いです。このことからも尿量とともに体重のチェックは重要ですが、食事摂取量の減少などによりもともと体重が減少傾向に傾くため、体重の評価にはこの点の考慮が必要です。

★高カリウム血症では心電図変化を重視して観察します。テント状 T 波といわれる T 波の尖鋭化が特徴です。異常があれば早急に医師に報告し、症状の軽減と適切な治療が受けられるように援助します。

鉄則 4　生活指導が看護の最重要ポイント

★入院生活のなかで、患者さんの理解度と希望を把握しながら教育的指導をすることが、看護師の重要な役割です。
★必要に応じて家族に協力を得たり、宅配食の利用や介護サービスの連携といった社会資源を活用するなど、患者さんに合わせた指導を行います。

- 日常生活指導により、退院後も自己管理できることが腎機能保存の鍵となります。
- 腎不全では、患者自身が疾患への理解を深め、腎機能を把握し、日常生活のコントロールの必要性を自覚することが必要です。いかに自分自身で腎機能の悪化予防を行うことができるかが重要で、それにより予後が大きく変わってくることを説明します。

運動と安静

- 腎機能が安定している場合は、適度な運動が推奨されています。
- 激しい運動をすると、新陳代謝が活発となり老廃物も多くつくられます。腎臓の負担を避けるため、激しいスポーツなどは控えるよう指導します。

● 運動後は十分な休息をとり、腎臓の安静を促すようにします。

血圧管理

● 高血圧は腎臓に負担をかけるため、処方された降圧薬は正しく服用し、適切な血圧を保つように指導します。

飲水量、体重管理

● 毎朝同条件での体重測定を行い記録するよう伝えます。水分制限が指示されている場合は、飲水量が厳守できるように工夫します。

● 例えば、水分量に換算した氷を摂取してもらうことで口渇の改善を図ったり、1日に飲水可能な水分摂取量を可視化させ、制限量を意識づけしたりすることが挙げられます。

● 浮腫、体重増加（1日に1〜2kg以上）を認める場合には、主治医へ報告するよう伝えます。

 ある患者さんの場合

　体重が前日と比べて1kg以上増加していました。確認すると、前日とは異なる体重計で測定しており、体重計によってかなりの誤差があることがわかりました。できるだけ同じ体重計を使いましょう。

排泄管理

● 1日の尿量、回数、色に注意することを説明します。普段の1日の排尿状況を把握しておき、尿量や回数が普段より減少しているときは、浮腫に注意します。

● 水分制限がある場合は、便秘に傾きやすくなるため、繊維質の多い野菜や海藻類の摂取を促し、排便コントロールがつけられるようにします。

食事療法

● 腎機能の悪化を防ぐためには食事療法は重要です。主治医の指示のもとタンパク制限・塩分制限・カリウム制限を行いながら、十分なカロリーのある栄養バランスのとれた食事を心がけるように説明します。

★どの程度の運動であれば許可されるか医師に確認し、具体的に提示しましょう。

★可能であれば自己血圧測定の指導とノートへの記録を行い、血圧の把握ができるように介入し、外来受診時にも持参できるように説明します。

★夏季の熱中症による脱水では容易にAKIとなります。早めに輸液を行うなど適切に対応する必要があります。

★食前と食後では、食べた量によって体重が変動するため注意が必要です。

肺炎と誤嚥性肺炎

心不全

心筋梗塞

脳梗塞

急性胆管炎・胆嚢炎

急性胃腸炎

イレウス

消化管出血

腎不全

大腿骨頸部骨折、腰椎圧迫骨折

●必要に応じて、退院前に栄養士による栄養指導が受けられるようにします。

★退院後食事をつく
る家族がいる場合
は、その家族も同席
できるように調整し
たり、1人暮らしの
高齢者などは配食
サービスなどの情報
提供を行います。

貧血管理

●エリスロポエチンの分泌低下によって貧血が起こります。また尿毒素の貯留に伴う食欲低下により貧血が助長されることがあります。バランスよく栄養を摂り、適度に運動をすることを推奨します。

感染予防

●上気道炎を起こす細菌感染では腎炎が再燃したり増悪することがあります。日常的な手洗い・含嗽などの予防が最も大切であることを説明し、発熱や咳などの感冒症状がある場合、受診するように説明します。
●非ステロイド性抗炎症薬（NSAIDs）は腎機能を悪化させる危険性が高いため、服用を避け、主治医の指示に従うように指導します。

禁煙指導

●喫煙は動脈硬化を促進させて腎機能を悪化させるだけでなく、狭心症・心筋梗塞・脳梗塞を起こす危険性が高いことが知られています。
●喫煙状況と禁煙の意思の有無を確認し、禁煙のメリットを患者さんとともに確認しながら進めていく必要があります。

（小林奈央）

★禁煙のメリットは
具体的に伝えます。
例えば、咳や痰が少
なくなる、目覚めが
よくなる、食事がお
いしく感じる、喫煙
場所を探さなくてよ
くなる、周囲に気を
遣わなくてよくなる、
タバコに費やしてい
た金額を具体的に計
算して金銭面での効
果を示すなど。

引用・参考文献

1）山下徹志，野入英世：急性腎障害（AKI），急性腎不全，腎と透析診療指針2016．腎と透析 2016；80（増刊号）：519．
2）AKI（急性腎障害）診療ガイドライン作成委員会編：AKI（急性腎障害）診療ガイドライン2016．東京医学社，東京，2016：1．
3）太田哲人，安藤稔：浮腫，腎と透析診療指針2016．腎と透析 2016；80（増刊号）：50-51．
4）『腎と透析』編集委員会編：腎と透析診療指針2016．腎と透析 2016；80（増刊号）：522．
5）松阪貫太郎，緒方浩顕：慢性腎不全，腎と透析診療指針2016．腎と透析 2016；80（増刊号）：534．
6）AKI（急性腎障害）診療ガイドライン作成委員会編：AKI（急性腎障害）診療ガイドライン2016．東京医学社，東京，2016
7）日本腎臓学会編：エビデンスに基づくCKD診療ガイドライン2018．東京医学社，東京，2018．
8）菱田明：急性腎不全．日腎会誌 2002；44（2）：94-101．
9）伊野惠子編：腎不全・透析における看護実践．南江堂，東京，2001．
10）日本腎臓学会編：慢性腎臓病に対する食事療法基準2014年版．東京医学社，東京，2014．
11）中村正和，田中善紹編著：全臨床医必携 禁煙外来マニュアル．日経メディカル開発，東京，2005．

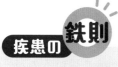

緊急度と重症化のリスク ★ ★ ☆

10 骨折 ▶ 大腿骨頸部骨折

高齢者の転倒でダントツ No. 1 といっても過言ではない。
転倒、歩行困難の出現は、まずこれを疑う

疾患の鉄則

大腿骨頸部骨折は高齢女性に多い

看護の鉄則

1 治療は非転位型か転位型で異なり、術式によってメリットとデメリットがある
2 術後合併症発見は看護師の腕の見せどころ
3 術後のリハビリテーションは急げば勝ち
4 せん妄予防も重要

疾患の鉄則　大腿骨頸部骨折は高齢女性に多い

大腿骨頸部骨折とは

●大腿骨の近位部は、骨頭、頸部、頸基部、転子部、転子下からなります。これらの部位で発生した骨折を主に大腿骨頸部骨折と総称します。

●大腿骨頸部骨折は、主に高齢者に多く、男女比は1：4で女性に多くみられます。特に高齢女性は、エストロゲン減少により骨が脆くなり（骨粗鬆症）、骨折しやすくなります。

●頸部・頸基部・転子部骨折は、高齢者の転倒や転落などによる低エネルギー損傷であるものがほとんどを占め、ちょっとした軽い衝撃でも骨折することがほとんどです。骨頭や転子下骨折は、交通事故や労働災害などの高エネルギー損傷によるものです。

大腿骨の解剖図

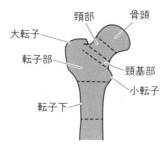

頸部　骨頭
大転子
転子部
頸基部
小転子
転子下

先輩ナースより

★頭→首（頸）→身体（転子）と覚えるとわかりやすいです。

ドクターより

★高齢者は容易に転倒するため、入院中は転倒させない対策を立てます。バリアフリーにする、カーペットを敷く、トイレ・ベッドへの移動、点滴の支柱など工夫が必要です。

★高齢者の場合、手足の麻痺やしびれ、視力障害や筋力、反射神経の低下によってカーペットの端や少しの段差など、布団ごと滑って転倒し骨折に至ることもあります。寝たきりの場合は、寝返りを打ったり介護者によるおむつ交換・体位変換のときや足を持ったりするだけでも骨折することがあります。

低エネルギー損傷と高エネルギー損傷の特徴

低エネルギー損傷	頸部・頸基部・転子部骨折	高齢者による転倒や転落など
高エネルギー損傷	骨頭・転子下骨折	年齢は関係ない・交通事故や労働災害

- 大腿骨頸部骨折は、転位（骨の位置が本来の位置からずれた状態）が小さく大腿骨頭への血流が保たれている非転位型と、転位が大きく大腿骨頭への血流が遮断されている転位型に分類されます。
- 現在、大腿骨頸部骨折の分類には、Garden Stage を用いるのが一般的で、転位の程度によりⅠ～Ⅳの４段階に分かれます。

大腿骨頸部骨折の分類（Garden Stage 分類）

非転位型	転位型
骨折のずれが少ない	骨の位置がずれている状態。骨折のずれが大きい
患肢の外旋・短縮	立位・歩行困難

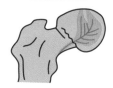

Stage Ⅰ

不完全骨折

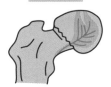

Stage Ⅱ

完全骨折、
骨折面の転位なし

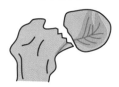

Stage Ⅲ

骨折面に部分的な
転位あり

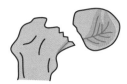

Stage Ⅳ

骨折面に完全な
転位あり

大腿骨頸部骨折の身体所見

★骨折部位ばかりに注目しがちですが、なぜ受傷したのか、日常生活の様子を早期から家族や多職種と情報収集・共有することで、その患者さんのバッググラウンドを知ることができ、プランが立てやすくなります。

- 身体所見としては、強い疼痛（特に足の付け根）や立位・歩行困難があります。
- 非転位型の骨折では歩行可能なこともあります。歩行できているからといって骨折を否定できないため注意が必要です。
- 転位型の骨折では、患肢の外旋・短縮を認めます。患肢の他動的内外旋（他者が動かすこと）により疼痛が生じることも、特徴的所見です。

肺炎と誤嚥性肺炎

心不全

心筋梗塞

脳梗塞

急性胆管炎・胆嚢炎

急性胃腸炎

イレウス

消化管出血

腎不全

大腿骨頸部骨折

右の大腿骨頸部骨折による短縮、外旋

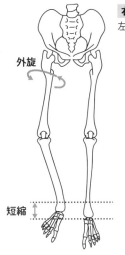

右下肢が外旋
左膝に比べて右膝のほうが外側を向いている

外旋

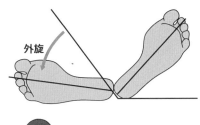

外旋

短縮

<先輩ナースより>
★左右の踵と膝の位置に注目！

右下肢が短縮
右踵の位置が上方にずれている

<先輩ナースより>
★頸部骨折で緊急入院になった患者さんに、上腕や他部位の骨折が見つかることもしばしばあります。全身の観察は必須ですが、認知症のある患者さんだと難しい場合もあります。受傷時〜入院中の日々のかかわりの中でよく観察してみてください。

鉄則1　治療は非転位型か転位型で異なり、術式によってメリットとデメリットがある

- 大腿骨頸部骨折の治療は、基本的に手術療法が選択されます。ガイドラインでは、できる限り早期（少なくとも1週間以内）の手術が推奨されています[1)]。
- Garden Stage分類のⅠ〜Ⅱ（非転位型）、Ⅲ〜Ⅳ（転位型）では術式が異なります。

Stage Ⅰ〜Ⅱ（非転位型）の場合

- Ⅰ〜Ⅱの非転位型では、転位が小さく大腿骨頭への血流が保たれているため、**観血的整復固定術**（open reduction and internal fixation ORIF）が選択されます。
- ORIFは、骨折した部分を金属などの器具で固定する手術です。

Stage Ⅲ〜Ⅳ（転位型）の場合

- Stage Ⅲ〜Ⅳの転位型では大腿骨頭への血流が途絶えている可能性があり、大腿骨頭壊死のリスクが高まるため、**人工骨頭置換術**（bipolar hip arthroplasty：BHA）が適応になります。ただし、対象患者の全身状態、年齢を考慮し手術法を選択すべきであるとされています[2)]。

<先輩ナースより>
★早い段階で手術を行うことで、安静臥床による弊害が最小限となり、身体的・精神的合併症の軽減や良好な歩行の機能獲得につながっていると考えられます。

<先輩ナースより>
★ORIFは骨接合術と呼ばれることもあります。どちらも同じ意味合いです。

● BHAは、骨折した頸部から骨頭までを切除し人工物で置き換える手術です。

大腿骨頸部骨折の術式とメリット・デメリット

	方法	メリット	デメリット
骨接合術 観血的整復固定術 （ORIF）	骨折部分を金属などの器具で固定する	▶手術侵襲が少ない ▶骨癒合性が高い	▶偽関節、骨頭壊死のリスクがある
人工骨頭置換術 （BHA）	骨折した頸部から骨頭までを切除し人工物で置き換える	▶術直後から全荷重が可能	▶手術侵襲が大きい ▶感染、脱臼、再置換のリスクがある

X線画像の比較

ORIF後（大腿骨頸部骨折：非転位型）

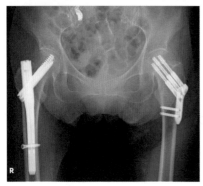

両側の大腿骨にプレート、ネジのようなもの、釘が入っている

ドクターより

★ORIFは、いくつか種類があります。

BHA後（大腿骨頸部骨折：転位型）

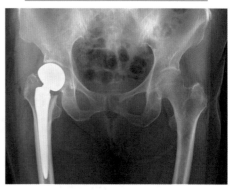

右側の大腿骨に、球体様の頭と芯棒が入っている

鉄則 2 術後合併症発見は看護師の腕の見せどころ

観血的整復固定術（ORIF）・人工骨頭置換術（BHA）に共通してみられる合併症

1 誤嚥性肺炎

●近年では、大腿骨頸部骨折術後の廃用症候群の1つである肺炎の割合は、全体の80％ともいわれています。

誤嚥性肺炎→ p.273

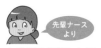

先輩ナースより

★手術出棟前にも口腔ケアを行うことが推奨されています。

●肺炎の中でも誤嚥性肺炎の発症が多く、入院中の死亡原因となる合併症として30 〜 44％で最も多いといわれています[3]。

●術前から寝たきりや安静臥床の時間が長くなると、唾液分泌の低下や疼痛により口腔ケアが十分にできないことなど、肺炎のリスクが高くなるため、義歯の管理や口腔内の観察、術前からの口腔ケアは重要です。

2 肺血栓塞栓症（PTE）

- リハビリテーションを進めるにあたり、特に初回離床時は細心の注意が必要です。術前の安静臥床や術後に発生した深部静脈血栓が、離床をきっかけに肺動脈を閉塞させ、PTEを引き起こすリスクがあります。
- SpO_2の急激な低下と頻脈、呼吸困難・胸痛が特徴で、最悪の場合は心停止に至る緊急事態です。術前には深部静脈血栓症（DVT）・PTEのリスク因子からリスクレベルを評価し、それに応じた対策を講じますが、下肢の手術、特にBHAは高リスクに該当し注意が必要です。
- 車椅子移乗まで進んだとしても、長時間（4時間以上）座っていると、DVTのリスクが高くなると報告されています[4]。椅子に座った状態では膝関節と股関節はほぼ90度屈曲しており、屈曲した部分で血流が停滞しやすくなるため、2時間ごとに立ち上がって足踏みをしてもらうなどの工夫が必要です[4]。

ある患者さんの場合

　初回離床時は特にバイタルに変動がなく、その日の夕方に急にSpO_2が低下し、呼吸困難を訴え、肺血栓が見つかったケースがありました。初回離床した日は特に注意して観察します。

3 感染

- 合併症として細菌感染が起こることがあります。感染には早期感染と晩期感染があり、早期感染は主に手術時の感染が原因となります。手術後3か月以上経過した晩期感染は、早期感染に比べ頻度は低いですが、体調が悪化しているとき（肝機能障害、糖尿病の悪化など）に起こることがあります。
- 感染は抗菌薬などで治療を行いますが、BHAでは人工関節自体の入れ替えが必要になる場合があります。
- 創部以外からの感染として、尿道留置カテーテルや点滴などの長期間留置によっても感染のリスクがあります。不必要なデバイスは早期に抜去します。
- リハビリテーションにより車椅子移乗が介助でも安定すれば、患者さんと相談し、感染リスクの説明を行い、1週間以内（早ければ3日以内）に尿道留置カテーテルは抜去しています。
- バイタルサインの変化や血液データ、患者さんの痛みの訴えや創部の状態などさまざまな視点から感染の徴候を日々観察することが重要です。

先輩ナースより
★臨床では血圧の低下、発汗なども多く見かけます。患者さんの初回離床時は必ず看護師も付き添います。

ドクターより
★BMI≧30の肥満の人、大きな子宮筋腫など腹部に腫瘤がある人は、特に要注意です。大きな血栓／塞栓がすでにできていて、重症の肺塞栓を起こすことがあります。

先輩ナースより
★不必要なデバイスを早期に抜去することは、動きやすい、ストレスから解放、せん妄予防、感染防止など、メリットが多いです。

大腿骨頸部骨折

BHA の合併症

脱臼

●術後早期に起こりやすい合併症として脱臼があります。BHA では人工骨頭という人工の関節を挿入します。人工のもので大腿骨頭の役割をしているため、内股や正座、横座り（お姉さん座り）、しゃがむ姿勢などをとることによって、脱臼が起こります。

●脱臼を予防するためには、股関節を内転、内旋（足が内側に向く・内股になること）しないように注意することが重要です。

●術直後から 2 週間程度は三角枕（足を外転位に保持するための枕）を装着します。特に認知症や精神疾患の既往がある患者さんでは、必要性が理解できずに三角枕を外してしまうこともあり、術後の安静や良肢位が保持できているのか、禁忌肢位をしていないかどうか注意して観察します。

●ADL が上がってくると、正座やしゃがむ動作の際に脱臼することが多く、注意を要します。リハビリテーションが進み車椅子移乗や歩行練習ができるようになれば、トイレに行くようになりますが、足が内股にならないように、なるべく両足の幅をしっかり保ちながらしゃがむよう指導します。和式トイレは脱臼リスクがあるため避け、洋式トイレで練習します。家族にも良肢位保持の必要性を説明し協力を得ます。併せて退院に向け、自宅環境が整備できるよう支援していきます。

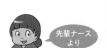

先輩ナース
より

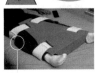

腓骨頭

★三角枕はこのように両足にベルトを巻きつけて固定するのが一般的ですが、患側のみに装着することもあります。患肢が内股にならないようにすれば OK です。
★ベルトの位置は腓骨頭（膝の外側のでっぱり）にかからないように注意します。（腓骨神経麻痺予防）

三角枕の苦痛の訴えが強いとき

　三角枕固定のベルトを少しだけゆるめる、健側のベルトは外すなど、不快感や圧迫感の軽減を図ります。

　認知症のある患者さんでは、三角枕の必要性が理解できず、不快感を訴え自分で除去してしまうことが多くあります。夜間は特にせん妄が出現しやすいため、三角枕によって増悪するようであれば、いったん外し、注意深く観察します。

　三角枕の代替として、クッションや丸めたバスタオルを両脚の間に挟むという方法もあります。例えば、活動の多い日中はバスタオルを丸めて両脚の間に挟み、夜間は装着する方法もあります。

　そのほか、ヒッププロテクターという外転装具もあります。

　術後はおむつを装着し尿道留置カテーテルを挿入していることが多いですが、離床状況に合わせておむつから紙パンツ、下着へ交換し、尿道留置カテーテルなど三角枕以外の苦痛を除去することもストレス緩和につながります。

肺炎と誤嚥性肺炎

心不全

心筋梗塞

脳梗塞

急性胆管炎・胆嚢炎

急性胃腸炎

イレウス

消化管出血

腎不全

大腿骨頸部骨折

三角枕装着に伴う合併症

腓骨神経麻痺

●脱臼予防として装着する三角枕使用時の注意点として、腓骨神経麻痺があります。三角枕のベルトによって腓骨頭が持続的に圧迫されると、腓骨神経が圧迫され麻痺が起こります。

●腓骨神経麻痺は、三角枕による圧迫のほかに、ギプスや牽引架台による直接的な圧迫、弾性ストッキング、フットポンプなど医療機器による圧迫でも起こるため、下腿の外旋位（膝の外側を下にした肢位）は長時間避け、良肢位に整え予防に努めることが重要です。

ある患者さんの場合

　術後に足関節の底背屈ができなくなり、足のしびれを訴えるようになりました。よく観察すると三角枕を長時間装着し続けていたことによる浅腓骨神経麻痺の症状が出現していました。すぐに三角枕を除去し、メチコバール®、ユベラ®などの内服開始と圧迫の回避を行いました。

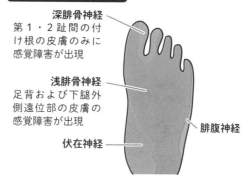

腓骨神経麻痺の領域

深腓骨神経
第1・2趾間の付け根の皮膚のみに感覚障害が出現

浅腓骨神経
足背および下腿外側遠位部の皮膚の感覚障害が出現

伏在神経

腓腹神経

先輩ナースより

★日々の創部チェックの際、しびれや動きも確認しましょう。主に障害が多くみられるのは深腓骨、浅腓骨神経の領域です。

★骨折そのものや手術操作による出血で貧血になっていることがあります。また循環血流量の減少による起立性低血圧にも注意が必要です。初回離床の際は、ふらつきやバイタルサインの変動に注意しながら行います。

鉄則 3　術後のリハビリテーションは急げば勝ち

●ガイドラインでは、BHAは手術翌日から全荷重によるリハビリテーションが推奨されています。早期にリハビリテーションを開始することによって、せん妄や廃用症候群の予防にもつながります。ORIFは主治医の指示に沿って段階的に開始します。

●リハビリテーションは、①ベッド上座位保持→②車椅子移乗→③立位保持→④平行棒内歩行と段階的に進めていきます。

先輩ナースより

★当院ではBHAもORIFも手術翌日から全荷重によるリハビリを行っています。ただし、骨盤側も骨折している場合やORIFの固定具合にもよるため、その限りではありません。

鉄則 4 せん妄予防も重要

せん妄→ p.98

●術後は多くの患者さんがせん妄を起こしやすく、安静を保持できない場合があります。高齢者における術後せん妄は高頻度に発生し、大腿骨頸部骨折術後の 48 ～ 55％にせん妄が生じたとされています[5]。

●術後の疼痛はせん妄の促進因子となるため、適切なタイミングで鎮痛薬を使用することが重要です。

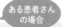

　術後よりせん妄が激しく、ルートの自己抜去や安静保持困難でした。翌日よりリハビリテーションが始まり、日中もできる限り時間がわかるように時計や窓の外の様子を見せ、塗り絵などで日中軽度の疲労感を与えることで、せん妄が軽減した事例もありました。

　内服の前にまずはサーカディアンリズム（概日リズム）を整えられるかかわりができたらいいですね。

（服部愛奈）

引用文献

1) 日本整形外科学会，日本骨折治療学会監修：第6章 大腿骨頸部骨折の治療 適切な手術時期. 大腿骨頸部 / 転子部骨折診療ガイドライン 改訂第2版, 南江堂，東京，2011.
https://minds.jcqhc.or.jp/n/med/4/med0016/G0000307/0049 (2021.4.1 アクセス)
2) 日本整形外科学会，日本骨折治療学会監修：第6章 大腿骨頸部骨折の治療 初期治療の選択. 大腿骨頸部 / 転子部骨折診療ガイドライン 改訂第2版, 南江堂，東京，2011.
https://minds.jcqhc.or.jp/n/med/4/med0016/G0000307/0057 (2021.4.1 アクセス)
3) 日本整形外科学会，日本骨折治療学会監修：第8章 大腿骨頸部 / 転子部骨折の周術期管理 術後全身管理. 大腿骨頸部 / 転子部骨折診療ガイドライン 改訂第2版, 南江堂，東京，2011.
https://minds.jcqhc.or.jp/n/med/4/med0016/G0000307/0106 (2021.4.1 アクセス)
4) 冨士武史：車椅子の長時間乗車はなぜ危険？ ナースが本当に聞いてみたかった整形外科看護 エビデンス179. 整形外科看護 2017 春季増刊，メディカ出版，大阪，2017：201.
5) 服部英幸：高齢者の術後せん妄. 臨床精神医学 2013；42（3）：327-334.

参考文献

1) 齊藤誠, 鈴木泰規：大腿骨近位部骨折を受傷した90歳以上の高齢者の歩行再獲得に影響を与える因子の検討. 愛知医療学院短期大学紀要 2019；(10)：20-24.
2) 上田周一郎, 磯本慎二, 小泉宗久, 他：大腿骨近位部骨折手術に対する抗血小板剤内服の影響の検討. 中部日本整形外科災害外科学会雑誌 2019；62（5）：873-874.
3) 日本整形外科学会ホームページ：症状・病気をしらべる「大腿骨頸部骨折 股関節の症状」
https://www.joa.or.jp/public/sick/condition/femoral_neck_fracture.html (2020.10.8 アクセス)

肺炎と誤嚥性肺炎

心不全

心筋梗塞

脳梗塞

急性胆管炎・胆嚢炎

急性胃腸炎

イレウス

消化管出血

腎不全

大腿骨頸部骨折、腰椎圧迫骨折

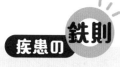

緊急度と重症化のリスク ★ ★ ☆

骨折 ▶ 腰椎圧迫骨折

転んでいないのに骨折していることも

疾患の鉄則

腰痛とあなどって骨折を見逃さないこと

看護の鉄則

1 圧迫骨折は保存加療がメイン。疼痛コントロールと廃用症候群予防が重要
2 コルセットを正しく装着し、MDRPU を予防する
3 廃用症候群を予防し、早期退院を支援する

疾患の鉄則 腰痛とあなどって骨折を見逃さないこと

- 圧迫骨折とは、椎体がぐしゃっと潰れて扁平になるような折れ方をする骨折です。
- 骨折部位により胸椎圧迫骨折と腰椎圧迫骨折があります。
- ここでは高齢の患者さんが増えている腰椎圧迫骨折（以下、圧迫骨折）を中心に説明します。

骨折のイメージ

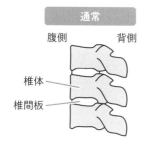

| 通常 | 圧迫骨折 | 破裂骨折 |

腹側　背側

椎体
椎間板

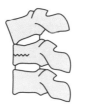
椎体前壁のみの骨折

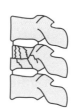
椎体後壁まで及ぶ骨折

骨折部位	主な原因	主な年齢層	特徴
胸椎圧迫骨折	外傷	若年層	▶交通事故や墜落外傷後に発症
腰椎圧迫骨折	▶骨粗鬆症 ▶外傷 ▶悪性腫瘍の骨転移	高齢層	▶転倒などの後にも起こるが、軽微な刺激でも起こり受傷機転がはっきりしないこともある ▶屈曲方向に圧のかかる第12胸椎〜第1腰椎の移行部に好発する

★骨粗鬆症は骨密度が低下し、骨がスカスカになる状態。閉経後の女性、糖尿病、慢性腎臓病などでハイリスクです。ステロイド長期服用では高齢者でなくても要注意！

- 腰椎圧迫骨折でみられる症状は、強い叩打痛と、起き上がるときに強くなる痛みです。この痛みは立ち上がった後は、やわらぐなどの特徴があります。

- 発見の遅れは偽関節（骨融合が得られない状態）の発生や骨折部の変形の進行などの原因となります。圧迫骨折を疑ったら確定診断のために、胸腰椎のX線やCT、MRIの画像評価を行います。ただの腰痛と判断して圧迫骨折を見逃すことのないよう、早期発見と治療につなげることが大切です。

★腰が痛いと言いながら歩けていた人が、後に圧迫骨折と診断されるケースも多いです。動けているから大丈夫と油断せず、必要な観察と報告をしましょう。

- 骨折が椎体の後壁まで及ぶと（これを破裂骨折といい高エネルギー外傷後に多い）、折れた骨が神経などを圧迫してしまいます。下肢まで伝わる痛みやしびれ、下肢の運動麻痺や膀胱直腸障害などの神経症状がみられることがあり、すぐに医師への報告が必要です。

鉄則 1 圧迫骨折は保存加療がメイン。疼痛コントロールと廃用症候群予防が重要

★痛みや安静指示によりセルフケア不足になりがちです。清潔援助や排泄ケアなどADLに合わせて介助しましょう。
★NSAIDsやアセトアミノフェンでの疼痛コントロールが主流です。肝機能障害、腎機能障害や消化管出血に注意します。

- 圧迫骨折の多くは保存療法です。コルセットを装着し骨折部位の安静を保ちます。

- 長期臥床は廃用症候群の原因となるため、疼痛コントロールを適切に行いながらリハビリテーションを進めます。

- 近年はバルーン・カイフォプラスティ（balloon kyphoplasty：BKP）という低侵襲な治療が選択されることも増えています。

- 椎体除圧固定術は、ほかの治療法と比べて侵襲が大きいため、骨折部位の不安定性がある場合や神経症状がある場合など、特定の条件下で選択される治療法です。

圧迫骨折の治療法とポイント

> 圧迫骨折はほとんどが保存療法！

	種類	適応	合併症	ポイント
保存療法	▶疼痛コントロールとコルセットによる骨折部位の安静 ▶NSAIDs やアセトアミノフェン、カルシトニンが処方される。骨粗鬆症治療薬が処方されることも	▶骨折部位の不安定性が強くない ▶神経症状がない	▶偽関節 ▶長期臥床に伴う廃用症候群 ▶骨折部位の変形治癒	▶仮骨形成（受傷後 2 〜 4 週後）まで痛みが続くことが多い ▶骨折後 1 か月は骨折部が変形しやすい ▶コルセット完成までは安静が必要なことが多い ▶コルセットの装着期間は 7.5 〜 12 週間 ▶NSAIDs による消化管潰瘍に注意 ▶廃用症候群の予防が必要
外科的治療	バルーン・カイフォプラスティ（BKP）	▶保存療法を 2 〜 3 か月続けても骨融合しない場合	▶神経障害 ▶セメントの血管内迷入による塞栓症 ▶出血 ▶感染 ▶肺損傷	▶治療直後から疼痛緩和が期待できる ▶手術時間は 1 時間程度 ▶日帰り手術や数日の入院で治療可能 ▶低侵襲で早期離床ができる ▶治療できる施設が限られる ▶再骨折することがある ▶BKP により神経症状が悪化する可能性のある場合は禁忌
	椎体除圧固定術	▶破裂骨折に至り不安定性がある ▶神経症状が出現している ▶保存療法で骨融合しない場合 ▶疼痛が長引き QOL を損なう場合	▶神経障害 ▶血栓 ▶出血 ▶感染 ▶髄液漏	▶術後は創部痛がある ▶手術時間は数時間 ▶10 日〜数週間の入院が必要 ▶治療自体の侵襲が大きい ▶術後コルセットが必要 ▶骨粗鬆症が強いとスクリュー脱転や再建椎体の沈み込みなどが起こることがある

外科的治療

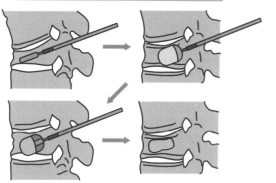

バルーン・カイフォプラスティ（BKP）

椎体内に経皮的にバルーンを挿入し、潰れた椎体を持ち上げてセメントを注入する

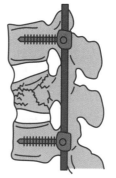

椎体除圧固定術

骨折した骨にスクリューやロッドなどの金属を入れ、骨を固定する

鉄則 2 コルセットを正しく装着し、MDRPUを予防する

先輩ナースより

★コルセットは短時間の装着でMDRPUになることも！ 各勤務で好発部位の観察をしましょう。

★私も着けたことがありますが、タイトなサイズ感でかなり苦しいです。着物の帯をきつく巻いているような感じです。痩せている患者さんには硬性コルセットが当たって痛いことも。患者さんに寄り添った声かけやケアを心がけましょう。

★現場では患者さんに「体を棒のようにまっすぐ、腰をひねらず横を向きましょう」などと声をかけて体位変換しています。痛いから、安静指示があるからとずっと同一体位でいると、褥瘡のリスクもあります。除圧や体位変換をして褥瘡予防に努めましょう。

- MDRPU（medical device related pressure ulcer）とは医療関連機器圧迫創傷のことです。コルセット装着に伴い、接触部位に発赤や水疱、皮膚剥離などの皮膚障害が起こることがあります。
- 体幹コルセットでは肋骨部、腸骨部、脊椎部、殿部など骨突出部にMDRPUが好発します。汗により湿潤しやすい夏季も注意が必要です。
- コルセットには、硬性コルセットや軟性コルセットなど種類があります。一般的に、硬性コルセットのほうが固定力は強く、急性期に使用されることが多いですが、素材が硬いためMDRPUに注意が必要です。
- コルセットによる締めつけから不快を訴える患者さんも多いため、必要性や装着期間を説明し、治療に協力を得られるようにしましょう。
- ケアや観察で一時的にコルセットをゆるめるときは、骨折部位をひねる動きをしないよう体位変換を行います。

コルセット装着前後の看護介入

装着前	▶使用前にサイズ計測とフィッティングを行い必要な固定性が得られるよう、また過度な圧がかからないように調整する（留め具をどの位置まで締めれば適切かマジックテープのベルト部分にマーキングしたり、コルセットの上下を記載しておくと患者が自身で着脱する際にわかりやすい） ▶皮膚の脆弱性、循環不全、皮膚疾患、浮腫や骨突出の有無、知覚の低下など危険因子のアセスメントを行う	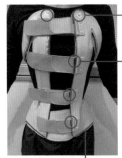上下や左右を書くとわかりやすい 留める位置をマーキングして正しいサイズで装着 コルセット下縁は腸骨に沿わせる
装着中	▶使用中は定期的に皮膚状態や神経症状の有無を観察する ▶直接肌に触れないよう衣服の上から装着する ▶適宜除圧を行い同一部位の圧迫を避ける ▶必要時、皮膚との接触部位にシリコンジェルシートやポリウレタンフォームなどの皮膚保護材を挟み、緩衝材とする ▶装具の破損や変形がないか定期的に確認する ▶皮膚の清潔、保湿など予防的スキンケアを行う ▶皮膚の異常を発見したときは褥瘡ケアチームなどと協働し治療的スキンケアに移行する	
患者・家族指導	▶患者、家族などの介護者に対し、コルセット接触部の皮膚の観察の必要性と、皮膚の異常を発見したときは医療スタッフに知らせてもらうよう説明する ▶退院に向けてコルセットの自己装着が正しくできるよう指導する	

肺炎と誤嚥性肺炎

心不全

心筋梗塞

脳梗塞

急性胆管炎・胆嚢炎

急性胃腸炎

イレウス

消化管出血

腎不全

鉄則
3　廃用症候群を予防し、早期退院を支援する

リハビリテーション

●圧迫骨折による疼痛から長期臥床に至ると、筋力低下や直腸潰瘍、誤嚥性肺炎や認知機能の低下などさまざまな合併症を起こします。

●疼痛コントロールをしながら、離床が許可されたらできる限り早くリハビリテーションを開始し、運動機能や認知機能を低下させないことが重要です。歩行許可が出なくても、床上リハビリテーションなら可能なこともあります。安静度に合わせたリハビリテーションを早期から開始します。

●退院を見据えて離床の必要性やコルセットの装着方法などについて、患者さんおよび家族指導も開始します。

在宅療養に向けての生活指導

●慣れない装具や疼痛で転倒リスクが高いことに加え、既存の骨粗鬆症により再骨折のリスクが高いため転倒・転落の予防も大切です。必要時は骨粗鬆症悪化予防のための生活指導も行います。

　生活指導のポイント
▶カルシウム、ビタミンD、ビタミンK、タンパク質などを摂取しましょう。
▶ビタミンDを合成するには日光浴も効果的です。
▶ウォーキングや筋力トレーニングなど適度な運動が大事です。急な運動はけがのもととなので、できる範囲で少しずつ始めましょう。

●転倒リスクをアセスメントし、ベッド周囲の環境整備や転びにくい靴を選択します。

●圧迫骨折による入院日数は短縮化してきています。安心して在宅療養に移行できるように早期から退院支援を開始する必要があります。

（原　なつ美）

★長期臥床中に下血→直腸潰瘍だったということもあります。体位変換で予防し、下血があれば医師の診察を依頼します。

★ステロイド使用中の患者さんに直腸潰瘍がみられたら、サイトメガロウイルスをチェックしておきます。できる範囲で積極的に身体を動かしてもらって除圧することが必須です。

★転倒リスクの高い患者さんでは離床前にナースコールするよう伝え、付き添い歩行をしたり、必要度離床センサーの使用なども考慮します。

★在宅療養に向けてサービスの調整が必要になることもあります。要介護認定や、居宅サービスの導入およびプラン変更など、必要に応じて関係機関と連携をとりましょう。

参考文献
1）坂野友啓，戸川大輔：骨粗鬆症性椎体骨折ならびに偽関節. 脊椎脊髄ジャーナル 2016；29（4）：414-419.
2）尾崎まり：脊椎圧迫骨折に対する体幹装具. 総合リハビリテーション 2017；45（7）：731-734.
3）中野哲雄：骨粗鬆症性椎体骨折の保存療法～新鮮椎体骨折を中心に～. 医薬ジャーナル 2013；49（11）：2652-2656.
4）日本褥瘡学会編：ベストプラクティス 医療関連機器圧迫創傷の予防と管理. 照林社，東京，2016：51-59.

腰椎圧迫骨折

本書に出てくる主な略語

略語	フルスペル	和訳	掲載ページ
A ACP	advance care planning	アドバンス・ケア・プランニング	256
ACS	acute coronary syndrome	急性冠症候群	62
AF	atrial fibrillation	心房細動	57
AFL	atrial flutter	心房粗動	57
AKI	acute kidney injury	急性腎障害	347
AMI	acute myocardial infarction	急性心筋梗塞	286
AOSC	acute obstructive suppurative cholangitis	急性閉塞性化膿性胆管炎	308
ARDS	acute respiratory distress syndrome	急性呼吸促迫症候群	225
ASV	adaptive servo ventilation	二相式気道陽圧呼吸療法	281
ATP	antitachycardia pacing	抗頻拍ペーシング	212
AVF	arteriovenous fistula	自己血管内シャント	184
AVG	arteriovenous graft	人工血管内シャント	185
B BHA	bipolar hip arthroplasty	人工骨頭置換術	361
BKP	balloon kyphoplasty	バルーン・カイフォプラスティ、経皮的椎体形成術	368
BPSD	behavioral and psychological symptoms of dementia	認知症の行動・心理症状	231
C CABG	coronary artery bypass grafting	冠動脈バイパス術	291
CAG	coronary angiography	冠動脈造影	290
CAP	community-acquired pneumonia	市中肺炎	269
CD	*Clostridium difficile*	クロストリジウム・ディフィシル	8
CIED	cardiac implantable electronic device	心臓植込み型電気デバイス	212
CIN	contrast induced nephropathy	造影剤腎症	42
CKD	chronic kidney disease	慢性腎臓病	347
COPD	chronic obstructive pulmonary disease	慢性閉塞性肺疾患	225
CPAP	continuous positive airway pressure	持続陽圧呼吸療法	228, 281
CPR	cardiopulmonary resuscitation	心肺蘇生法	215
CRBSI	catheter-related blood stream infection	カテーテル関連血流感染症	8, 124
CRRT	continuous renal replacement therapy	血液浄化療法	354
CRT	capillary refilling time	毛細血管再充満時間	12, 21
CRT	cardiac resynchronization therapy	心臓再同期療法	213
CVA	costovertebral angle	肋骨脊柱角	7
CVC	central venous catheter	中心静脈カテーテル	122
D DAPT	double antiplatelet therapy	抗血小板薬2剤併用療法	292
DKA	diabetic ketoacidosis	糖尿病ケトアシドーシス	79
DVT	deep venous thrombosis	深部静脈血栓症	25
E EBD	endoscopic biliary drainage	内視鏡的胆道ドレナージ	312
EBS	endoscopic biliary stenting	内視鏡的胆道ステント留置	312
eGFR	estimatedglomerular filtration rate	推算糸球体濾過量	44
EIS	endoscopic injection sclerotherapy	内視鏡的硬化療法	343
ENBD	endoscopic nasobiliary drainage	内視鏡的経鼻胆道ドレナージ	312
ERCP	endoscopic retrograde cholangiopancreatography	内視鏡的逆行性膵胆管造影	310
EST	endoscopic sphincterotomy	内視鏡的乳頭括約筋切開術	312
ETCO$_2$	end-tidal carbon dioxide	呼気終末二酸化炭素分圧	223
EVL	endoscopic variceal ligation	内視鏡的静脈瘤結紮術	343
G GCS	Glasgow Coma Scale	グラスゴー・コーマ・スケール	48
H HAP	hospital-acquired pneumonia	院内肺炎	268
I ICD	implantable cardioverter defibrillator	植込み型除細動器	212
IVR	interventional radiology	画像下治療	344
J JCS	Japan Coma Scale	ジャパン・コーマ・スケール	48

	略語	フルスペル	和訳	掲載ページ
L	LAD	left anterior descending coronary artery	左前下行枝	293
	LBM	lean body mass	除脂肪体重	117
	LCX	left circumflex coronary artery	左回旋枝	293
	LVEF	left ventricular ejection fraction	左室駆出率	279, 289
M	MDRPU	medical device related pressure ulcer	医療関連機器圧迫創傷	370
N	NHCAP	nursing and hcalthcare-associated pneumonia	医療・介護関連肺炎	269
	NOMI	non-occlusive mesenteric ischemia	非閉塞性腸管虚血	68
	NPPV	non-invasive positive pressure	非侵襲的陽圧換気療法	281
	NPWT	negative pressure wound therapy	局所陰圧閉鎖療法	217
	NSAIDs	non-steroidal anti-inflammatory drug	非ステロイド性抗炎症薬	11, 109
	NSAP	non-specific abdominal pain	非特異的腹痛	70
	NSTEMI	non-ST elevation myocardial infarction	非ST上昇型心筋梗塞	65, 287
O	OMI	old myocardial infarction	陳旧性心筋梗塞	286
	ORIF	open reduction and internal fixation	観血的整復固定術	361
P	PCI	percutaneous coronary intervention	経皮的冠動脈インターベンション	65, 290
	PCV	pressure control ventilation	圧制御換気	228
	PEG	percutaneous endoscopic gastrostomy	経皮内視鏡的胃瘻造設術	156
	PEG-J	percutaneous endoscopic gastro-jejunostomy	経胃瘻的空腸瘻	120
	PEP	post-ERCP pancreatitis	ERCP後膵炎	313
	PICC	peripherally inserted central catheter	末梢挿入式中心静脈カテーテル	122
	PM	pacemaker	ペースメーカー	212
	PONV	postoperative nausea and vomiting	術後悪心・嘔吐	108
	PPN	peripheral parenteral nutrition	末梢静脈栄養	122, 334
	PSV	pressure support ventilation	圧支持換気	228
	PSVT	paroxysmal supraventricular tachycardia	発作性上室性頻拍	57
	PTCD	percutaneous transhepatic cholangio drainage	経皮経肝胆管ドレナージ	312
	PTE	pulmonary thromboembolism	肺血栓塞栓症	25, 66
	PTEG	percutaneous trans-esophageal gastro-tubing	経皮経食道胃管挿入術	120, 160
	PTGBD	percutaneous transhepatic gallbladder drainage	経皮経肝胆囊ドレナージ	313
	PVC	premature ventricular contraction	心室性期外収縮	293
R	RCA	right coronary artery	右冠(状)動脈	293
	RMI	recent myocardial infarction	亜急性心筋梗塞	286
	rt-PA	recombinant tissue-type plasminogen activator	遺伝子組み換え組織型プラスミノゲン・アクティベータ	298
S	SI	shock index	ショック指数	23
	SMA	superior mesenteric artery	上腸間膜動脈	69
	SSI	surgical site infection	手術部位感染	8
	SSS	sick sinus syndrome	洞不全症候群	58
	STEMI	ST elevation myocardial infarction	ST上昇型心筋梗塞	64, 287
T	TPN	total parenteral nutrition	中心静脈栄養	122, 335
U	UAP	unstable angina pectoris	不安定狭心症	65
V	VAP	ventilator associated pneumonia	人工呼吸器関連肺炎	229, 268
	VCV	volume control ventilation	量制御換気	228
	VE	videoendoscopic evaluation of swallowing	嚥下内視鏡検査	133
	VF	videofluoroscopic examination of swallowing	嚥下造影検査	133
	VF	ventricular fibrillation	心室細動	293
	VILI	ventilator-induced lung injury	人工呼吸器関連肺傷害	225
	VT	ventricular tachycardia	心室頻拍	57, 293

索引

先輩ナースが書いた 看護の鉄則

2021年6月2日　第1版第1刷発行	編　著　久保　健太郎、濱中　秀人、
2021年8月25日　第1版第2刷発行	植村　桜、豊島　美樹

発行者　有賀　洋文

発行所　株式会社 照林社

〒 112 - 0002

東京都文京区小石川2丁目3 - 23

電話　03 - 3815 - 4921（編集）

　　　 03 - 5689 - 7377（営業）

https://www.shorinsha.co.jp/

印刷所　共同印刷株式会社